D1727700

Ursula Niehaus
Die Kräuterheilige

Ursula Niehaus

Die Kräuterheilige

Roman

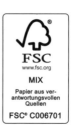
Sonderausgabe für GALERIA Kaufhof GmbH
Copyright © 2008 by Knaur Verlag.
Ein Unternehmen der Droemerschen Verlagsanstalt
Th. Knaur Nachf. GmbH & Co. KG, München.
Redaktion: Ilse Wagner
Umschlaggestaltung: ZERO Werbeagentur, München
Umschlagabbildung: Young Woman with Letter and Locket, 1667
(oil on panel), Netscher, Caspar (1639–84)/Gemäldegalerie Alte Meister,
Kassel, Germany/© Museumslandschaft Hessen Kassel/Bridgeman Berlin
Druck und Bindung: CPI – Ebner & Spiegel, Ulm
Printed in Germany
ISBN 978-3-426-65296-1

2   4   5   3   1

Für Andreas

Prolog
Am Tag der heiligen Anna
1480

Schneidend fuhr Barbara der Schmerz durch den Leib, und sie schrie auf, erschrocken und voller Pein. Sie ließ ihr Bündel in den Staub der Straße fallen und krümmte sich. War es denn schon so weit? Oder war etwas mit dem Kind nicht recht? Barbara wusste es nicht zu sagen, denn es würde ihre erste Niederkunft werden.

Mit einem Satz war Michael bei ihr und ergriff stützend den Arm seiner jungen Frau. Hilfesuchend klammerte sich Barbara an seine Schultern.

Michaels schmales Gesicht zeigte Sorge. Barbara würde doch nicht jetzt niederkommen! Hier auf der Straße, fernab der Stadt und ganz ohne die Hilfe einer Wehmutter! Wer sollte denn dem Kleinen auf die Welt helfen? Ihm fehlte in diesen Dingen jegliche Erfahrung. Wohl hatte er einmal geholfen, einen Wurf Zicklein zur Welt zu bringen, aber ob man das vergleichen konnte?

»Ist es so weit?«, fragte er bange, die hohe Stirn in Falten gelegt.

»Ich weiß es nicht. Es schmerzt so arg«, jammerte Barbara. Erschöpft wischte sie sich den Schweiß von der Stirn. Die Luft war drückend, als hätte jemand sie vollständig aufgesogen und vergessen, wieder auszuatmen.

Michael hielt seine Frau und strich ihr sanft über den Rücken, bis die Wehe nachließ.

»Wir müssen weitergehen. Bis zur Stadt sind es kaum mehr als zwei Stunden«, drängte er.

Gehorsam bückte seine Frau sich nach ihrem Bündel, so gut es mit ihrem unförmigen Bauch ging. Rasch hob Michael es auf und lud es sich zu seinem eigenen auf die Schulter. Barbara machte ein paar Schritte vorwärts, doch dann griff sie sich erneut an den Leib. »Ich kann nicht!«

Michael blickte zum Himmel auf. Dunkle Wolken hatten sich vor die Sonne geschoben, ohne jedoch erholsame Abkühlung zu bringen. Seit Wochen schon lag eine alles versengende Hitze über dem Land. Sie würden sich beeilen müssen, wenn sie die Stadt vor dem Unwetter erreichen wollten. Behutsam zog Michael seine junge Frau vorwärts.

»Wir hätten in Memmingen bleiben sollen«, jammerte Barbara und verzog unwillig das Gesicht. Sie wäre gerne länger bei Schwager und Schwägerin geblieben und dort, in aller Annehmlichkeit, die der wohlhabende Haushalt bot, von den Mägden umsorgt, niedergekommen. Doch ohne im Geringsten Rücksicht auf ihren Zustand zu nehmen, hatte ihr Mann zum Aufbruch gedrängt.

Michael vernahm den vorwurfsvollen Unterton wohl. Doch er hatte guten Grund, rechtzeitig zum Tag der heiligen Afra nach Augsburg heimzukehren. Die einzige Märtyerin Augsburgs wurde als Stadtheilige hoch verehrt und ihr Gedenktag stets mit zahlreichen Feierlichkeiten begangen.

Viele Spielleute würden in die Stadt kommen, da stand zu erwarten, dass der eine oder andere Michael um eine neue Saite, um eine Reparatur oder gar um ein ganz neues Instrument ersuchte. Das versprach gute Geschäfte, denn Michael war Lautenmacher. Sie konnten das Geld dringlich brauchen, dachte er, gerade jetzt, wo sie im Begriff standen, eine Familie zu werden.

Kleine Staubwirbel umtanzten sie, und die dunklen Wolken kamen schneller näher, als Michael erwartet hatte. Weit und breit war kein Dorf und kein Weiler in Sicht. Donner grummelte in der Ferne, und wieder krümmte Barbara sich zusammen. Die Schmerzen kamen in immer rascherer Folge, kaum vermochte Barbara dazwischen ein paar Schritte zu gehen.

»Ein Stück noch, bitte«, flehte Michael seine Frau an. Gute hundert Schritt entfernt hatte er neben dem Weg die Reste eines verfallenen Schuppens ausgemacht.

Doch im Näherkommen musste er erkennen, dass das Dach der Hütte eingefallen war, wenn auch die Wände sie vor dem ärgsten Wind beschützen würden.

Endlich, als schon die ersten, münzgroßen Tropfen in den Staub schlugen, zog er seine Frau in den Windschatten des Schuppens. Hastig befreite er ein Stück des Bodens von Schindeln und geborstenen Brettern. Dann öffnete er sein Bündel, zog seine Joppe hervor und breitete sie aus, um seiner Frau ein Lager zu bereiten. Erschöpft ließ Barbara sich zu Boden sinken. »Dem Herrn sei es geklagt, dass ich in so einem Stall niederkommen soll!«, seufzte sie und verdrehte die Augen.

Michael schwieg betreten. Er bedauerte, es ihr nicht behaglicher machen zu können. So eine Geburt war sicherlich eine unangenehme Sache, und die Schmerzen mussten Barbara gar sehr peinigen.

In Windeseile hatte der Himmel sich verdunkelt wie beinahe zur Nachtzeit, und gleißende Blitze zuckten über ihn hinweg. Barbara stöhnte und krümmte sich zusammen. Die nächste Wehe ließ sie laut schreien. Hilflos, zerrissen vor Mitleid, war Michael dazu verurteilt, die Pein seiner Frau mit anzusehen, ohne sie lindern zu können.

Die Wehen kamen schneller, immer schneller, und verschmolzen zu einer einzigen Woge aus Schmerz. Dann öffnete sich der Himmel, und dichter Regen prasselte auf die beiden herab, durchweichte ihre Kleider und Haare, vermischte sich mit dem Schweiß auf Barbaras Gesicht. Barbara schrie.

Warum musste es ausgerechnet jetzt so weit sein? Nicht einen Tag früher oder später? Eine qualvolle Angst ergriff Michael. Wenn Barbara nun sterben würde? Sie und das Kind? Seine Frau war jung und kräftig, doch das waren viele andere auch, die das Kindbett nicht überlebten. Es war gar nicht so selten …

Michael sank auf die Knie und begann laut zu beten. »Lieber Gott, wenn du ein Leben forderst, so nimm das meine, nicht das meiner Frau und meines unschuldigen Kindes«, flehte er. Einen nach dem anderen bat er alle Heiligen, die ihm einfielen, um Beistand, immer wieder unterbrochen vom Donner und den Schreien seiner Frau.

Grell schlug der Blitz in die Spitze einer Tanne, nur wenige Schritte entfernt, und tauchte den Stall für einen kurzen Moment in gleißendes Licht. Der Donner ließ den Boden erzittern, und Michael fuhr zusammen. Barbara bäumte sich auf, und mit einem letzten, durchdringenden Schrei presste sie ein winziges Wesen in das Leben hinaus.

»Es wird Zeit, zu gehen. Du holst dir sonst den Tod«, mahnte Michael sanft. Zärtlich strich er Barbara eine feuchte Strähne aus dem erhitzten Gesicht. Allen Mut hatte er zusammennehmen müssen, um mit seinem Messer die Nabelschnur zu durchtrennen. Obschon seine schlanken Finger es gewohnt waren, feines Handwerk zu verrichten, hatte er sich kaum getraut, den Säugling hochzuheben. Es würde für ihn immer ein unerklärliches Wunder bleiben, wie vollkommen so ein kleiner Mensch die Welt betrat. Es war alles vorhanden, zehn Zehen, zehn Finger ... nur eben klitzeklein. Michael hatte sie heimlich nachgezählt.

Und so gut er es vermochte, hatte er den kleinen Körper abgewischt und ihn zum Schutz gegen den Regen in einen von Barbaras Unterröcken gehüllt. »Es wird etwas dauern, bis du da hineingewachsen bist«, flüsterte er seiner Tochter zu, als er sie Barbara in den Arm legte.

Eine Weile hatte Michael seine Frau ruhen lassen, doch nun drängte er sie aufzustehen. Der Regen hielt unvermindert an, war zu einem grauen Vorhang zusammengewachsen, doch das Gewitter hatte sich verzogen. Das Laufen fiel Barbara schwer, jeder Schritt war schmerzhaft, und nur mühsam kamen sie voran. Zu allem Ungemach hatte der Regen den staubigen Weg binnen kurzem in eine schlammige Rinne verwandelt, und mit jedem Schritt versanken sie knöcheltief im Matsch.

Endlich, bereits in Sichtweite der Stadt, erreichten sie die verwitterte Holzbrücke, die über die Wertach führte. Der Fluss, angeschwollen durch den plötzlichen Regen, vermochte das Wasser kaum zu fassen. In einigen Fuß Tiefe rauschte er in schäumenden Strudeln dahin, als sie die schlüpfrigen Planken betraten.

»Wir werden sie Ursula nennen«, sagte Michael unvermittelt. Es war der Name der Heiligen, den er als letzten im Munde geführt hatte, bevor das Kind auf die Welt gekommen war. Hätte er gewusst, welches Ungemach gerade diese Heilige für seine Tochter bereithielt, so wäre er nie auf den Gedanken verfallen.

Barbara blickte auf das winzige Bündel in ihren Armen, aus dem nur ein ungewöhnlich dichter und dunkler Haarschopf hervorlugte. »Nein, das geht nicht!«, entgegnete sie entsetzt. »Heute ist der Tag der heiligen Anna, der Mutter Mariens. Wir sollten sie Anna nennen.« Jäh hob sie den Kopf und warf ihrem Mann einen tadelnden Blick zu.

Die heftige Bewegung ließ Barbara auf den glitschigen Bohlen straucheln. Sie schwankte und taumelte gegen das Geländer der Brücke. Das morsche Holz brach und stürzte in die Tiefe.

Barbara drohte ebenfalls zu fallen. In jähem Schrecken riss sie die Arme hoch, mühte sich, das Gleichgewicht zu halten, und das hilflose Bündel fiel in die reißenden Fluten.

Voller Entsetzen sah Michael, wie das Kind einen Wimpernschlag lang auf dem Wasser trudelte und dann in den Fluten versank. Noch im selben Moment ließ er seine Last fallen und sprang hinter seiner Tochter her. Sofort erfasste ihn die Strömung und riss ihn mit sich. Sein Kopf verschwand in den Fluten.

Eine Ewigkeit schien es zu dauern, dann tauchte er ein gutes Stück flussabwärts prustend und schluckend wieder an die Oberfläche. Doch nur für einen Moment. Wie wild schlugen seine Arme auf das Wasser. Er rang nach Luft und versank sogleich wieder.

Barbara stand wie festgewurzelt auf der Brücke. Unfähig, Mann und Kind zu Hilfe zu eilen, starrte sie auf das schlammgraue Wasser unter ihr.

Da! Abermals kämpfte Michael sich an die Oberfläche. Mit beiden Händen hielt er das greinende Bündel, reckte es hoch über das Wasser. Den Heiligen sei Dank!

Verzweifelt versuchte Michael das Ufer zu erreichen, doch seine Füße fanden keinen Grund. Wieder ging er unter, und die Strömung riss ihn unerbittlich mit sich fort, weiter und weiter.

Michael spürte, wie ihn die Kräfte verließen. Mit aller Gewalt bäumte er sich auf und schaffte es, das Bündel hoch über seinen Kopf zu heben. Voller Verzweiflung warf er das Kind mit einer letzten Kraftanstrengung ans Ufer. Durch einen Schleier von Wasser sah er, wie seine Tochter auf der schlammigen Böschung auftraf. Dann schlossen sich die Fluten der Wertach ein letztes Mal über dem Lautenmacher.

1. Kapitel

ertig! Anna band sich die Schürze ab, knotete die Bändel zusammen und hängte sie an den Haken an der grob getünchten Stubenwand. Hastig spritzte sie sich eine Handvoll Wasser in das erhitzte Gesicht, trocknete sich ab und machte sich gutgelaunt daran, die tiefschwarzen Zöpfe, die ihr beinahe bis zur Taille reichten, neu zu flechten. Dabei summte sie fröhlich vor sich hin. Dass es reichlich unmelodisch klang, störte das Mädchen nicht. Wohl aber ließ das Summen ihre Mutter argwöhnisch von ihrer Flickarbeit aufblicken.

Barbara Laminit richtete sich auf ihrem niedrigen Schemel auf und ließ das Wäschestück in den Schoß sinken. Skeptisch beäugte sie ihre fünfzehnjährige Tochter aus blassblauen Augen, unter denen sich bereits weiche Tränensäcke bildeten.

»Wo willst du hin?«

Anna mühte sich, die zu knapp bemessenen Schleifenbänder um die Enden ihrer Zöpfe zu binden. Sie blieb ihrer Mutter eine Antwort schuldig, doch ihr Summen verstummte.

»Du solltest doch den Hof fegen.«

»Schon geschehen«, antwortete Anna leichthin.

»Du könntest mir wirklich ein wenig mehr zur Hand gehen! Sieh nur, selbst deine kleine Schwester mit ihren neun Jahren ist fleißiger als du!« Barbara strich sich eine rotblonde Strähne, die bereits vor der Zeit mit Grau durchzogen war, zurück unter die Haube.

Anna warf der Schwester einen verächtlichen Blick zu, und die Winkel ihres Mundes kräuselten sich spöttisch. Veronika saß in einer Ecke der Stube auf dem Dielenboden und hatte den blonden Kopf über ein Gewirr von Garnrollen gesenkt. Sie gab vor, diese zu sortieren, wobei sie mehr damit herumspielte und alles durcheinanderbrachte denn ordnete, fand Anna.

Doch es kam wohl auf den Blickwinkel an. Sie selbst war seit dem Morgengrauen auf den Beinen, hatte die Ziege gemolken, die Stube gefegt, die Wäsche zum Lüften aufgehängt, gekocht, abgewaschen, die Strohsäcke aufgeschüttelt und schließlich den Hof gefegt. Mit einem Seufzer strich sie ihr ausgeblichenes, ehedem blaues Kleid glatt. Gleichgültig, wie viel Mühe sie sich gab, sie konnte ihrer Mutter einfach nichts recht machen.

»Setz dich her zu mir und hilf mir bei der Flickarbeit«, forderte Barbara sie auf und drückte stöhnend ihre rechte Hand auf den Rücken.

Anna verzog das Gesicht. Sie wusste genau, was nun folgen würde.

Barbara machte eine leidende Miene, legte die Stirn in Falten und zog ihre Mundwinkel noch tiefer nach unten als gewöhnlich. »Den Heiligen sei es geklagt, dass ich so mühsam unser Brot verdienen muss«, jammerte sie. »Es ist schon eine rechte Schande, dass ich als Witwe eines rechtschaffenen Handwerkers für fremde Leute die Flickarbeit verrichte.«

Durch den frühen Tod ihres Mannes war Barbara gezwungen, Näharbeiten anzunehmen, denn die Unterstützung, die sie aus der Zunftkasse erhielt, und das, was ihr der Schwager aus Memmingen ab und an zukommen ließ, reichten bei weitem nicht aus, um die kleine Familie zu ernähren und zu kleiden. Sie zahlte zwar der Afra Koler nur eine geringe Miete für das enge, einstöckige Haus gegenüber der

Heilig-Kreuz-Kirche, doch auch die galt es erst einmal zu verdienen.

Unwillig verzog Anna das Gesicht, so dass sich ihre kräftigen Augenbrauen auf der Stirn beinahe berührten. Die Arbeit mit Nadel und Faden war ihr reichlich verhasst, und überdies fehlte ihr dazu das nötige Geschick. Ihre Nähte waren zwar stabil und haltbar, doch ihre Stiche waren nicht so fein, wie es die hochgestellte Kundschaft erwartete. Das wusste ihre Mutter nur zu gut, aber sie schien es mit hartnäckiger Regelmäßigkeit immer wieder zu vergessen.

»Du solltest lieber heute Abend mit mir in die Kirche gehen und um Vergebung für deine Sünden beten, anstatt dich in der Stadt herumzutreiben«, fuhr Barbara fort zu lamentieren.

Für welche Sünden, fragte sich Anna und biss sich auf die Lippen, um ihnen eine frische Farbe zu verleihen. Die einzige Sünde, die sie je begangen hatte, war wohl die, dass sie auf der Welt war. Zumindest in den Augen ihrer Mutter. Barbara hatte es ihr zwar noch nie ins Gesicht gesagt, aber Anna wusste, dass die Mutter ihr die Schuld am Tod des Vaters gab, und damit an ihrer misslichen finanziellen Situation.

»Du wirst schon sehen, was du von deinem Herumtreiben hast. Schlimm genug, dass du schiech bist wie eine räudige Katze. Und jetzt muss ich mit ansehen, wie du auch noch deinen Ruf ruinierst. So wirst du nie einen Mann abbekommen, der dich ernährt«, beendete Barbara ihre Predigt und warf das Flickzeug in einen der geflochtenen Wäschekörbe, die neben ihr auf den rauhen Bodenplanken standen.

Tränen schossen Anna in die Augen, und abermals biss sie sich auf die Lippen. Diesmal jedoch aus Betroffenheit. Rasch wandte sie den Kopf ab und tat, als hätte sie Barbaras letzte Bemerkung nicht gehört. Ihre Mutter sollte nicht merken, wie sehr ihre Worte Anna verletzten.

Es stimmte ja, niemand würde auf die Idee kommen, Anna als hübsch zu bezeichnen. Dafür sah sie einfach zu ungewöhnlich aus mit ihren etwas zu dicht beieinanderstehenden, dunklen Augen, dem gelblichen Teint und ihren schwarzen Haaren. Doch wenn sie lächelte, überzog ein warmes Strahlen ihr schmales Gesicht, das diese Mängel vergessen machte, und ein fröhliches Grübchen im Kinn ließ ihre Züge freundlich und warmherzig erscheinen.

Ohne ein Wort des Abschieds drehte Anna sich um und eilte zur Tür hinaus.

»Bei allen Heiligen, es wird ein schlimmes Ende nehmen mit dir!«, rief Barbara ihr düster nach.

Anna zog eine Grimasse und wischte sich eine Träne aus den dichten Wimpern. Es war so ungerecht! Nur weil ihre Mutter keinen Spaß hatte, durfte sie auch keinen haben! Überall sah Barbara nur Gefahren lauern, vor allem für den ach so guten Ruf ... Wie gut ist denn der Ruf der Tochter einer armen Handwerkerwitwe, fragte sie sich. Wohl kaum so gut, dass die wohlhabenden Männer der Stadt Schlange standen, um sie um ihre Hand zu bitten!

Dabei hatte Anna ja gar nichts Unredliches vor. Sie wollte sich nur mit Ursula treffen, ihrer neuen Freundin, und das tun, was Mädchen halt so tun: schwatzen und kichern. Ursula hatte sie eingeladen, sie zu Hause zu besuchen, zum ersten Mal. Was für ein Kleid Ursula heute wohl trug? Sie war immer so kostbar gekleidet, nie hatte Anna die Freundin zweimal im selben Kleid gesehen.

Fiel es da nicht schwer, sich morgens zu entscheiden, welches sie anziehen sollte, wenn all die Kleider so schön waren, fragte sie sich. Anna selbst besaß nur zwei Kleider:

eines für jeden Tag und eines für die Feiertage. Und beide waren bereits recht abgetragen, geflickt, und die Säume waren mehrfach herausgelassen.

Mit fliegenden Röcken lief Anna die Heilig-Kreuz-Gasse hinab, vorbei an Perlach und Rathaus. Der Nachmittag war bereits fortgeschritten, die Sonne stand schon tief und hatte ihre Kraft für den Tag verbraucht. Ihr rötliches Licht warf lange Schatten über den Platz, und die Augsburger Händler hatten ihre Stände für den Tag abgebaut.

Erst als Anna den Holzmarkt erreicht hatte, verlangsamte sie ihren Schritt und hielt, ein wenig außer Atem, vor der Tür eines der dreistöckigen Patrizierhäuser inne. Sie holte Luft, dann betätigte sie den eisernen Klopfer. Anna war sehr gespannt, zu sehen, wie Ursula lebte. Niemals zuvor hatte sie mehr von einem dieser vornehmen Häuser gesehen als den Hintereingang, wenn sie Flickwäsche entgegennahm oder ablieferte. Ob Ursula wohl eine eigene Kammer hatte?

Mit einem Ruck wurde die schwere Tür aufgerissen. Ursula Gossembrot hatte schon auf sie gewartet. Die Freundin begrüßte Anna mit einem Stirnrunzeln. »Du bist spät!«

»Entschuldige«, antwortete Anna zerknirscht. »Meine Mutter …« Bewundernd betrachtete sie ihre Freundin. Ursula war noch hübscher gekleidet, als Anna erwartet hatte. Ihr Kleid hatte eine tiefe Taille und lange Ärmel. Es war burgunderfarben und schimmerte matt. Ob es aus Seide war? Am liebsten hätte Anna die Hand ausgestreckt, um den Stoff zu befühlen. Das tiefe Dekolleté war mit einem zarten, blassrosa Einsatz verhüllt. Ein schmaler Reif hielt Ursulas weizenfarbene Haare aus dem ebenmäßigen Gesicht.

»Ist nicht schlimm«, wischte Ursula Annas Entschuldigung

beiseite. »Wir werden baden gehen!« Sie bedachte Anna mit einem Lächeln, das diese nicht zu deuten vermochte.

Anna war verblüfft und ein wenig enttäuscht. Sie hätte gerne das Haus der Gossembrots gesehen. »Aber ich kann nicht schwimmen«, wandte sie ein. Was hatte Ursula nun schon wieder im Sinn? Wollte sie etwa zum Lechufer hinabsteigen und sich wie die Bauernlümmel in die Fluten stürzen und nass spritzen lassen? Das konnte sie nicht ernst meinen. So etwas geziemte sich in gar keinem Fall für die Tochter eines angesehenen Handelsherren.

Zudem hatte Anna eine abgrundtiefe Angst vor dem Wasser. Wenn sie nur an den Fluss dachte, stellten sich bereits die feinen Härchen in ihrem Nacken auf. Sie konnte nicht verstehen, warum man freiwillig sein Leben aufs Spiel setzen sollte, nur um ein wenig Abkühlung zu erhaschen.

»Na, in einem Zuber wirst du ja wohl kaum ersaufen«, entgegnete Ursula mit einem spöttischen Lachen. Resolut fasste sie die Freundin beim Arm und zog sie mit sich fort. Beschwingt richtete Ursula ihren Schritt in östliche Richtung, wo die Lecharme wie Adern durch die Stadt schnitten. Hier hatten die Handwerker, allen voran Färber und Gerber, die für ihre Gewerbe große Mengen Wassers bedurften, ihre Werkstätten. Aber auch Badehäuser mit mehr oder weniger zweifelhaftem Ruf hatten sich hier angesiedelt.

Anna war nie in einer Badestube gewesen, und der Gedanke, eine derart verruchte Stätte aufzusuchen, erschreckte sie beinahe mehr als die Vorstellung, im Fluss baden zu müssen. Was, wenn jemand sie dort erkannte und ihrer Mutter davon berichtete?

Doch zugleich verspürte Anna auch ein wenig Stolz. Stolz darauf, dass die Freundin sie wie eine Gleichgestellte behandelte. Ursula entstammte schließlich einer äußerst wohlhabenden Patrizierfamilie. Den Gossembrots gehörte sogar ein ganzes Dorf, Dorf Pfersee, und Ursulas Onkel Sigmund, so hieß es, war der reichste Mann der Stadt.

Anna schob ihre Bedenken beiseite. Wenn schon Ursula keine Sorge um ihren Ruf hatte … Ohnehin würde niemand sie an solch einem Ort erkennen.

Auf der schmalen Brücke, die über den Mittleren Lech führte, blieb Ursula abrupt stehen. Ernst wandte sie Anna ihr rundliches Gesicht zu und fasste die Freundin scharf ins Auge. »Wir sind gleich da. Kannst du ein Geheimnis bewahren?«, fragte sie mit gedämpfter Stimme.

Anna nickte überrascht.

»Gut. Ich möchte nämlich in der Badestube jemanden treffen. Jemand ganz Besonderen.« Ihr Blick glitt forschend über Annas Gesicht, doch sie las nur Aufmerksamkeit in den dunklen Augen der Freundin. »Einen Mann«, fuhr sie flüsternd fort.

Anna sog scharf die Luft ein. Ungläubig blickte sie Ursula an.

Mit dramatischer Geste hob diese die Arme. »Wir lieben uns! Doch mein Vater hat andere Heiratspläne für mich. Aber ich muss ihn sehen. Ich muss einfach! Wirst du mir helfen?«, flehte sie.

Ein wenig beunruhigte es Anna, in diese Angelegenheit hineingezogen zu werden. Doch ihre Freude über Ursulas Vertrauen, dass diese mit ihr gar solch intime Geheimnisse teilte, besiegte ihre Bedenken. Wieder nickte sie.

»Gut«, sagte Ursula und nestelte eine Münze aus dem bestickten Beutel, den sie am Gürtel trug. »Dort drüben, das Haus mit der blauen Tür ist es.« Mit ausgestrecktem Arm wies sie linker Hand in die Gasse hinein. »Geh zu Bader

Hugel und verlange einen separaten Raum für uns. Und sag ihm, er soll etwas Gutes auftischen und einen annehmbaren Wein.«

Anna konnte hören, dass Ursulas Stimme das Befehlen gewohnt war. Abermals nickte sie.

Ursula reichte ihr das Geldstück und schob sie in die Gasse hinein. »Lass dir das Wechselgeld vorzählen«, rief sie Anna nach. »Ich komme gleich.«

Rasch hatte Anna die blaue Tür erreicht, hinter der sich das Badehaus befand, und drückte sie auf. Gewissenhaft wiederholte sie dem Bader, was Ursula ihr aufgetragen hatte, und reichte ihm die Münze. Dieser schob sie in einen Vorraum und hieß sie warten. Er werde gleich das Notwendige veranlassen.

Unsicher schaute Anna sich in dem kahlen Raum um. Die Wände waren in den Ecken mit schwärzlichem Schimmel überzogen, und die Tünche warf an manchen Stellen Blasen. Feuchte Dampfschwaden krochen unter der Tür hindurch herein, und Anna setzte sich auf eine der beiden hölzernen Bänke, über denen an Haken vereinzelt Kleidungsstücke hingen. Es war noch recht früh am Tag für den Besuch der Badehäuser. Später am Abend würden sich die Stuben füllen, würden fröhliche Stimmen und Gelächter bis weit in die Nacht in die Gassen hinausschallen.

Es dauerte eine Weile, bis der Bader wieder erschien und verkündete, alles sei gerichtet. Mit seinem muskulösen Arm wies er auf eine Tür, die seitlich aus dem Vorraum hinausführte.

Unschlüssig blieb Anna auf ihrer Bank sitzen. Doch sie musste nicht lange warten. Kurz darauf kam Ursula zu ihr herein. Sie hatte sich ein dunkles Tuch über das Haar gelegt, das auch ihr Gesicht weitgehend verhüllte. Rasch entkleidete Ursula sich und schlüpfte in ein leichtes, leinenes Badehemd, das ihre schlanke Gestalt verhüllte.

In dem Moment trat ein weiterer Badbesucher ein. Der großgewachsene Mann hatte sich trotz des sommerlichen Wetters in einen weiten Mantel gehüllt und das Kragenstück hochgeschlagen, als wolle auch er nicht erkannt werden. Er blickte sich suchend um. Dann, als er Ursulas ansichtig wurde, klappte er den Kragen um und lächelte fröhlich. Neugierig betrachtete Anna ihn unter halbgesenkten Lidern hervor. Er schien gerade einmal zwanzig Jahre zu zählen, doch sein dunkelblondes Haar wich bereits am Ansatz zurück.

Anna erkannte den Jüngling. Überrascht schlug sie die Hand vor den Mund. Es war Ulrich Rehlinger, Spross der zweitvermögendsten Familie Augsburgs, gleich nach den Gossembrots. Sie war ihm einmal im Haus seiner Eltern begegnet, als sie dort ausgebesserte Wäsche abgeliefert hatte, denn die Rehlinger gehörten zu den Kunden ihrer Mutter.

Ein fragender Blick aus hellgrauen Augen traf Anna, und unfähig zu sprechen wies sie auf die Tür, die der Bader ihr gezeigt hatte. Ulrich nickte und verschwand in der Badestube.

Ursula raffte ihre Kleider zusammen und lächelte Anna an: »Es macht dir doch nichts aus, uns ein wenig allein zu lassen?« Dann verschwand auch sie durch die bezeichnete Tür.

Anna musste sich zwingen, nicht darüber nachzudenken, was nun dort in der Badestube geschehen würde. Ursula und Ulrich würden tafeln, sicherlich, und miteinander sprechen. Dabei saßen sie, nur mit ihren Badehemden bekleidet, in derselben Wanne.

Und dann? Anna wusste nicht viel über diese Dinge, doch

sie beunruhigten sie. Angestrengt versuchte sie, ihre Gedanken in eine andere Richtung zu lenken. Aber boshaft schlichen sie sich immer wieder zu den Geschehnissen in der Stube nebenan. Würde Ulrich auch so ein lächerliches Hemdchen tragen? Doch wohl nicht. Und wenn nicht, war er dann ganz nackt? Seine Hose konnte er ja wohl schlecht im Wasser anbehalten. Sicher war nichts Unschickliches daran, beruhigte Anna sich ein ums andere Mal.

Sie vermochte nicht zu sagen, wie lange sie gewartet hatte, als Ursulas leise Stimme sie rief: »Was ist, magst du hereinkommen?«

Züchtig senkte Anna den Blick, als sie die Badestube betrat. Doch diese Vorsicht war unnötig. Ulrich Rehlinger war fort. Anna hatte ihn nicht herauskommen sehen. Es musste wohl noch einen zweiten Ausgang aus der Badestube geben.

Ursula war aus dem Zuber gestiegen. Das nasse Hemd offenbarte mehr von ihrem wohlgeformten Körper, als es verhüllte. Ursula war zwar im gleichen Alter wie Anna, doch deutlich besser genährt. Bei ihr saß schon alles dort, wo es hingehörte, stellte Anna fest. Deutlich zeichneten sich die jugendlich schwellenden Brüste ab. Unterhalb von Ursulas mädchenhaft schlanker Taille wölbten sich ausladende Hüften und gingen über in stramme, beinahe schon üppige Schenkel.

Ursula nahm ein trockenes Badehemd von einem Haken und warf es Anna zu. »Komm in die Wanne, was zierst du dich, bist du schüchtern?«, rief sie munter und stieg wieder in den Zuber. Entspannt ließ sie sich ins Wasser zurückgleiten und räkelte sich wohlig.

Ihr Gesicht war ein wenig erhitzt, wohl von der Wärme der Wasserdämpfe, ihr Dekolleté leicht gerötet, und feucht ringelten sich die Flechten ihrer Haare über die Schultern.

Verschämt wandte Anna sich ab, zog ihr Kleid aus und sah an ihrem eigenen mageren Leib hinab. Nur schwach wölbte sich ihre junge Brust, dafür aber trat das Becken über den dünnen Beinen umso knochiger hervor. Anna beeilte sich, das Badehemd überzustreifen, und stieg zu der Freundin in den Zuber. Das Wasser war angenehm lau.

»Möchtest du essen?«, fragte Ursula und wies auf einen niedrigen Tisch, den man neben die Wanne gerückt hatte. Anna erkannte die Reste einer üppigen Mahlzeit: abgenagte Knochen, Käserinde, ein abgebrochenes Stück Brot. Doch es lagen immer noch genügend Speisen appetitlich auf einer Platte bereit, und Anna fuhr sich mit der Zunge über die Lippen. Hungrig angelte sie nach einem knusprig gebratenen Hühnerbein und begann genussvoll daran zu nagen.

Ursula griff nach einem Krug, schenkte für Anna einen Becher voll des tiefroten Weines ein und füllte ihren eigenen Becher ebenfalls. Anna nahm einen großzügigen Schluck. Sie spürte, wie der Wein sie wärmte und ihr sogleich zu Kopfe stieg. An einen so schweren Tropfen war sie nicht gewöhnt. Kaum dass sie überhaupt einmal Wein trank, und wenn, dann nur einen sauren, mit reichlich Wasser verdünnt.

Anna fühlte sich mit einem Mal ganz leicht und begann das Bad zu genießen. Das Wasser streichelte sanft ihre Haut, und das Hemd umspielte ihre Schenkel. Wohlig lehnte sie sich zurück. Das Baden hatte durchaus seine Vorzüge, fand sie.

Mit einem unergründlichen Lächeln griff Ursula nach einem Schwamm, tauchte ihn kurz in das Wasser und begann sachte, Anna damit über die Arme zu fahren. Anna stutzte für einen Moment, doch dann ließ sie es geschehen. Wie ein Streicheln fühlte sich das an. Weich und warm. Ursula fuhr ihr über die Schultern, den Hals, den Ansatz der Brust. Dann streckte sie ihre Linke aus und löste behutsam die Schnürung am Ausschnitt von Annas Hemd.

Wie Schmetterlingsflügel fühlten sich ihre Finger auf Annas Haut an, als sie ihr sanft das Hemd von den Schultern streifte. Wieder tauchte Ursula den Schwamm ein und drückte ihn sachte über Annas Brustansatz aus. Das warme Wasser floss über ihre Brust. Anna schloss die Augen. Sie spürte, wie sich die zarten Knospen unter den Tropfen, die über ihren Busen perlten, aufrichteten. Ein Kribbeln schien von ihrer Brust auszugehen, das sich erst sachte, dann immer stärker bis tief in ihren Leib ausdehnte.

Ursula ließ den Schwamm fallen und streichelte nunmehr mit den Spitzen ihrer Finger sanft über Annas Brust, umfasste sie vorsichtig mit der ganzen Hand. Ein Seufzer entrang sich Annas Lippen, als das Kribbeln ihren Unterleib erreichte. Sie war unfähig, sich zu rühren.

Eine winzige Stimme meldete sich in ihrem Hinterkopf, sagte, es sei nicht rechtens, was sie da taten. Doch Anna hieß sie schweigen und gab sich überwältigt der Zärtlichkeit von Ursulas Berührung hin.

Ursulas Rechte hatte immer noch Annas Brust umfangen, und während sie sanft mit Zeigefinger und Daumen die Brustwarze der Freundin rieb, tauchte ihre Linke in das Wasser und streifte wie zufällig Annas Knöchel und Wade. Vorsichtig ließ sie die Hand unter Annas Hemd gleiten, höher und immer höher.

Wie gefesselt ließ Anna es geschehen. Ursula liebkoste die Innenseite von Annas Schenkel und wanderte dann hinauf, weiter hinauf, dorthin, wo Anna noch nie berührt worden war. Kurz verweilten die Finger in der weichen Beuge zwischen Bein und Leib, dann strichen sie zärtlich über Annas

Scham. Tief sog Anna die Luft ein. Eine seltsame Anspannung hatte von ihr Besitz ergriffen und drängte sie, die Beine zu öffnen, sich näher an diese Liebkosung zu schmiegen. Sie fühlte, wie Ursulas Finger zwischen ihre Beine glitten, sie an ihrer geheimsten Stelle berührten und sich dann sachte, ganz sachte in sie hineindrängten.

Mit einem Mal stieg von dort, aus den verborgenen Tiefen ihres Leibes, eine Woge auf, die sie mit sich fortzureißen drohte. Und Anna ließ sich davontragen, gab sich ganz den Gefühlen hin, die sie überschwemmten.

Plötzlich waren die Liebkosungen zu Ende. Durch die weichen Wolken der Empfindungen, die Anna umschlossen, drang Lärm, laute Stimmen und das Stampfen von schweren Schuhen.

Das Wasser schwappte, und nur vage begriff Anna, dass die Freundin aus dem Zuber sprang. Ihr nasses Hemd fiel auf den Boden. Ursula raffte hastig ihre Kleidungsstücke zusammen, und ehe Anna begriff, was sie vorhatte, verschwand die Freundin hinter einer Stoffbahn, die an der Schmalseite der Stube von der Decke herabhing.

Da wurde auch schon die Tür zur Badestube aufgerissen, und Bader Hugel trat herein, begleitet von drei weiteren Männern. Anna raffte ihr offenes Badehemd über der Brust zusammen und starrte die Männer entsetzt an.

Der älteste unter ihnen, ein rotgesichtiger Mann von gedrungener Statur, war in die schmalen Beinkleider und den pelzverbrämten Kurzmantel der wohlhabenden Kaufleute gekleidet.

Die beiden jüngeren dagegen, zwei kräftige Kerle, schienen Knechte zu sein. Sie hielten sich im Hintergrund, während Bader Hugel mit ausgestrecktem Finger auf Anna wies.

»Das ist sie. Die ganze Zeit hat sie vor der Stube gewartet, während sich zweie hier herinnen vergnügt haben. Ein junges Weibsbild und ein Kerl. Ich hab ihnen die Speisen aufgetragen.« Der Finger des Baders zeigte nun auf die Reste des Mahls.

»Und verabschiedet haben sie sich hinten hinaus.« Wieder stach der Finger von Bader Hugel durch die Luft, diesmal in Richtung des Vorhanges, hinter dem Ursula verschwunden war.

»So ist sie eine Kupplerin!« Zufrieden strich sich der Kaufmann über den Bart, als würde ihm die Erkenntnis Freude bereiten.

»Das mag schon so sein, Herr Gossembrot. Sie hat mit großer Münze bezahlt.«

Gossembrot! Erschreckt starrte Anna den Kaufmann an. So war Ursulas Vater ihnen doch auf die Schliche gekommen.

»Kein Zweifel, eine Kupplerin. Vielleicht eine Metze oder gar Schlimmeres«, wiederholte Gossembrot.

»Aber ich bin keine Kupplerin«, rief Anna bestürzt. Doch weder Gossembrot noch Bader Hugel achteten auf ihren Einwand.

»Ergreift die Kupplerin«, befahl Gossembrot, und die beiden Knechte traten vor.

Ohne zu zaudern, packten sie das Mädchen und zogen es aus der Wanne. Wasser rann an ihrem Leib herab und troff aus ihren schwarzen Zöpfen.

Schützend verschränkte Anna die Arme vor der Brust über dem allzu durchsichtigen Stoff. Was sollte sie tun? Würden sie sie gehen lassen, wenn sie alles gestünde? Doch das konnte sie nicht. Sie hatte der Freundin ihr Wort gegeben. Fest presste Anna die Lippen zusammen, damit nicht ein Wort darüberschlüpfte.

Doch Gossembrot schien nicht daran interessiert zu sein, etwas von ihr zu erfahren. Seltsam genug, er stellte keinerlei Fragen.

Nass und nur halb bekleidet, wie sie war, schleppten die Knechte sie zum Badehaus hinaus und die Gasse hinab. Es dämmerte bereits, und zum Glück waren nur wenige Menschen unterwegs.

Auf dem Weg zum Fronhof begegnete ihnen eine Gruppe junger Handwerksgesellen, die sie johlend und pfeifend grüßten und ihr zotige Bemerkungen zuriefen. Anna fühlte, wie sich ihre gierigen Blicke durch das nasse Hemd bohrten. Ein Schauder überlief ihren Körper, und sie begann am ganzen Leib zu zittern.

Wenig später, als der Büttel Anna in eine Zelle stieß, wusste sie nicht, ob sie sich darüber freuen sollte, dass sie nun vor den anzüglichen Blicken geschützt war, oder ob sie laut schreien sollte vor Angst.

Nur noch wenig trübes Licht sickerte durch zwei vergitterte Löcher in die niedrige Zelle hinein, die sie mit acht anderen Frauen teilen musste, allesamt zerlumpt aussehende Kreaturen, von denen die wenigsten noch alle Zähne besaßen. Es war schmutzig in der Zelle, Kot und Unrat klebten im dünnen Stroh auf dem Boden, und aus einer Ecke drang entsetzlich beißender Gestank.

»Hallo, Kleine«, begrüßte eine der Gefangenen Anna, eine ältere, ausgemergelte Frau mit wirren Haaren. »Was hast du denn ausgefressen?«

Eine andere warf einen schrägen Blick auf Annas schmale Gestalt. »Wohl die Finger in anderer Leute Speisekammer gehabt, was?«, argwöhnte sie.

Anna blickte die Frau an und erschrak. Soweit sie in dem schwindenden Licht erkennen konnte, fehlte ihrem verwüsteten Gesicht die Nase. Man hatte sie ihr abgeschnitten, wohl für ein anderes Vergehen, das bereits eine Weile zurückliegen musste, so vernarbt sah die Haut aus.

»Nein, sicher nicht. Schau sie dir doch an. Nass und im Badehemd«, widersprach ihr die Alte und lachte meckernd.

»Nein, nein, die hat was anderes angestellt«, krächzte sie. »Ich gehe jede Wette ein, dass sie eine Badehure ist, die ihre Kunden um ein paar Münzen erleichtert hat.« Und an Anna gewandt, prophezeite sie: »Das heißt, Hand abhacken!« Die Alte verdeutlichte dies mit einem Schlag ihrer Handkante auf ihr eigenes Handgelenk.

Entsetzt riss Anna die Augen auf und wich vor der Alten zurück.

»Keine Hure!«, mischte sich eine dritte Frau ein. Sie kniff Anna mit schmutzigen Fingern in die Wange und musterte sie abschätzend, wie man einen Gaul auf dem Markt betrachtet. Die Frau war deutlich jünger als die beiden anderen, und ihr tief ausgeschnittenes Kleid ließ weit mehr von ihrem üppigen Busen sehen, als schicklich war. »Keine Hure«, wiederholte sie. »Viel zu hässlich. Wer soll denn dafür zahlen?« Selbstgefällig strich sie sich über die runden Hüften und lachte obszön.

Die Alte fiel mit ihrem Ziegenlachen ein, und die Verwüstete raunte Anna zu: »Du hast Glück! Allzu lange wirst du hier nicht eingesperrt bleiben. Morgen schon ist Gerichtstag. Ich dagegen bin seit über zwei Wochen in diesem gastlichen Haus.«

»Ach, ich dachte, es gefällt dir hier?«, stichelte die Alte.

»Regelmäßig Wasser und Brot, keine Arbeit …«

Anna wandte sich ab. Einen seltsamen Humor legten ihre Zellengenossinnen an den Tag. Ihr war alles andere als zum Lachen zumute. Immer noch ein wenig benommen ließ sie sich auf den Boden niedersinken und lehnte sich mit dem Rücken an die verschmierte Wand.

Ein paar andere Zellengenossinnen hatten sich gleichfalls auf dem Stroh ausgestreckt und schienen zu schlafen. Anna wusste nicht zu sagen, ob ihr Zittern von der Angst herrührte oder von der Kälte, die vom Boden aufstieg. Bis hinunter in die Zellen hinter den dicken Mauern war die sommerliche Wärme nicht vorgedrungen, und nur mit ihrem nassen Hemd bekleidet, fror sie jämmerlich.

Was würden sie mit ihr tun, fragte Anna sich bang. Mehr als eine Tracht Prügel und ein paar Ohrfeigen hatte sie von Barbara nie bekommen. Sie hatte schon einige Male zufällig gesehen, wie Verbrecher auf dem Perlach ausgepeitscht worden waren und Schlimmeres. Jedes Mal hatte sie voller Entsetzen das Weite gesucht.

Aus einer Ecke drang ein durchdringendes Jammern an ihr Ohr, unterbrochen von lauten Schluchzern, und Anna schauderte. Ganz klein kauerte sie sich zusammen und schlang die Arme um die Knie. Das ist Unsinn, versuchte sie sich selbst Mut zuzureden. Sie gehörte nicht hierher in die Zelle zu dem Gesindel. Sie würde einzig diese Nacht in diesem stinkenden Loch überstehen müssen, und morgen früh würde ihre Mutter sie abholen.

Sicher würde sich alles aufklären. Sie bräuchte nur zu sagen, dass sie keine Kupplerin war – das war schließlich die Wahrheit. Und dann würde man sie schon gehen lassen. Sie war keines von diesen schrecklichen Weibern. Das musste doch auch ein Richter erkennen …

Inzwischen hatten sich auch die letzten Frauen für die Nacht zur Ruhe gelegt. Doch das laute Schluchzen ihrer Mitgefangenen ließ sie keinen Schlaf finden.

»Ruhe jetzt! Hör auf zu jaulen!«, schnauzte die Alte in Richtung der Zellenecke, aus der das Jammern kam. Doch das unglückliche Wesen, das dort kauerte, hörte nicht auf, zu heulen und zu weinen.

»Ruhe!«, empörte sich jetzt auch eine andere Stimme in der Dunkelheit. »Was winselst du jetzt. Spar es dir bis morgen, dann hast du Grund dazu.«

Doch die Worte ließen die Unglückliche nur noch lauter heulen.

Undeutlich nahm Anna wahr, wie eine der Gestalten aufstand und einen unförmigen Gegenstand hochhob. Ein klatschendes Geräusch ertönte, und mit einem letzten lauten Aufschrei erstarb das Jammern. Der Gestank nach Fäkalien wurde unerträglich, und Anna hielt sich einen Zipfel ihres Hemdes vor die Nase. Eine ihrer Mitgefangenen musste den Eimer, den sie als Latrine verwendeten, über der Weinenden ausgegossen haben. Anna würgte und erbrach die Reste des Hühnerbeines gegen die Zellenwand.

2. Kapitel

Nur wenige Schaulustige hatten sich auf dem Perlach eingefunden, um die Verurteilung und vor allem die Bestrafung des gefährlichen Gesindels und der übel beleumundeten Frauen mit anzusehen, welche die Sicherheit und Ruhe der Stadt bedrohten. Der eine oder andere war stehengeblieben, um sich das Schauspiel nicht entgehen zu lassen, obwohl die Straftaten, die heute zur Aburteilung anstanden, nicht besonders spektakulär waren. Überwiegend Diebereien, ein paar Tätlichkeiten, Liederlichkeiten, Steuerbetrug. Kein Kindesmord, kein Hochverrat, keine Ketzerei. Es lohnte kaum der Aufmerksamkeit.

Das schien auch der Burggraf zu meinen, der, flankiert von seinen Beisitzern, gelangweilt hinter seinem Tisch saß und zügig einen Fall nach dem anderen abhandelte, als gelte es, noch vor dem Mittagsläuten ein Ende zu finden.

Um ihn herum sperrte eine Schar Wachleute ein großzügiges Geviert ab. In dieses hatte man die Gefangenen getrieben und sie geheißen, hintereinander Aufstellung zu nehmen, bis sie an der Reihe wären.

Zitternd vor Angst und Übermüdung, kam Anna vor der Alten zu stehen, die sich gut mit dem Strafregister auszukennen schien. Kaum getraute sie sich den Mund zu öffnen, so sehr schlugen ihre Zähne aufeinander. Verstohlen beugte sie sich zu der Alten. »Bitte, was steht auf Kuppelei?«, fragte sie leise.

Erstaunt zog die Alte ihre ergrauten Augenbrauen hoch. »Du eine Kupplerin?«, fragte sie gedehnt.

Bange wartete Anna auf die Antwort. Ihre Finger krampften

sich in den Stoff ihres Feiertagskleides. Am Morgen, kurz nach Sonnenaufgang, hatte Barbara, die kleine Veronika an der Hand, es ihr gebracht, damit Anna nicht im Badehemd vor ihren Richtern erscheinen musste. Mit leidvoll verzogenem Gesicht hatte sie das Kleidungsstück durch die Stäbe hindurchgezwängt und gejammert: »Wie kannst du mir nur so etwas antun? Diese Schande. Der Himmel ist mein Zeuge, dass ich versucht habe, dir Gottesfurcht beizubringen. Aber ich habe ja immer gewusst, es nimmt ein schlimmes Ende mit dir.«

Veronika, die offensichtlich nicht verstanden hatte, was geschehen war, hatte mit schreckgeweiteten Augen auf ihre Schwester und deren Mitgefangene gestarrt und laut gefragt: »Hat Anna wieder etwas falsch gemacht?«

»Ja, mein Kind. Anna hat wieder etwas falsch gemacht«, hatte ihre Mutter seufzend geantwortet.

»Kannst du mir denn gar nicht helfen?«, hatte Anna sie angefleht. So sehr hatte sie sich ein Wort des Trostes von ihrer Mutter gewünscht, die Versicherung, dass alles gut werden würde, das Versprechen, sich bei einer ihrer einflussreichen Kundinnen für sie zu verwenden und sie so schnell wie möglich aus dem abscheulichen Kerker zu holen. Doch Barbara hatte nur den Kopf geschüttelt und gemurmelt: »Das ist wohl Gottes Strafe für deine Sünden!« Dann hatte sie sich einfach abgewandt und war gegangen, hatte Anna allein mit ihrer Angst zurückgelassen.

Bevor jedoch die Alte antworten konnte, wurde Anna von den Knechten des Stadtvogtes fortgerissen und vor den Tisch des bischöflichen Burggrafen geschleppt.

Der Burggraf warf ihr einen uninteressierten Blick zu, dann verkündete er: »Anna Laminit, du bist angeklagt und überführt der Kuppelei und anderer Bübereien. Bezeugt durch den werten Herrn Gossembrot. Du wirst mit Ruten ausgeschafft.« Und gelangweilt leierte er herunter: »Es ist dir untersagt, dich weniger als zwei Tagesreisen von der Stadt entfernt aufzuhalten.«

Anna stockte der Atem. »Aber ich bin unschuldig. Es ist ein Missverständnis ...«, versuchte sie zu erklären. Doch der Burggraf winkte sie nachlässig beiseite und wandte sich schon dem nächsten Fall zu. Ihr schenkte er keine Beachtung mehr.

»Bitte«, flehte Anna und blieb vor dem Richtertisch stehen. Er konnte sie doch nicht einfach so verurteilen, ohne den Fall geprüft zu haben. Er musste sie doch anhören. Es war ein Missverständnis, sie konnte doch alles erklären!

Hilflos hob sie ihre Hände. »Bitte, Ihr müsst mir glauben, ich bin keine Kupplerin!«, beteuerte sie verzweifelt.

Georg Ott versah das Amt des Stadtvogtes nun schon eine ganze Zeit lang. Er wusste, der Burggraf duldete keine Widerrede auf sein Urteil. Vor allem nicht von dem gemeinen Gesindel. Wenn dieses junge Ding hier noch weiter zeterte, würde es seine Strafe nur verschlimmern.

Er gab seinen Männern einen kurzen Wink. Rasch schafften diese das Mädchen beiseite, fort von dem Tisch des gestrengen Richters, und banden ihre Hände mit grobem Strick an einen Karren, an dem schon zwei andere Frauen festgeknüpft waren.

Wortlos ließ Anna es geschehen. Das konnte doch nicht wahr sein! Sie würden sie nicht wirklich aus der Stadt jagen. Verständnislos schüttelte sie den Kopf. Erst die Nacht in diesem schrecklichen Kerker und nun diese willkürliche Verurteilung. Anna fühlte sich, als wäre sie in einem schrecklichen Alptraum gefangen.

Dann erschien das rotgeäderte Gesicht des alten Gossembrot vor ihren Augen, seine zufriedene Miene. Sie hatte Gossembrots Interessen zuwidergehandelt. Unwissentlich zwar, doch ein so mächtiger und einflussreicher Mann ließ sich das nicht gefallen. Ein Wort von ihm hatte genügt, und eine so unbedeutende Person wie sie wurde kurzerhand davongejagt.

Ursulas Vater hatte dafür gesorgt, dass Anna künftig keine Gelegenheit mehr bekäme, ihm in die Quere zu kommen. Doch warum war er mit solcher Härte vorgegangen, fragte Anna sich. Es war das erste und einzige Mal gewesen, dass sie Ursula bei ihren Eskapaden gedeckt hatte.

Hätte er es nicht bei einer Ermahnung belassen und Ursula einfach den Umgang mit ihr verbieten können? Aber dann hätte man natürlich zugeben müssen, dass Ursula ein Verhältnis ... Wieso war er eigentlich sofort zur Stelle gewesen? Und Ursula? Hätte sie sich nicht für Anna verwenden können? Wieso war sie so schnell verschwunden? Hatte sie damit gerechnet, entdeckt zu werden? Hatte Ursula vielleicht schon öfter von ihrem, Annas, Namen Gebrauch gemacht und vorgegeben, in ihrer Begleitung zu sein, um sich dann mit Ulrich Rehlinger zu treffen?

Ein böser Verdacht keimte in Anna auf. Hatte Ursula sich deshalb mit ihr angefreundet, weil sie so unbedeutend war? Eine Mitwisserin, die man im Zweifelsfall einfach opfern konnte? An Freundinnen aus ihren Kreisen hatte es Ursula sicher nicht gemangelt ...

Die Freundschaft von Ursula, auf die Anna so stolz gewesen war, war wohl nichts als reine Berechnung gewesen. Ursula hatte sie nur ausgenutzt. Die Enttäuschung traf Anna wie ein Faustschlag.

Wie konnte sie nur so naiv sein, schalt Anna sich. Unwillkürlich machte sie eine heftige Handbewegung. Die Fesseln schnitten schmerzhaft in die Haut ihrer Handgelenke und machten Anna grausam ihre Lage bewusst.

Die Rechtsprechung schritt weiter fort, und noch drei andere Verurteilte, zwei Frauen, darunter auch die Frau ohne Nase, und ein junger Bursche wurden nach und nach gleichfalls zum Karren geschleppt und festgebunden.

Die Sonne war inzwischen höher gestiegen und brannte auf sie herab, doch es war noch nicht Mittag, als Ott sich auf den Karren setzte und seine Knechte eine braune Stute davor anschirrten. Die Knechte griffen nach Rutenbündeln, die auf dem Karren bereitlagen, der Stadtvogt schnalzte mit der Zunge, und der Karren setzte sich ruckartig in Bewegung. Anna strauchelte. Beinahe wäre sie gefallen und in den Staub gestürzt. Sie konnte sich gerade noch auf den Beinen halten, dann hörte sie das Pfeifen der Ruten und spürte den ersten Schlag auf ihrem Rücken. Die Männer des Stadtvogtes trieben sie mit Schlägen vor sich her.

Der Schmerz zuckte Anna durch die Schulterblätter, und ein kurzer Schrei drang ihr über die Lippen. Sie wollte stehenbleiben und mit den Händen ihren Rücken schützen, doch sie wurde unaufhaltsam weitergezerrt. Der junge Bursche neben ihr stöhnte unter einem besonders kräftigen Schlag, und eine der anderen Frauen schrie.

Wieder traf die Gerte Anna, quer über das Gesäß diesmal. Ihr Rock hielt das Schlimmste ab, doch der nächste Hieb traf sie empfindlich im Nacken. Die Haut platzte auf, Tränen schossen ihr in die Augen, und sie spürte, wie Blut aus der Wunde lief und ihr Kleid nässte.

Ott ließ die Stute im Schritt gehen, nicht zu schnell, damit die Festgebundenen nicht stürzten, aber auch nicht zu langsam, damit sie nicht zu viele Schläge abbekamen. Ott war kein grausamer Mann. Er ging seinen Pflichten gewissenhaft nach, aber ohne persönlichen Groll gegen die Verurteilten zu hegen oder sich an ihrem Leid zu ergötzen.

Anna biss die Zähne zusammen und zog den Kopf ein. Sie versuchte, so dicht wie möglich bei dem Karren zu bleiben und nicht zurückzufallen, um möglichst wenig Hiebe abzubekommen.

Es ging den Perlachberg hinab, und als der Karren den Sternmarkt erreichte, wurde er vom Johlen und Lachen der Marktbesucher empfangen. Die Schaulustigen bildeten eine Gasse, und manch einer hatte fauliges Obst oder Verdorbenes zur Hand, mit dem er, zur Freude der Umstehenden, die kläglichen Gestalten bewarf. Ein stinkender Fischkopf traf Anna am Rücken und hinterließ einen schmierigen, übelriechenden Fleck auf dem Stoff.

Ohne innezuhalten, ging es weiter auf das Barfüßertor zu. Die Männer schlugen ruhig und regelmäßig zu, verteilten ihre Hiebe gleichmäßig auf die elenden Gestalten, die nun ausnahmslos weinend und wehklagend vor ihnen hertrotteten, unfähig, ihren Peinigern zu entkommen.

Der traurige Zug hatte gerade Sankt Jacob hinter sich gelassen, als die Frau ohne Nase schwer gegen Anna fiel und dann neben ihr zu Boden stürzte. Nur mühsam hielt Anna ihr Gleichgewicht. Ein paar Extraschläge trafen die Frau, als sie vom Karren durch den Staub geschleift wurde. Sie heulte laut auf, dann griffen die Knechte zu und rissen sie wieder auf die Beine. Durch einen Schleier von Schmerz und Tränen nahm Anna wahr, dass sie den Holzmarkt rechter Hand passiert hatten und am Lauterlech entlang auf das Jacobertor zusteuerten.

In der Jacobervorstadt stürzte sich eine Horde zerlumpt aussehender Gassenjungen auf die Jämmerlichen und begleitete sie mit Hohn und Spott. Wieder und wieder bückten sich die Bengel, hoben Kiesel auf und bewarfen sie mitleidslos, bis einer der Jungen sein Ziel verfehlte. Sein Geschoss traf einen von Otts Männern am Ohr.

Wütend rief der Knecht dem Knaben einen Fluch zu und drohte ihm mit erhobener Rute Prügel an. Die Gassenjungen wurden der Belustigung überdrüssig, und sehr zur Erleichterung der Verurteilten verzogen sie sich, um an anderer Stelle ihr Vergnügen zu suchen und Unfug zu treiben.

Die Ruten zu schwingen war anstrengend. Die Knechte spürten bereits ihre Arme und Schultern, und so wurden die Schläge deutlich weniger, als der Karren endlich das Jacobertor passiert hatte und in östlicher Richtung aus der Stadt hinausrollte. Nur hin und wieder hoben die Männer nachlässig die Ruten. Dafür hatte Ott das Tempo erhöht. Beinahe im Laufschritt zerrte er die Geprügelten hinter sich her, an den Bleichwiesen der Lechaue vorbei, auf denen die Weber ihre Stoffbahnen ausgebreitet hatten, hinein in das breite Tal, das der Lech in die Landschaft gegraben hatte.

Als sie den Fluss überschritten, und damit die Grenze zum Herzogtum Bayern, versuchte Anna, im Laufen den Kopf zu wenden und zurückzuschauen. Ein scharfes Brennen fuhr durch ihre Wunde am Hals, doch der Anblick der Türme in der Blattermauer, welche die Jacobervorstadt nach Osten hin schützte, schmerzte sie beinahe mehr als der Riss in ihrer Haut. Sie schienen ihr ein trauriges Lebwohl nachzuwinken, und Anna schluckte trocken. Ein dicker Kloß hatte sich in ihre Kehle gezwängt. Ihr Hals war wie zugeschnürt, und sie rang nach Luft. Bittere Tränen liefen ihr über die schmalen Wangen und ließen die blühenden Leinfelder auf ihrem Weg zu einem einzigen blauen Brei verschmelzen.

Bald führte die staubige Straße sie durch unwirtliches, karstiges Gelände, die Friedberger Au. Es ging an flachen, riedbewachsenen Mooren und Talsümpfen vorbei und über breite Kies- und Sandbänke, die der Lech auf seinen Wegen zurückgelassen hatte. Der Pfad wand sich durch tote Flussarme und kreuzte brackige, stinkende Altwässer. Schwärme von Mücken tanzten über dem Wasser, und Vögel stoben auf, als das Rumpeln der Karrenräder die Ruhe des Nachmittags zerriss.

Bei Friedberg begann das Hügelland auf dem Lechrain. Ohne anzuhalten, passierten sie die kleine Stadt und ließen sie bald hinter sich. Dichter Wald schob sich bis an den Ort heran, und nur mühsam fraß sich die Straße durch das unendliche Grün.

Eine gute Weile ließ der Stadtvogt seine Stute noch ausschreiten, schließlich wollte er das Gesindel, eben aus Augsburg vertrieben, nicht den Friedberger Bürgern zumuten. Erst als die Sonne bereits weit im Westen stand, brachte er endlich den Karren zum Stehen, irgendwo mitten im Wald, fernab jeder menschlichen Siedlung. Die Gefangenen prallten gegen die Rückseite des Gefährtes, so plötzlich hatte der Stadtvogt haltgemacht.

Auf Otts Befehl hin schnitten seine Männer die Stricke durch, mit denen sie die Vertriebenen Stunden zuvor an den Karren gebunden hatten. Benommen taumelte Anna ein paar Schritte weiter, fort von dem Karren, den der Stadtvogt mühsam auf der schmalen Straße wendete, und ließ sich ein Stück abseits des Weges ins Gras fallen.

Ihre Hände waren eiskalt, die Finger wie abgestorben. Sie hauchte ein paarmal in die hohlen Hände und versuchte, die Finger zu bewegen. Deutlich waren die blutunterlaufenen Striemen zu sehen, welche die Seile auf der Haut hinterlassen hatten.

Als das Blut in die Gliedmaßen zurückkehrte, durchlief sie ein dumpfer Schmerz und vermischte sich mit den Schmerzen in ihrem Rücken, den Beinen und Füßen zu einer großen Pein. Ihr ganzer Körper fühlte sich an wie eine einzige Wunde. Verzweifelt und zu Tode erschöpft, ließ Anna den Kopf auf die Knie sinken und ihren Tränen freien Lauf.

Anna wusste nicht, wann sie eingeschlafen war. Als sie erwachte, war ihr Kleid durchweicht vom Tau, der im frühen Morgenlicht auf dem Gras glitzerte. Die Haut auf ihrem Rücken brannte unter dem feuchten Tuch, und als Anna sich aufsetzte und streckte, fühlten sich ihre geschundenen Glieder steif und unbeweglich an. Doch der große, übermächtige Schmerz, der sie überwältigt hatte, war über Nacht vergangen.

Anna blickte um sich und stellte fest, dass sie allein war. Wann waren die anderen Sträflinge fortgegangen? Waren sie weiter der Straße gefolgt oder zurück in Richtung Friedberg gegangen, fragte sie sich. Doch im Grunde war es ihr gleichgültig. Ihre Gesellschaft hatte Anna ohnehin weit mehr Angst denn Zuversicht eingeflößt.

Mühsam kam sie auf die Beine und machte ein paar zaghafte Schritte. Wohin sollte sie sich wenden? Zwei Tagesreisen, hallten die Worte des Burggrafen in ihr wider. Zurück nach Friedberg konnte sie also nicht gehen. Seufzend machte Anna sich auf den Weg, der sie weiterführen würde. Fort von zu Hause, der Stadt, in der sie aufgewachsen war, in der sie jede Gasse kannte. Fort von ihrer Schwester und ihrer Mutter.

Der Gedanke an Barbara ließ Bitterkeit in ihr aufsteigen. Ihre Mutter hatte recht behalten. Es hatte ein schlimmes Ende mit ihr genommen. Verzagt ließ Anna die Schultern hängen. Wo sollte sie nun hin? Sie hatte ihre Heimatstadt noch nie verlassen, kannte keinen, der woanders wohnte. Doch, ihr Onkel, der Bruder ihres verstorbenen Vaters, lebte in Memmingen, fiel ihr ein. Aber in welcher Richtung lag Memmingen? Anna glaubte sich zu erinnern, dass es südlich von Augsburg sein müsse. Sicher war sie sich dessen jedoch nicht. War es weit bis dort? Weit genug? Und was würden die Verwandten sagen, wenn sie, eine Verurteilte und aus der Stadt Vertriebene, bei ihnen auftauchte? Würden sie ihr Unterschlupf gewähren?

Eine Zeitlang folgte Anna der Straße. Kein Mensch, kein Fahrzeug begegnete ihr, nur die Stimmen des Waldes drangen an ihr Ohr und machten ihr Angst. Anna war ein Kind der Stadt. Das Rumpeln von Karren, das Rufen von Menschen waren ihr vertraut, aber hier war jeder Laut fremd. Hier konnte jedes Geräusch Gefahr bedeuten. Immer wieder blieb sie stehen und blickte hinter sich.

Die Morgensonne ging vor ihr über den Spitzen der Bäume auf, ein wenig rechts von dort, wohin die Straße sie führte. Dort musste Osten sein. Der Weg führte sie also nach Nordosten. Lange Zeit verlief die Straße geradeaus, dann in Windungen einen Hügel hinauf und wieder hinab, aber sie behielt ihre nordöstliche Richtung bei. Doch Anna wollte nach Süden. Mit jedem Schritt fühlte sie sich unbehaglicher, brachte er sie doch weiter fort von ihrem Ziel. Und rechts und links des Weges war nur undurchdringliches Dickicht.

Die Sonne stand schon hoch, als Anna plötzlich innehielt. Rechter Hand zweigte ein schmaler Pfad vom Weg ab. Kaum wahrnehmbar schlängelte er sich zwischen dichtem Unterholz hindurch. Anna zögerte. Die Fahrstraße würde sie zwangsläufig in die nächste Ortschaft führen. Wohin dieser Weg sie bringen würde, war völlig ungewiss. Es konnte sein, dass er im Nichts endete, so wenig begangen sah er aus. Doch er führte in die richtige Richtung. Zunächst jedenfalls.

Es könnte sicherlich nicht schaden, ihm zu folgen, entschied Anna und überwand ihre Angst vor dem, was sich in dem undurchdringlichen Wald verbergen mochte. Wenn der Pfad bald endete, würde sie umkehren. Verlieren würde sie dadurch nichts.

Der Pfad endete nicht so bald. Oft überwuchert und von umgestürzten Bäumen versperrt, blieb er doch deutlich erkennbar. Und zu Annas Freude führte er in südliche Richtung, wie sie an den Sonnenstrahlen, die vereinzelt durch das dichte Blätterdach fielen, erkennen konnte.

Mit lautem Grummeln machte sich Annas Magen bemerkbar. Sie hatte auf ihrem Weg ein paarmal aus einem der Bachläufe, die den Wald hier und da durchschnitten, Wasser getrunken, doch nun begann der Hunger sie zu plagen. Und mit dem Hunger erwachte in Anna eine weitere Angst. Was, wenn sie bis zum Abend keine Ortschaft erreichte, keinen Menschen traf, den sie um Essen bitten konnte? Hier im Wald würde sie schwerlich etwas Essbares finden, denn von Kräutern und Pilzen verstand sie nichts.

War es doch ein Fehler gewesen, die Fahrstraße zu verlassen? Dieser Weg mochte noch eine Ewigkeit durch den Wald führen.

Anna beschloss, einen Moment zu rasten und dann zur Straße zurückzukehren. Erschöpft setzte sie sich an einer moosbewachsenen Stelle unter einem Baum nieder und lehnte sich an den rauhen Stamm. Doch die Rinde drückte auf die Striemen auf ihrem Rücken, und so legte sie sich vorsichtig auf die Seite und bettete den Kopf auf ein beson-

43

ders dickes Moospolster. Die mittägliche Wärme und die Müdigkeit ließen sie gegen ihren Willen in einen unruhigen Schlaf fallen.

Anna erwachte von einem gewaltigen Krachen. Um sie herum war Finsternis. Durch das dunkle Blätterdach zuckten Blitze. Schon trafen sie die ersten Tropfen, und es begann zu regnen.

Erschrocken sprang Anna auf die Beine und begann zu laufen. Feuchte Haarsträhnen schlugen ihr ins Gesicht. Immer wieder stolperte sie über Wurzeln und loses Astwerk, und dornige Ranken verfingen sich im Saum ihres Rockes. Sie konnte den Pfad kaum mehr erkennen. Oder hatte sie ihn bereits verloren?

Immer dichter wurde das Geäst, immer lauter der Donner über ihrem Kopf. Regen rann ihr den Hals hinab und sickerte in ihren Ausschnitt.

Hilflos hastete Anna weiter, kämpfte sich durch dichtes Gebüsch. Weiter und weiter. Immer wieder rutschte sie auf glitschigen Blättern aus, verloren ihre Füße den Halt auf schlammigem Untergrund. Sie irrte anscheinend endlos umher, hatte längst jedes Gefühl für Zeit und Raum verloren. Nie würde sie den Weg aus diesem Wald hinaus finden.

Dann plötzlich entdeckte sie im Schein eines Blitzes die Umrisse einer Hütte. Trugbild oder Wirklichkeit? Abrupt blieb Anna stehen und versuchte die Dunkelheit zu durchdringen.

Da, ein gutes Stück vor ihr glaubte sie etwas zu sehen. Atemlos wartete sie auf den nächsten Blitz. Für einen kurzen Augenblick erhellte er eine Hütte. Klein, gedrungen und schief, aber eine Hütte. Ein Zeichen dafür, dass es außer ihr in diesem schier unendlichen Wald noch andere Menschen gab. Oder gegeben hatte, dachte Anna, denn kein Licht drang aus der Hütte ins Freie.

Anna lief in die Richtung, wo das Dunkel die Hütte wieder verschluckt hatte. Mit hastigen Schritten überquerte sie eine kleine Lichtung, dann endlich berührten ihre Finger das rauhe Holz der Balken, aus dem die Hütte gezimmert war. Vorsichtig tastete sie sich an der Wand entlang. Ihre suchenden Hände fanden eine Tür. Behutsam zog Anna sie auf und schlüpfte in den dunklen Raum.

Wärme, Trockenheit und der intensive Geruch nach Stall begrüßten sie. Doch weder Ziege noch Schaf waren zu sehen oder zu hören. Erschöpft ließ Anna sich auf den Boden gleiten, den überraschend sauberes Stroh bedeckte. Wer immer diesen Stall gebaut hatte, Anna war ihm unendlich dankbar.

Ein paarmal atmete Anna tief durch, um die Geister, die sie gejagt hatten, zurück in die Dunkelheit zu schicken. Sie kam langsam wieder zu sich, und der dröhnende Pulsschlag in ihren Ohren verstummte allmählich. Anna wischte sich den Regen und die feuchten Strähnen aus dem Gesicht. Eines der Bänder, die ihre Zöpfe gehalten hatten, war auf ihrem Weg durch das Geäst verlorengegangen, und der Zopf hatte sich aufgelöst.

Anna löste auch den anderen Zopf, und in Ermangelung eines Kammes fuhr sie mit ausgestreckten Fingern durch ihre schwarzen Haare. Dann flocht sie sie, so gut es ging, zu einem einzigen Zopf zusammen, der ihr lang und schwer über den Rücken fiel. Gerade hatte sie ihn mit der verbliebenen Schleife zusammengebunden, als sie draußen vor dem Stall Schritte vernahm.

Sofort war die Furcht wieder da. Anna sprang auf und drückte sich an die hintere Wand des Stalls. Kaum wagte sie zu atmen. Die Hütte war also doch bewohnt.

45

Mit einem Ruck öffnete sich die Tür, und im dürftigen Lichtschein einer Laterne sah Anna, wie jemand eine tropfnasse Ziege und ein ebenso nasses Schaf in den Stall schob. Angespannt hielt sie die Luft an.

»Das habt ihr nun davon, dass ihr fortgelaufen seid. Pitschnass seid ihr«, brummte eine Stimme, doch natürlich antworteten die Tiere nicht auf diese Anklage. Stattdessen ertönte in die Stille hinein ein unüberhörbares Grummeln aus Annas Magen.

Die Tür wurde zugeworfen, und Anna ließ erleichtert die Luft aus den Lungen entweichen. Sie hatte bereits geglaubt, sie wäre entdeckt worden.

Doch dann öffnete sich die Tür zum Stall erneut. Die Gestalt, die zu der brummigen Stimme gehörte, trug in der einen Hand die Laterne, und in der anderen hielt sie einen Besen. Energisch stellte sie die Laterne auf dem Boden ab, packte mit beiden Händen den Besen und fuhr damit in die Ecke, in die Anna sich verkrochen hatte.

»Hinaus mit dir, du Mistviech!«, schimpfte jemand neben Annas Ohr, und der Besenstiel traf schmerzhaft ihr Schienbein.

»Au«, entfuhr es Anna. Sofort schlug sie sich die Hand auf den Mund, doch es war geschehen. Wer immer es war, der den Besen geschwungen hatte, er hatte ihren Schmerzenslaut gehört. Abrupt wich die Person zurück, stellte den Besen beiseite und hob die Laterne vom Boden auf. Sogleich stach heller Lichtschein in Annas Augen.

»Da schau an, ein zweibeiniges Frettchen!«, sagte die Stimme überrascht. Dann grollte sie: »Was fällt dir ein, mich so zu erschrecken! Wenn du was von mir willst, komm gefälligst wie die anderen auch zur Vordertür herein!«

Anna hob die Hand vor die Augen und blinzelte zwischen

den Fingern hindurch. Sie erkannte vor sich die gebeugte Gestalt einer alten Frau. Das ausgeblichene Tuch, das sie über ihre Haare gebunden hatte, war vom Regen durchweicht, ebenso der derbe Umhang über ihren Schultern.

Die Frau packte Anna am Arm und schob sie aus dem Stall hinaus, an der Hüttenwand entlang, um die Hausecke und dann zu einer anderen Tür wieder hinein.

»Rein mit dir in die Stube«, sagte sie unfreundlich und hängte die Laterne an einen Nagel neben der Tür.

Die Bezeichnung Stube war deutlich übertrieben. Der Raum, in den Anna trat, war winzig. Unter den rohen, ungehobelten Brettern des Daches, deren Ritzen mit Moos und Lehm zugestopft waren, drängten sich eine spärlich gepolsterte Bettstatt, ein offener Herd und ein grob gezimmerter Tisch mit zwei Hockern. Von der Decke herab hingen zahllose Bündel getrockneter Kräuter und Büschel von Blättern. An der rechten Wand verdeckte ein schmaler Vorhang den Blick in einen weiteren Raum.

»Na, was willst du von der alten Oda? Einen Liebeszauber? Oder das Gegenteil? Hast einen Balg im Bauch?«, wollte die Alte wissen.

Etwas zu essen und ein Dach über dem Kopf für eine Nacht, dachte Anna, doch sie getraute sich nicht, darum zu bitten. Die seltsame Frau flößte ihr Angst ein, und so blieb sie ihr eine Antwort schuldig.

Die Alte schien das nicht zu kümmern. Sie zuckte mit den Schultern, streifte ihren nassen Umhang ab und hängte ihn an einen Haken an der Wand. Mit ruhigen Bewegungen machte sie sich daran, das Feuer im Herd anzuschüren, und nicht lange darauf begann es in dem Kessel, der darüberhing, zu sieden.

Ein wenig verloren stand Anna in der Stube, doch das gab

ihr Gelegenheit, die Alte verstohlen zu mustern. Die Strähnen ihres Haares, die unter dem Tuch hervorschauten, waren schlohweiß und standen in seltsamem Kontrast zu der gebräunten, vom Wetter gegerbten Haut in ihrem Gesicht. Das Alter hatte tiefe Furchen in ihr Antlitz gegraben. Nur die unzähligen Lachfältchen um die Augen wollten nicht recht zu ihrer mürrischen Miene passen.

Anna spürte den missbilligenden Blick der Alten auf sich ruhen. Sah, wie die hellgrauen Augen sich auf die Wunde an ihrem Hals hefteten, die wieder aufgerissen war. Ein schmaler Faden hellroten Blutes sickerte in ihren Ausschnitt.

Anna versuchte, das Tuch ihres Hemdes höher zu ziehen, um die Wunde zu verbergen, denn wer wusste zu sagen, wie die Alte reagieren würde, wenn sie herausfand, dass Anna eine Davongejagte war?

Doch die wachen Augen der Frau hatten bereits zu viel gesehen. »Zieh das Hemd aus«, befahl sie schroff.

Schützend verschränkte Anna die Arme vor der Brust und wich einen Schritt zurück.

»Ich will gar nicht wissen, wie du daran gekommen bist, Mädchen«, brummte die Alte, nicht um eine Spur freundlicher. »Aber wenn ich die Wunde nicht versorge, wirst du nicht mehr lange Spaß am Leben haben.«

Unsicher ließ Anna die Arme sinken und nestelte ihr Mieder auf. Verschämt ließ sie es auf den Rock hinabgleiten und zog das Hemd über den Kopf.

Als die Alte nun auch der blutunterlaufenen Striemen auf Annas Schultern und auf dem geschwollenen Rücken gewahr wurde, pfiff sie leise durch die Zähne. »Haben dich ordentlich durchgeprügelt, was?« Abrupt ließ sie Anna stehen und verschwand hinter der Stoffwand in den angrenzenden Raum.

Am liebsten wäre Anna davongelaufen, doch der Wald machte ihr noch mehr Angst als die Alte. Eine gute Weile hörte Anna sie herumwirtschaften, hörte es klappern und reiben. Mit gemischten Gefühlen, das Mieder mit beiden Händen vor der Brust zusammenhaltend, wartete sie ab, bis die Alte wieder auftauchte, in den Händen einen Tiegel mit einer streng riechenden, gräulich-braunen Paste und sauberes Leinen.

»Dreh dich um!«, befahl die Alte barsch. Mit altersfleckigen Händen begann sie behutsam, die Paste auf Annas Wunden zu streichen. Die sicheren Bewegungen ließen darauf schließen, dass sie dies nicht zum ersten Mal tat, und zunächst verspürte Anna auf dem Rücken eine angenehme Kühle. Doch als die Salbe in die offene Wunde am Hals eindrang, sog sie scharf die Luft ein. Das Brennen trieb ihr die Tränen in die Augen, ließ jedoch nach einer kurzen Weile nach, und die Alte legte einen Streifen Leinen über die Wunde.

Vom Herd her drang ein würziger Duft herüber und erfüllte den Raum. Anna bemühte sich, ihre sehnsüchtigen Blicke in Richtung des Herdes zu verbergen, doch der Duft des herzhaften Eintopfes ließ ihr das Wasser im Munde zusammenlaufen.

»Hunger, was?«, fragte die Alte und schüttelte den Kopf. »Wenn ich jeden Vorbeilaufenden auch noch füttern sollte, hätte ich selbst schon längst nichts mehr zu beißen«, brummte sie.

Doch ihren Worten zum Trotz ergriff sie eine abgeschabte Daubenschale, füllte sie mit dampfender Brühe und stellte sie vor Anna auf den Tisch. Mit einem Nicken forderte sie das Mädchen auf, sich zu setzen und zu essen. Dann brach sie altbackenes Brot in zwei Stücke, reichte eines Anna und füllte auch für sich eine Schale.

Schweigend genossen sie das schlichte Mahl, und Anna hatte das Gefühl, noch nie in ihrem Leben etwas so Köstliches gegessen zu haben. Sie musste sich zusammennehmen, um den Eintopf nicht allzu gierig hinunterzuschlingen. Nur zu bald war die Schale geleert, und Anna getraute sich nicht, um einen Nachschlag zu bitten.

Als auch die Alte fertiggegessen hatte, stand sie auf, kramte aus der Ecke ihrer Schlafstatt eine alte Decke hervor und drückte sie Anna in die Hand.

»Du kannst im Stall schlafen«, brummte sie. »Und morgen früh verschwindest du.«

3. Kapitel

Die Ziege meckerte zutraulich, rieb ihren Kopf an Annas Schenkel und stupste sie sanft. Anna sog den Stallgeruch ein und brauchte einen Moment, bis sie sich zurechtfand. Sie fühlte sich ausgeruht und erfrischt. Wieder stupste die Ziege sie auffordernd an, und Anna stand auf.

Ordentlich legte sie die Decke zusammen und nahm ganz selbstverständlich den Melkeimer von der Wand, der an einem krummen Nagel neben der Tür hing. Ruhig und konzentriert melkte sie die Ziege, wie sie es auch zu Hause jeden Morgen tat. Sie drückte die Stirn gegen die Flanke des Tieres. Das struppige Fell in ihrem Gesicht und der Geruch nach frischer Ziegenmilch, die in den Eimer spritzte, gaben ihr ein wenig das Gefühl von Heimat, von Geborgenheit. Anna hätte ewig so sitzen mögen, während sie an den weichen Zitzen des Euters zog. Doch bald schon war die Arbeit getan, und die Ziege begann sich unruhig zu bewegen. Anna richtete sich auf, zupfte einen Strohhalm aus den Haaren, der sich dort festgehakt hatte, und trat aus dem Stall.

Eine heitere Morgensonne tauchte die kleine Lichtung, auf der die einsame Kate stand, in seidiges Licht. Schillernde Pfützen und Baumzapfen, die der Wind herabgeschüttelt hatte, zeugten von dem schweren Gewitter des Abends. Wie frisch gewaschen glänzten die Blätter der umstehenden Bäume, vom Staub befreit, in kräftigem Grün.

Anna stellte den Eimer im Schatten neben der Schwelle zur Stube ab und legte die Decke daneben. Dann setzte sie sich am Rande der Lichtung auf einen Baumstumpf.

Sie wusste nicht recht, was sie nun anfangen sollte. So ruhig und friedvoll mutete diese kleine Welt an, fern von allem, was Leid und Kummer verhieß. Anna konnte sich einfach nicht aufraffen, zu gehen.

Wohin auch? Der Gedanke, sich auf den ungewissen Weg nach Memmingen zu machen, jagte ihr Angst ein. Die vergangene Nacht hatte ihr nur zu deutlich gemacht, wie hilflos sie war, allein auf sich gestellt.

Mit selbstbewusster Eleganz bog ein Kater um die Ecke der Hütte und schlenderte gemessenen Schrittes auf Anna zu. Sein nachtschwarzes Fell schimmerte metallisch im Sonnenlicht. Einen Schritt vor ihr blieb der Kater stehen und musterte sie abschätzend aus grünen Augen.

Behutsam streckte Anna ihre Hand nach ihm aus. Der Kater erinnerte sie an eine andere Katze, in einem anderen Sommer. Auch deren Fell war pechschwarz gewesen.

Ganze fünf Jahre alt musste Anna damals gewesen sein. Sie hatte das Tier in der Heilig-Kreuz-Gasse nahe dem Haus ihrer Mutter gefunden. Leblos hatte es im Staub der Straße gelegen, doch sein Körper war unversehrt gewesen. Vorsichtig hatte sie das tote Tier auf die Arme genommen. Es fühlte sich noch ein wenig warm an, und sein Fell war wie aus Seide.

Zu der Zeit wohnte der Josef bei ihnen, ein wandernder Lautenbauergeselle. Er war ein recht ansehnlicher Bursche mit kräftigen Schultern und lockigen Haaren. Barbara hatte ihn aufgenommen und gehofft, er würde das Handwerk ihres verstorbenen Mannes übernehmen und fortführen.

Doch zu Anna war er nicht sehr freundlich gewesen. Immerzu hatte er sie seltsam gemustert, so wie man einen wilden Hund anschaut, von dem man nicht weiß, ob er einen gleich beißen wird.

Als Anna mit der toten Katze auf den Armen in die Stube

getreten war, hatte Josef am Tisch gesessen und aus einer Schale Suppe in sich hineingelöffelt.

»Herrgottsakrament! Was fällt dir ein? Bring sofort das tote Vieh hier raus«, schimpfte er, als er das leblose Bündel in ihren Armen sah.

So, als wolle sie ihm antworten, riss just in dem Moment die tote Katze das Maul auf. Es gab einen schmatzenden Laut. Josef verdrehte die Augen, wurde schreckensbleich, sprang auf und schlug hastig ein Kreuzzeichen. Dann packte er eilends sein Bündel. Nicht einmal seine Suppe aß er fertig.

Bevor er, immer noch bleich und mit vor Schreck geweiteten Augen, das Haus verließ, wies er mit ausgestrecktem Finger auf Anna und sagte, an Barbara gewandt: »Das Kind da! Es trägt das Böse in sich!«

Dann war er verschwunden, und keiner hatte ihn in Augsburg mehr gesehen. Drei Tage lang hatte ihre Mutter Anna zur Strafe in den Stall zu der Ziege gesperrt.

Im Winter darauf hatte Anna dann ein Schwesterchen bekommen. Veronika, die alles immer richtig machte.

Der Kater hatte anscheinend beschlossen, dass ihm von Anna keine Gefahr drohte. Träge strich er um ihre Knöchel und drückte sich gegen ihre Beine.

Annas Blick glitt über die windschiefe Hütte. Der Sturm schien an ihr seine Klauen gewetzt zu haben. In einer der Fensterbespannungen aus gewachstem Tuch klaffte ein langer Riss, und die Strohabdeckung war an einer Ecke des Daches fortgerissen.

Mit einem Satz sprang der Kater auf Annas Schoß und rollte sich zusammen. Anna bemerkte, wie die Alte aus der Hütte trat und ihr einen missbilligenden Blick zuwarf. Doch ohne ein Wort zu verlieren, nahm sie den Milcheimer und verschwand damit wieder in der Kate.

Hinter dem Haus hatte die alte Frau einen Kräuter- und Gemüsegarten angelegt und ihn mit einem niedrigen Zaun aus Reisigbündeln gegen das Eindringen von ungebetenen Kostgängern umfriedet. Auch an ihm hatte der Sturm seine Wut ausgelassen und den schweren Ast einer Buche, so dick wie der Schenkel eines kräftigen Mannes, auf die Einfriedung und in die Beete geworfen.

»Tut mir leid, mein Kleiner«, flüsterte Anna, umfasste den sonnenwarmen Leib des Katers, ließ ihn sanft zu Boden gleiten und erhob sich. Hinter der Hütte fand sie neben einem Hauklotz allerlei Werkzeug. Anna rollte die Ärmel ihres Kleides auf, nahm ein handliches Beil und machte sich daran, die kurzen Zweige von dem morschen Ast zu entfernen. Sorgfältig stapelte sie diese einen Schritt entfernt auf. Dann kniete sie neben dem Ast nieder, vorsichtig, um nicht noch mehr Pflanzen im Kräutergarten zu zerstören, und setzte die Säge auf seiner rauhen Borke an. Mit gleichmäßigen Bewegungen begann sie, den Ast in fußbreite Stücke zu sägen. Knirschend zog das Sägeblatt durch das Holz. Vor, zurück. Wieder vor, und wieder zurück.

Beinahe im gleichen Takt wanderten Annas Gedanken. Vor – was sollte sie nun tun? Zurück – wie konnte Ursula so leichtfertig ihr Leben zerstören? Vor – wohin sollte sie gehen? Zurück – warum hatte ihre Mutter ihr nicht beigestanden? Vor – war es sinnvoll, zu Onkel und Tante zu gehen? Zurück – warum hatte es ausgerechnet sie getroffen? Vor – wie sollte sie nach Memmingen gelangen?

Verbissen trieb Anna die Säge durch den Ast, und wie die Säge in das Holz, so fraßen sich ihre Gedanken in ihre Seele. Das Aststück sank zu Boden, und erneut setzte Anna die Säge an. Vor – was sollte sie tun …

Als sie den Ast in handliche Stücke zerteilt hatte, begann

sie, diese, eines nach dem anderen, zum Hauklotz zu schleppen und daneben aufzustapeln. Es hatte keinen Sinn, entschied sie, schob die nagenden Gedanken beiseite und beschloss, alle Entscheidungen auf später zu verschieben. Erst einmal würde sie diesen Ast zerlegen. Und dann würde sie weitersehen.

Sorgsam legte Anna sich eines der Holzstücke auf dem Hauklotz zurecht und hob die schwere Axt hoch über ihren Kopf. Mit Wucht ließ sie die Axt hinabsausen, und die Klinge fraß sich ein Stück weit in das Holz. Mühsam löste Anna sie aus ihrer Kerbe, holte erneut aus, und diesmal splitterte das Holz in zwei Teile. Anna nickte zufrieden. Sofort nahm sie sich das nächste Stück Holz vor. Voller Ingrimm schwang sie die Axt. Ihre ganze Wut legte sie in die Schläge, Wut auf Ursula, auf deren Vater, auf ihre Mutter und nicht zuletzt Wut auf sich selbst, weil sie Ursula gegenüber so vertrauensselig gewesen war.

Dumpf hallten die Hiebe durch den Wald, und Stück für Stück sammelte sich ein ansehnlicher Haufen Brennholz neben dem Hauklotz.

Es war eine schweißtreibende Arbeit, doch zumindest lenkte sie Anna von ihren Gedanken ab. Sorgfältig stapelte sie die Scheite eine Handbreit neben der Hauswand auf, damit sie genug Luft bekämen und bis zum Winter ordentlich trocknen könnten.

Anna arbeitete unablässig weiter, und als die Sonne ihren höchsten Stand schon überschritten hatte, prangte hinter der Hütte ein ansehnlicher Holzstoß.

Erschöpft wischte sie sich den Schweiß aus dem Gesicht und ließ sich auf den Hauklotz sinken, um ein wenig auszuruhen. Die schwere Arbeit hatte ihr gutgetan. Einen Großteil ihrer Wut hatte sie abreagiert. Doch auf die Fragen, die ihre Zukunft betrafen, hatte sie immer noch keine Antwort gefunden.

Als ihr Atem sich beruhigt hatte, erhob sich Anna und ging die wenigen Schritte bis zur nördlichen Ecke der Lichtung, wo sich ein kleiner Bachlauf entlangschlängelte. Sie tauchte Hände und Arme in das erfrischende Nass, ließ das Wasser kühlend über ihre geröteten Finger laufen und löschte dann, mit beiden Händen schöpfend, ihren Durst.

Als sie zur Hütte zurückkehrte, sah sie, dass die alte Frau ihr eine dampfende Schale Rübensuppe auf den Hauklotz gestellt hatte, daneben lag ein Kanten trockenes Brot. Dankbar brockte Anna das Brot in die Suppe, löffelte und kaute, bis sie die Schale geleert hatte.

Noch einmal ging sie zum Bach, um zu trinken, dann kehrte sie zurück zu der Stelle, an welcher der Ast den Zaun umgerissen hatte. Vielleicht konnte sie ja die Zweige, die sie von der Buche geschnitten hatte, dazu verwenden, das Loch in dem zerstörten Zaun zu reparieren.

Zwei gute Stunden später, der Nachmittag war schon fortgeschritten, hatte sie die Einfriedung wieder hergerichtet. Die Pflanzen, die der Ast unter sich begraben hatte, waren zerdrückt, die meisten Stengel geknickt, doch Anna getraute sich nicht, ohne Erlaubnis Hand an sie zu legen. Stattdessen setzte sie sich wieder auf ihren Baumstumpf am Rande der Lichtung.

Nach einer kurzen Weile trat die Alte aus ihrer Hütte und bedeutete ihr mit einem knappen Winken, hereinzukommen. Wie bereits am Vorabend verschwand die alte Frau in der verborgenen Kammer und erschien kurz darauf wieder mit der Salbe für Annas Wunden.

Kritisch betrachtete sie vor allem die Wunde an Annas Hals, dann nickte sie. Über ihre mürrische Miene flackerte für einen winzigen Moment ein Anflug von Zufriedenheit. Das Holzhacken hatte den Heilungsprozess nicht beeinträchtigt, die Wunde war sauber und begann sich zu schließen. Schweigend erneuerte sie Salbe und Verband auf Annas Hals und Rücken, füllte, immer noch schweigend, zwei Schalen mit Eintopf und stellte sie auf den Tisch, dazu je einen Becher Ziegenmilch.

Dann, als sie ihre Schalen geleert hatten, drückte sie Anna abermals die wollene Decke in die Hand und brummte wie am Abend zuvor: »Morgen früh verschwindest du!«

Als Anna die Stube längst verlassen hatte, konnte die alte Frau sich nicht aufraffen, zu Bett zu gehen. Lange noch blieb sie allein am Tisch sitzen und dachte nach. Warum war das Mädchen noch da? Warum verschwand es nicht einfach? Stark genug, um zu gehen, war es ja schließlich. Sie wollte ihre Ruhe haben. Sie liebte ihre Einsamkeit. Die alte Frau schüttelte den Kopf. Sie wurde aus dem Mädchen nicht klug. Bisher war das Kind ja angenehm schweigsam gewesen, doch irgendwann würde es anfangen zu plappern, so wie alle es taten, und den ganzen Tag nicht mehr damit aufhören, dachte sie und nickte, wie um ihre Argumente vor sich selbst zu bekräftigen. Außerdem konnte sie keinen zusätzlichen Esser gebrauchen, sie hatte gerade eben selbst genug, um zu leben.

Der nächste Morgen begann wie der vergangene. Anna stand auf, molk die Ziege und legte ihre Decke zusammen. Doch noch immer konnte sie sich nicht dazu aufraffen, die schweigsame Alte zu verlassen. Ohne ihr die geringste Beachtung zu schenken, hatte diese damit begonnen, die abgeknickten Pflanzen in ihrem Garten abzuschneiden.

Anna ging die wenigen Schritte zum Bach hinüber und folgte ein kurzes Stück seinem Lauf. Sie hatte Glück, denn schon bald ergoss sich der Bach in einen breiten Tümpel, an dessen Ufer sie fand, wonach sie gesucht hatte: Schilf, um das Loch im Dach auszubessern.

Als sie wenig später zum Haus zurückkehrte, umspannten ihre Arme ein großes Bündel Rohr. Neben der Hütte ließ sie es zu Boden gleiten und kletterte behende an der Ecke des Hauses, wo sich die Balken kreuzten, auf das Dach. Die Alte schien sie beobachtet zu haben, denn sie unterbrach ihre Arbeit im Garten und kam zu ihr herüber. Wortlos reichte sie ihr die Halme hinauf.

Es war kein einfaches Unterfangen, ein Dach zu reparieren, wenn man darin nicht geübt war, doch nach einer Weile hatte Anna das Loch gestopft. Regenwasser würde an dieser Stelle so leicht nicht mehr eindringen können. Vorsichtig ließ sie sich zu Boden gleiten.

Völlig unerwartet brach die Alte ihr Schweigen: »Wie heißt du?«

»Anna«, sagte Anna schlicht.

»Oda«, brummte die Frau.

Anna nickte. Vage deutete sie auf die zerrissene Fensterbespannung. Oda ging ihr voran in das Haus. Während Anna den zerrissenen Stoff vom Fensterrahmen löste, hörte sie die Alte in der Kammer hinter dem Vorhang herumkramen, bis sie schließlich mit einer Nadel und starkem Faden wieder zum Vorschein kam. Anna verzog sich damit auf ihren Platz auf dem Baumstumpf.

Nach den groben Arbeiten fiel es ihren Fingern zunächst nicht leicht, die feine Nadel zu halten, und der Faden ließ sich nur schwer durch das gewachste Tuch ziehen. Der schwarze Kater strich um ihre Beine, machte es sich schließlich auf ihren Füßen bequem, und nach und nach gelang es Anna, eine passable Naht zustande zu bringen.

Den ganzen Tag werkelte Anna herum und machte sich nützlich. Sie befestigte das ausgebesserte Tuch wieder vor dem Fenster, holte Wasser vom Bach, sammelte Reisig und brachte die zerdrückten Pflanzenreste aus dem Garten fort, die meiste Zeit gefolgt von dem schwarzen Kater, der ihr Tun aufmerksam betrachtete.

Abends, nachdem Oda Annas Wunde versorgt und beide ihre Schalen mit Eintopf geleert hatten, nutzte der Kater die Gelegenheit, sich auf Annas Schoß zusammenzurollen. Zum zweiten Mal an diesem Tag brach Oda das Schweigen. Sie deutete auf das Tier und sagte: »Er heißt Innozenz, nach dem Papst.«

»Aber es gibt einen neuen Papst. Alexander, seit ein paar Jahren schon ...«, antwortete Anna.

»Innozenz!«, beharrte Oda, dann verfiel sie wieder in Schweigen.

»Innozenz, welch edlen Namen du trägst«, murmelte Anna in das Fell des Katers hinein und kraulte ihn unter dem Kinn.

In die Stille hinein klang das Klopfen an der Tür wie ein Donnerschlag. Innozenz protestierte mit einem empörten Miauen und sprang von Annas Schoß. Voller Angst erhob sich das Mädchen. Suchte etwa jemand nach ihr? Hatte sie sich nicht weit genug von der Stadt entfernt? Gehetzt blickte sie sich um.

Oda zögerte einen Moment, dann wies sie auf den Vorhang, der den angrenzenden Raum abteilte. Hastig verschwand Anna dahinter. Oda erhob sich gemächlich und öffnete die Tür.

Ängstlich hielt Anna die Luft an und lauschte. Undeutlich vernahm sie die Stimme einer Frau, dann das Brummen von Oda, doch die leise gesprochenen Worte verstand sie nicht.

Bebend trat sie von einem Fuß auf den anderen und biss sich vor Anspannung in die Hand. Sie konnte kein Wort von dem verstehen, was nebenan gesprochen wurde. Die Anspannung wurde unerträglich. Anna versuchte, sich abzulenken, und blickte sich in dem kleinen Raum um, der ihre Zuflucht war. Oder ihre Falle? Die Kammer war schmal und dämmrig. Gläser und Tiegel standen hier, gefüllt mit allerlei Kräutern und Pulvern. Auf einem stabilen Arbeitstisch befanden sich ein steinerner Mörser nebst Stößel und ein Hackbrett mit Messer, das aussah, als könnte es weit mehr schneiden als Pflanzen und Stengel. Auch hier hing, wie in der Stube, Kräuterbündel neben Kräuterbündel zum Trocknen von der Decke herab. In einem Regal an der Wand standen festverschlossene Gläser.

Anna trat näher heran, um erkennen zu können, was sich darin befand. Doch das bereute sie schnell, denn in einem der Gläser erkannte Anna einen lebendigen Lurch. In einem anderen hatte sich eine Schleiche zusammengerollt wie ein altes Stück Seil. In einem dritten schwammen unförmige, fleischig blassrosa Klumpen in einer milchigen Flüssigkeit.

Angewidert fuhr Anna zurück. Nie zuvor hatte sie solch eine Ansammlung ekliger Dinge gesehen, nie eine solch geheimnisvolle Kammer. Wofür benötigte die seltsame Alte diese Dinge? Welche Gifte bereitete sie in ihrer Hütte zu? Nur Apotheker und Heiler hantierten mit derartigen Scheußlichkeiten. Der Raum glich wahrlich einer Hexenküche!

Anna dachte an ihre Wunde und die Salbe, mit der Oda ihren Rücken behandelt hatte. Oda hatte sofort gewusst, wie sie zu verfahren hatte. Doch wenn sie eine Heilerin war, warum versteckte sie sich hier draußen im Wald, wo kaum ein Kunde zu ihr finden würde?

Ein Schauder zog über Annas Nacken, und die feinen Härchen auf ihren Armen stellten sich auf. Die Kammer flößte Anna Unbehagen ein, und am liebsten wäre sie hinausgelaufen, fort von diesen unappetitlichen Tieren, die sie aus ihren gläsernen Gefängnissen heraus anzustarren schienen. Die Stimmen aus der Stube drangen nun lauter zu ihr herüber. Anna trat näher an den Vorhang, der die Räume trennte.

»Mir geht schon wieder der Leib auf«, klagte die unbekannte Frauenstimme. »Der Hannes lässt mir ja nicht die Ruh. Jedes Jahr ein Kind. Und das letzte hätte mich schon fast ins Grab gebracht. Ich mag nimmer!«

Die unbekannte Stimme hörte sich nicht alt an, doch klang sie sehr müde und erschöpft. Das war sicher niemand, der nach ihr suchte, erkannte Anna und öffnete ihre Hände. Sie hatte gar nicht gemerkt, dass sie diese vor Anspannung zu Fäusten geballt hatte. Nein, wahrlich, dachte Anna, diese Frau hatte andere Sorgen, als sich um ihre Anwesenheit bei Oda zu kümmern.

Die Frau seufzte tief und fuhr fort: »Mit Petersilie hab ich es schon versucht. Und auch mit Wermut.«

»Wermut hast du schon probiert?«, fragte Oda. Ihre Stimme klang erstaunt.

Ein seltsames Piepsen und Tschilpen mischte sich in die Stimmen.

»Ja, ich hab eine Pflanze berührt, jeden Morgen, drei Tage lang«, bestätigte die Frau, »aber es ist nicht fortgegangen.«

Oda brummte erneut. Anna konnte förmlich vor sich sehen, wie sie missbilligend das weiße Haupt schüttelte. »Berührt«, schnaubte sie. »Aberglauben! Wenn Wermut nützen soll, musst du schon Tee davon kochen. Und nicht zu wenig.«

»Aber er schmeckt so bitter!«, klagte die Frau. »Hast du nicht etwas anderes für mich?«

»Versuch es erst mit Wermuttee. Und trinke reichlich davon. Wenn das nicht hilft, dann kannst du wiederkommen. Vergiss nicht, was stärker wirkt, kann auch stärker schaden«, mahnte sie.

Die Frau dankte Oda, und Anna in ihrem Versteck hörte, wie sich die Tür hinter ihr schloss. Dennoch trat sie nicht sofort in die Stube hinaus. Oda war also in der Tat eine Heilkundige. Und eine Engelmacherin dazu, stellte sie mit Schrecken fest. Nun verstand sie, warum die Alte so zurückgezogen im Wald lebte. Dieses Gewerbe übte man besser nicht öffentlich aus.

Mit einer raschen Bewegung wurde der Vorhang beiseitegeschoben.

Hastig wich Anna einen Schritt zurück, doch ihre schuldbewusste Miene verriet Oda, dass sie genau verstanden hatte, womit die alte Frau ihr Brot verdiente. Argwöhnisch blickte sie das Mädchen an, und Anna erschrak. Ihr wurde schlagartig klar, dass sie mehr erfahren hatte, als gut für sie war. Was würde Oda mit einer Mitwisserin anstellen, fragte Anna sich bange und konnte nicht verhindern, dass ihr Blick furchtsam zu den geheimnisvollen Gläsern mit ihrem beängstigenden Inhalt glitt.

Eindringlich sah Oda ihr in die Augen, und Anna verstand. Die Alte erwartete, dass sie ihre Erkenntnis für sich behielt. Doch wem sollte sie schon davon berichten, was hier vor sich ging? Anna schluckte. Sie bemühte sich, Odas Blick mutig standzuhalten. Stillschweigend nickte sie ihre Zustimmung.

Oda schob sie aus der Kräuterküche hinaus und auf ihren Hocker. Dennoch wollte das bange Gefühl nicht von Anna weichen, und sie fragte sich beklommen, ob der alten Frau ihr stummes Versprechen genügen würde.

Unbehaglich beobachtete sie, wie Oda erneut in der Kräuterküche verschwand und kurz darauf wieder zum Vorschein kam, einen sorgfältig verschlossenen Krug in den Händen. Akkurat maß Oda zwei knappe Becher des roten Weines ab, eigentlich zu kostbar, um ihn zu trinken, und gab ihn in einen Topf, den sie zum Erwärmen auf den Herd stellte.

Wieder ertönte das sonderbare Piepsen, diesmal ganz in Annas Nähe. Suchend wandte das Mädchen den Kopf. Das Piepsen kam von dem zugedeckten Korb, der mitten auf dem gescheuerten Tisch stand. Vorsichtig hob Anna das Tuch, mit dem der Korb abgedeckt war, an. Für den Moment abgelenkt, sah sie nicht, wie Oda verstohlen ihre Hand in die Tasche ihrer Schürze gleiten ließ und einen winzigen Kräuterzweig hervorholte.

Drei dottergelbe Küken reckten Anna tschilpend ihre winzigen Schnäbel entgegen. Die Frau hatte sie als Dank für Odas Dienste zurückgelassen. Während Anna die Hand ausstreckte und einem der flauschigen Knäuel zart über den Flaum fuhr, zerrieb Oda heimlich den Zweig zwischen ihren Fingern.

Anna nahm eines der Küken aus dem Korb und setzte es behutsam auf die Tischplatte. Lächelnd beobachtete sie, wie es einen unbeholfenen Schritt vorwärts machte.

Hinter ihrem Rücken verborgen, gab Oda die feinen Krümel in einen Becher. Vorsichtig half Anna nun auch den beiden anderen Küken aus ihrem Gefängnis heraus.

Ganz so, als sei nichts gewesen, schenkte Oda den warmen Wein in zwei Becher. Den einen schwenkte sie leicht, und erst als Oda ihn vor Anna hinstellte, blickte das Mädchen auf. Den anderen Becher in der Hand, setzte Oda sich zu Anna an den Tisch, und gemeinsam beobachteten sie eine Weile, wie die Küken auf ihren unsicheren Beinchen umherstolperten, und nahmen gelegentlich einen Schluck aus ihren Bechern.

Ein dünnes Lächeln umspielte die schmalen Lippen der alten Frau. Ab und an musterte sie Anna verstohlen durch halbgeschlossene Lider. Sie würde nicht mehr lange warten müssen.

Der schwere Wein, dessen Süße alle Bitterkeit zu überdecken vermochte, beruhigte Anna. Eine wohlige Wärme breitete sich in ihrem Körper aus, und sie lehnte sich entspannt auf dem Hocker zurück.

Mit einem Mal fühlte sie sich so leicht wie seit Tagen nicht. Sie hatte sich unnötig Sorgen gemacht. Was hätte Oda ihr auch tun sollen? Sie war eine seltsame alte Frau, kauzig, aber nicht böse. Hätte sie sonst so sorgsam ihre Wunden gepflegt?

Allmählich schwand das Tageslicht in der Kate, und Oda erhob sich, um die Lampe zu entzünden. Erneut warf sie einen prüfenden Blick auf Anna, und wieder lag ein Lächeln auf ihren Lippen. Der würzige Trank begann bereits seine Wirkung zu entfalten, stellte Oda zufrieden fest. Nur noch ein wenig Geduld, sagte sie sich.

Das Mädchen hatte sie gegen ihren Willen neugierig gemacht. Woher sie wohl kam? Anna machte einen anständigen Eindruck, war bestimmt kein leichtfertiges Ding. Sie war fleißig und anstellig. Nach dem Sturm hatte Oda Annas Hilfe gut gebrauchen können, gestand sie sich widerstrebend ein. Wieso war sie verprügelt worden? Und wieso blieb sie so hartnäckig bei ihr, obwohl sie keineswegs freundlich zu ihr war?

Als Oda die Lampe auf den Tisch stellte, glitten Lichtstrahlen über die entspannten Gesichtszüge des Mädchens. Es war so weit. Oda setzte sich auf und straffte den Rücken. Sie musste einige Dinge über das Mädchen in Erfahrung bringen, allem voran, warum Anna so erschrocken war, als es an der Tür geklopft hatte. Wovor war sie davongelaufen? Wurde sie gesucht? Letzteres könnte für Oda größte Schwierigkeiten mit sich bringen. In ihrem Beruf durfte man niemals auffallen. Wenn man eine Flüchtige bei ihr fände, könnte es fatale Folgen für sie selbst haben. Bilsenkraut war hoch giftig. Doch in geringen, genau dosierten Mengen machte es nur ein wenig toll und verursachte einen ordentlichen Rausch. Nur so würde sie Antworten auf alle ihre Fragen erhalten.

Oda schöpfte tief Luft, und mit genau der rechten Menge Mitgefühl in der Stimme fragte sie laut:»Sag, Kind, was ist dir eigentlich widerfahren?«

Und tatsächlich bedurfte es nur noch dieses geringen Anstoßes, und Anna begann zu erzählen. In einem fort redete sie, ohne innezuhalten. Von ihrer falschen Freundin Ursula erzählte sie, von deren schrecklichem Verrat und der bitteren Enttäuschung, als ihre Mutter ihr jegliche Hilfe versagte. Sie berichtete von der Verurteilung und davon, dass sie sich nicht einmal hatte verteidigen dürfen.

Gespannt, dann mit wachsendem Mitleid lauschte Oda der traurigen Geschichte des Mädchens. Und als Anna die Not schilderte, die sie ausgestanden hatte, als sie, von Ruten geschlagen, hinter dem Karren des Vogtes aus der Stadt gezerrt wurde, biss sich die alte Frau voller Mitgefühl auf die Lippen und drängte die Tränen zurück, die ihr ungewollt in die Augen stiegen.

Schließlich, als Annas Erzählung an dem Punkt angelangt

war, als sie vom Unwetter im Wald überrascht wurde, fielen ihr die Augen zu, und ihr Kopf sank schwer auf die Tischplatte. Doch das war kein Schaden. Den Rest der Geschichte kannte Oda ohnehin.

Ein paarmal schluckte Oda trocken, um den Kloß zu vertreiben, der sich in ihrem Hals gebildet hatte. Dann beugte sie sich vor und strich dem Mädchen sanft mit ihren dürren Fingern über die Wange.

Ihre Ahnung hatte sie nicht getrogen, dachte Oda beruhigt. Anna war ein anständiges Mädchen, das wahrlich nichts Schlimmes verbrochen hatte, und es stand nicht zu erwarten, dass man nach ihr suchte.

Oda nahm einen letzten Schluck aus ihrem Becher. Dann erhob sie sich entschlossen, packte Anna energisch unter den Armen und schleppte sie zum Stall. »Morgen früh verschwindest du«, murmelte sie, während sie die Decke über das Mädchen breitete, doch die Worte klangen heute eher wie »Gute Nacht«. Und wenn Oda ehrlich war, so hatte sie auch nichts dagegen, wenn das Mädchen noch ein paar Tage bei ihr blieb.

4. Kapitel

Oda bedachte den Welschnussbaum mit einem missbilligenden Blick. Der Sommer ging dem Ende zu, doch der Baum hatte sich in diesem Jahr hartnäckig geweigert, Früchte zu tragen. Laut rief sie nach Anna, die damit beschäftigt war, die langen Rispen mit den noch geschlossenen, gelblichen Blüten von einer hohen Beifußstaude zu pflücken, die an einem sonnigen Flecken am Waldrand wuchs. Anna war bei Oda geblieben. Tagsüber half sie ihr im Garten und bei der Hausarbeit, nachts schlief sie bei den Tieren im Stall. Doch Anna war zufrieden. Seit einiger Zeit hatte Oda sogar damit begonnen, sie behutsam in ihr Wissen um die Heilkunst einzuweihen, ihr beizubringen, gegen welches Leiden welches Kraut gedieh und wie man daraus Salben und Tränke bereitete.

Der Beifuß war eine geheimnisvolle Pflanze. Ihre Blüten und auch die gefiederten, auf der Unterseite filzig behaarten Blätter waren wirksam gegen Beschwerden des Magens und des Darmes, halfen bei Hämorrhoiden und sogar gegen die Fallsucht. Anna hatte gelernt, dass sie die Blütenrispen zu pflücken hatte, bevor sie sich öffneten, damit ihr würziger Geschmack, der ein wenig an Minze und Wacholder erinnerte, nicht durch Bitterstoffe beeinträchtigt wurde.

Das Mädchen hob den Korb hoch, den sie schon bis zur Hälfte mit Blütenrispen gefüllt hatte, und stellte ihn neben der Hütte ab, bevor es zu Oda eilte, die im Schatten des Welschnussbaumes auf sie wartete.

»Kannst du in den Baum hinaufklettern?«, bat Oda und wies in die Krone.

Anna tat wie geheißen, und als sie in einer breiten Astgabelung Halt gefunden hatte, reichte Oda ihr einen langen Stecken. »Schlag damit in der Krone herum, als würdest du Nüsse herabholen wollen«, wies sie das Mädchen an.

Anna schaute zwar ein wenig verdutzt, doch sie hatte längst gelernt, dass Oda zuweilen recht seltsame Dinge tat oder von ihr zu tun verlangte. Gehorsam fuhrwerkte sie mit dem Stecken zwischen den Ästen umher, schlug hier und da gegen den Stamm, bis Oda ihr bedeutete, dass nun der Sache Genüge getan sei. Anna ließ den Stecken zu Boden fallen und kletterte zur Erde hinab.

»So, nun wird er im folgenden Jahr mit Sicherheit reiche Ernte tragen«, brummte Oda zufrieden.

»Gott zum Gruße, meine Damen«, erscholl eine fröhliche Stimme über die Lichtung.

Es war die vom Schultes Jörg, dem stets gutgelaunten Daubenmacher aus Friedberg, einem untersetzten Mann in den Vierzigern, mit rundem, fast kahlem Kopf und Schultern einem Ochsen gleich.

»Gott zum Gruße«, erwiderte Anna freundlich. Längst versteckte sie sich nicht mehr, wenn Besucher kamen und um Odas Gunst ersuchten. Im Gegenteil. Mittlerweile hatte sie gelernt, Wunden mit einem Sud aus Huflattich zu reinigen, und ging Oda bei der Behandlung geschickt zur Hand.

Anna konnte sich denken, warum Schultes gekommen war. Der späte Junggeselle war verliebt. Unglücklich verliebt, um genauer zu sein, denn seine Angebetete, Hildegard, die Tochter des Schankwirtes, scherte sich nicht um sein Werben. Der Daubenmacher war bereits vor ein paar Wochen bei Oda erschienen, um sie um einen Liebeszauber zu ersuchen. Oda hatte ein kräftiges Blatt der Salbeipflanze genommen und darauf seinen und Hildegards Namen geschrieben.

Dann hatte sie ihn angewiesen, das Blatt zu verbrennen und die Asche Hildegard in Speise oder Trank zu mischen.

Doch der Zauber hatte nicht funktioniert, wie Schultes nun erklärte. Vielmehr – funktioniert hatte er schon, nur anders als geplant.

Der Daubenmacher hatte Odas Anweisungen genau befolgt, doch als er die Asche des Salbeiblattes in einen Becher Wein gemischt hatte, um ihn Hildegard zu kredenzen, hatte er in der Aufregung seinen und ihren Becher vertauscht und war nun, mehr denn je, in Liebe zu der hübschen Schanktochter entbrannt.

Anna musste sich das Lachen verkneifen, zu komisch war die tragische Miene, mit der Schultes seine Niederlage schilderte. Doch der Verschmähte schien die Angelegenheit ebenfalls mit Humor zu betrachten.

»Hm«, brummte Oda und legte die Stirn in nachdenkliche Falten. »Der Fall scheint schwieriger als gedacht. Versuche es damit: Grabe am Freitag nach Sonnenuntergang eine Raute aus.«

Der Daubenmacher nickte eifrig.

»Lass deinen Harn darüber und streue Salz darauf«, fuhr die Heilerin fort.

Auf Schultes' Gesicht zeigte sich leichtes Befremden, doch wieder nickte er.

»Dann lege die Wurzel ins Feuer und sprich diese Worte: *Oh, Meister der Liebe, ich beschwöre Euch, lasst die Hildegard in Liebe zu mir entbrennen, so wie diese Raute zu Asch verbrennt.*«

Schultes wiederholte die Worte ein paarmal, bis er sicher war, dass er sie fehlerfrei aufsagen konnte, dann dankte er Oda und förderte aus dem Bündel, das er mit sich trug, zwei neue, wunderbar ebenmäßige Daubenschalen für sie zutage.

Voller Zuversicht verabschiedete er sich, und die Frauen machten sich wieder an ihre Arbeit.

Es gab noch viel zu erledigen, bevor mit Regen und Kälte der Herbst kam. Von etlichen Pflanzen musste der Samen gesammelt und für die Aussaat im Frühjahr zum Trocknen ausgebreitet werden. Zudem war ein großer Teil des Gartens umzustechen und die groben Schollen einzuebnen. Mit Fleiß erledigte Anna auch diese anstrengende Arbeit. Sie genoss das Leben bei Oda. Es war ein friedliches Dasein, und die Arbeit in Garten und Wald machte ihr Spaß. Ab und zu kam ein Besucher, der um Rat und Hilfe bat, doch die meiste Zeit waren Anna und Oda für sich.

Oda lobte Anna selten und dankte ihr auch nicht für ihre Arbeit, doch nörgelte und schimpfte sie auch nicht mit ihr, wie es Annas Mutter unablässig getan hatte. Abends ging Anna erschöpft zu Bett, doch zum ersten Mal in ihrem Leben eingehüllt in das zufriedene Gefühl, etwas geleistet und Wichtiges erlernt zu haben.

Als die Tage kürzer wurden, verlegte Oda ihre Verrichtungen zunehmend ins Innere der Hütte. Anna lernte, aus grünen Wacholderbeeren, einer Handvoll Hanfkernen und ein wenig feiner Seife ein Pflaster zu bereiten, das gegen das Reißen im Bauch kleiner Kinder half, und Oda brachte ihr bei, wie man eine Latwerge herstellte, jene zähflüssige Mischung aus zerstoßenen Kräutern oder Früchten zur Mischung von Heilmitteln. Im Laufe der Zeit wurde Anna immer sicherer im Umgang mit Kräutern, Wurzeln und Samen.

Eines klirrend kalten Morgens im Winter, Anna hatte gerade mühsam ein Loch in die Eisdecke des Baches geschlagen und schöpfte Wasser in einen Eimer, kam der Daubenmacher Schultes fröhlich pfeifend daher. Er trug eine große, aus dunklem Holz gearbeitete Schale für Oda unter dem Arm. Seine Angebetete hatte ihn endlich erhört.

Auf den kalten Winter folgte ein nasses Frühjahr, und erst spät begannen die Pflanzen im Garten zu sprießen und ein wenig Abwechslung in den tristen Speiseplan aus Gerstensuppe und Brot zu bringen. Es dauerte noch ein paar Wochen, dann löffelten Anna und Oda dankbar den ersten Eintopf des Jahres, bereitet aus frischem, jungen Gemüse. Als Oda dazu noch jedem einen Becher Ziegenmilch einschenkte, wurde es beinahe ein Festtag. Selbst Innozenz schien von der Stimmung angesteckt und strich fröhlich um Annas Beine, als von der Tür her ein zögerliches Klopfen erklang. Anna blickte auf, doch Oda schien nichts bemerkt zu haben. Abermals klopfte es, nur um eine Spur lauter, doch diesmal hatte auch Oda es gehört. »Herein«, rief sie und zog eine gespielt verärgerte Grimasse.

Vorsichtig wurde die Tür einen Spalt weit aufgeschoben, und ein schmales Gesicht mit unstet blickenden Augen war zu erkennen.

»Komm nur herein!«, rief Oda. »Wir beißen nicht.«

Unsicher schob sich eine schlanke junge Frau durch die Tür und blieb abwartend an der Schwelle stehen, so als könne sie sich nicht recht entscheiden, ob sie tatsächlich hereinkommen wolle. Hinter ihren Röcken nahm Anna eine Bewegung wahr und stand auf. Freundlich sagte sie: »Komm doch näher. Was können wir für dich tun?«

Der Blick der jungen Frau huschte von Anna zu Oda und zurück zu Anna. Sie entschied sich, diese anzusprechen, denn die Alte saß immer noch unbeweglich auf ihrem Hocker. »Es geht um meinen Sohn«, sagte sie leise, drehte sich halb um ihre eigene Achse und zog einen mageren Dreijährigen hervor, der sich an ihre Röcke klammerte.

»Was ist mit ihm?«, fragte Anna und ging vor dem Kleinen in die Hocke. Erschrocken zuckte der Knabe zurück und presste sich noch fester an die Beine seiner Mutter. Anna konnte sehen, wie er vor Angst am ganzen Leib zitterte. »Er hat die Fresen!« Hilfesuchend blickte die Mutter Anna an. »Ich weiß nicht, wer es war, aber ich bin sicher, der Junge ist verschrien worden. Von einem Tag auf den andern bekam er das Zittern. Manchmal windet er sich in Krämpfen. Es ist gar arg mit anzuschauen!«

Fragend blickte Anna zu Oda. Doch die nickte ihr nur aufmunternd zu, in ihrer Untersuchung fortzufahren. Langsam streckte Anna die Hand aus, und der kleine Kerl wich noch weiter zurück. Abwehrend zappelte er mit den Armen. Vorsichtig, doch unbeirrbar strich Anna über den kleinen Körper. Durch das Hemd hindurch ertastete sie spitze Rippenknochen, die sich scharf unter der Haut abzeichneten.

Sanft zog sie seinen Kopf aus den Röcken der Mutter und blickte ihn prüfend an. Seine Wangen waren eingefallen, und wie Pergament spannte sich darüber die durchscheinende Haut. Ein verängstigter Blick aus dunklen Augen, die tief in ihren Höhlen lagen, traf Anna, dann verdrehte der Junge die Augen, dass nur noch das Weiße zu sehen war.

Ja, das waren die Fresen, entschied Anna. Um jedoch sicherzugehen, fragte sie: »War er schon immer so mager?«

»Ach woher!«, jammerte die Frau. »Essen mag er nun grad gar nicht mehr.«

Anna schüttelte den Kopf. Der Kleine tat ihr sehr leid. Immer noch gab es Erwachsene, die sich einen Spaß daraus machten, kleine Kinder derart zu erschrecken, dass sie von Stund an vor lauter Angst nicht mehr bei sich waren.

»Warte einen Augenblick«, beschied sie der Mutter, schob

sich an ihr vorbei zur Tür hinaus und erschien kurz darauf wieder, in der Hand ein Büschel Vogelmiere.

Das Kraut mit den zähen Stengeln und den eiförmigen Blättern gedieh an einer Stelle unweit der Hütte auf dem Waldboden. Anna reichte der Mutter die Kräuter und wies sie an: »Leg dies dem Jungen für die Nacht auf das Kissen. Und bevor du ihn zu Bett bringst, wasch ihn mit Bibergeil ab.«

Bei ihren letzten Worten verschwand Anna in Odas Arbeitsraum und entnahm einem Gefäß eine winzige Menge des getrockneten und zu Pulver zerriebenen Inhalts der Drüsen eines Bibers.

Sorgsam füllte Anna das Bibergeil auf einen leinenen Lappen und faltete diesen zu einem Päckchen. Bevor sie es der Mutter reichte, entnahm sie einem anderen Gefäß gedörrte und zerriebene Eichenmistel und füllte davon ebenfalls eine geringe Menge ab.

»Gib dieses deinem Jungen in den Brei. Es vertreibt das Zittern und die Krämpfe«, riet sie.

Die junge Frau nickte. Schüchtern legte sie ein zerknautschtes Päckchen auf den Tisch. »Es ist nicht viel, was ich Euch geben kann. Hoffentlich reicht es als Entlohnung für Eure Hilfe«, murmelte sie.

Anna schlug das Päckchen auf und fand darin zwei Nadeln und eine Rolle guten Zwirns. »Das ist bestimmt genug«, sagte sie lächelnd.

Als die Frau mit ihrem Sohn die Hütte verlassen hatte, ruhte Odas Blick nachdenklich auf Anna. Das Mädchen hatte ihr in den vergangenen Monaten aufmerksam zugehört und sehr viel gelernt. Außerdem hatte es eine rasche Auffassungsgabe und beobachtete genau. Anna würde nur noch lernen müssen, weniger Mitleid zu empfinden, sonst würde die Arbeit als Heilerin ihr gar zu schwer ankommen.

Oda musste sich eingestehen, dass sie stolz auf Anna war. Vortrefflicher hätte es auch eine eigene Tochter nicht lernen können. Bei dem Gedanken schlich sich ein tiefer Seufzer über ihre schmalen Lippen. Hatte der liebe Gott ihr dieses Mädchen als Ersatz geschickt? Als Ersatz für ihre eigene Tochter, die sie vor mehr als einem halben Leben hatte begraben müssen? Oda schüttelte energisch den Kopf, um die Gedanken zu zerstreuen. Dann nickte sie Anna wohlwollend zu. »Besser hätte ich es auch nicht machen können«, sagte sie, und ihre Stimme klang ein wenig spröde. Das war ein gar überschwengliches Lob aus dem Mund der alten Frau, stellte Anna fest, und sie spürte eine stille Freude.

Der Welschnussbaum hatte in diesem Jahr überreiche Frucht getragen. Stundenlang war Anna damit beschäftigt, die Nüsse aufzusammeln, und nicht wenige musste sie dabei noch aus ihren feuchten, grünen Hüllen schälen. Sie fragte sich gerade, wo sie solch eine Menge Nüsse wohl zum Trocknen ausbreiten solle, als ein wohlvertrautes »Gott zum Gruße!« sie aus ihren Überlegungen riss. Daubenmacher Schultes lächelte sie fröhlich an.

Doch statt wie gewohnt sofort auf sein Anliegen zu sprechen zu kommen, blickte er verlegen um sich. Erst als Oda aus dem Haus trat, breitete sich Erleichterung über sein rundliches Gesicht.

»Was kann ich für dich tun?«, fragte Oda den Daubenmacher.

Schultes warf einen raschen Blick auf Anna, dann schaute er verschämt zu Boden.

Oda verstand. Schultes hatte ein Anliegen, über das er lieber mit ihr allein sprechen wollte. »Komm mit ins Haus«, sagte sie, und an Anna gewandt: »Du kannst derweil mit den Nüssen weitermachen. Ich werde deine Hilfe nicht benötigen.«

Anna machte sich daran, die Nüsse zum Stall zu schleppen. Dort war knapp unter dem Dach ein Zwischenboden eingezogen, groß genug, um die ungeheuerliche Menge an Welschnüssen aufnehmen zu können.

Als sie den letzten Korb geleert und die Nüsse ausgebreitet hatte, wusch sie sich im Bach die braunverfärbten Hände. Die dunklen Flecken, welche die Gerbsäfte der Schalen hinterlassen hatten, würden noch einige Tage auf ihren Fingern haftenbleiben.

Doch die Mühe hatte sich gelohnt. Die Nüsse würden ihnen im Winter eine willkommene Nascherei sein, zudem ließ sich aus ihnen ein Öl mit besonders feinem Aroma gewinnen, und auch zu Brot konnte man sie verbacken. Anna hatte sich gerade auf ihren Baumstumpf am Rande der Lichtung gesetzt, um ein wenig auszuruhen, als Schultes aus der Hütte trat.

Wie, als bedauere er, Anna ausgeschlossen zu haben, setzte er sich neben sie ins Gras. »Es ist schön bei euch hier draußen im Wald«, begann er das Gespräch. »Doch im Frühjahr, da habt ihr wirklich etwas verpasst. Im Mai war König Maximilian in der Stadt.«

»In Friedberg?«, fragte Anna ungläubig.

»Nein, in Augsburg.«

Bei der Erwähnung ihrer Heimatstadt vermeinte Anna einen winzigen Stich zu spüren.

»Ich bin mit meinen Waren dorthin gezogen, denn wenn die hohen Herren da sind, lässt sich immer gut verkaufen«, fuhr Schultes fort. »Das war vielleicht eine Pracht. Sein Sohn Philipp war auch dort, und viele andere Fürsten. Die

Patrizier haben ihren Geschlechtertanz im Tanzhaus am Weinmarkt aufgeführt, und es gab Tanzereien und große Turniere, die den ganzen Tag über andauerten.«

»Warst du bei den Tanzereien?«, fragte Anna. In ihrem Kopf entstanden sogleich bunte Bilder von lachenden, sich im Reigentanz wiegenden Menschen, und in ihre dunklen Augen trat ein sehnsüchtiges Glitzern.

»Beileibe nicht. Aber beim Sonnenwendfeuer am Sankt-Johannis-Abend, da war ich wohl«, sagte er, und seinem breiten Grinsen entnahm Anna, dass er die Vergnüglichkeiten sehr genossen hatte.

»Was wollte der Daubenmacher von dir?«, fragte Anna Oda später beiläufig.

Oda grinste, und ihr gebräuntes Gesicht legte sich in unzählige Fältchen. »Ein sehr männliches Anliegen trieb den Guten zu uns.« Sie kicherte. »Er hat eine junge Frau, und die fordert ihn gar sehr, wenn du verstehst, was ich meine.«

»Du meinst seine Manneskraft?«

»Eben die! Sie hat wohl im Laufe der Jahre ein wenig gelitten, und nun ersuchte er mich um Abhilfe.«

»Was hast du ihm gegeben?« Annas fachliches Interesse erwachte.

»Petersilienwurzel und Rosmarin.«

»Petersilie?«, wunderte sich Anna, die wusste, dass so manch ungewünschtes Kind durch die Anwendung gerade dieses Krautes vorzeitig sein sicheres Nest im Mutterleib unfreiwillig verlassen musste. »Ich denke, die bewirkt das Gegenteil.«

»Petersilie hilft dem Mann aufs Pferd, den Frauen unter die Erd!«, deklamierte Oda.

Der Herbst kam früh in diesem Jahr. Und mit ihm kamen Kälte und Feuchtigkeit, krochen durch die Ritzen der Hütte, schlichen sich in Bett und Stroh.

Anna zerrieb Krebsaugen in einem schweren Mörser, jene kalkhaltigen, linsenförmigen Gebilde, die man aus den Mägen der Flusskrebse gewann. Die winzigen, flachen Scheiben wurden gewöhnlich aufs menschliche Auge gelegt, um Fremdkörper auszuschwemmen, denn sie brachten das Auge dazu, stark zu tränen. Zerstoßen jedoch halfen sie bei Steinleiden und wurden als Zahnpulver verwendet.

Ein anhaltender Hustenanfall schüttelte Annas schmalen Körper, und sie musste in ihrer Arbeit innehalten. Sie legte den Stößel zur Seite und presste ihre Hand auf die schmerzende Brust.

Schon seit geraumer Zeit hatte ein hartnäckiger Husten sie befallen, der allen Heilmitteln zum Trotz nicht weichen wollte. Oda hatte es mit einem Absud aus Zwiebeln und Honig versucht, einem Trank aus Süßholz, Weinbeeren und Feigen und für ein anderes Rezept sogar sieben Körner des kostbaren Pfeffers geopfert. Doch keines ihrer probaten Mittel wollte fruchten.

Mehr als der Husten plagte Anna jedoch ein anderes Leiden. Von dem mochte sie Oda jedoch nichts eingestehen, zumal sie sicher war, dass dagegen kein Mittel zuzubereiten war.

Die Erzählung des Daubenmachers hatte die Erinnerung an ihre Heimatstadt so lebhaft aufflackern lassen, dass ihr diese nun nicht mehr aus dem Kopf gehen wollte.

Immer wieder entstanden vor ihrem inneren Auge der geschäftige Holzmarkt mit seinen Ständen und die Heilig-Kreuz-Kirche nahe dem Haus ihrer Mutter. Ja, manches Mal zur Mittagszeit vermeinte sie sogar ihr Glockengeläut zu hören.

Auch den Perlach sah Anna mit erschreckender Deutlichkeit vor sich. Und jedes Mal, wenn ihre Gedanken bei diesem Ort anlangten, seufzte sie tief und traurig auf. Erinnerte der Perlach sie nur zu deutlich daran, dass sie ihre geliebte Stadt nie wieder würde betreten dürfen.

Das schlechte Wetter hielt das Land bis weit in den Dezember in festem Griff, verwandelte Wege in Rinnsale und Bäche aus Schlamm. Verständlicherweise fanden nur wenige Besucher den Weg zu Odas Hütte. Und diejenigen, die solch eine Strapaze auf sich nahmen, hatten wahrlich einen guten Grund dafür.

So auch die ausgemergelte Frau, die an einem besonders stürmischen Tag an Odas Tür klopfte. Ihr hohlwangiges Gesicht war bleich, das Kleid schlotterte ihr um die magere Gestalt, und sie schien weit vor ihrer Zeit ergraut zu sein.

Ermattet sank sie auf einem Schemel nieder und berichtete von ihrem Unglück. Der Mann war ihr gestorben, und innerhalb eines Jahres auch die drei Söhne und eine Tochter. Seitdem vermochte sie nicht mehr zu essen.

Oda nickte. Es war offensichtlich, dass diese Frau ohne Hilfe nicht mehr lange zu leben hatte. Mit schweren Bewegungen füllte Oda getrocknete Kräuter in ein Leinenbeutelchen und reichte es der Frau mit der Empfehlung, abends davon ein wenig in den Wein zu rühren, bevor sie zu Bett ging.

Später, als sie und Anna wieder allein waren, murmelte sie: »Ich glaube nicht, dass es wirkt.«

Anna schaute sie bestürzt an.

»Johanniskraut«, sagte Oda. »Doch ich glaube nicht, dass es wirkt«, wiederholte sie. »Ihr ist nicht zu helfen. Nicht mit meiner Medizin. Sie ist des Lebens müde.«

Unvermittelt schlug Anna die Hände vor das Gesicht und

begann haltlos zu schluchzen. Das traurige Schicksal der Frau berührte sie zutiefst.

Es dauerte lange, bis Anna sich beruhigte. Doch die unnatürliche Röte, die ihr Gesicht überzog, wollte auch Stunden später nicht weichen. Annas Augen glänzten fiebrig, und besorgt legte Oda ihr die Hand auf die Stirn. Tatsächlich, stellte sie fest, das Mädchen fieberte.

Behutsam nötigte Oda Anna in ihre eigene Bettstatt und breitete eine Decke über ihren Körper, der nun auch noch von Frost geschüttelt wurde. Dann nahm sie eine Kanne vom Haken neben dem Herd und ging damit in ihre Kräuterküche. Sorgsam füllte sie eine Handvoll getrocknetes Eisenkraut hinein, dazu die gleiche Menge Löwenzahn. Nachdenklich kaute sie auf ihrer Unterlippe. Erst dieser hartnäckige Husten und nun dieses plötzliche Fieber. Oda begann, sich ernsthafte Sorgen um Anna zu machen.

Aus einem Schaff füllte sie ein halbes Maß Wasser in die Kanne und gab dazu ein Maß Wein. Dann riss sie einen sauberen Fetzen Stoff von einem Tuch ab, gerade so groß, dass er die Öffnung der Kanne bequem bedeckte, und kehrte zurück in die Stube.

Nachdenklich glitt ihr Blick über das fiebernde Mädchen. Die dunklen Strähnen ihres Haares klebten ihr feucht auf der Stirn. Oda hatte gar nicht bemerkt, wie erschreckend dünn Anna in den vergangenen Wochen geworden war.

Sie stellte die Kanne auf dem Tisch ab. Annas Krankheit konnte sie sich nicht recht erklären. Es war keine gewöhnliche Erkältung, dessen war sie sicher. Erneut fühlte sie Annas Temperatur. Sie war in den letzten Minuten noch angestiegen, und das Mädchen begann, sich unruhig auf der Bettstatt hin und her zu wälzen.

Langsam wuchs in Oda die Angst. Was, wenn sie Anna verlieren würde? Sie hatte lange allein gelebt, und es hatte ihr nichts ausgemacht. Doch in den vergangenen Monaten hatte sie sich so sehr an Anna gewöhnt, sie so liebgewonnen, dass sie sich nicht vorstellen mochte, sie plötzlich zu verlieren.

Energisch schob die alte Frau ihre düsteren Gedanken beiseite. Noch war es bei weitem zu früh für solchen Trübsinn. Sie befeuchtete den Stofffetzen und breitete ihn auf dem Tisch aus. Dann streute sie Mehl darüber und verrieb es auf dem feuchten Lappen.

Wieder warf Anna sich auf die andere Seite und stieß dabei die Decke von sich. Oda deckte sie erneut zu, füllte dann den Kessel mit Wasser und setzte ihn auf die Feuerstelle. Mit einem eisernen Haken schürte sie das Feuer auf und legte noch zwei Scheite nach.

»... zurückgehen ...«, hörte Oda Anna murmeln. Das Mädchen begann im Fieber zu reden.

Oda nahm den mit Mehl bestrichenen Lappen und legte ihn oben auf die Kanne. Sorgfältig verklebte sie die Öffnung damit.

»... darf nicht ...«, erklang es von der Bettstatt.

Das Wasser im Kessel begann zu sieden. Oda stellte die Kanne in den Kessel. Der Trank würde nun ein paar Stunden darin ziehen müssen. Ein paar Stunden, in denen sie nichts für Anna tun konnte, als ihr kühlende Lappen auf die Stirn zu legen, dachte Oda – ganz gegen ihr gewöhnlich ausgeglichenes Naturell – ungeduldig.

»... Mutter ... lass zurückkommen ...«, murmelte Anna. »Augsburg!«

Oda horchte auf. Zurück nach Augsburg? War es das, was Anna bedrückte? Oda verspürte einen kleinen Stich. War Anna so unglücklich? Sehnte sie sich so sehr nach ihrer

Heimat, ihrer Familie, dass sie darüber krank geworden war?

»Willst du zurück nach Hause?«, fragte sie sanft und tauchte einen Lappen in kühlendes Wasser.

»Ja, nach Hause«, kam die undeutliche Antwort.

Es war wirklich das Heimweh, das Anna umtrieb. Oda setzte sich schwer neben Anna auf das Bett. Die Erkenntnis traf sie schmerzlich, doch zumindest wusste sie nun, was das Mädchen quälte.

Sie drückte den Lappen aus und legte ihn Anna auf die heiße Stirn. Es stimmte schon. Anna musste heimkehren. Musste wieder unter Menschen sein. Dieses einsame Leben hier draußen im Wald war nichts für ein junges Ding. So schmerzlich es auch für sie selbst wäre, Oda würde alles in ihrer Macht Stehende dafür tun, dass Anna nach Augsburg zurückkehren konnte. Doch wie sollte das gehen? Verurteilt war verurteilt.

»Du wirst nach Hause zurückkehren«, flüsterte Oda und stand auf, um nach dem Sud zu schauen. Aber ob sie ihr Versprechen würde halten können?

Endlich war der Trank so weit gediehen, dass Oda ihn dem Mädchen einflößen konnte. Vorsichtig richtete sie Anna auf, stützte ihr den Rücken und gab ihr den Sud. Er schmeckte bitter, doch gehorsam schluckte Anna ihn hinunter.

Es wurde eine lange Nacht für Oda. Alle Stunde verabreichte sie Anna den Trank. Doch endlich in den frühen Morgenstunden fühlte Annas Stirn sich nicht mehr ganz so heiß an. Der Trank schien zu wirken, das Fieber sank.

Mit einem stummen Gebet dankte Oda den Heiligen, dass Anna fürs Erste außer Gefahr war. Vielleicht würde sie das Mädchen verlieren, doch gewiss nicht an das Fieber.

5. Kapitel

Gott zum Gruße«, sagte Oda zu der nicht mehr jungen Magd, die auf ihr Klopfen hin die Tür zu dem imposanten Haus in der Oberstadt geöffnet hatte. »Ich möchte deinen Herrn sprechen.«

Die Magd maß sie mit abschätzendem Blick. »Was könnte der junge Herr mit Euch zu schaffen haben?«, fragte sie schnippisch. Hätte die Alte an der Hintertür geklopft, um einen Kanten Brot zu erbitten, die Magd hätte es nicht verwundert. Deutlich ließ sie Oda spüren, dass sie ihr Anliegen für unangemessen hielt, waren doch die Besucher, die man üblicherweise empfing, weit vornehmer.

»Das hat dich nicht zu interessieren«, gab Oda ungeduldig zur Antwort. Sie war schon lange nicht mehr in der Stadt gewesen. Sie hasste die Umtriebigkeit. Die vielen Menschen, der Gestank, den sie ausdünsteten, und ihr Lärmen verstimmten sie. »Nun geh und melde mich an!«, befahl sie. Oda hatte nicht den weiten Weg unternommen, um sich von einer Hausmagd abweisen zu lassen.

Sobald es Frühling geworden war, die Straßen nicht mehr unpassierbar waren und die Reisenden nicht mehr im Schlamm zu versinken drohten, hatte die alte Frau sich auf den Weg nach Augsburg gemacht.

Anna hatte sie gesagt, sie wolle für eine kurze Weile eine Verwandte besuchen. Das war nicht direkt gelogen, dachte Oda, nur dass es sich nicht um Odas Verwandte handelte. Falls ihr Versuch misslingen würde, bräuchte Anna davon gar nicht erst zu erfahren, sonst wäre die Enttäuschung für sie umso schlimmer.

Eine gehörige Portion Arbeit hatte sie dem Mädchen für die Zeit ihrer Abwesenheit aufgetragen. Überhaupt hatte sie Anna, nachdem diese endlich einigermaßen genesen war, mit Aufgaben nahezu überhäuft, damit dem Mädchen wenig Zeit blieb, sich traurigen Gedanken hinzugeben. Zudem hatte Anna noch so viel zu lernen, und Oda war fest entschlossen, ihr so viel von ihrem Wissen zu vermitteln, wie sie nur eben vermochte.

Immer noch verwehrte die Magd Oda breitbeinig den Eintritt. »Der junge Herr wünscht, nicht gestört zu werden«, beschied sie Oda herablassend und wollte ihr schon die Tür vor der Nase zuschlagen, als diese sie unvermittelt bei der Hand fasste. Energisch drehte Oda die Handfläche der Magd nach oben und betrachtete sie.

Erschreckt wich die Magd einen halben Schritt zurück und versuchte, ihr die Hand zu entziehen, doch die Alte hielt sie wie mit Zwingen.

»Kindchen, Kindchen«, sagte Oda orakelnd, »gleich zwei Mannsbilder buhlen um deine Gunst …«

Heftig entriss die Magd ihr die Hand und starrte Oda voller Schrecken an. Oda ließ die Hand los. Unbeirrt fuhr sie fort »Der Blonde ist arm und schön, der Dunkle schiech und reich …« Wie ein Versprechen schwebten die Worte in der Luft.

Die Magd stand da wie festgewachsen. Es wäre wohl an der Zeit, zu heiraten, wollte sie nicht auf ewig Magd bleiben, das wusste sie. Lange schon hatte sie keiner mehr Kindchen genannt, und bald wäre sie aus dem Alter hinaus, in dem Mannsbilder ihr nachschauten. Doch zu ihrer Enttäuschung war weit und breit kein passender Kandidat in Sicht. Ja, nicht einmal ein unpassender!

Dabei hatte sie sich die Sache ganz einfach vorgestellt, als sie voller Hoffnung in die Stadt gekommen war. Sie hatte auch schon ein hübsches Sümmchen für ihre Mitgift angespart. Es könnte zwar mehr sein, dachte sie ein wenig schuldbewusst. Doch sie war den Näschereien so zugetan, dass sie einen nicht unerheblichen Teil des Geldes, das sie verdiente, dafür aufgewendet hatte. Und für Tand und bunte Bänder …

Mit einer Mischung aus Argwohn und Neugier blickte sie der Alten in das wettergegerbte Gesicht. Sie hätte nichts dagegen, wenn die Alte recht behielte. »Wer ist es? So sagt es mir schon«, drängte sie und hielt der Alten ihre Hand erneut hin.

Doch Oda schüttelte den Kopf. »Der junge Herr?«, fragte sie.

Die Magd nickte widerwillig und schloss die Tür, jedoch nicht in unhöflicher Weise.

Als die Magd Oda in die Stube führte, blickte der junge Mann von seinem Teller auf. »Berta sagt, du ließest dich nicht abweisen. Lass dir darum von mir gesagt sein, in diesem Hause sind alle wohlauf, und wir benötigen keine Gaukelei …«, sagte Ulrich Rehlinger nicht unhöflich, doch in bestimmtem Tonfall, ohne das Messer aus der Hand zu legen.

»Es geht nicht um Gaukelei oder Heilerei«, entgegnete Oda und blickte ihm fest in die hellgrauen Augen. »Es handelt sich um Ursula Gossembrot.«

»Meine Gemahlin, sehr recht. Doch auch die ist wohlauf.«

Gemahlin also, dachte Oda. So hat das Früchtchen doch seinen Willen bekommen. Halblaut murmelte sie: »Das trifft sich gut.« Mit einem kurzen Rucken ihres Kinns wies sie auf die Magd. »Was ich zu sagen habe, ist vielleicht nicht für alle Ohren geeignet«, sagte sie. »Ihr kennt doch Bader Hugel?«

Rehlinger riss überrascht die Augen auf. In ihm entstanden die Bilder eines höchst anregenden Nachmittags. Ursula in der Wanne, das nasse Badehemd ... Das Blut schoss Rehlinger in den Kopf. Was wusste die Alte? War sie gekommen, ihn zu erpressen? Er legte das Besteck aus der Hand, und mit einem kurzen Wink scheuchte er die enttäuschte Magd aus der Stube. »Was wollt Ihr?«, fragte er argwöhnisch. Jetzt war er ganz Ohr.

»Ich sehe, Ihr erinnert Euch an die Begebenheit.« Oda nickte. »Nun, sicher erinnert Ihr Euch auch noch an das Mädchen, das Eure ... Gemahlin begleitet hat? Ihr seid ihr begegnet.«

Ulrich erinnerte sich schemenhaft. Ja, da war ein Mädchen. Vage nickte er.

»Dieses Mädchen, ehedem eine Freundin Eurer Gemahlin, hatte damals auf deren Bitten hin das Treffen bei Bader Hugel besorgt. Doch dieser Freundschaftsdienst ist ihr bitter entlohnt worden. Ursulas Vater ließ sie festnehmen. Sie wurde der Kuppelei beschuldigt und ist mit Ruten aus der Stadt gejagt worden!«

Erstaunt sog Ulrich die Luft ein. Davon hatte er nichts gewusst.

Doch Oda war noch nicht zum Ende gekommen. »Ursula jedoch, Eure Gemahlin, hat sich nicht die Mühe gemacht, ihrer Freundin in dieser schrecklichen Lage zu helfen ...«

Forschend blickte Ulrich der Alten ins Auge. Was sie erzählte, konnte durchaus der Wahrheit entsprechen.

Anfang des Jahres war sein Wunsch endlich in Erfüllung gegangen, und er hatte Ursula Gossembrot mit Zustimmung ihres Vaters geheiratet. Und er kannte seine junge Gemahlin inzwischen so gut, dass er ihr Derartiges durchaus zutraute.

Ulrich strich sich mit der Hand über das schüttere Haar, und seine Miene verfinsterte sich. Er wusste, würde die Angelegenheit bekannt, würden die Schandmäuler diese Pikanterie mit Begeisterung breittreten.

Doch erpressen ließ er sich nicht. »Ihr wollt Geld?«, fragte er barsch.

Sehr zu seinem Erstaunen schüttelte Oda den Kopf. »Nein. Das Mädchen leidet unter Heimweh. Es wünscht sich nichts sehnlicher, als nach Hause zurückkehren zu dürfen. Vielleicht könnt Ihr Euren Einfluss geltend machen und für sie eine Begnadigung erreichen?«

Als Ulrich erkannte, dass er nicht geprellt werden sollte, hellte sich seine Miene auf. Die schlichten Worte der Alten hatten sein Mitleid erregt. Er bedauerte die Angelegenheit und die Rolle, die er unwissentlich dabei gespielt hatte, aufrichtig.

Es war nur billig, wenn er sich nun dafür einsetzte, dass Anna begnadigt wurde. Dennoch musste er sich gegen weitere Erpressung absichern. »Wer weiß sonst um die Sache?«, fragte er streng.

»Nur das Mädchen und ich.«

»Also schön«, sagte er. »Ich werde sehen, was ich erreichen kann. Jedoch nur unter der Bedingung, dass niemand sonst davon erfährt.«

Oda nickte. »Dessen könnt Ihr versichert sein.«

»So komm in ein paar Tagen wieder.« Ulrich griff erneut nach Messer und Löffel, zum Zeichen, dass er das Gespräch für beendet hielt.

Im Flur hatte die Magd Berta schon auf Oda gewartet. Mehr noch als das, was die alte Frau ihrem Dienstherrn zu offenbaren hatte, interessierte es sie, was sie über die beiden Verehrer Bertas zu sagen wusste. »Nun sagt schon«, drängte sie aufs Neue, kaum dass sich die Stubentür hinter Oda geschlossen hatte. »Welche Burschen sind es denn? Wann begegnen sie mir?«

»Aber Kindchen, du kennst sie bereits. Schau nur genau hin!«, sagte Oda, zwängte sich an der Magd vorbei und strebte der Haustür zu.

»Aber …« Berta lief ihr nach.

Oda war schon zur Tür hinaus, als sie innehielt und sich noch einmal zu Berta umdrehte. »Ach, Kindchen, pass auf deine Füße auf …«

Verständnislos blickte die Magd auf ihre klobigen Holzpantinen hinab. »Was ist damit?«, rief sie Oda nach, doch die war schon im Gedränge der Menschen auf der Gasse untergetaucht.

Sehr zufrieden mit dem Ergebnis ihres Gespräches ging Oda geradewegs in die Heilig-Kreuz-Gasse und fragte sich zum Haus der Laminitin durch. Annas Mutter wäre sicher überglücklich, die gute Nachricht zu erfahren.

Wenn Oda auch die Begnadigung noch nicht in Händen hielt, so war sie doch sehr zuversichtlich, dass Rehlinger sie würde erwirken können. Der junge Mann hatte auf sie einen anständigen Eindruck gemacht, und sie hatte das Gefühl, ihm vertrauen zu können.

Odas Augen funkelten vor Freude, als sie Barbara eröffnete, dass Anna aller Voraussicht nach zu ihr zurückkehren würde. Gespannt blickte sie Annas Mutter an, bereit, die Freude mit ihr zu teilen.

Doch Barbaras Reaktion verwunderte sie sehr. Kaum dass die Frau einen Funken Freude zeigte. Auch fragte sie mit keinem Wort danach, wie es Anna ging, wo sie war, was ihr in den Jahren widerfahren war, und sie erkundigte sich schon gar nicht nach den Umständen ihrer Begnadigung.

Mit Befremden bemerkte Oda, wie sich Barbaras Gesicht zu einer gequälten Maske verzog. »Nein, um aller Heiligen willen, hierher kann sie nicht kommen. Hier ist kein Platz«, erklärte sie der alten Frau in jammerndem Tonfall. »Anna hat die Strafe Gottes auf sich gezogen, jetzt muss sie sehen, wie sie zurechtkommt. Ich habe noch ein hungriges Maul zu stopfen.«

Oda war sprachlos. Wie konnte eine Mutter nur so hartherzig gegen ihre eigene Tochter sein? Wortlos wandte sie sich ab und verließ ohne Gruß das Haus der Laminitin.

Drei Tage hatte Oda abgewartet, dann hatte sie es nicht mehr ausgehalten und war zum Rehlingerschen Haus gegangen. Sie klopfte, doch erst nach einer langen Weile näherten sich schlurfende Schritte, und Berta öffnete die Tür. »Da seid Ihr ja wieder«, sagte sie. »Woher wusstet Ihr das mit dem Eimer?«

»Welchem Eimer, Kindchen?«

»Der mitten in der Küche stand! Ich bin darüber gefallen!«, antwortet Berta beinahe schon anklagend und humpelte vor Oda her den Flur entlang.

»Kindchen, Kindchen.« Oda schüttelte den Kopf. »Ich habe doch gesagt, du sollst auf deine Füße achtgeben! Am besten, du kochst Attichblätter. Zwei Stunden lang. Dann vermengst du sie mit Öl und machst mit dem Brei einen Umschlag. Du wirst sehen, deinem Fuß wird es bald bessergehen.«

Rehlinger hatte Oda schon erwartet. Noch am Tag, als Oda ihn aufgesucht hatte, war er zu Sigmund Gossembrot dem Jüngeren gegangen, der seit langem schon in allen Jahren mit gerader Zahl das Amt des Bürgermeisters »vor den Herren« innehatte und zudem ein Verwandter seines Schwiegervaters war.

Bei ihm hatte er sich für Anna eingesetzt, freilich ohne ihn den gesamten Sachverhalt wissen zu lassen. Ohne heikle Fragen zu stellen, hatte Gossembrot sich der Angelegenheit angenommen und Annas Begnadigung veranlasst. Mit einem Lächeln reichte Ulrich Oda nun die Urkunde, auf der Annas Begnadigung niedergeschrieben war.

»Ich danke Euch«, sagte Oda. »Doch ich muss Euch mit einer weiteren Bitte behelligen.«

Sofort zogen sich Ulrichs Augenbrauen zusammen, und sein Lächeln verschwand. »Was denn noch?«, fragte er, sogleich wieder auf der Hut.

»Ich habe mit Annas Mutter gesprochen. Sie will das Mädchen nicht aufnehmen. Wisst Ihr eine Stellung für sie, damit sie künftig ihren Unterhalt selbst verdienen kann?«

Ulrich schwieg einen Moment und legte sinnend seine Fingerspitzen aneinander. »Na gut«, sagte er schließlich. »Schick sie zu mir, ich werde einen rechten Ort für sie finden.« Er hob den Zeigefinger. »Damit muss nun aber der Bitten genug sein.«

Oda lächelte. »Das ist es. Versprochen!«

Abermals hatte Berta vor der Stube auf Oda gewartet. »Ich weiß nun, von welchen Burschen Ihr gesprochen habt«, sagte sie eifrig. »Doch sagt mir: Welcher von beiden ist denn nun der rechte?« Wieder hielt sie Oda ihre schwielige Hand unter die Nase.

Mit sanfter Geste schob Oda diese beiseite und schenkte der Magd ein mitleidiges Lächeln. »Reich oder schön, Kindchen. Das musst du schon selbst entscheiden.«

»So, mein Kind, du gehst zurück nach Augsburg«, sagte Oda anstelle einer Begrüßung zu Anna und hängte ihren Umhang an den Haken an der Wand.

Am selben Abend noch war sie in die Kate im Wald zurückgekehrt.

Erschrocken starrte Anna die alte Frau an. Was hatte sie getan, dass Oda sie fortschickte? Anna war sich keines Versäumnisses bewusst. Sie hatte für die Tiere gesorgt und alle Aufgaben, die Oda ihr aufgetragen hatte, gewissenhaft erledigt.

Und deren waren es nicht wenige gewesen. Kaum hatte sie sich Zeit zur Muße gegönnt. Was also hatte sie falsch gemacht? In dem zerknitterten Gesicht der alten Frau las Anna keinen Zorn, nur Milde und noch etwas, das sie schwer zu deuten vermochte. War es Traurigkeit, die Oda die Lippen zusammenpressen ließ?

»Ich kann nicht zurückkehren«, entgegnete Anna schwach. »Ich darf …«

»Doch, du kannst und du darfst.« Ein wenig umständlich nestelte Oda einen beschriebenen Bogen Papier aus dem Beutel und breitete ihn auf dem Tisch aus. Sorgfältig strich sie das Blatt glatt. Es sah offiziell aus und war mit einem Siegel versehen.

Es war recht mühsam, denn Anna war nicht sehr geübt im Lesen, doch als sie die Worte entziffert hatte, blieb ihr vor Erstaunen der Mund offen stehen. Zweifelsfrei stand dort, dass sie begnadigt war und jederzeit in die Stadt zurückkehren durfte.

Zurück nach Hause! Sie würde nichts lieber tun, als heimzukehren zu Mutter und Schwester … Doch was würde sie daheim erwarten? Ein flaues Gefühl beschlich Anna, als sie an den Abschied von Barbara und Veronika dachte, damals in dem widerwärtigen, stinkenden Verlies. »Ich will aber gar nicht zurück …«, flüsterte sie.

»Doch, du willst!«, widersprach Oda ihr bestimmt.

Anna schwieg betroffen. Ja, Oda hatte recht. Sie wollte zurück. Obwohl sie hier im Wald glücklich war. »Wie, in aller Welt, hast du das gemacht?«, fragte sie.

»Es war einfacher als gedacht«, erklärte Oda. »Ich war bei Rehlinger.«

»Du bist einfach zu Rehlinger gegangen?«, fragte Anna ungläubig.

»Ja«, antwortete Oda schlicht. »Er wird auch dafür sorgen, dass du in der Stadt Unterkunft und Auskommen findest.«

Anna verzog zweifelnd das Gesicht.

»Du kannst ihm trauen«, versicherte Oda. »Immerhin hat er deine Begnadigung erreicht.« Und bevor Anna selbst danach fragen konnte, fuhr sie fort: »Bei deiner Mutter wäre es ohnehin ein wenig beengt.« Sie hoffte, damit Annas Fragen über ihre Mutter zuvorkommen zu können. Nur ungern würde sie ihr von der höchst unerfreulichen Begegnung mit Barbara berichten. »Am besten, du brichst gleich morgen früh auf«, schloss sie und wandte sich ab. Anna sollte nicht sehen, wie schwer ihr die Worte fielen.

Kurz nach Sonnenaufgang verließen sie die kleine windschiefe Hütte. In einvernehmlichem Schweigen geleitete die alte Frau Anna den taufeuchten Waldweg entlang. Der Kater Innozenz folgte ihnen mit einigem Abstand.

Dann, als sie die Straße nach Friedberg erreichten, nahm Oda das Gesicht des Mädchens in ihre rauhen Hände. »Viel Glück, meine Kleine«, sagte sie und versuchte ihrer Stimme Festigkeit zu verleihen.

Ein dicker Kloß bildete sich in Annas Hals und hinderte sie daran, zu antworten. Wortlos schlang sie ihre Arme um den Leib der alten Frau und drückte sie an sich. Einen kurzen Moment standen sie so, dann löste Oda sich mit sanftem

Griff aus Annas Umarmung. Beinahe verlegen strich sie ihr über das Haar, wandte sich abrupt ab, und ohne sich noch einmal umzudrehen, kehrte sie zurück in ihr Heim auf der Lichtung.

Eine ganze Weile noch blickte Anna ihr nach, auch als der Wald längst die winzige Gestalt verschluckt hatte. Es fiel ihr schwer, sich loszureißen, doch wenn sie die Stadt am selben Tag erreichen wollte, wurde es Zeit, zu gehen. Schweren Herzens schob Anna sich den Beutel mit Wegzehrung, den Oda ihr bereitet hatte, über die Schulter und machte sich auf den Weg.

Es war bereits um die Stunde der Non, als Anna die Lechbrücke überquerte. Ungehindert trat sie durch das Tor in die geschäftige Jacobervorstadt. Frauen mit ausladenden Körben am Arm besorgten ihre Einkäufe, Händler boten ihre Waren feil, die sie auf Ständen und Kisten ausgebreitet hatten, und in den Eingängen ihrer Werkstätten gingen die Handwerker ihren Geschäften nach.

Gierig sog Anna das bunte Treiben in den Gassen in sich auf. Erst jetzt wurde ihr so recht bewusst, wie sehr sie all dies in der Abgeschiedenheit des Waldes vermisst hatte. Gespannt blickte sie in die Gesichter der Menschen, die geschäftig umhereilten, Karren vor sich herschoben oder Bündel auf den Schultern schleppten, doch auf ihrem ganzen Weg durch die Jacobervorstadt und den Perlachberg hinauf begegnete ihr nicht ein einziges vertrautes Gesicht.

Mit höchst gemischten Gefühlen stand Anna schließlich vor dem prachtvollen Haus Rehlingers in der Augsburger Oberstadt. Ein wenig bange betätigte sie den eisernen Türklopfer.

Sie freute sich, wieder in der Stadt zu sein, doch zugleich hatte sie Angst vor ihrem neuen Leben. Und sie hatte einen gehörigen Respekt vor diesen einflussreichen Patrizierfamilien, hatte sie doch so bitterlich ihre Lektion lernen müssen.

Obwohl Rehlinger spielend ihre Begnadigung erreicht hatte, mochte sie ihm doch nicht ganz trauen.

Was er wohl für sie vorgesehen hatte, fragte sie sich bange. Womit würde sie sich ihren Unterhalt verdienen müssen? Und bei welchen Menschen würde sie Unterkunft finden?

Eine Hausmagd ließ sie ein, hieß sie warten, und leicht hinkend verschwand sie im hinteren Teil des Hauses. Doch bereits nach einer kurzen Weile erschien Ulrich selbst.

Für einen Moment wanderte sein forschender Blick über Annas Gestalt und blieb dann auf ihrem Gesicht haften. Warum hatte er sich nicht an sie erinnern können, fragte Ulrich sich. Dabei bildete er sich ein, durchaus etwas von Frauen zu verstehen.

Anna war beileibe keine Schönheit – jedenfalls nicht im herkömmlichen Sinne. Für seinen Geschmack war sie ein wenig zu mager, doch ihr dunkler Teint und die hohen Wangenknochen verliehen ihr eine fremdartige Anziehungskraft, und die ein wenig schräg stehenden, geheimnisvoll dunklen Augen mochten von verborgener Leidenschaft sprechen.

Ihr abgetragenes Kleid war wahrlich keine Zierde, doch wenn sie sich ein wenig herausputzen würde, wäre sie eine recht reizvolle Erscheinung, befand Ulrich, und ihm entfuhr ein kleiner Seufzer.

Für diese Reize würde sie in ihrem künftigen Leben leider keine Verwendung haben, dachte er mit einem Anflug von Bedauern. Mit einem kurzen Nicken löste er seinen Blick von Anna und bedeutete ihr, ihm zu folgen.

Ein wenig unsicher schritt Ulrich ihr voran, und Anna hatte das Gefühl, dass auch er sich in ihrer Gegenwart nicht ganz wohl fühlte. Erst als sie in die Sankt-Anna-Straße gelangten, richtete er das Wort an sie. »Sei höflich, nicke nur und überlass mir das Reden«, sagte er knapp.

Anna nickte, doch seine Worte trugen nicht dazu bei, ihre Unsicherheit zu vertreiben.

Kurz darauf erreichten sie den Ostchor von Sankt Anna. Handwerker mit Schubkarren hasteten an ihnen vorbei. Am Kirchenschiff selbst lehnten hohe Gerüste, und man baute immer noch fleißig daran, stellte Anna fest. Zu ihrem Erstaunen steuerte Ulrich geradewegs auf das Gotteshaus zu.

Was sollte sie in einer Kirche, fragte Anna sich verwundert. Doch anstatt das prächtige Kirchenschiff zu betreten, bog Ulrich kurz vor dem Portal ab und ging zu einem unscheinbaren zweistöckigen Haus, das unmittelbar an die Kirche stieß.

Die Fassade war bar jeden Zierrates, und die hölzernen Klappläden bedurften dringend der Ausbesserung, stellte Anna fest. Alles in allem erweckte das Haus nicht den Eindruck, als wären seine Bewohner wohlhabend genug, sich Personal leisten zu können.

Eine ältliche Frau, gewandet in das schwarze Kleid der Beginen, mit gutmütigen Augen im rundlichen Gesicht, begrüßte sie mit einem warmen Lächeln und führte sie in einen kargen Raum mit weißgetünchten Wänden. Ein großer Tisch aus dunklem Holz, an beiden Seiten flankiert von unbequemen Bänken, stellte die gesamte Einrichtung dar.

Nach einer Weile betrat eine andere Frau den Raum, knochig und hochgewachsen. Ganz so, als hätte der Schöpfer sich einen Spaß erlaubt, war sie das genaue Gegenstück zu der rundlichen Gutmütigen. Sie war offensichtlich keine Begine, denn das Haar hatte sie unter einer weißen Haube verborgen, und ihr schmuckloses, dunkelblaues Kleid war schlicht und sittsam hochgeschlossen, doch sichtlich aus gutem Tuch gefertigt. Sie mochte um die vierzig Jahre zählen, doch es erschien Anna, als hätte sie in dieser Lebensspanne wenig Freude gehabt, denn ein säuerlicher Ausdruck schien auf ihrem blassen Gesicht wie festgewachsen.

Höflich begrüßte sie Ulrich und bot ihm einen Platz auf der harten Bank an. Anna übersah sie dabei geflissentlich.

»Das ist die Anna, von der ich gesprochen habe.« Rehlinger kam sogleich zur Sache. »Ich möchte Euch bitten, Anna in das Seelhaus der Afra Hirn aufzunehmen.«

Anna bekam große Augen. Sie hatte erwartet, dass Ulrich sie als Magd in einen Haushalt oder als Hilfskraft zu einem Handwerker vermitteln würde. Was sollte sie in einem Seelhaus?

Die Frau zog die Augenbrauen hoch. »Wir nehmen nur arme, ledige oder verwitwete, ehrbare Frauenspersonen auf«, sagte sie, wobei sie das Wort »ehrbare« besonders betonte und Anna immer noch ignorierte.

Anna wusste nicht genau, was sie in einem Seelhaus erwartete, doch dass die Säuerliche dieser Anstalt als Pflegerin vorzustehen schien, machte die Aussicht nicht gerade erfreulicher.

»Anna hat in ihrer Jugend einen schweren Fehler begangen, doch sie bereut ihn inständig«, erläuterte Rehlinger seine Bitte. »Sie möchte ihre Sünden büßen, und wo könnte sie das besser als in einem Haus, das frommen Diensten gewidmet ist?«

Anna sog scharf die Luft ein. Dies ging nun wirklich zu weit. Von Buße und Reue war nie die Rede gewesen. Anna wollte nicht büßen, und zu bereuen hatte sie schon gar nichts. Sie öffnete den Mund für einen Einwand, doch ein kurzer, beschwichtigender Blick Ulrichs ließ sie die Worte, die ihr auf der Zunge lagen, hinunterschlucken.

»Ist es nicht so, dass dieses Seelhaus gerade zur Förderung des Seelenheiles für Frauen, die dessen bedürfen, errichtet wurde?«, untermauerte Rehlinger sein Anliegen. »Gerade in Annas Fall wäre es ein nützliches und barmherziges Werk und sicherlich im Sinne der Stifter.«

Das Seelhaus zu Sankt Anna war vor einem Dreivierteljahrhundert von Afra und ihrem Mann, dem Kramer Konrad Hirn, gestiftet worden. Es bot vier Frauen Platz und Gelegenheit, als Seelschwestern zu leben.

Sie hatten im Haus freie Wohnung und erhielten aus Stiftungsmitteln Reichnisse an Nahrung, Kleidung, Holz und ein wenig Geld. Dafür waren sie verpflichtet, für das Seelenheil der Stifterfamilie zu beten. Es gab noch fünf oder sechs weitere Seelhäuser von anderen Stiftern in der Stadt, die alle einem ähnlichen Zweck dienten.

Erst jetzt richtete die Säuerliche ihren kritischen Blick auf Anna, musterte die Siebzehnjährige eingehend von oben bis unten, und Anna vermeinte deutlich ein Rümpfen der schmalen Nase zu erkennen.

»Nun gut«, entschied die Pflegerin dennoch. »Wir werden einen Versuch mit ihr machen.« Dann wandte sie sich direkt an Anna: »Du hast ein anständiges Leben zu führen, deine Kleidung und Kammer stets in Ordnung zu halten. Du wirst die Gottesdienste besuchen, die für das Ehepaar Hirn gehalten werden, und ihre Jahrestage genau einhalten. Zudem hast du ihre Grabmäler zu beaufsichtigen, die Grabkapelle zu reinigen und die Almosen, welche die Stifter verschaffen, an Arme zu verteilen«, sagte sie.

Das war alles, fragte Anna sich. Für ein paar Gebete erhielt sie Kost und Unterkunft? Das sollte schon zu schaffen sein.

Rehlinger hatte es wohl doch recht gut mit ihr gemeint, erkannte sie und warf ihm einen zustimmenden Blick zu. Ulrich nickte zufrieden, verabschiedete sich von der Säuerlichen und ließ Anna mit ihrem Bündel im Seelhaus zurück.

Margarete, die rundliche Frau, die sie bereits an der Tür getroffen hatte, führte Anna eine schmale Stiege hinauf ins Obergeschoss und geleitete sie in eine enge Kammer.

Ein Strohsack mit Decke lag darin, eine grob gezimmerte Truhe, und an der gekalkten Wand war ein Brett angebracht, auf dem Anna ihre Habseligkeiten verstauen konnte.

Anna ließ ihr schmales Bündel zu Boden sinken und holte tief Luft. Es roch verstaubt, ein wenig muffig, als hingen die Ausdünstungen eines alten Menschen noch zwischen den Wänden. Anna stieß die hölzernen Klappläden auf, um frische Luft hereinzulassen. Der Blick ging auf den karstigen Hof hinaus, wo die Latrine war. Hier also würde sie künftig leben.

Margarete erschien wieder in der Tür, ein Bündel schwarzen und grauen Tuches in den Händen. Mit einem freundlichen Lächeln reichte sie es ihr und blieb dann abwartend im Türrahmen stehen. Anna faltete das Bündel auseinander. Es entpuppte sich als ein Satz Leibwäsche und ein schwarzes Kleid, weit, plump und schlicht geschnitten, doch aus solidem Barchent gefertigt.

Ein wenig ratlos betrachtete Anna das Kleidungsstück. Ihr eigenes Kleid war inzwischen recht zerschlissen, doch der Gedanke, sich künftig wie eine Krähe zu kleiden, bereitete ihr wenig Freude. Anna seufzte und stieg aus ihren Röcken.

Die Hände abwartend vor dem gerundeten Bauch gefaltet, beobachtete Margarete Annas äußerliche Verwandlung zur

Seelschwester. Das kohlefarbene Kleid umhüllte formlos Annas schlanke Figur und verbarg auch noch den letzten Rest weiblicher Rundungen, mit denen sie ohnehin nicht reichlich gesegnet war.

Bereitwillig half Margarete ihrer neuen Mitschwester, das Gebände über den schwarzen Zöpfen anzulegen, jenen Streifen aus grauem Tuch, der um die Stirn gelegt wurde. Dann breitete sie den grauen Schleier darüber.

Margarete trat einen Schritt zurück, betrachtete Anna kritisch und nickte zufrieden. »Ich muss vor dem Vesperläuten noch in die Kapelle. Du kannst gleich mitkommen, dann zeige ich dir deine Aufgaben«, sagte sie und schob Anna in den dunklen Flur hinaus.

Drei weitere Türen führten hier zu den Schlafkammern ihrer Mitschwestern.

Hinter Margarete stieg Anna die Treppe hinab und folgte ihr auf die Straße hinaus und hinüber in den Kirchhof von Sankt Anna.

Mit *der Kapelle* hatte Margarete die Goldschmiedekapelle gemeint, die sich mit ihrem schlanken Türmchen an den Ostchor von Sankt Anna schmiegte. 1420, nach dem überstandenen Pestjahr, war sie von Konrad und Afra Hirn gestiftet und in die Obhut der Goldschmiede der Stadt gegeben worden. Doch ihre Pflege oblag den Schwestern des Seelhauses.

Das Innere der Kapelle lag im Halbdunkel, als die Schwestern die Ruhestätte der Hirns betraten. Margarete knickste ehrfürchtig und schlug das Kreuzzeichen. Anna tat es ihr nach, und ihr Blick wurde sogleich gefangen genommen von den eindrucksvollen Wandbildern, welche die Innenwände bis hinauf in die Bögen des Daches zierten.

Auf der Südwand war die Dornenkrönung Jesu dargestellt.

Anna schauderte, so erschreckend lebensecht grinsten die fratzenhaften Gesichter der Folterknechte in das still ergebene Antlitz des Heilandes. Würde sie sich ebenso demütig in ihr Schicksal ergeben können, fragte Anna sich.

Margarete trat vor den Altar, legte die Hände zusammen und sprach ein kurzes Gebet. Dann beugte sie sich vor und entfernte mit dem Fingernagel Wachsreste, die von einer dicken Kerze heruntergelaufen und auf den Stein getropft waren. Schließlich entnahm sie einer schmalen Kiste eine neue, beinahe armdicke Kerze, entzündete sie an dem Docht und steckte sie auf den Halter.

»Das Ewige Licht auf dem Altar darf nicht verlöschen!«, schärfte sie Anna ein. »Es muss bis zum Jüngsten Tag brennen. Es ist das Allerwichtigste, an das du denken musst.« Prüfend ließ sie ihren Blick über die prächtige, rote Marmorplatte der Hirns gleiten, die in den Boden eingelassen war.

Sie bückte sich und wischte sorglich ein Blatt fort, das sich in den Vertiefungen des Reliefbildes, das kunstvoll in den Stein geschlagen war, festgesetzt hatte. Neben dem heiligen Jakob und der heiligen Helena zeigte es ein Abbild der ehrerbietig knienden Stifter.

Dann endlich winkte sie Anna, ihr hinaus in den Kirchhof zu folgen. »Die Hirns haben wahrlich gut für ihr Seelenheil vorgesorgt«, erklärte sie. »Sie lassen eine ewige Messe lesen, jeden Tag, bis zum Jüngsten Gericht, damit sie nicht zu lange im Fegefeuer schmoren müssen.«

»Wie kann eine Stiftung dafür reichen, ewig die Messe lesen zu lassen?«, fragte Anna.

»Sie haben ihr ganzes Geld gestiftet. Sie waren kinderlos«, antwortete Margarete.

»Trotzdem«, beharrte Anna. »Irgendwann ist doch auch einmal das größte Vermögen verbraucht.«

Margarete schaute sie verdutzt an. Auf den Gedanken war sie noch nicht gekommen.

»Sieh an, auf dem ansehnlichen Leib der Schwester scheint ein heller Kopf zu sitzen.« Ein schmaler, hoch aufgeschossener Mann in mittleren Jahren war zu ihnen getreten. Seine braune Tunika mit dem zwei Hand breiten weißen Skapulier, das er quer über der Kutte trug, wies ihn als Angehörigen des Karmeliterordens aus.

Die zwölf Brüder des Klosters bewohnten die Zellen rings um den Kreuzgang von Sankt Anna und kümmerten sich um das Seelenheil der Menschen in ihrem Stadtviertel und die dem Kloster angeschlossenen Laienbruderschaften.

Neugierig musterte der Pater Anna aus blassen Augen. Den Blick, den er dabei über ihre Gestalt gleiten ließ, empfand Anna beinahe als ein wenig anzüglich. Vielleicht war das alles verhüllende Kleid doch nicht gänzlich von Nachteil, dachte sie.

Margarete knickste. »Das ist Anna, Pater Quirinus, unsere neue Seelschwester«, erklärte sie dem Ordenspriester.

Anna knickste ebenfalls und fuhr sich mit dem Finger unter das steife Gebände. Das ungewohnt feste Stoffstück um ihren Kopf drückte ihr auf Stirn und Ohren.

»Ein Vermögen reicht nicht ewig, da hast du recht«, bestätigte der Pater Annas Vermutung. »Obwohl das der Hirns durchaus beträchtlich war«, sagte er. »Deshalb verfügt der Stifter auch, dass nicht das Vermögen verbraucht wird, sondern der Ertrag daraus. Beispielsweise stiftet er seinem Altar einen Acker. Der Bauer liefert dann den Ertrag des Ackers an den Priester, der die Pfründe daraus besitzt. Der Priester, vielleicht ein Kaplan, lebt von dem Geld und liest die im Stiftungsbrief festgesetzte Anzahl an Gottesdiensten. Stirbt der Priester, so fährt sein Nachfolger damit fort, so dass die Messe bis zum Jüngsten Tag gelesen werden kann. Ähnlich funktioniert es mit dem Ewigen Licht, für das Öl oder Wachs gestiftet wird«, dozierte Pater Quirinus.

Sein spitzes Gesicht hatte sich während seiner Ausführung geglättet, doch etwas darin erinnerte Anna an das Aussehen eines Nagers.

»Wozu stiftet man eigentlich eine ewige Messe?«, fragte Anna.

Ein strenger Blick bohrte sich in ihre dunklen Augen, und der Pater hob mahnend den knochigen Zeigefinger. »Jeder Sünder muss nach dem Tod für eine Weile im Fegefeuer schmoren, es sei denn, er ist ein Heiliger!« Quirinus' Stimme hob sich, als stünde er auf der Kanzel. »Und die Strafen des Herrn sind gar furchterregend! Unsägliche Pein und Qualen hat der Sünder zu erleiden, siedendes Öl, Feuerbrand, Zangen und Peitschen ...« Der Pater redete sich in Rage und genoss sichtlich seine blutrünstige Schilderung des Grauens.

Auf Margaretes weichem Gesicht zeichnete sich Unbehagen ab. Unsicher hingen ihre sanften Augen an den schmalen Lippen des Paters, dann wieder blickte sie betreten zu Boden.

Endlich beendete Pater Quirinus seine leidenschaftliche Beschreibung der göttlichen Strafen. »Eine gestiftete Ewigkeitsmesse aber lindert die Pein und verkürzt die Strafzeit des Sünders«, beantwortete er endlich Annas Frage. Bei den letzten Worten faltete er salbungsvoll die Hände vor dem Bauch.

In dem Moment rief die Glocke unter dem spitz gemauerten Dach des hohen Turms von Sankt Anna zur Vesper, und Pater Quirinus sagte: »Wir werden uns jetzt öfter sehen, mein Kind. Ich bin dein Beichtvater.« Kurz nickte er den beiden Frauen zu und eilte, den Saum seiner langen Tunika raffend, davon.

Auch die beiden Schwestern beeilten sich, nach Hause zu kommen. Recht rasch hatte Margarete die Vorstellungen vom Höllenfeuer abgeschüttelt, rieb sich den Bauch und sagte: »Nun, uns jedenfalls sichert die Stiftung der Hirns das Abendbrot.«

Als Margarete und Anna ein wenig verspätet das Refektorium betraten, wie der karge Raum im Erdgeschoss des Seelhauses in Anlehnung an klösterliche Begrifflichkeiten genannt wurde, traf sie ein höchst missbilligender Blick. Regine, eine hagere Frau mit länglichem Gesicht und einem griesgrämigen Zug um den schmalen Mund, saß am Tisch und blickte ihnen verstimmt entgegen.

Kaum hatten Anna und Margarete auf der harten Bank Platz genommen, als Regine begann, das Tischgebet zu sprechen. Hastig faltete Anna die Hände.

Regine musste noch ein wenig älter sein als Margarete. Sicherlich hatte sie die fünfzig bereits überschritten. Streng und aufrecht saß sie da, den Kopf demütig auf die langen, gefalteten Hände gesenkt.

Sobald das Amen verklungen war, sagte Regine, an die Decke des Raumes gewandt: »Bereits zur ersten Mahlzeit verspätet. Na, mit der werden wir ja unsere Freude haben.« Mit der Langsamkeit einer Schlange, die in der Sonne döst, wandte sie den Kopf und maß Anna aus schmalen, von Falten umgebenen Augen, die auch farblich an das Reptil gemahnten. »Ich dulde hier keine Säumnisse, dass du es gleich weißt!«, zischte sie, und ihr Kopf schnellte vor.

»Pater Quirinus hat uns von den Qualen des Fegefeuers berichtet«, verteidigte Margarete Anna gelassen. Sie zeigte sich von Regines Zurechtweisung wenig beeindruckt.

»Huh, das ist so schrecklich«, entfuhr es Sybilla, der vierten Seelschwester, die neben Regine saß, mit furchtsam aufgerissenen Augen. »Und er spricht so leidenschaftlich, man sieht das Feuer geradezu vor sich lodern.«

Sybilla war jünger als Regine, mochte im Alter zwischen ihr und Margarete liegen, schätzte Anna. Auch sie war schlank und groß gewachsen, doch ihr Kopf war schüchtern zwischen die Schultern gezogen, als wolle sie sich vor der Welt verstecken. Unstet huschten ihre blauen Augen umher.

Margarete griff nach der großen hölzernen Kelle und schöpfte jeder der Schwestern einen guten Schlag Gerstensuppe in die Schale. Regine hatte sie zubereitet, und entsprechend dünn war das Ergebnis ausgefallen.

Anna probierte einen Löffel davon und bemühte sich, nicht das Gesicht zu verziehen. Fade und langweilig schmeckte die Suppe, und Anna dachte sehnsuchtsvoll an die Gemüseeintöpfe bei Oda. Die alte Frau musste mit gleichermaßen schmalen Mitteln wirtschaften wie die Schwestern, doch sie verstand es vorzüglich, auch der magersten Brühe mit den rechten Kräutern eine gewisse Raffinesse zu verleihen.

Schweigend leerte Anna ihre Schale bis zur Hälfte. Dann legte sie den Löffel beiseite. Margarete zog fragend die Augenbrauen hoch und blickte begehrlich auf die halbvolle Schale.

Wortlos schob Anna sie ihr hinüber. Wie sich Margarete wohl ihren ausladenden Leib angefuttert hatte, fragte Anna sich. Von dieser Suppe, und sei es auch die dreifache Menge, konnte sie doch kaum so rundlich geworden sein.

Nach dem Dankgebet half Anna ihr, den Tisch abzuräumen und die Schalen in die Küche zu tragen, die nebst Vorratsraum im hinteren Teil des Erdgeschosses lag, direkt unterhalb von Annas Kammer.

»Wohnt die Pflegerin nicht hier im Haus?«, fragte Anna Margarete leise.

»Nein, die sehen wir zum Glück nur ein- oder zweimal im Jahr.«

»Dann ist Regine die Vorsteherin des Seelhauses?«

»Regine?«, Margarete lachte. »Du meinst, weil sie sich so aufführt? Nein, sie ist eine einfache Schwester, genau wie du und ich. Doch sie kehrt hier gerne die Oberin heraus. Sie kann verd… ich meine sehr ungemütlich werden, wenn man sie ärgert. Wenn ich dir einen Rat geben darf, reize sie nicht, dann hast du mit ihr wenig Scherereien.«

6. Kapitel

Unter dem sonoren Läuten der Glocke von Sankt Anna verließen die Gläubigen das Gotteshaus. Heute waren es weit mehr als an gewöhnlichen Sonntagen, stellte Anna wenig überrascht fest. Der Umbau der Kirche, den Prior Fabri so eifrig vorangetrieben hatte, war in den vergangenen Tagen zu seinem Ende gekommen.

Am Vorabend hatten die Arbeiter gerade noch rechtzeitig die letzten Gerüste entfernt, und heute Morgen war das neue Kirchenschiff mit einem würdigen Gottesdienst eingeweiht worden. Um gut fünfundzwanzig Fuß länger war es geworden, und das Dach schwebte nun fünf Klafter höher über den Köpfen der Gläubigen. Es hatte eine prächtige Kassettendecke erhalten, die noch den Geruch von frischem Holz verströmte.

Mit geläuterten Mienen strömten die Gläubigen an Anna vorbei. Frauen in kostbaren Kleidern, deren weitgeschnittene Ärmel tief hinabhingen, und Männer in kurzen, ärmellosen Mänteln, die Schamkapseln an den schmalen Hosen kräftig gepolstert.

Anna blickte an ihrem eigenen schwarzen und so schrecklich formlosen Gewand hinab. Einen kleinen Stich gab es ihr schon, die jungen Mädchen in ihren farbenfrohen Kleidern zu sehen, die offenen Haare mit bunten Bändern geschmückt, ein fröhliches Lachen in den Gesichtern.

Doch im Grunde konnte sie sich nicht beklagen. Ein gutes Vierteljahr lebte sie nun bereits im Seelhaus. Ihre Arbeit war nicht schwer, sie hatte zu essen, ein Dach über dem Kopf, und jedermann behandelte sie mit Respekt. Einzig die Eintönigkeit ihres Lebens bedauerte Anna ein wenig und war sich über den Sinn ihrer Aufgaben nicht recht sicher. Ihre Arbeit bei Oda, mit der sie kranken und leidenden Menschen helfen konnte, hatte Anna weit mehr mit Befriedigung erfüllt. Hier aber galt ihre Sorge meist dem Seelenheil längst Verstorbener.

Anna trat hinter Margarete aus dem Kirchenportal, doch sie schlugen nicht gleich den Weg zum Seelhaus ein. Linker Hand, am Fuße des Gotteshauses, hatte sich zerlumptes Bettelvolk niedergelassen. Diejenigen unter den Bettlern, welche ihre Stammplätze bei Sankt Anna hatten, kannte Anna. So die alte Paula, deren rechtes Bein kurz über dem Knie endete.

Einst war sie eine dralle Magd gewesen, die ihr Auskommen in einem der wohlhabenden Bürgerhäuser der Oberstadt hatte. Doch eines Tages, der freilich Jahre zurücklag, war sie auf dem Weg zum Markt von einem Pferdefuhrwerk erfasst worden und hatte dabei ihr Bein eingebüßt. Es war ein großes Wunder, dass sie diese Verletzung überlebt hatte, doch fortan war ihr nichts anderes übriggeblieben, als auf die Almosen der Frommen zu hoffen. Mittwochs und sonntags war sie vor der Kirche anzutreffen, ihren Stock an die Kirchmauer gelehnt, den zerschlissenen Rock so über ihre Beine gebreitet, dass er den unschönen Anblick des Stumpfes verbarg und dennoch jedem das Fehlen der Gliedmaße sofort ins Auge springen würde.

»Guten Morgen«, grüßte Anna die Alte freundlich. »Was macht das Reißen im Rücken?«

»Ach, 's ist Sommer, da ist's nicht so arg, Schwester«, antwortete Paula.

Margarete griff in den ledernen Säckel, der ihr vom Gürtel hing. Er enthielt die Almosen, welche die Schwestern im

Namen des Ehepaares Hirn zu verteilen hatten. Margarete nahm eine kleine Münze heraus und reichte sie der Alten. »Gott vergelt's!«, nuschelte diese zwischen maroden Zahnstümpfen und strahlte die Schwestern an.

Auch der Bettler waren es heute mehr als gewohnt. Immer wieder staunte Anna darüber, wie gut ihr Gespür dafür war, wann und wo es sich lohnte zu betteln. Neben der alten Paula saß ein junger Bursche, vielleicht acht oder neun Jahre alt, Arme und Beine von schorfigen Schwären bedeckt. Wieder tauchte Margaretes Hand in den Beutel. Doch mit raschem Griff hielt Anna sie zurück. Den Jungen kannte sie. Vor wenigen Tagen erst hatte sie mit eigenen Augen gesehen, wie er, nachdem die Gläubigen sich zerstreut hatten, in einer versteckten Ecke des Kirchhofes zufrieden seine Münzen gezählt und in den Beutel geschoben hatte. Dann war er ein fröhliches Liedchen pfeifend davongeschlendert, von Siechtum keine Spur.

Grob packte Anna ihn am Arm und zog ihn auf die Beine. Der Junge schrie auf und protestierte laut.

»Sei still«, fauchte Anna ihn an. »Noch einen Ton, und ich verkünde laut, dass du ein Betrüger bist.«

Überrascht klappte der Junge den Mund zu. Anna spuckte auf einen Zipfel seines schmuddeligen Kittels und wischte damit über den Arm des Knaben. Das Tuch färbte sich rot, und dort, wo vermeintlich Blut und Eiter ausgetreten waren, fand sich keine Wunde, sondern nur schmutzig graue Kinderhaut.

Anna fasste nach dem Ohr des Knaben und verdrehte es schmerzhaft. »Verschwinde sofort! Du bist gesund und kräftig, such dir gefälligst eine Arbeit und lass dich bei Sankt Anna nie wieder blicken, sonst hast du bald echten Grund, dein Brot mit Bettelei zu verdienen«, drohte sie.

Der Junge maß sie mit schmollendem Blick, doch er suchte vorsichtshalber das Weite, man konnte schließlich nicht wissen, wie ernst die Schwester ihre Drohung gemeint hatte.

Die Münzen in Margaretes Beutel schwanden schnell dahin. Bald hatten sie die letzten der mitleiderregenden Menschen erreicht, und die Schwestern wandten sich zum Gehen. Während Margarete in das Seelhaus zurückkehrte, machte Anna sich mit einem Seufzer auf den Weg in die Heilig-Kreuz-Gasse, um wie jeden Sonntag ihrer Mutter einen Besuch abzustatten.

Eine unerfreuliche Pflicht, die sie sich selbst auferlegt hatte, denn Barbara zeigte sich nie sonderlich erfreut, Anna zu sehen. Zwar nörgelte sie nun nicht mehr über Annas Lebenswandel, doch Barbara fand immer einen Grund, sich zu beschweren.

Am Kesselmarkt hatte sich eine Menschenmenge gebildet. Gebannt starrten die Zuschauer auf einen Mann in schwarzer Kutte.

»… Die Zeichen mehren sich!«, verkündete er mit tragender Stimme. »Die Zeichen göttlichen Zornes über die Frevelhaftigkeit des Menschengeschlechtes!«

Anna trat einen Schritt näher. Der Prediger hatte sich auf eine umgedrehte Kiste gestellt, damit jedermann ihn gut erkennen konnte.

»Seht ihr denn nicht die schrecklichen Strafen Gottes? Die Pestilenz, die Franzosenkrankheit, die Menschen, denen Hände, Füße und das Angesicht hingefressen sind, allenthalben auf den Straßen? Erkennt ihr nicht, dass es Gottes Zorn ist, der uns schlägt?«, rief er. »Die Handwerker werden begehrlich und leben über ihre Verhältnisse, versuchen, es den Reichen gleichzutun. Und die Vermögenden versu-

chen, es an Pracht und Luxus den Allerreichsten gleichzutun bei der Köstlichkeit ihrer Gewänder, bei Speis und
Trank.«

Der Prediger wandte sich nach allen Seiten, um seine Zuhörerschaft streng ins Auge zu fassen. Anna sah, wie seine
brennenden Augen in die Menge stachen.

»Gott straft das Laster. Das Zutrinken, das Spiel mit Würfel
und Karten! Der Tag ist nahe, alle Dinge werden sich ver-
kehren!« Bei seinen letzten Worten breitete der Mann seine
Arme weit aus, als warte er darauf, von einem Windstoß
zum Allmächtigen hinauf in die Lüfte gehoben zu werden.

»Die Geißeln Gottes werden über uns kommen«, drohte
er.

Gebannt hing die Menge an seinen Lippen, einige nickten
zustimmend.

Anna sah die Betroffenheit auf den Gesichtern. In einigem
hatte der Prediger schon recht, dachte sie. Viele Menschen
führten ein liederliches Leben. Doch war das nicht immer
schon so gewesen? Hatte es nicht immer schon den Schwarzen Tod und allerlei schlimme Heimsuchungen gegeben?
Anna wandte sich ab. Sie hatte nicht vor, sich diesen schönen Sommertag von Gedanken an drohendes Unglück verderben zu lassen. Schlimm genug, dass sie die nächste Stunde damit zubringen würde, das freudlose Gejammer ihrer
Mutter zu ertragen.

»Neun Pfennige soll ich zahlen«, lamentierte Barbara auch
schon, kaum dass Anna das niedrige Haus bei Heilig Kreuz
betreten hatte. »Wie soll ich das nur aufbringen? Am Ende
werden wir hungern müssen.«

Anna konnte sich denken, worüber die Mutter sich erregte.
Vor zwei Jahren war auf dem Wormser Reichstag der ewige
Landfrieden verkündet, und das Reichskammergericht und

das Reichsregiment waren eingerichtet worden, und daneben war auch eine Reichssteuer, der sogenannte gemeine Pfennig, beschlossen worden.

Und nun hatte man damit begonnen, diesen gemeinen Pfennig einzufordern, denn König Maximilian brauchte Geld. Von seinem Vater hatte er nach dessen Tod zwar den Königsthron des Heiligen Römischen Reiches geerbt, nicht jedoch die Kaiserkrone. Denn die konnte ihm nur der Papst verleihen, der in Italien saß, jenseits der Alpen. Unglücklicherweise war Maximilian jedoch nicht der Einzige, der nach der Kaiserwürde trachtete. Auch König Karl VIII. bekundete großes Interesse am höchsten aller Titel, und zu allem Unglück hatte dieser gerade das Königreich Neapel erobert und streckte seine Hand nach ganz Italien aus.

Um seinem Anspruch endlich zur Durchsetzung zu verhelfen, hatte Maximilian auf dem Wormser Reichstag die Heilige Liga gegründet, zwischen dem Königreich Spanien, dem Heiligen Stuhl, dem Herzogtum Mailand, der Republik Venedig und dem Hause Habsburg. Zugleich war ihm auch der Einfall gekommen, wie er dieses Unterfangen finanzieren könnte: eben mit jener Reichssteuer. Sie sollte ihm finanzielle Unabhängigkeit von den reichen Kaufleuten der Städte bringen, namentlich der Fugger, der Gossembrots, der Herwarts aus Augsburg und der Baumgartners aus Nürnberg. Von jenen hatte er in großem Umfang gegen die Verleihung von Bergwerk- und Münzregalien Kredite erhalten, zur Finanzierung seiner Politik und seines aufwendigen Lebensstils.

»Von uns armen Leuten wollen sie es nehmen«, fuhr Barbara fort zu jammern. Geflissentlich übersah sie dabei, dass diejenigen, welche über tausend Gulden besaßen, eine Steuer von einem Gulden zu entrichten hatten, die anderen einen halben Gulden. Nur die Besitzlosen, wie Barbara es war, kamen mit neun Pfennigen davon.

»Und die Klerikalen sind wie immer von den Abgaben befreit. Obwohl es gerade bei denen lohnen würde«, fügte Barbara hinzu, wenn auch recht leise. »Ich weiß nicht, wie ich das Geld zusammenbringen soll.« Mit tragischer Geste ließ sie die Hände auf die Schürze sinken. Ihre Miene wandelte sich von kummer- zu vorwurfsvoll, und die Stimme wurde einen Ton schriller. »Da habe ich nun eine erwachsene Tochter«, klagte sie, »doch nicht, dass sie fleißig ist und Geld nach Hause bringt. Nein, sie sitzt bei den frommen Schwestern herum. Es ist schon ein rechtes Leid! Was habe ich nur getan, dass der Herrgott mich so straft?«

Mit den letzten Worten des Tedeums beendete Pater Quirinus die Vigil. Anna gähnte hinter vorgehaltener Hand und streckte sich, bevor sie hinter Margarete aus der Bankreihe der Kapelle trat. Im Kirchhof begrüßte sie ein schwacher Streifen rosafarbenen Lichts, das den Morgen ankündigte. Nun lohnte es kaum mehr, zu Bett zu gehen. Es würde ein anstrengender Tag werden, denn heute wurde der Jahrtag der Stifter begangen, mit Seelmesse und Vigil, jenem Teil des Stundengebetes, das sie bereits in den ersten Stunden des Tages in die Kapelle geführt hatte.

Regine und Sybilla waren schon vorausgeeilt, doch Anna und Margarete hatten den Kirchhof noch nicht verlassen, als ein vom Alter gebeugter Mann, der sich schwer auf einen Stock stützte, auf sie zutrat.

»Ihr seid Seelschwester zu Sankt Anna?«, sprach er Anna an.

Anna schaute ihm verblüfft in das zerfurchte Gesicht. Gegen die morgendliche Kühle hatte er einen Umhang aus gutem Tuch um seine schmächtigen Schultern gelegt, dessen Kragen mit dunklem Pelz verbrämt war. Dieser Mann sah beileibe nicht aus, als bäte er um Almosen.

»Ja, das ist richtig«, antwortete Anna höflich.

»Das ist gut. Meine Frau ist hier zur letzten Ruhe gebettet, und mir ist es beschwerlich geworden, herzukommen und die Gebete für sie zu sprechen. Ich möchte Euch bitten, mir diese Pflicht abzunehmen.« Seine altersfleckige Hand löste den Beutel an seinem Gürtel und brachte eine Münze zum Vorschein. »Das sollte vorerst reichen«, sagte er und drückte Anna das Geldstück in die Hand. »Sprecht täglich ein Ave-Maria an ihrem Grab.«

Trotz seines Gebrechens würdevoll, wandte der Herr sich zum Gehen, und erst jetzt öffnete Anna die Hand, um die Münze zu betrachten. Ihre Augen weiteten sich vor Erstaunen. Einen ganzen Gulden hatte sie noch nie in den Händen gehalten. Einen kurzen Moment drehte Anna das Geldstück in den Fingern, strich behutsam über die Prägung, dann reichte sie den Gulden weiter an Margarete.

Doch diese weigerte sich, ihn anzunehmen. »Wahrlich ein großzügiger Lohn. Doch bist du so reich, dass du einen Gulden verschenken kannst?«, fragte sie.

»Aber …«, versuchte Anna einen Einwand.

»Das Seelhaus hat genug Geld. Leg es beiseite, du weißt nie, wofür du es noch einmal brauchen kannst«, sagte Margarete und lächelte sie verschmitzt an.

Aus den Augenwinkeln sah Anna Pater Quirinus' braune Tunika auf sich zukommen, und so ließ sie die Münze rasch in ihre Tasche gleiten.

»Gott zum Gruße, Pater«, begrüßte sie ihren Beichtvater höflich. »Warum sind eigentlich alle so sehr darauf versessen, hier in Sankt Anna begraben zu werden?«

»Du hast recht, mein Kind. Sankt Anna ist in der Tat eine bevorzugte Grablage für die vornehmen Augsburger Familien, die ihre Wohnhäuser im oberen Teil der Stadt haben. Ein Segen der Heiligen Jungfrau Maria, der Schutzpatronin der Karmeliter.« Bei diesen Worten rieb sich der Pater die mageren Hände, und ein zufriedener Ausdruck schlich sich auf sein spitzes Gesicht. »Jeden Samstag befreit sie die Mitglieder unseres Ordens, die während der Woche verstorben sind, aus dem Fegefeuer. Eine wahre Wohltat, die auch den Bruderschaften von Laien zuteilwird, die dem Orden angegliedert sind, Männlein wie Weiblein«, erklärte er salbungsvoll.

»Und Euch bringt es die Wohltat reicher Spenden ein«, mutmaßte Anna. Sie konnte sich des Eindruckes nicht erwehren, dass es mehr noch die Pfründen und Stiftungen waren, mit denen das Kloster bedacht wurde, die den Pater erfreuten.

Ein strafender Blick aus wässrigen Augen traf Anna, und ein wenig schuldbewusst schlossen sich ihre Finger um den Gulden in ihrer Tasche.

»Denkt daran, nachher noch die Kerzen auf dem Altar auszuwechseln«, mahnte Pater Quirinus streng, dann ließ er die Schwestern stehen.

Im Seelhaus angekommen, beeilte Anna sich, die Stiege ins Obergeschoss hinaufzusteigen. Sorgfältig schloss sie die Tür ihrer Kammer hinter sich, bevor sie den Gulden hervorholte.

Für einen kurzen Moment dachte Anna daran, das Geld ihrer Mutter zu geben. Doch sie wusste, Barbara ging es nicht wirklich schlecht, sie kam auch ohne ihre Hilfe zurecht. Sie würde den Gulden für einen echten Notfall aufbewahren, denn man wusste schließlich nie, was einmal kommen mochte. Das hatte sie ja bereits schmerzlich am eigenen Leib erlebt.

Noch einmal betrachtete sie die Münze, dann wickelte sie das Geldstück in einen Streifen Tuch. Vorsichtig öffnete sie nun mit dem Fingernagel die Naht ihres Strohsackes ein Stück weit und schob das kleine Bündel hinein, in der Hoffnung, es dort gut verwahrt zu haben. Dann lief sie in die Küche hinab, wo Margarete sich eine Schürze über ihr Gewand gebunden hatte und damit beschäftigt war, einen großen Kapaun mit kochendem Wasser abzubrühen.

Lächelnd reichte Margarete Anna das tropfnasse Tier, und Anna begann sorgfältig den Kapaun zu rupfen, bis kein Federchen mehr an der gelbweißen Haut hing.

Wenn Margarete kochte, war die Mahlzeit schmackhafter, als wenn Regine diese Aufgabe übernahm. Manches Mal rührte sie ein wenig Rahm in die Morgensuppe, meist eine Mehleinbrenne mit Wasser, ein anderes Mal fand sogar ein Stück Fleisch oder fetter Käse seinen Weg auf den Tisch im Refektorium.

Mittlerweile hatte Anna auch eine vage Vorstellung davon, woher Margarete die Mittel dafür nahm, die magere Speise ein wenig aufzufüttern, obwohl die Finanzen des Seelhauses ihr enge Grenzen setzten.

Mit Gebeten, die sie für andere verrichtete, oder dem Pflegen fremder Gräber ließ sich schon der ein oder andere Pfennig verdienen, den Margarete ausnahmslos in Lebensmittel tauschte.

Doch heute würde es sogar ein richtiges Festmahl geben. Es war das Beste am Jahrtag der Stifter, denn ein geringer Betrag der Stiftung war dafür vorgesehen, an diesem Tag die Mahlzeiten der Seelschwestern zu verfeinern.

Das war klug überlegt, dachte Anna mit einem anerkennenden Lächeln. So war kaum davon auszugehen, dass jemals ein Jahrtag vergessen würde.

Inzwischen war ein schmutzig nasser Haufen Federn zu ihren Füßen gewachsen, und Sybilla hatte derweil begonnen, in einem Mörser Salz, Nelken, Muskatblüten, Nüsse und ein Stück Ingwer zu zerstoßen. »Habt ihr schon gehört? In der Jacobervorstadt ist eine Gans mit zwei Köpfen zur Welt gekommen«, sagte sie mit furchtsam aufgerissenen Augen. »Was das wohl zu bedeuten hat?«

»Sicher nichts Gutes«, sagte Margarete. Sie hatte die Ärmel ihres Gewandes hochgekrempelt und schlug auf dem Tisch einen Teig aus Mehl, Eiern, Salz und Schmalz. »Wer weiß, welche Plage nun wieder auf uns zukommt.«

»Vielleicht zur Abwechslung wieder einmal ein Krieg?«, schlug Anna wenig hilfreich vor. Sie hatte ihre Äußerung nicht ernst gemeint, doch Sybilla machte, den Stößel in der Hand, eilig ein Kreuzzeichen.

Margarete brummte und warf Anna einen schrägen Blick zu. »Erinnert ihr euch noch an die Finsternis der Sonne vor zwölf Jahren?«, fragte sie.

Natürlich erinnerte Anna sich an die Finsternis. Sie musste damals so um die fünf Jahre alt gewesen sein. Sie hatte auf dem Boden in der Stube mit ihrer hölzernen Puppe gespielt, als der schmale Streifen aus Sonnenlicht, der sein schräges Muster auf die Dielen der Stube geworfen hatte, zusehends verblasste. Durch die aufgerollten Tücher vor dem Fenster sickerte nunmehr recht trübes, blassgraues Licht herein. Waren so rasch Wolken aufgezogen? Vor wenigen Minuten erst hatte Anna auf Geheiß ihrer Mutter den Unrat hinausgetragen, da hatte der Himmel in klarem Blau gestrahlt. Vom Hof her ertönte das schrille Meckern der Ziege, als hätte sie jemand erschreckt. Doch ansonsten war es still.

Die Vögel in den Bäumen hinter den Häusern hatten aufgehört zu singen, und die Rufe der Händler und das geschäftige Schnattern der Menschen, das gewöhnlich vom Sonnenaufgang bis in den späten Abend hinein durch die Straßen erscholl, waren versiegt. Auch das Geräusch der Karren, die ohne Unterlass durch die Gasse rumpelten, war verstummt.

Neugierig geworden lief Anna durch die niedrige Tür ins Freie. Die Sonne warf immer noch Schatten, aber dennoch war es dunkel geworden. Jedoch anders, als würde der Tag zur Nacht werden. Nicht rötlich wie die Abenddämmerung war das Licht, sondern blass, als schwinde es einfach dahin. Dabei hatte es noch nicht zur Non geläutet.

Überall in der Gasse waren die Menschen stehengeblieben, hatten ihre Bündel und Lasten abgestellt und blickten zum Himmel hinauf. Auch Anna richtete ihren Blick nach oben. Eine dunkle Scheibe hatte sich vor die Sonne geschoben, bedeckte diese, so dass von ihr nur eine Sichel blieb, dem zunehmenden Mond gleich.

Anna schwindelte ein wenig. Sie hatte das Gefühl, als bewege sich die Dunkelheit um sie herum, würde tiefer. Dann, mit einem Mal, als breite sich ein Tuch über die Stadt, fiel die Dunkelheit wie ein Vorhang hernieder. Sterne blitzten am Firmament auf wie funkelnde Edelsteine, und einen Fußbreit unter der Sonne erstrahlte ein umgekehrter Regenbogen.

Um sich herum vernahm Anna die erschreckten Rufe einiger Erwachsener, doch sie konnte nicht verstehen, warum diese so furchtsam waren. Der Regenbogen war wunderhübsch anzuschauen.

Schmaler und schmaler wurde die verbleibende Sichel der Sonne, wurde heller und verjüngte sich zu einem gleißenden

Punkt. Dann war dort nur noch ein Blitz. Grell stach er Anna in die Augen, und sie musste sie schließen.

Doch nur für einen Moment, zu groß war die Anziehungskraft, die das Himmelsschauspiel auf sie ausübte. Wiewohl die Erwachsenen um sie herum ganz anders zu empfinden schienen als sie. Anna sah die Angst in ihren Gesichtern. Einige waren auf die Knie gesunken und beteten lautlos, stumm bewegten sich ihre Lippen.

Als Anna wieder zum Himmel blickte, erschrak auch sie. Die Sonne hatte sich gänzlich schwarz gefärbt. Ein gleißender Kranz aus Strahlen umhüllte sie, Flammen zuckten daraus hervor wie die Zungen des Teufels.

Es war, als wäre die Welt zum Stillstand gekommen. Anna schauderte und spürte, wie sich die feinen Härchen auf ihren Armen aufstellten. Dieser Anblick war ihr nun doch recht unheimlich.

In die Stille hinein erklang mit einem Mal das dumpfe Läuten der Glocken des Doms. Die Heilig-Kreuz-Kirche fiel in das Geläut mit ein, dann Sankt Ulrich und Afra, Sankt Anna, dann alle anderen Kirchen.

Auch Anna kniete sich in den Staub.

»Gegrüßet seist Du, Maria …«, beteten die Erwachsenen um sie herum laut. Anna kannte die Worte und sprach leise mit: »… voll der Gnade, der Herr ist mit Dir. Du bist gebenedeit unter den Frauen …«

Voller Inbrunst beteten die Menschen. Nur die Mutter Gottes konnte ihnen nun noch beistehen. »Heilige Maria, Mutter Gottes, bitte für uns Sünder jetzt und in der Stunde unseres Todes«, ertönten die frommen Worte aus Tausenden von Kehlen zum Himmel hinauf.

Endlich, nach einer guten Weile, hatte die barmherzige Gottesmutter ein Einsehen mit ihren Erdenkindern. Die Flammen verschwanden, und langsam, fast unmerklich kam die Sonnensichel wieder zum Vorschein.

Seufzer erklangen um Anna herum. Man war gerade noch einmal davongekommen. Dankesgebete wurden gemurmelt.

Allmählich wurde es heller. Doch es dauerte noch eine gute Weile, bis die Sonne ihre gewohnte Form zurückerlangt hatte.

Voller Gottesfurcht strömten die Menschen an diesem Abend in die Gottesdienste, so auch Anna und ihre Mutter. Kaum konnten die Kirchen die Flut der Gläubigen aufnehmen. Man musste die Kirchentore offen lassen, damit auch jene der Messe lauschen konnten, welche keinen Platz mehr in den Gotteshäusern gefunden hatten.

Anna hatte ihre Mutter nach dem Grund gefragt, und diese hatte ihr erklärt, dass die Finsternis der Sonne ein eindeutiges Zeichen des Himmels war, dass etwas Schreckliches geschehen würde. Der Zorn Gottes würde über sie kommen, vor allem über alle unartigen Mädchen. Deshalb suchten die Menschen Vergebung für ihre Sünden, und auch Anna täte gut daran, Buße zu tun.

»Ja, die Finsternis war schrecklich«, erinnerte auch Sybilla sich. »Der Tag wurde zur Nacht, und die Vögel fielen vom Himmel.«

»Und welches Unglück ist daraufhin geschehen?«, erkundigte sich Anna.

Daran vermochten weder Sybilla noch Margarete sich zu erinnern, doch Margarete fiel ein anderes Zeichen ein, von dem sie mit Sicherheit die Folgen wusste: »Und was war mit dem teuflischen Heer, das vor zwei Jahren auf den Kreuzwegen und über die Felder gerast ist?«, fragte sie düster und gab auch gleich selbst die Antwort: »Es hat uns die Franzosenkrankheit gebracht«, sagte sie triumphierend. »Von dreißig, die sie hatten, wurde keiner mehr recht gesund. Man musste sogar ein Blatterhaus errichten.«

Erneut schlug Sybilla ein Kreuzzeichen. Margarete nahm ihr den Mörser aus der Hand und strich die zerriebene Würzmischung auf die Haut des Kapauns.

Anna presste die Lippen zusammen. So betrachtet musste die zweiköpfige Gans natürlich eine bevorstehende Unbill ankündigen, dachte sie, doch wirklich überzeugt war sie nicht. Dennoch konnte sie nicht verhindern, dass auch sie erschauderte.

Laut und ein wenig schwatzhaft ergriff sie die Gelegenheit, das Thema zu wechseln: »Wo du gerade die Franzosenkrankheit erwähnst. Ich habe davon reden hören, dass auch unser hoher Maximilian an den Blattern leidet.«

Margarete überhörte diesen lästerlichen Klatsch geflissentlich. »Anna, du kannst damit beginnen, die Rüben zu schrubben.«

Die Gesichter der Frauen erhitzten sich in den Dampfschwaden, die vom Herd aufstiegen, und glänzten vor Eifer und Vorfreude auf ihr Festmahl, und so dauerte es nicht allzu lange, bis ein betörender Duft nach gebratenem Geflügel durch das enge Seelhaus zog. Der Gedanke an das abendliche Mahl ließ Anna das Wasser im Munde zusammenlaufen, doch ein paar Stunden würden sie sich noch gedulden müssen.

Der gebratene Kapaun schmeckte hervorragend. Sein Fleisch war weiß und zart, die geschabten Rüben schwammen in geschmolzener Butter, und die fette, zähflüssige Sauce war milchig von frischem Rahm.

Anna wischte sich glücklich den Mund ab. Sie hatte das Gefühl, sich nicht von der Bank erheben zu können, so gefüllt war ihr Magen.

»Jetzt wird es lange dauern, bis wir wieder so großzügig tafeln können«, sagte Margarete, Bedauern in der Stimme. Eine breite Fettspur lief ihr über das rundliche Kinn.

»Völlerei ist Sünde!«, maßregelte Regine sie, doch dann erhob sie sich, um das Jahrzeitenbuch zu holen, in dem die Todestage der Stifter verzeichnet waren. Das flache, in Leder gebundene Buch enthielt zudem die Texte der Gebete, die zu den gegebenen Anlässen zu sprechen waren, und war mit allerlei feingezeichneten Miniaturen verziert.

Mit einem Mal fühlte Anna Übelkeit in sich aufsteigen. Ihr Gesicht hatte eine ungesunde, grünliche Farbe angenommen, und sie spürte, wie ihr winzige Schweißperlen auf die Stirn traten. Ein ungebührliches Aufstoßen schlüpfte ihr über die Lippen, und rasch presste sie die Hand auf den Mund.

»Was musst du dich auch so überfressen,« tadelte Regine säuerlich, doch Anna nahm ihre Worte nicht mehr wahr. Die andere Hand auf den Magen gedrückt, eilte sie, so schnell sie es vermochte, aus dem Refektorium, durch Flur und Küche hinaus zum Abort, wo sich ihr Inneres seiner ungewohnten Last entledigte.

Wieder und wieder erbrach Anna sich, bis nur noch die Säfte der Galle aufstiegen. Ermattet spülte sie sich den Mund aus, schleppte sich mühsam die Stiege hinauf in ihre Kammer und ließ sich schwer auf ihren Strohsack fallen.

Am nächsten Morgen fühlte Anna sich immer noch erbärmlich. Sie konnte die dünne Morgensuppe nicht bei sich behalten und trat bereits nach dem zweiten Löffel wieder den leidigen Weg zur Latrine an. Beim Nachtmahl, Margarete hatte aus den Resten des Kapauns Krapfen bereitet, mit geriebenem Käse und Muskat darin, umhüllt von einem wunderbar lockeren Teig, verursachte ihr schon der Duft des Essens Übelkeit.

In den folgenden Tagen wurde es nicht besser. Annas schmales Gesicht wurde spitzer, die Haut fahl und blass. Ihre kohlefarbenen Augen sanken immer tiefer in ihre Höhlen. Dennoch verrichtete sie ihre Gebete und die Aufgaben in der Kapelle rechtschaffen, schon allein, um Ablenkung zu finden.

Bis zum Ende der Woche hatte sie keinen Bissen mehr zu sich genommen und jeden Versuch mit üblem Erbrechen bitter gebüßt. Am Sonntag begleitete sie wie gewohnt die Schwestern zur Messe.

Als die Gläubigen sich aus ihren Bänken erhoben und einzeln zum Altar schritten, um die heilige Kommunion zu empfangen, bekam Anna einen fürchterlichen Schrecken. Was, wenn sie die Hostie sofort erbrechen würde? Hier vor allen Menschen? Galt das als Frevel?, fragte sie sich bange.

Sie konnte jedoch auch nicht in der Bank sitzen bleiben. Das würde die Aufmerksamkeit aller erregen und Anlass sein, darüber zu spekulieren, welche schwere Sünde die Schwester begangen hatte, dass sie unwürdig war, die Kommunion zu empfangen.

Langsam rückte die Reihe der Gläubigen vor, Schritt für Schritt. Jetzt waren nur noch drei vor ihr. Noch zwei. Einer. Ehrfürchtig legte Anna die geöffneten Hände ineinander und trat vor. Mit einem Segen ließ Pater Quirinus den flachen, weißlichen Fladen auf ihre Handflächen gleiten.

Entsetzt starrte Anna auf den Leib Christi. Was sollte sie tun?

Sie hatte keine Wahl. Mit Daumen und Zeigefinger der rechten Hand nahm sie die Hostie auf und legte sie auf ihre

Zunge. Sie würde einfach nicht schlucken. Die dünne Obla-
te weichte sofort auf, wurde in ihrem Mund zu Brei.

Anna versuchte, ruhig zu bleiben, knickste, wandte sich ab
und schritt zurück in ihre Bankreihe. Mechanisch kniete sie
nieder, doch sie konnte sich nicht auf das Dankesgebet konzentrieren.

Mehr und mehr Speichel sammelte sich in ihrem Mund, und
dann kam der Reiz, zu schlucken. Und Anna schluckte.
Doch es geschah nichts. Kein Würgen, kein Aufstoßen.
Nichts.

Voller Inbrunst sprach sie nun das Gebet und setzte sich
erleichtert zurück in die Bank. Sie hatte Glück gehabt. Vielleicht wurde sie ja langsam gesund und würde bald wieder
richtig essen können?

Sybilla neben ihr in der Bank hatte von den Qualen, die
Anna ausgestanden hatte, nichts bemerkt. Wohl aber hatte
sie gesehen, wie Anna die Kommunion erhalten hatte. Wenn
Anna geahnt hätte, welche Schlüsse die gläubige Seelschwester daraus ziehen würde, und wenn sie um die Folgen, die
daraus erwachsen würden, gewusst hätte, sie hätte mit Freuden vorgezogen, die heilige Hostie zu erbrechen.

7. Kapitel

Viele Blicke folgten Anna, als sie am frühen Morgen neben ihren Mitschwestern zur Kirche ging. Der Wind fegte die ersten Blätter um die Säume ihrer Röcke und trug den unverwechselbaren Duft eines frühen Herbstes mit sich. Weit mehr Menschen als üblich drängten an diesem Sonntagmorgen der Kirche zu, um die heilige Messe zu besuchen.

»Seht nur, die Ärmste!«, hörte Anna eine weibliche Stimme voller Mitleid hinter sich wispern. »Sie leidet wie eine Märtyrerin.«

»Meinst du, sie wird verhungern?«, flüsterte eine andere ehrfürchtig.

»Das wird der Herrgott doch wohl nicht zulassen«, antwortete die Mitleidige.

Anna selbst war sich dessen nicht so sicher. Krampfhaft bemühte sie sich, sich nicht nach den Sprechenden umzuschauen.

Wenn sie geglaubt hatte, dass sie nun gesund würde, so hatte sie sich getäuscht. Das Erbrechen hielt an. Hier und da brachte sie einen Schluck Wasser hinunter, aber ihr Magen weigerte sich hartnäckig, gleich welche Speise bei sich zu behalten.

In den vergangenen Wochen hatte sie bedenklich an Gewicht verloren. Ihre Wangen waren eingesunken und ließen die Wangenknochen spitz aus dem Gesicht hervorstechen, und unter ihre Augen hatten sich dunkle Schatten gelegt.

»Es ist schon etwas Besonderes, wenn Gottes Blick gefällig …«, vernahm Anna erneut die ehrfürchtige Stimme, bevor sie sich im Singen des Windes, der um die Ecke des Kirchenschiffes zog, verlor.

Am Portal des Gotteshauses reichte ihr ein Herr, der weit mehr als das Dreifache an Jahren zählte wie sie selbst, den Arm, um sie über die Schwelle zu geleiten. So hinfällig wirke ich also, dachte Anna mit einem Anflug von Sarkasmus, dass mir schon alte Leute Hilfe andienen.

Erleichtert nahm sie in der Kirchenbank Platz, doch auch hier hatte sie das unangenehme Gefühl, beobachtet zu werden. Sie spürte die vielen Blicke, die auf sie gerichtet waren, vernahm das Summen und Tuscheln hinter vorgehaltener Hand. Langsam beschlich sie der Verdacht, dass manch einer der Kirchenbesucher nur gekommen war, um sie zu sehen.

Anna fühlte sich sehr unwohl während der Messe. Unruhig rutschte sie auf der Bank hin und her, und dass Pater Quirinus mehr als einmal seinen abschätzenden Blick auf ihr ruhen ließ, trug nicht dazu bei, ihr Unbehagen zu mildern.

Später, als Anna zum Altar schritt, um die heilige Kommunion zu empfangen, hatte sie das Gefühl, jedes einzelne Augenpaar im Kirchenschiff sei auf sie gerichtet. Sie hatte zwar keine Angst mehr davor, die Hostie zu nehmen, denn nach wie vor war diese das Einzige, das Anna ohne Schwierigkeiten hinunterschlucken konnte, doch die Blicke in ihrem Rücken machten sie nervös.

Ihr Mund war wie ausgetrocknet, und die geweihte Hostie blieb ihr im Hals stecken. Anna verschluckte sich und musste husten. Ihr Gesicht färbte sich rot, und rasch presste sie die Hand auf den Mund. Unter heftigem Schlucken und Hüsteln, den Kopf vor Scham gesenkt, schlich sie zurück in ihre Bank.

Das Gerücht hatte schnell die Runde gemacht. Bei Sankt Anna gab es eine Heilige, die keine irdische Speise zu sich nahm. Ausschließlich von der Kraft des alle Sonn- und Aposteltage genossenen heiligen Sakramentes ernährte sie sich. Wenn das nicht ein rechtes Wunder war.

Um die Zeit der Sext klopfte es an die Tür des Seelhauses. Ob hier die Heilige wohne, die nichts aß, begehrte die Besucherin zu wissen. Sybilla knickste und nickte eifrig.

Es war ungewöhnlich, dass ein Besucher den Weg in das Seelhaus fand, zumal einer, dem man seinen Wohlstand ansah. Eilfertig führte Sybilla die Dame in das Refektorium. Dann lief sie die Stiege hinauf.

»Eine Frau will die Heilige sprechen«, verkündete sie Anna in ehrfürchtigem Tonfall.

Anna verzog unbehaglich das Gesicht. Es gefiel ihr gar nicht, wenn man sie als Heilige bezeichnete. Sie war keine Heilige – jedenfalls fühlte sie sich nicht so. Sie hatte lediglich einen kranken Magen, und nur Gott allein wusste, warum es so war, dass einzig die heilige Hostie ihr kein Erbrechen verursachte. Dennoch wollte sie die Besucherin begrüßen.

Sich schwer auf das Geländer der Stiege stützend, folgte sie Sybilla hinab. Sie hatte in den vergangenen Wochen nicht nur an Gewicht, sondern auch an Kraft verloren.

Als sie das Refektorium betrat, stand die Dame, wie von einer großen Last schwer gebeugt und in Gedanken versunken, am Fenster, und Anna hatte Gelegenheit, sie zu mustern. Sie trug ein Gewand aus grünseidenem Tuch und einen wollenen Nuschenmantel darüber. An ihrem perlenbesetzten Gürtel, den sie um die Hüften geschlungen hatte, hing eine reichbestickte Börse. Das schmale Gesicht unter der kunstvoll gefälteten Haube war noch nicht alt, doch es war sehr blass und wirkte verweint.

Anna räusperte sich, und erst jetzt schien die Besucherin ihr Eintreten zu bemerken. Respektvoll begrüßte sie Anna und blickte sie aus geröteten Augen an. »Ich möchte Euch um eine Gunst bitten, Schwester«, sagte sie tonlos.

Erstaunt zog Anna die Augenbrauen hoch. Die Frau machte auf Anna nicht den Eindruck, als wäre sie naiv. Wieso also wandte sie sich mit ihren Sorgen an eine vermeintliche Heilige?

»Mein Mann, der Goldschmied Hirzer, liegt gar siech danieder, seit Wochen schon. Er mag sich einfach nicht erholen«, erklärte die Dame. Kaum konnte sie ein Schlucken unterdrücken. Ihre Stirn hatte sich in kummervolle Falten gelegt, und sie zwinkerte heftig, um die Tränen zurückzuhalten. Das Leid ihres Gatten schien sie schwer anzukommen.

»Alle Medizin hat ihm nicht geholfen. Könnt Ihr für seine Genesung beten?«, fuhr sie flehentlich fort und blickte Anna direkt an. »Wenn Ihr es nicht vermögt, dann weiß ich nicht, was ich noch tun soll.«

Anna las Verzweiflung in diesem Blick, aber auch einen Keim von Hoffnung. Der Ärmsten schien wirklich sehr viel daran zu liegen. Natürlich würde Anna ihr den Gefallen tun und für den Kranken beten, doch sie bezweifelte, dass ihre Gebete wirksamer waren als die von jedem anderen. »Sicher werde ich für Euren Mann beten«, antwortete sie und lächelte die Frau voller Mitgefühl an.

Kaum hatte sie die Worte ausgesprochen, als eine Veränderung mit der Frau des Goldschmiedes vorzugehen schien. Sie straffte den gebeugten Rücken und richtete sich auf. Ihr Gesicht wirkte fester, die Haut bekam wieder Farbe, und die Tränen versiegten.

Mit dem Anflug eines Lächelns nestelte sie den ausgefallenen Verschluss an ihrer Börse auf. Er hatte die bezaubernde Form einer sich öffnenden Blütenknospe, stellte Anna bewundernd fest.

Sorgfältig zählte die Hirzerin Anna fünf Kreuzer in die Hand. »Behaltet davon für Euch, was Ihr für angemessen haltet, und verteilt den Rest an Bedürftige, so wie es Euch gut dünkt«, sagte sie. Ihre Stimme klang mit einem Mal fest, und Anna vernahm deutlich die Zuversicht darin.

Nachdem die Frau des Goldschmiedes gegangen war, blieb Anna noch eine Weile auf der Bank im Refektorium sitzen und dachte über das soeben Geschehene nach. Mit ihren Worten hatte sie den Kranken nicht heilen können, und ob ihre Gebete hilfreich wären, ließ sich noch nicht sagen. Und dennoch hatte sie der bangenden Frau etwas sehr Wichtiges gegeben: Hoffnung und Zuversicht.

Auch der alte Herr, dem sie ihren ersten Gulden verdankte, hatte sie um Gebete ersucht. Doch das war etwas gänzlich anderes gewesen. Er hatte einen Dienst von ihr erbeten, um sich einer Aufgabe zu entledigen, und er hatte dafür bezahlt. Gleiches hätte jede andere Seelschwester an ihrer Stelle auch tun können.

Doch diese Frau hier glaubte allein an die Wirkung ihrer, Annas, Gebete. Und einzig dieser Glaube hatte ihr schon Kraft und das Vertrauen gegeben, dass sich alles zum Guten wenden wird. Anna schüttelte verwundert den Kopf. So hatte ihr kranker Magen und das unselige Gerücht, das sich darum rankte, wenigstens ein Gutes bewirkt, dachte sie. Dennoch wäre sie mehr als glücklich, wenn sie wieder normal essen könnte.

Anna erhob sich von den Knien und streckte die kalten, steifen Glieder. Einen Moment schwindelte ihr, und dunkle

Punkte tanzten vor ihren Augen. Krampfhaft hielt sie sich an der rückwärtigen Kirchenbank fest, bis sie sich wieder sicher auf den Beinen fühlte.

Ihre Gebete hatten heute länger gedauert als üblich. Zusätzlich zu den vorgeschriebenen Gebeten für die Familie Hirn und jene für die verstorbene Gattin des großzügigen, alten Herrn hatte sie auch für den kranken Goldschmied Hirzer ein Gebet gesprochen, wie sie es seiner Gattin versprochen hatte.

Als Anna aus der Bank trat, sah sie zwei Frauen am Eingang der Kapelle stehen, die leise miteinander wisperten. Das war ungewöhnlich, denn so früh am Tage, zumal an einem Montag, kamen selten Gläubige in die Kapelle.

Die jüngere der beiden, beinahe ein Mädchen noch, warf ihr einen verstohlenen Blick zu, und Anna sah große Angst in ihren Augen, doch auch unverhohlene Neugier. Beide Frauen waren in einfache Gewänder gekleidet, und auch die jüngere trug bereits das Haar unter der Haube der Verheirateten verborgen.

Mutter und Tochter, wie Anna unschwer erkennen konnte, denn die eine schien das gealterte Ebenbild der anderen zu sein. Die Tochter würde sich in nicht allzu weiter Ferne über die Geburt eines Kindes freuen dürfen, denn unter ihrem weiten Kleid zeigte sich bereits eine ansehnliche Wölbung.

Als Anna zum Ausgang der Kapelle schritt, sprach die Mutter sie an: »Ihr seid die Schwester Anna?«

Anna nickte, und ehe sie es verhindern konnte, war die Frau ehrfürchtig vor ihr auf die Knie gesunken. Die Tochter versuchte, es ihr gleichzutun, doch ihr Bauch bereitete ihr gewisse Umständlichkeiten.

Die Mutter ergriff Annas Hand. »Segnet meine Tochter,

und vor allem das Ungeborene, das sie trägt«, bat sie. »Sie hat große Furcht vor ihrer Niederkunft.« Die beiden Frauen senkten demütig die Köpfe.

War das nicht vermessen, fragte Anna sich erschrocken. Wer war sie, dass sie einen Segen erteilen sollte? Das war allein den Priestern vorbehalten.

Schon schüttelte Anna den Kopf und öffnete den Mund, um der Frau zu erklären, dass dies unmöglich sei, als sie ein unangenehmes Kribbeln zwischen ihren Schulterblättern verspürte. Sie wandte den Kopf und sah den blassgrauen Blick von Pater Quirinus, der still vor dem Altar gebetet hatte, auf sich gerichtet. Er schien das Ansinnen der Frauen gehört zu haben, doch seine Miene war undurchdringlich, Anna vermochte nicht, darin zu lesen. Hilfesuchend zog sie die dunkeln Brauen hoch.

Quirinus schloss die Augen für einen Moment und nickte zustimmend.

Ganz wohl war Anna nicht dabei, und sie getraute sich auch nicht, darüber nachzudenken, wohin die Sache mit ihrer angeblichen Heiligkeit noch führen sollte. Doch wenn der Pater es für rechtens hielt, dann sollte sie es wohl tun.

Wie sie es bei den Priestern gesehen hatte, hob Anna die Hand und schlug zunächst das Kreuzzeichen über dem Scheitel der Tochter, dann über der prallen Wölbung ihres Bauches und zum Schluss ein drittes über dem gesenkten Kopf der Mutter.

Mit einem zaghaften Lächeln dankte ihr die Schwangere, und ihre Mutter nickte zufrieden. Die beiden Frauen erhoben sich und verließen die Kapelle, und Anna hörte, wie leise klimpernd ein Geldstück auf den Opferteller fiel. Erneut suchte sie den Blick ihres Beichtvaters, doch der hatte sich wieder in seine Gebete vertieft.

Als Anna weit später als gewohnt in das Seelhaus zurückkehrte, erwarteten ihre Mitschwestern sie bereits ungeduldig und voller Aufregung.

»Man hat schon nach dir gefragt«, schnappte Regine missmutig, kaum dass Anna durch die Tür getreten war.

Aus dem Refektorium trat ihr Sybilla entgegen. Sie strahlte über das ganze Gesicht und zog Anna sogleich in den Raum hinein. »Hier, schau dir das an«, sagte sie und wies mit ausgestrecktem Arm auf den Tisch.

Annas Augen wurden groß vor Erstaunen. Auf der hölzernen Platte stapelten sich Säcke mit Mehl, Brotlaibe, ein Korb mit Äpfeln und einer mit Birnen. Eine große Kanne Bier stand dort neben einem Ballen festen, grauen Tuches, und drei üppige Rettiche drohten vom Tisch hinabzurollen.

»Wem haben wir denn diesen Überfluss zu verdanken?«, fragte Anna erstaunt.

»Dir, meine Gute, unserer Heiligen!«, sagte Margarete glücklich, nahm sich einen saftigen Apfel und biss hinein.

Noch bevor Anna eine Erklärung bekam, wie diese Dinge auf den Tisch des Refektoriums gelangt waren, vernahmen die Schwestern das Poltern von festem Schuhwerk im Flur. Ein kräftiger Mann steckte den Kopf durch die Tür. »Wo soll ich das abladen?«, fragte der Knecht und blickte in die Runde. »Meine Herrin schickt mich, Euch das zu bringen.« Mit dem Kinn wies er auf ein mächtiges Bündel Feuerholz, das er mit beiden Armen umfasst hielt.

»Bring es in den Hof hinaus«, wies Regine ihn knapp an. »Dort durch die Küche.« Der Mann verschwand in die Richtung, die ihr ausgestreckter Zeigefinger wies.

»Aber das geht doch nicht«, wagte Sybilla zu protestieren. »Das sind doch Almosen. Wir können sie nicht für uns behalten.«

»Du glaubst doch nicht, dass ich das Holz durch die Gegend schleppe und an die Armen verteile. Holz können wir selbst gut gebrauchen.« Regine erstickte die Widerrede.

Langsam dämmerte Anna, woher die Flut an Lebensmitteln stammte, die sich so üppig auf ihrem Tisch ausbreitete. »Sagt nur, das alles hier sind Spenden?«, fragte sie und ließ sich auf die Bank sinken.

»Ja, den ganzen Morgen über kamen Mägde aus den wohlhabenden Häusern und haben die Sachen hier abgegeben. Du sollst sie verteilen.« Margarete nickte eifrig.

»Aber wieso verteilen die Herrschaften ihre Almosen nicht selbst, anstatt sie hierher zu schaffen?«, fragte Anna ein wenig begriffsstutzig. »Das ist doch der gleiche Aufwand.«

»Aufwand, ja«, antwortete Margarete. »Aber die Wirkung ist eine andere.«

»Wieso denn das? Die Armen bekommen Nahrung, gleichgültig, ob ich sie ihnen gebe oder die Spender«, beharrte Anna.

»Eben nicht«, widersprach die ältere Schwester. »Gute Werke, die von heiliger Hand dargebracht werden, sind Gott wohlgefälliger und kommen den Spendern mehr zugute, als wenn sie diese selbst verrichten würden.«

Sybilla nickte und lächelte fromm. »Also musst du die Almosen verteilen.«

»Und die Arbeit damit haben wir«, brummte Regine, legte die Hand auf ihren Magen und verzog säuerlich das Gesicht. Sie konnte es nicht leiden, wenn jemand die Gleichförmigkeit ihres Tagesablaufes durcheinanderbrachte.

Wie konnte Regine nur so bequem und kleinmütig sein, dachte Anna aufgebracht. Es war doch erfreulich, dass so viele großherzige Menschen bereit waren, den Armen Nahrung zu spenden. Anna hatte wenig Lust, sich weiterhin Regines Nörgeleien anzuhören. Es wurde höchste Zeit, dass sie etwas gegen deren beständig schlechte Laune unternahm.

Von der Tür des Refektoriums her rief Sybilla: »Da ist wieder jemand mit Gaben für die Heilige!«

Mit geröteten Wangen eilte Anna hinaus.

»Heilige, Heilige! Immer nur die Heilige. Seit diese Person im Haus ist, gibt es hier keine Ruhe mehr. Dies ist ein Seelhaus, kein Jahrmarkt und auch keine Pilgerstätte«, murrte Regine missgelaunt vor sich hin. »Hält sich wohl für etwas ganz Besonderes. Nicht einmal mehr bei den Mahlzeiten gesellt sie sich zu uns.«

»Du weißt, dass es ihr Übelkeit verursacht, uns essen zu sehen«, nahm Margarete Anna in Schutz. Sie hatte nichts an Annas Bewunderern auszusetzen. Im Gegenteil, brachten die Besucher doch viel Leben und Glanz in das armselige Seelhaus.

Und vor allem brachten sie Almosen. Auch wenn das meiste davon verteilt wurde, so würde sie es schon einzurichten wissen, dass einiges davon die Tafel der Schwestern bereicherte. Allein dafür dankte Margarete dem Herrn. »Lasst uns die Sachen zur Kirche hinüberbringen. Dort werden wir sie an die Bettler verteilen«, schlug sie vor.

Jede der Schwestern griff sich, soviel sie zu tragen vermochte, und unter ihrer kostbaren Last schwer atmend, schleppten sie die Lebensmittel in den Kirchhof.

Kaum hatten sie die Säcke und Körbe abgestellt, als sich bereits eine Traube von zerlumpten Gestalten um sie scharte. Anna griff nach einem Laib Brot, um ihn einem dürren Jungen zu reichen, doch ein verwachsener Mann mit schiefem Gesicht schob sich dazwischen und riss ihr das Brot grob aus der Hand.

Der Anblick dieser Fülle an Lebensmitteln ließ die Elenden alle Zurückhaltung vergessen. Immer dichter drängten sie sich an die Schwestern heran, reckten sich und griffen, was sie nur eben erhaschen konnten. Eine Weile lang versuchte Anna, die zudringlichen Hände abzuwehren und die Brote gerecht zu verteilen. Doch mehr und immer mehr Bettler wurden es, die sie schier zu erdrücken schienen.

Längst hatten sie die Mitschwestern abgedrängt, und Anna sah sich allein eingekeilt zwischen stinkenden, ungewaschenen Leibern. Fauliger Atem aus unzähligen schreienden Mündern hüllte sie ein. Jeder versuchte, sie auf sich aufmerksam zu machen. Von allen Seiten zogen Hände an ihrem Kleid, drohten, ihr den Schleier vom Kopf zu reißen.

Panik stieg in Anna auf. Dieser Menge hatte sie nichts entgegenzusetzen. Fort. Sie musste augenblicklich fort von hier, raus aus diesem Tumult. Sie ließ die Brotlaibe fallen und versuchte, sich aus dem dichten Knäuel zu befreien.

Das war der Moment, in dem der Mob nicht mehr zu halten war. Wie wilde Tiere warfen sich die Bettler auf die Lebensmittel, schlugen einander, rauften, rissen sich an den Haaren, um möglichst viel an sich raffen zu können.

Es verlangte eine große Kraftanstrengung, doch endlich gelang es Anna, zwischen den Leibern hindurchzuschlüpfen und sich zu befreien. Erschöpft lehnte sie sich an die kalte Mauer von Sankt Anna und atmete tief durch, bis sich ihr Herzschlag ein wenig beruhigte.

Die Mitschwestern eilten auf Anna zu, erleichtert, dass ihr die Flucht aus dem Gedränge gelungen war. Mit mütterlicher Geste rückte Margarete Anna den Schleier auf dem Kopf zurecht, dann geleiteten die Schwestern Anna zurück in das Seelhaus. Einzig Regine konnte sich ein spöttisches Lächeln nicht verkneifen.

Während die Schwestern sich zur Stärkung einen Becher des Bieres gönnten, das noch immer unberührt in seinem Krug auf dem Tisch im Refektorium stand, brütete Anna düster über das Geschehene nach.

So ging das nicht. Sie hatte sich die Sache ganz anders vorgestellt. Es konnte nicht angehen, dass eine Horde Bettler über sie herfiel und sich um die Lebensmittel schlug. So würden nur die Stärksten an den Almosen teilhaben, und die Schwächeren, die der Hilfe am dringendsten bedurften, würden leer ausgehen. Abgesehen davon, dass sie nicht jedes Mal ihr Leben riskieren wollte, wenn sie die Lebensmittel verteilte.

Schließlich hellte sich Annas Miene auf. Morgen würden sie einen neuen Versuch starten, die Almosen unter die Bedürftigen zu bringen, entschied sie, doch sie würden es gänzlich anders organisieren.

Und so bauten Anna und Margarete denn am späten Vormittag, nachdem sie ihre Gebete verrichtet und ihren Pflichten in der Kapelle nachgekommen waren, neben der Tür zum Seelhaus aus zwei Böcken, über die sie Holzplanken legten, einen Tisch auf.

Währenddessen waren Sybilla und Regine in Küche und Refektorium damit beschäftigt, die verbliebenen Brotlaibe zu halbieren und das Mehl in kleinere Säcke umzufüllen. Dann teilten sie die Lebensmittel in Portionen ein und schnürten sie sorgfältig zu kleinen Bündeln zusammen.

Während des Morgens waren noch weitere Gaben eingetroffen, und alsbald häuften sich die Bündel auf dem Tisch des Refektoriums. Die Frauen trugen nur wenige der Bündel auf die Straße hinaus und stapelten sie auf dem Tresen.

Anna schickte Sybilla fort, um einigen der Bettler, die immer in der Nähe von Sankt Anna zu finden waren, zu sagen, dass vor dem Seelhaus Almosen verteilt würden. Wusste einer von dem Bettelvolk Bescheid, würde sich die Kunde in Windeseile herumsprechen. Wie, das war eines der Geheimnisse, die Anna bisher nicht hatte ergründen können.

Sie hatte sich hinter dem Tresen aufgebaut, flankiert von Margarete, während Regine mit barschen Worten dafür Sorge trug, dass sich die Bedürftigen gesittet hintereinander aufreihten und geduldig warteten, bis sie an die Reihe kamen.

»Wie heißt du?«, fragte Anna eine sehr junge Frau, die einen Säugling auf dem Arm trug und einen kleinen Jungen, der gerade einmal laufen konnte, an der Hand hielt. Dabei war sie kaum selbst erwachsen zu nennen.

»Gudrun, Schwester«, antwortete das Mädchen.

Aus hungrigen Augen beobachtete der Junge aufmerksam, wie Anna seiner Mutter ein Bündel mit Lebensmitteln reichte.

Anna wusste, es mussten noch ein paar Birnen übrig sein, die nicht auf die Bündel verteilt worden waren, denn sie hatte gesehen, wie Margarete eine Handvoll aus dem Korb genommen hatte und damit in der Küche verschwunden war. Leise bat sie Sybilla, in der Küche danach zu suchen und ihr eine der Früchte zu bringen.

»Sorgt der Vater der Kinder nicht für euch?«, fragte sie die Frau.

»Der hat sich aus dem Staub gemacht«, antwortete diese mit einem Zucken ihrer mageren Schultern. »Als Magd mit zwei Kindern nimmt mich keiner, und ich habe keine Verwandten in der Stadt, bei denen ich die Kinder lassen könnte.«

Sybilla trat aus dem Haus, in der Hand eine besonders rotwangige und saftige Frucht. Anna reichte sie dem Kleinen, der vor Freude jauchzte. Mit beiden Händen griff er danach und grub seine Zähnchen sofort gierig in das weiche Fruchtfleisch.

Während sie dem Nächsten in der Reihe bedeutete vorzutreten, nahm Anna sich vor, sich ein wenig umzuhören. Vielleicht fände sie eine geeignete Stelle für Gudrun.

Es war schon eine seltsame Sache, dachte Anna, während sie darin fortfuhr, die Bündel auszuteilen. Sie, die selbst nie etwas besessen hatte, verteilte nun großzügig die Gaben anderer an Bedürftige.

Langsam rückten die Wartenden zu ihr vor, einer nach dem anderen nahmen sie ihre Lebensmittel an sich und dankten höflich. Dann stand mit einem Mal auch der magere Junge vor ihr, den sie vor kurzem so rüde vom Kirchhof gejagt hatte. Ohne die aufgemalten Schwären hätte sie ihn kaum erkannt. Er hatte also sein betrügerisches Tun aufgegeben, stellte Anna zufrieden fest.

Der Junge hatte nicht darauf geachtet, wer die Schwester war, die dort die kostbaren Gaben verteilte. Erst als er direkt vor ihr stand, erkannte er Anna wieder und versuchte eine Kehrtwendung, um zu flüchten. Doch er reagierte eine Sekunde zu spät. Anna hatte ihn bereits am Ärmel gepackt.

»Wie heißt du, Junge?«, fragte sie freundlich und neigte den Kopf zu ihm hinunter.

Trotzig verschränkte der Bengel die Arme vor der Brust und starrte Anna feindselig an. Anna reichte ihm ein Bündel, ohne jedoch seinen Ärmel loszulassen.

Die Miene des Jungen hellte sich ein wenig auf, doch sein Blick blieb abweisend. »Martin«, presste er zwischen zusammengebissenen Zähnen hervor.

»Martin, verrate mir eines«, sagte Anna sanft. »Wieso suchst du dir keine Arbeit? Du bist doch gesund. Ein Bursche wie du findet eine Stelle, du musst doch nicht betteln gehen.«

Martin drückte das Bündel fest an sich und blickte betreten zu Boden. Wenn Anna erwartet hatte, dass er gierig hineingreifen und sich das Beste daraus sofort in den Mund schieben würde, so wie es die meisten Jungen seines Alters getan hätten, so hatte sie sich geirrt.

»Oder bist du einfach nur zu faul zum Arbeiten?«, versuchte Anna, ihn aus der Reserve zu locken, was ihr denn auch gelang.

»Wie soll ich denn?«, brach es aus dem Knaben heraus.

Die Worte klangen hitzig, doch Anna spürte die Qual, die sich dahinter verbarg. Überrascht ließ sie seinen Ärmel los. Vor ihr stand nicht mehr der kleine, freche Betrüger, sondern ein hilfloser Junge, dem die Last zu schwer war, die er bereits in so frühen Jahren auf den Schultern trug.

»Erzähl mir, was dich bedrückt«, sagte Anna leise.

»Die Mutter ist krank, schon lange, und wir haben kein Geld. Und die Liesel und die Barbara und die Gunda und die Grete und die Lina müssen verhungern, wenn ich nicht für sie sorge«, zählte Martin die Namen an den Fingern seiner schmutzigen Hand auf.

»Die Liesel und die Barbara und die anderen sind …«

»Meine kleinen Schwestern«, sagte Martin. »Wenn ich beim Weber in die Lehre gehe, verdiene ich kein Geld. Also gehe ich überall dahin, wo etwas verteilt wird.«

Anna nickte. Das war in der Tat eine ausweglose Situation. Wenn der Junge keine Lehre machen konnte, würde er nie eine richtige Arbeit finden. Er würde zeit seines Lebens als Taglöhner oder Bettler sein Brot verdienen müssen.

»Verrat mir doch, wo du wohnst«, sagte sie. Und als sie sah, wie sich Martins Züge wieder furchtsam verschlossen, fügte sie schnell hinzu: »Ich werde dir keinen Ärger machen. Aber vielleicht kann ich euch ein wenig helfen.«

»In der Pfladergasse«, nannte Martin die schmale Straße im Lechviertel, in der er mit seiner Mutter und den Geschwistern lebte, und in seinen Augen glomm ein Funken Hoffnung auf.

Anna nickte als Zeichen, dass sie verstanden hatte und er nun entlassen wäre.

So schnell ihn seine Beine trugen, lief der Junge davon. Nachdenklich blickte Anna ihm für einen Moment hinterher. Es gab so viel Leid und Armut in der Stadt, so viele Menschen, die unverschuldet in Not geraten waren. Sollten die Leute sie doch für eine Heilige halten. Wenn sie dadurch nur einen geringen Teil dieses Unglückes zu lindern vermochte, dann war schon viel gewonnen.

8. Kapitel

Ein kalter Wind pfiff durch die engen Gassen, als Anna den Holzmarkt überquerte und auf das Lechviertel zustrebte. Es hatte kaum eine Woche gedauert, bis der Herbst die Stadt in seine klammen Finger genommen hatte. Anna zog den wollenen Umhang über dem Bündel zusammen, das sie sich unter den Arm geschoben hatte, um es vor dem feinen Regen zu schützen, der unablässig auf sie herabtroff. Mit der freien Hand griff sie in die Tasche ihres Rocks, um sich zu vergewissern, dass die vier Kreuzer, die sie von der Hirzerin, der Frau des kranken Goldschmiedes, erhalten hatte, noch darin waren. Der fünfte Kreuzer hatte seinen Weg in den Strohsack in Annas Schlafstatt gefunden, wo er dem Gulden Gesellschaft leistete. Mit den anderen vier Kreuzern jedoch hatte sie Wichtiges vor.

Trotz der kühlen Luft wurde es Anna allmählich warm, denn das Bündel in ihren Armen hatte ein ansehnliches Gewicht. Anna verlagerte die Last auf die andere Seite und war froh, als sie die Pfladergasse endlich gefunden hatte. Gleich die nächste Straße hinter dem Mundsgraben war es, eine schmale Gasse, in der viele Handwerker ihre Wohnhäuser hatten. Vornehmlich Tuchmacher, wie das Klappern der Webstühle verriet, das bis auf die Straße drang, aber auch Gerber und Färber, stellte Anna fest, denn die üblen Ausdünstungen ihrer Werke waberten aus den Werkstätten in die Gasse hinaus. Im Sommer mochte es hier schier unerträglich stinken.

Aus einem geöffneten Klappladen starrte eine ältliche Matrone missmutig in den Regen hinaus.

Anna sprach sie an: »Könnt Ihr mir sagen, wo hier der Martin wohnt? Ein Bursche so um die zehn Jahre alt. Er hat fünf Schwestern.«

»Der Martin Stadler? Hat der wieder etwas ausgefressen?«

»Nein, nein«, beeilte Anna sich zu versichern.

Die Matrone bedachte sie mit einem spöttischen Blick, der verriet, dass sie Annas Worten wenig Glauben schenkte. Dennoch wies sie auf ein schmales, einstöckiges Haus gleich in der Nähe.

Auf Annas Klopfen hin ließ Liesel, Martins älteste Schwester, sie ein und führte sie einen düsteren, schmutzigen Gang entlang zum Hinterhaus. Vorsichtig öffnete sie eine Tür, die nicht mehr fest in ihren Angeln saß, und ließ Anna in die schlechtbelüftete Stube treten.

Einzig durch eine hoch in der Wand gelegene Luke fiel schummriges Licht herein. Die drei Mädchen auf den groben Fußbodendielen schauten bei Annas Eintreten neugierig von ihrem Spiel auf. An der rückwärtigen Stubenwand lag Martins Mutter auf einer Bettstatt, einen winzigen Säugling im Arm. Von ihren unordentlichen Laken stieg muffig der Dunst von Krankheit auf.

»Gott zum Gruße, Stadlerin«, grüßte Anna.

»Gott zum Gruße, Schwester«, erwiderte Antonia Stadler matt. Sie schien sich nicht einmal über Annas Besuch zu wundern. Kaum vermochte sie, sich auf dem Lager aufzurichten, so entkräftet war sie.

»Was plagt dich, gute Frau?«, fragte Anna und ließ das Bündel zu Boden sinken.

»Ach, Schwester.« Martins Mutter seufzte schwach. »Immerzu ist mir schlecht, der Leib schmerzt gar arg, und schlafen kann ich grad nimmer.«

Anna nahm mit spitzen Fingern das Laken und hob es ein

Stück hoch. Unter dem dünnen Hemd stachen die Schultern und Beckenknochen der Stadlerin hervor und ließen erkennen, wie abgemagert die Frau war. Einzig ihr Bauch schien dick aufgequollen.

Mit der flachen Hand befühlte Anna den Bauch, drückte hier und da ein wenig. Dann ließ sie das Laken wieder herabgleiten. »Sag, wie viel hast du gegessen in letzter Zeit?«, fragte sie.

»Ach, ich hab keinen rechten Appetit gehabt«, antwortete Antonia.

Anna schaute sie streng an. »Ist es nicht vielmehr so, dass du das wenige, das ihr zu essen hattet, deinen Kindern gegeben und selbst nichts gegessen hast?«

Die Frau nickte verschämt. Ihre Augen füllten sich mit Tränen, und unglücklich biss sie sich auf die Unterlippe.

»Das ist großherzig von dir«, sagte Anna, »doch es hilft weder dir noch deinen Kindern. Was soll aus ihnen werden, wenn du stirbst?«

Die Stadlerin presste die Lippen zusammen und schwieg.

Anna hatte auf ihre Frage auch keine Antwort erwartet. »Du hast die Würmer, was nicht wundert, so abgezehrt, wie du bist. Schick den Martin zum Apotheker. Er soll dir Burzelkraut kaufen«, riet sie der Kranken.

»Aber ich habe kein Geld für Arzneien«, wandte Antonia ein.

Anna, die mit dem Einwand gerechnet hatte, griff in die Tasche ihres Rockes. Sanft legte sie drei der vier Kreuzer in die knochige Hand der Kranken. »Lass Martin einen kräftigen Aufguss aus dem Burzelkraut bereiten und trinke ihn. Erst wird es dir schlechter gehen, aber keine Angst, das Kraut vertreibt den Wurm. Und dann musst du wieder essen, versprichst du mir das?«

Die Stadlerin nickte. »Danke«, flüsterte sie, und eine Träne rollte seitlich aus ihrem Augenwinkel die Wange hinab.

»Womit hast du dein Geld verdient, bevor du krank wurdest?«, wollte Anna wissen.

»Als Wäscherin.«

»Gut. Ich denke, du wirst bald wieder arbeiten können. Aber ich habe noch ein Anliegen. Martin ist ein guter Junge. Es wäre schön, wenn er ein Handwerk lernen würde, anstatt zu betteln.«

»Ja«, sagte Antonia und seufzte kummervoll, »der Weber Häberle, welcher meiner Base Mann ist, der würde ihn schon nehmen.«

»Also, abgemacht. Ich sorge dafür, dass ihr zu essen bekommt, bis du wieder arbeiten kannst, und du schickst den Martin in die Lehre.«

Wieder nickte Antonia. »Gott schütze Euch, Schwester. Ihr seid ein guter Mensch.«

Auf dem Heimweg nagte ein kleiner Zweifel an Annas Seele. Sie hielt sich keineswegs für so gut, wie die Stadlerin gemeint hatte, und hoffte inständig, dass sie ihr Versprechen auch würde halten können. Denn das hing einzig davon ab, dass sie auch weiterhin Almosen von denjenigen erhielt, die sie für eine Heilige hielten.

Dennoch war es ein schönes Gefühl, Menschen helfen zu können, mit denen es das Schicksal nicht so gut gemeint hatte.

Anna fröstelte. Der Wind fuhr ihr unter den Rock, und sie schlang im Gehen die Arme um die Schultern. Am Sternmarkt unterbrach sie kurz ihren Weg, um beim Apotheker den letzten in ihrer Tasche verbliebenen Kreuzer gegen ein ansehnliches Päckchen zerriebener Krebsaugen einzutauschen.

Als sie das Seelhaus erreichte, war Anna richtiggehend durchgefroren. Ein wundervoll würziger Duft wehte ihr aus der Küche entgegen. Margarete stand am Herd und gab gerade einige Zweige Petersilie in den großen Kessel, in dem ein fettes Huhn in seiner Brühe siedete.

Schuldbewusst blickte die ältere Schwester auf, als sie Anna hereinkommen hörte. »Vorhin hat jemand zwei Hühner gebracht«, erklärte sie verlegen. »Ich dachte, eines davon …«

Anna schmunzelte. Essen war die große und einzige Leidenschaft von Margarete. Doch bevor sie etwas erwidern oder Margarete gar zurechtweisen konnte, klopfte es an der Eingangstür. Hastig wischte Margarete sich die Hände an der Schürze trocken und nutzte die Gelegenheit, in den Flur hinaus zu entwischen.

Anna kam das nicht ungelegen. Sie nahm das Päckchen des Apothekers aus der Tasche und faltete es auseinander. Sorgfältig ließ sie eine kleine Menge des Pulvers in die Brühe rieseln. Krebsaugen hatten die unangenehme Eigenschaft, sich rötlich zu verfärben, wenn man sie in kochende Flüssigkeit gab, doch Anna hoffte, dass es den Schwestern nicht auffallen würde.

»So, Regine, wollen wir doch mal sehen, ob das nicht deine schlechte Laune zu besänftigen vermag«, murmelte sie. Seit längerem hatte sie den Verdacht, dass Regine an einem sauren Magen litt, denn wiederholt hatte sie beobachtet, wie die Schwester ihre Hand auf die Magengegend legte und schmerzlich das Gesicht verzog, insbesondere, wenn etwas sie verärgerte.

Anna rührte das Pulver unter die Suppe. Von der rötlichen Färbung war kaum etwas zu sehen. Den anderen würden die Krebsaugen nicht schaden, und vielleicht vermochten sie Regines sauren Magen zu besänftigen.

Der köstliche Duft der Hühnerbrühe stieg Anna in die Nase, und sie spürte, wie ihr der Mund wässrig wurde. Ob sie einen Löffel voll versuchen sollte? Zum ersten Mal seit Wochen reizte es Anna wirklich, wieder eine Speise zu sich zu nehmen. Zugleich aber fürchtete sie sich vor dem Erbrechen, dem grauenvollen Würgen und dem widerlichen Geschmack von Galle, der sie die Freude am Essen unweigerlich würde bereuen lassen.

Sei es drum, entschied sie, nahm mutig eine Kelle vom Haken an der Wand und tauchte sie in die Brühe. Kurz blies sie darauf, um die Suppe ein wenig abzukühlen, dann setzte sie die Kelle an den Mund. Vorsichtig nahm sie einen Schluck, ließ ihn die Kehle hinuntergleiten. Nichts geschah. Die Brühe schmeckte so gut, wie ihr Duft es versprochen hatte. Langsam, Schluck für Schluck leerte Anna die Kelle, tauchte sie noch einmal in den Kessel und trank sie bis zur Hälfte leer. Mit Gewalt musste sie sich daran hindern, sie gänzlich zur Neige zu leeren. Das war genug für den Anfang, entschied sie. Es war bis hierhin gutgegangen, mehr wollte sie nicht riskieren.

Anna spülte die Kelle ab und hängte sie an ihren Platz. Die heiße Suppe hatte sie gewärmt und ihr sehr gutgetan. Gerade erwog sie dennoch, sicherheitshalber in den Hof hinauszugehen, um keinen allzu weiten Weg zu den Latrinen zu haben, falls ihr Magen es sich doch anders überlegen würde, als Sybilla auf der Suche nach ihr in die Küche trat. Die Hirzerin, Frau des kranken Goldschmiedes, wünsche sie zu sprechen.

Anna erschrak. War der Goldschmied dahingeschieden und seine Gattin nun gekommen, um sie erzürnt zur Rede zu stellen? Anna hatte nie versprochen, dass sie den Hirzer allein durch die Kraft ihrer Gebete würde heilen können.

Doch wie sollte sie das einer aufgebrachten, trauernden Witwe erklären?

Mit Bangen betrat Anna das Refektorium, in das Sybilla die Dame geführt hatte. Doch die Hirzerin war weit entfernt davon, zu trauern oder ihr gar zu zürnen. Voller Glück und Dankbarkeit strahlte sie Anna an. Kaum konnte sie an sich halten, der Schwester nicht um den Hals zu fallen. Sie hatte schon die Arme ausgestreckt, ein glückliches Lächeln auf dem Gesicht, als sie sich in letzter Sekunde besann und stattdessen Annas Hand ergriff, um sie zu küssen. Verblüfft blickte Anna auf ihre kunstvoll gefältelte Haube.

»Er ist auf dem Weg der Genesung. Gestern schon hat er das Bett verlassen. Oh, ich danke Euch! Wie kann ich Euch das je vergelten?«, fragte die Frau des Goldschmiedes überschwenglich. Mit nervösen Fingern nestelte sie an der Börse an ihrem Gürtel, doch Anna legte abwehrend die Hand darauf.

»Gute Werke entlohnen sich am gottgefälligsten mit guten Werken«, sagte sie, denn ihr war plötzlich ein Einfall gekommen. »Und ich wüsste, wie Ihr ein wahrlich gottgefälliges Werk tun könntet.«

Die Hirzerin nickte eifrig. »Alles, was Ihr nur vorschlagt«, stimmte sie zu.

»Ihr habt doch Gesinde, nicht wahr?«

»Reichlich davon«, sagte die Frau des Goldschmiedes.

»Dann habt Ihr sicher auch Verwendung für eine tüchtige, anstellige Magd?«

Fragend legte die Hirzerin den Kopf schief. »Ich verstehe nicht recht?«

»Nun, Ihr tätet ein gutes Werk, wenn Ihr einer jungen Frau mit zwei Kindern Brot und Unterkunft gewährt. Sie ist ein anständiges Ding und ohne Schuld in große Not geraten.«

»Zwei Kinder?« Ein argwöhnisches Runzeln verdüsterte die Stirn der Hirzerin.

Ich habe nichts zu verlieren, dachte Anna, aber viel zu gewinnen. Streng blickte sie die Gattin des Goldschmiedes an. »Glück ist sehr vergänglich …«, sagte sie gedehnt, bemüht, ihrer Stimme einen unheilschwangeren Ton zu geben.

Die Hirzerin zögerte einen Wimpernschlag lang. »Das ist nur zu wahr«, stimmte sie schließlich zu. »Schick die Magd mit ihren Kindern zu mir. Es ist nur recht, wenn ich Gutes mit Gutem vergelte.« Fest blickte sie der Schwester in die Augen, und Anna wusste, sie würde ihr Wort halten.

Nachdem Anna die Hirzerin verabschiedet hatte, war es auch schon an der Zeit, in die Kapelle zu gehen und Gebete für die Hirns zu sprechen. Und so wurde Anna erst am späten Abend, als sie erschöpft auf ihre Bettstatt sank, wirklich gewahr, dass heute etwas Großartiges geschehen war: Ihr Magen hatte die Speise bei sich behalten, auch wenn es nur eine Kelle Suppe gewesen war. Sie konnte wieder essen! Anna hatte sich schon so daran gewöhnt, nicht essen zu können, dass sie gar nicht auf den Gedanken gekommen war, mit ihren Schwestern die Vesper zu teilen, stellte sie verwundert fest. Nun würde sie wieder ein normales Leben führen können. Ein freudiger Jauchzer schlüpfte ihr über die Lippen.

Doch bereits im nächsten Augenblick wurde ihr bewusst, was das bedeutete, und sogleich erlosch das Strahlen auf ihrem Gesicht. Sie war keine Heilige. Das hatte sie selbst zwar auch nie angenommen, aber die Menschen glaubten es.

Zu Beginn hatte sie damit gerechnet, dass sich das Gerede bald verlieren würde, und sich nicht sehr daran gestoßen. Nach und nach hatte sie dann entdeckt, dass sie mit ihrer vermeintlichen Heiligkeit viel Gutes zu tun vermochte.

Anna seufzte. In gar keinem Fall konnte sie nunmehr darin fortfahren, die Heilige zu spielen. Es hieße, die Menschen zu betrügen, die ihr guten Glaubens Almosen brachten und auf die Kraft ihrer Gebete vertrauten. Aber wie sollte sie dann das Versprechen halten, das sie der Stadlerin gegeben hatte?, fragte sie sich betreten. In ihr Hoffnung zu erwecken, um sie dann zu enttäuschen, wäre sehr grausam. Sie und ihre Familie hatten schon genug gelitten.

Unruhig wälzte Anna sich auf ihrem Strohsack hin und her. Ihre Gedanken drehten sich im Kreis, und sie fand lange keinen Schlaf. Was sollte sie nun tun? Sollte sie die Angelegenheit richtigstellen? Und wie sollte sie das anfangen? Und was wäre dann mit Martin?

Wenn ihr doch nur jemand einen Rat geben könnte. Aber an wen konnte sie sich schon wenden? An ihre Mitschwestern sicher nicht. Sybilla schien sie zu verehren, seit sie als Heilige galt, Margarete würde ihr Problem nicht verstehen, und mit Regine auch nur ein Wort mehr zu wechseln als unbedingt notwendig, zumal in einer solch heiklen Angelegenheit, kam ihr nicht in den Sinn. Es war eine unangenehme Situation, in die sie da geraten war.

Ein wenig schuldbewusst musste sie sich eingestehen, dass sie zwar nie behauptet hatte, eine Heilige zu sein, sie hatte das Gerücht aber auch nicht energisch genug zurückgewiesen.

Es wäre wohl das Beste, sie würde es Pater Quirinus in der Beichte erzählen, gleich morgen früh. Vielleicht wusste er, was in einem solchen Fall zu tun sei. Quirinus war zwar nicht der Mensch, dem sie unbedingt vertrauen würde, doch hier ging es um eine geistliche Angelegenheit, und dafür war nun einmal ein Beichtvater zuständig. Er würde ihr schon zu sagen wissen, was sie tun sollte.

Erst dieser Gedanke ließ Anna ein wenig zur Ruhe kommen, und schließlich sank sie in einen kurzen, unruhigen Schlaf.

»Sieh an, unsere Heilige! Was treibt dich so früh hierher?«, begrüßte Quirinus sie aufgeräumt, als er Anna im Kreuzgang des Klosters antraf, um den herum die Zellen der Patres und der Handvoll Novizen lagen.

Schon sehr früh, gleich nach der Prim, war Anna in die Kapelle gegangen, um Pater Quirinus aufzusuchen, doch sie konnte ihn dort nicht entdecken. Aber sie wusste, wenn sie nicht gleich mit ihm sprach, würde sie der Mut dazu verlassen, und später würde sie es nicht mehr fertigbringen. Also hatte sie das Kloster betreten, um nach ihm zu fragen.

»Ihr, Pater. Ich habe nach Euch gesucht«, antwortete sie.

»Nun, das muss ja ein dringendes Anliegen sein, das dich so früh umtreibt«, sagte Quirinus mit leichtem Spott.

»Das ist wohl wahr.« Anna seufzte. »Könnt Ihr mir die Beichte abnehmen?«

Quirinus reckte überrascht sein spitzes Gesicht vor und kniff die blassen Augen zusammen. »Hast du in der Nacht eine fleischliche Sünde begangen, oder weshalb die Eile?«, fragte er mit einem, wie Anna fand, seinem Stande unangemessen anzüglichen Lächeln.

»Nein, das sicher nicht«, antwortete Anna entschieden. Unangenehm fühlte sie die interessierten Blicke der anderen Mönche auf sich gerichtet. »Es geht auch vielmehr um einen Rat, den ich von Euch erbitte, als um eine eigentliche Beichte.«

Gerne hätte Quirinus die Angelegenheit auf später verschoben, um zunächst seine Morgensuppe zu genießen, doch er musste sich eingestehen, dass er neugierig war.

Eiligen Schrittes führte er Anna in die Kirche und hieß sie in dem mit kunstvollem Schnitzwerk verzierten Beichtstuhl niederknien. Rosen waren in das Holz geschnitten, das Symbol der Verschwiegenheit. Er selbst nahm auf der Bank darin Platz, nur durch eine dünne hölzerne Wand von Anna getrennt.

»Nun, was hast du mir zu sagen?«, fragte er durch das winzige Gitter.

»Ich kann wieder essen!«, erklärte Anna geradeheraus. »Ich bin keine Heilige. Ich kann wieder essen.«

Quirinus schwieg eine Weile. Was die junge Frau ihm da eröffnete, war höchst bedauerlich. Nicht, dass er wahrhaftig an ihre Heiligkeit geglaubt hätte, die Wege des Herrn waren manches Mal unergründlich. Doch was er bedauerlich fand, war, dass nun Propst Fackler triumphieren würde. Quirinus schnaubte verhalten.

Die Kirche Heilig Kreuz beherbergte seit alters her das hochgeschätzte Heiltum einer Wunder wirkenden Hostie. Von nah und fern strömten Wallfahrer ihretwegen dorthin und machten sie zu einem sehr einträglichen Besitz für das Kloster, auch wenn in den vergangenen Jahren angezweifelt worden war, ob die Hostie als Sakrament anzusehen und anzubeten sei oder nur als einfache Reliquie verehrt werden dürfe.

Fackler hatte mit aller Macht gegen die Degradierung seines kostbaren Schatzes gekämpft, mit Unterstützung des berühmten Dominikaners Doktor Heinrich Insistoris, »Inquisitor haereticae pravitatis« und päpstlichen Legaten, der sogar eigens eine Verteidigungsschrift für die Hostie verfasst hatte.

Gerade hatte Sankt Anna an Berühmtheit gegenüber Heilig Kreuz und Sankt Ulrich und Afra – Letztere nannte den

Leichnam des heiligen Ulrich als Anziehungskraft für Wallfahrer ihr Eigen – ein wenig aufgeholt. Und das war nicht zuletzt der Schwester Anna zuzuschreiben.

Seit bekannt geworden war, dass zu Sankt Anna eine Hungermärtyrerin wundertätig war, hatte die Zahl der Gläubigen, die des Sonntags die Messe besuchten, deutlich zugenommen, und auch der Opferteller war immer reichlich gefüllt.

Quirinus seufzte. Die Heilige hatte dem Ruf von Sankt Anna gutgetan. Es wäre schade, künftig darauf verzichten zu müssen. Mehr noch als das. Sollte die Schwester als falsche Heilige entlarvt werden, wäre das Gerede darüber für den Ruf der Kirche höchst abträglich. Wieder entfuhr dem Pater ein Seufzer, ein weit tieferer diesmal.

Quirinus' Schweigen verunsicherte Anna. Im Dämmerlicht des Beichtstuhles konnte sie sein Gesicht nur schemenhaft sehen, und auch das nur im Profil. »Habt Ihr gehört, was ich gesagt habe, Pater? Ich kann wieder essen. Ich bin keine Heilige«, wiederholte sie.

»Ja, meine Tochter. Ich habe es vernommen. Erzähle mir, wie das gekommen ist.« Seine Stimme klang nicht wirklich überrascht, eher nachdenklich.

Ausführlich berichtete Anna, wie sie eine ganze Kelle der schmackhaften Hühnersuppe gekostet hatte, ohne dass ihr Magen dagegen revoltiert hatte.

Plötzlich, mitten in ihrem Satz, stutzte der Pater. Sie war allein in der Küche gewesen ... Das ließ einen Weg offen. Er hakte ein: »Du warst ganz allein in der Küche? Niemand hat dich essen sehen?«

»Nein«, antwortete Anna.

»Sicher nicht?«

»Ganz sicher!«

»Und du hast auch noch mit niemandem darüber gesprochen?«

»Ihr seid der Erste, Pater«, versicherte sie.

Quirinus holte tief Luft. Was er Anna nun anempfehlen würde, war keineswegs mit der Würde seines Amtes zu vereinbaren, doch hier galt es, ernstlichen Schaden von Sankt Anna abzuwenden. »Du solltest es für dich behalten«, sagte er so sonor wie möglich.

Anna sog scharf die Luft ein. Sie sollte vorgeben, weiterhin nichts essen zu können? Das konnte er ihr doch nicht allen Ernstes raten. Zu gerne hätte sie ihrem Beichtvater nun in das Gesicht geblickt. Verwundert schüttelte Anna den Kopf.

»Und weiter die Heilige spielen? Das hieße doch, die Menschen zu betrügen«, widersprach sie.

»Dir wird nichts anderes übrigbleiben«, sagte Quirinus lapidar.

»Aber …«, versuchte Anna einen Einwand.

»Du hast bereits betrogen. Was meinst du, welche Strafe du zu erwarten hast, wenn bekannt wird, dass du deine Heiligkeit nur vorgetäuscht hast? Bei einem solch ruchlosen Verbrechen wirst du nicht mit Gnade rechnen können.«

Anna erschrak zutiefst. Daran, dass man sie sogar für das bisher Geschehene streng verurteilen könnte, hatte sie noch gar nicht gedacht.

»Aber ich habe nie behauptet …«, wandte sie ein.

»Hast du die Almosen angenommen? Hast du dich als Heilige ansprechen lassen? Hast du nicht sogar einen Segen erteilt?«, fragte Quirinus scharf.

Anna schwieg betroffen. Sie hatte bereits, und zwar auf recht schmerzvolle Weise, ihre Erfahrungen mit der Willkür der städtischen Rechtsprechung gemacht, um die Ausweglosigkeit ihrer Lage zu erkennen.

»Wenn diese Sache ruchbar wird, kommst du mit einer einfachen Ausweisung nicht mehr davon«, fügte Quirinus hinzu.

So wusste er um ihre Vergangenheit, stellte Anna fest. Doch darauf kam es nun auch nicht mehr an. Resigniert ließ sie die Hände in den Schoß sinken. Eine namenlose Angst setzte sich in einem Winkel ihres Herzens fest. Eine Angst, von der Anna wusste, dass diese sie nie mehr loslassen würde. Sie würde lügen müssen, sich verstellen. Heimlich essen und trinken, Tag für Tag. Lieber Gott, bat sie stumm. Kann ich denn nicht einfach nur in Frieden leben?

Quirinus, der spürte, dass Annas Widerstand gebrochen war, übte sich nun in Milde. »Du wirst als Heilige sicher nicht schlecht leben. Und denk nur an all das Gute, was du mit deiner Heiligkeit zu tun vermagst«, lockte er.

Doch Anna verspürte nichts als Furcht und Beklemmung in dem engen Beichtstuhl.

»Gott wird dir deine Sünden vergeben«, fuhr Pater Quirinus mit gnädig-frommer Stimme fort zu sprechen. Er schlug das Kreuzzeichen, doch nicht für Anna, sondern für sein eigenes Seelenheil, denn es war eine glatte Lüge, die da so geschmeidig über seine Lippen gekommen war. Ihm als Priester war bewusst, dass die Absolution, die Lossprechung von den Sünden in der Beichte, nur gültig wäre, wenn der Pönitent seine Taten wirklich bereute und sie nicht wiederholen würde.

Anna als Laie wusste jedoch nicht um diese Feinheiten des Sakramentes der Beichte. Sie quälte eine viel körperlichere Pein. Mit einem Mal war ihr schwindelig, und sie vermeinte, ersticken zu müssen, wenn sie nur noch einen weiteren Moment in dem Beichtstuhl knien würde.

»Miseratur tui omnipotens Deus, et dimissis peccatis tuis,

perducat …«, begann Quirinus die Formel der Lossprechung.

Doch Anna nahm Quirinus' Worte lediglich am Rande ihres Bewusstseins wahr. Sie wollte nur noch fort, heraus aus dem Beichtstuhl und an die frische Luft.

»… Deinde ego te absolvo a peccatis tuis …«

»Amen«, hauchte Anna kaum vernehmlich, als Quirinus endlich zum Ende gekommen war.

Beim ersten Schrei der Hähne war Anna auf den Beinen und lief, ein wärmendes Wolltuch über das Hemd geschlungen, in den Hof hinab zum Brunnen. Ihr Atem stieg als kleine Wolken in den Winterhimmel auf. Prustend rieb sie sich ein paar Hände kaltes Wasser ins Gesicht, dann löschte sie ausgiebig ihren Durst.

Anna achtete stets darauf, vor ihren Mitschwestern aufzustehen, denn die Morgentoilette war die beste Gelegenheit, heimlich ihre Notdurft zu verrichten und unauffällig zu trinken.

Nur wenig später, Anna hatte inzwischen den Herd angefeuert und war gerade dabei, die langen Flechten ihres nachtschwarzen Haars zu entwirren, trat Regine zu ihr.

»Guten Morgen«, grüßte diese freundlich.

Um Annas Mundwinkel zuckte ein Lächeln. »Ich wünsche dir auch einen guten Morgen, Regine«, antwortete sie und fuhr sich mit dem Kamm durch die Haare.

Regine löste gleichfalls den grauen Zopf, zu dem sie ihr schütteres Haar geflochten hatte. »Soll ich dir bei den langen Enden helfen?«, erbot sie sich, nahm Anna den Kamm aus der Hand und begann Strähne für Strähne Annas Haare zu glätten.

Kurz darauf erschien Margarete in der Tür und gähnte verschlafen. Erstaunt rieb die Schwester sich die Augen, bis sie verstand, dass der ungewohnte Anblick, der sich ihr bot, nicht der Rest eines gefälligen Traumes war.

Später, als die Frauen ihre Morgentoilette beendet hatten, hielt Margarete Anna für einen Moment zurück. »Was ist denn mit der geschehen?«, fragte sie leise und blickte hinter Regine her, die in ihre Kammer hinaufstiegen war.

»Menschen können sich ändern …«, sagte Anna geheimnisvoll.

»Täusche ich mich, oder habe ich Regine gerade summen hören?«, fragte Margarete ungläubig.

»Du täuschst dich nicht. Sie hat gesummt«, bestätigte Anna und bedachte Margarete mit einem verschmitzten Lächeln.

Die Schwester starrte sie überrascht an. »Na, das ist aber mal ein gelungenes Wunder!«

Um ein Wunder ganz anderer Art bat Anna die schüchterne Gemahlin des Fleischhauers Ziegler, die Sybilla am späten Vormittag zu Anna in das Refektorium führte.

Die Frauen im Seelhaus hatten sich daran gewöhnt, mit einer Heiligen unter einem Dach zu leben. Nachdem die anderen Schwestern ihre Morgensuppe gegessen hatten, pflegte Anna die Besucher zu empfangen, die sie um Segen oder Rat ersuchten oder Almosen für Bedürftige brachten.

»Was kann ich für dich tun?«, fragte Anna die Zieglerin freundlich.

Die junge Frau legte ein kleines, in fettiges Tuch gewickeltes Paket auf den Tisch des Refektoriums und streifte Sybilla, die in der Nähe der Tür stehengeblieben war, mit einem verlegenen Blick.

Sybilla verstand sogleich und schloss die Tür hinter sich.

»Nun kannst du sprechen«, sagte Anna mit einem aufmunternden Lächeln.

Immer noch blickte die Zieglerin zu Boden. Es fiel ihr sichtlich schwer, Anna von ihrem Kummer zu berichten. »Mein Mann mag mich nicht mehr«, flüsterte sie. »Gleich nach unserer Heirat war er wie verrückt nach mir. Und als ich in die Umstände kam, hat er sich gefreut wie toll«, berichtete sie stockend. »Doch dann, als mein Leib immer runder wurde, da mochte er mich nicht mehr. Weggeschickt aus der Schlafstube hat er mich. Hat gesagt, ich bin ihm zuwider.«

Ein winziger Schluchzer entfuhr ihr. »Zu den Mägden ist er gegangen und ins Badehaus. Ich hab gedacht, wenn erst das Kind da ist, dann wird alles wieder gut. Aber es ist nicht besser geworden. Mein Sohn ist bald ein halbes Jahr alt, aber mein Mann mag mich immer noch nicht anrühren. Zu den Huren geht er stattdessen.«

Anna nickte voller Mitgefühl. »Lass mich zur heiligen Anna um Rat beten«, sagte sie, faltete die Hände über der Brust und senkte ihr Haupt. Doch sie war weit davon entfernt, zur Mutter Marias zu beten.

Wie verletzend musste es sein, erst so begehrt und dann so brüsk verstoßen zu werden. Doch anders als sie selbst hatte die junge Frau wenigstens einen Mann, der sie begehrt hatte, dachte Anna ein wenig wehmütig.

Aber das würde Anna zu ändern wissen. Von Oda hatte sie gelernt, was das sicherste Mittel wäre, einen Mann in Liebe zu seiner Frau entbrennen zu lassen, doch wie sollte sie als Heilige diesen allzu heidnischen Zauber als Ratschlag geben?

Endlich hob sie den Kopf. »Die Ehe ist ein heiliges Sakrament«, erklärte sie gewichtig. »Und so wie du jeden Sonntag den Leib Christi empfängst, so muss dein Gemahl auch deinen Leib empfangen. Gib ihm von deiner Milch zu trinken, die für deinen Sohn gedacht ist. Dann wird er seine Liebe für dich und das Kind wiederentdecken.«

Die Zieglerin nickte ehrfürchtig und dankte.

Nachdem Anna die Gemahlin des Fleischhauers verabschiedet hatte, bat sie Sybilla: »Könntest du ein wenig warten, bevor du den nächsten Besucher hereinführst? Ich möchte zunächst meine Gebete verrichten.«

Sybilla nickte und schloss die Tür hinter sich.

Als Anna nach dem Päckchen griff, das die Zieglerin auf dem Tisch des Refektoriums zurückgelassen hatte, kam sie sich sehr verlogen vor. Doch der Hunger hieß ihr schlechtes Gewissen schweigen. Gierig schlug sie das Tuch auseinander und biss in eine der herzhaft duftenden, getrockneten Würste. Anna ergriff jede Gelegenheit, heimlich zu essen, doch nicht oft bot sich ihr solch ein Genuss.

Pater Quirinus hatte Anna unmissverständlich zu verstehen gegeben, dass ihr keine Wahl blieb, und so hatte sie sich, so gut es ging, in ihr Heiligendasein hineingefunden und bei sich beschlossen, ihre Heiligkeit als eine Art Geschäft zu betrachten. Sie konnte den Menschen Gutes tun, sei es, dass sie ihnen mit überlegten Ratschlägen zur Seite stand oder ihnen dank des Wissens, das ihr Oda vermittelt hatte, praktische Hilfe angedeihen ließ, wobei sie sich davor hüten musste, in den Verdacht heidnischen Zaubers zu geraten. Und die Menschen entlohnten Anna ihren Beistand mit Geld und Almosen, die sie an Bedürftige verteilen konnte.

Dieser Handel erschien Anna weit ehrlicher, als von der Mildtätigkeit der Stifter des Seelhauses zu leben und dafür Gebete zu sprechen. Wenn nicht die Angst davor, entdeckt zu werden, ihr ständiger Begleiter wäre, hätte sie das, was sie tat, wie jeden anderen Beruf betrachten können.

Gerade als Anna den letzten Bissen hinuntergeschluckt und das fettige Tuch wieder über die verbliebenen Würste geschlagen hatte, hörte sie es vor dem Haus lärmen.

»Das Vieh bleibt aber draußen!«, vernahm Anna Margaretes Stimme.

Nur einen Moment später führte die Schwester einen Bauern in das Refektorium. Ehrerbietig zog er seine Mütze ab und verneigte sich tief vor Anna. »Es geht um die Sau«, kam er sogleich auf sein Anliegen zu sprechen. »Die ist nämlich verhext! Nicht werfen will sie. Wenn Ihr sie Euch einmal anschauen wollt? Hab sie den ganzen Weg von der Jacobervorstadt bis zu Euch heraufgetrieben. Mein Nachbar, der hat nämlich eine neue Magd, und die hat einen Blick – zum fürchten sage ich Euch …«

Anna unterdrückte ein Schmunzeln. Seit die junge Frau, die solche Angst vor ihrer Niederkunft gehabt und sie in der Kirche um ihren Segen gebeten hatte, ohne Schwierigkeiten von zwei gesunden Zwillingsbrüdern entbunden worden war, schien man ihre Dienste, gerade wenn es um die Empfänglichkeit ging, besonders zu schätzen.

Ehe sich der Bauer lang und breit in düsteren Vermutungen ergehen konnte, erhob Anna sich und folgte ihm auf die Gasse hinaus, wo Sybilla mit furchtsamem Blick den Strick, der um den Hals des Schweins befestigt war, festhielt, ängstlich bemüht, dem Tier nicht zu nahe zu kommen.

Kurz betrachtete Anna die Sau. Sie war nicht fetter oder magerer als andere Schweine, und Anna fand nichts Auffälliges an ihr. Anna hatte keine Erfahrung mit derlei Getier, wohl aber entsann sie sich, wie Oda verhexte Tiere zu behandeln pflegte. Daher riet sie dem Bauern: »Betet morgens zwei Ave-Maria und mischt der Sau Kümmel unter das Futter. Dann wird der Zauber schon vergehen.«

9. Kapitel

Befremdet blickte Regine auf die seltsame Gesellschaft, die sich vor der Tür des Seelhauses eingefunden hatte. Eine ganze Familie mochte es sein, mit Kindern, Mägden und Knechten. An einem langen Strick führten sie eine trächtige Sau mit sich, der sie einen Kranz aus dem ersten frischen Grün des Frühjahrs umgebunden hatten.

Gewichtig trat der Bauer vor. »Wir sind gekommen, um der Heiligen unseren Dank abzustatten«, sagte er.

»Die Heilige ist heute leider nicht zu sprechen!«, erklärte Regine dem Besucher freundlich. »Es ist Sonntag, da besucht sie ihre Mutter, die arme Witwe. Vielleicht möchtet Ihr morgen wiederkommen?«

Enttäuscht nickte der Bauer und machte sich mit seinem Hausstand auf den Weg zurück in die Jacobervorstadt.

In der Tat hatte Anna sich nach der Messe auf den Weg zu ihrer Mutter gemacht. Und sie tat das inzwischen mit weit größerer Begeisterung denn je. In der Sankt-Anna-Gasse, genau an der Ecke zum Kesselmarkt, hatte nämlich Gottlieb Bartel, Annas Meinung nach der beste Zuckerbäcker der Stadt, seinen Stand. Seine Spezereien suchten ihresgleichen. Die Backwaren waren frisch und butterweich, und sein Konfekt zerschmolz auf der Zunge.

»Ein Pfund Quittenzelten, bitte«, bestellte Anna und wies auf jene weichen Küchlein aus Fruchtbrot, die ihre Mutter so schätzte. Dazu erstand sie ein Päckchen mit Karamellkonfekt. Ein paar Stände weiter kaufte sie einen kleinen Krug süßen Weines, natürlich ebenfalls als stärkende Gabe für ihre Mutter.

Nur wenige Schritte entfernt, bot eine Händlerin getrocknete Aprikosen und Pflaumen feil, und Anna konnte nicht umhin, ihr ein Säckchen voll des duftenden Trockenobstes abzukaufen.

Bepackt mit ihren Gaben und in bester Stimmung, überquerte Anna den Kesselmarkt. Niemand nahm Notiz von der jungen Frau im schwarzen Gewand der Beginen, die plötzlich in einem schmalen Durchlass zwischen zwei hoch aufragenden Hauswänden verschwand.

Hier, auf einem vergessenen Stapel Holz und durch die Hauswände vor fremden Blicken geschützt, ließ Anna sich nieder und wickelte ihre Schätze aus. Genüsslich probierte sie eine Karamelle und aß dann mit kleinen Bissen gut die Hälfte der Quittenzelten auf. Glücklich ließ sie eine weitere Karamelle folgen. Dann entkorkte sie den Krug und ließ das goldgelbe Getränk genüsslich ihre Kehle hinabrinnen.

Nicht dass Anna hungrig oder durstig gewesen wäre. Jedenfalls verspürte sie nicht den Hunger, den sie vor ihrer Krankheit gekannt hatte. Sie aß, weil sie wusste, ihr Körper bedurfte des Essens, wollte sie nicht kläglich verhungern. Doch das Gefühl dafür, wann und wie viel sie zu sich nehmen sollte, hatte sie vollständig verloren.

Sie aß, wann immer sich die Gelegenheit bot, ohne dass sie Gefahr lief, entdeckt zu werden. Sei es, dass sie beim Sortieren der Lebensmittelspenden unbeobachtet ein paar Früchte oder einen Kanten Brot verschwinden lassen konnte, die sie dann heimlich in ihrer Kammer verzehrte, oder dass es sich glücklich fügte und sie sicher sein konnte, für eine Weile allein in der Küche des Seelhauses zu sein. Aber es war immer eine recht ungewisse Angelegenheit. Wusste Anna doch nie, wann sich die nächste Gelegenheit für eine Mahlzeit ergeben würde. Und so hatte sie sich zur Gewohnheit gemacht, des Sonntags auf dem Weg zu ihrer Mutter ein wenig zu essen, wo sie es völlig unauffällig tun konnte, vornehmlich süßes Obst und feines Gebäck.

Anna stieß leicht auf, dann verkorkte sie den Krug wieder sorgfältig und strich sich mit der flachen Hand über Mund und Kleid, damit auch nicht ein einziger verräterischer Krümel von ihrem heimlichen Mahl künden würde. Zufrieden und gestärkt, wie sie nun war, konnte sie dem Besuch bei ihrer Mutter getrost ins Auge blicken.

Sich vorsichtig umschauend, trat Anna aus dem Durchlass. Doch diese Umsicht wäre gar nicht vonnöten gewesen, denn die Menschen auf der Straße hatten sich einem ganz besonderen Schauspiel zugewandt.

Von der Judengasse herkommend, bewegte sich ein prachtvoller Zug festlich gekleideter Menschen auf den Kesselmarkt zu. Bereits von weitem wurde er durch die Klänge einer ansehnlichen Gruppe an Spielleuten angekündigt.

Aufrecht, in selbstbewusster Haltung, schritt eine Braut an der Seite ihres Brautführers dem Zug auf seinem Weg zur Festlichkeit in der Herrentrinkstube am Perlach voran. Ihr dunkelblondes, zu kunstvollen Zöpfen geflochtenes und aufgestecktes Haar wurde bekränzt von einer golddurchwirkten und mit Perlen verzierten Krone.

Die strahlende Maisonne ließ die eingewebten Granatäpfel in dem burgunderfarbenen Goldbrokat ihrer Robe kostbar aufblitzen. Doch das verschwenderische, nach der neuen italienischen Mode gearbeitete Gewand wollte nicht so recht zu dem ernsten Gesicht mit dem etwas zu eckigen Kinn passen, fand Anna, die nicht umhinkonnte, stehenzubleiben und die prachtvolle Erscheinung der Braut zu bewundern.

»Das ist die Tochter vom Welser, Margarete«, erklärte ihr

eine Magd ungefragt, die ihren bis zum Rand mit Rüben gefüllten Korb vor sich in den Staub gestellt hatte und hemmungslos den Hochzeitszug begaffte. Eine so aufwendige Patrizierhochzeit wurde schließlich auch hier in Augsburg nicht jeden Tag gefeiert.

Aus der Zuschauermenge auf der gegenüberliegenden Seite der Straße winkte eine Frau Anna fröhlich ihren Gruß zu. Es war die Zieglerin, die sich mit strahlendem Gesicht bei ihrem Gemahl untergehakt hatte. Es war nicht zu übersehen, dass die Frau des Fleischhauers wieder in Umständen war. Herzlich erwiderte Anna den Gruß. Sie freute sich für die Zieglerin.

Gleich hinter der Braut schritten die Brauteltern, nicht minder kostbar gekleidet. Die Mutter, eine Frau im mittleren Alter und von kräftiger Gestalt, war gewandet in moosfarbenen Samt, die Rocksäume und die lang herabhängenden Ärmel waren mit goldener Borte eingefasst. Ihr ebenfalls samtenes Barett war mit Federn in der gleichen Farbe üppig geschmückt und beschattete ein längliches Gesicht mit farblosen Wimpern und schmalen Lippen. Sich ihres Standes zweifelsohne bewusst, hielt sich die Brautmutter sehr aufrecht und bedachte die umstehenden Gaffer mit herablassendem Blick.

Weit liebenswürdiger dagegen wirkte auf Anna der Brautvater. Anton Welser war ein stattlicher Mann Mitte der vierzig. Er trug die obligatorische lange, dunkelbraune Schaube seines Standes und dazu das flache Barett. Sein kastanienfarbener Bart milderte die Strenge seines kantigen Kinns.

Gerade wurde er eines bekannten Gesichtes in der Menge ansichtig und hob jovial die Hand zum Gruße. Ein freundliches Lächeln wärmte seine Züge und legte die Haut um seine Augen in fröhliche Falten. Anders als seine Frau schien er sich über die Glückwünsche, die ihnen das einfache Volk zurief, zu freuen.

Die Braut war jung. Sie mochte achtzehn oder neunzehn Jahre zählen, und als sie unmittelbar an Anna vorüberschritt, kreuzten sich für einen Moment die Blicke der beiden Frauen. Außer dem Alter hatten sie kaum etwas gemein, schien es Anna. Wie sehr hätte sie sich gewünscht, ein normales, bürgerliches Leben führen zu können. Tanzen, feiern und bunte Kleider tragen zu dürfen wie andere Mädchen auch. Dann vielleicht einen netten Mann zu heiraten und ein paar Kinder zu bekommen.

Doch das alles war ihr nicht beschieden. Länger als ein Jahr lebte sie nun schon im Seelhaus der Afra Hirn. Und so, wie es aussah, würde sie wohl niemals heiraten, und schon gar nicht in solch einem prächtigen Kleid, dachte Anna wehmütig.

Doch überaus glücklich schien die Braut nicht zu sein. Anna vermeinte in Margaretes Blick eine gewisse Sehnsucht zu lesen, als er über ihr eigenes schwarzes Gewand, Zeichen ihres frommen Standes, schweifte. Konnte es sein, dass diese wohlhabende Braut ein keusches, einzig dem Glauben gewidmetes Leben ihrer eigenen glanzvollen Zukunft voller Wohlstand vorziehen würde?

An der Einmündung zur Steingasse kam der illustre Zug ins Stocken. Mit viel Aufhebens hatten Freunde des Brautpaares unter Zuhilfenahme von girlandengeschmückten Stecken und Seilen der Braut den Weg abgesperrt und forderten nun fröhlich und lautstark eine Lösung.

Anna verlagerte ihre Spezereien auf den anderen Arm und wandte sich ab. Eigenartig berührt von der Begegnung mit Margarete, setzte sie ihren Weg fort.

»Ach, da ist ja meine Tochter, die Heilige!«, rief Barbara aus, kaum dass Anna durch die niedrige Tür getreten war. Seit Anna als Hungermärtyrerin galt, machte sie ein erstaunliches Wesen um ihre Älteste. Und dieser Satz, da war Anna sicher, zielte nur darauf ab, die Nachbarin, die gerade auf die Dauer eines Schwatzes bei Barbara weilte, zu beeindrucken.

Annas Schwester Veronika zog genervt eine Grimasse hinter dem Rücken ihrer Mutter, und Anna konnte sich das Lachen kaum verkneifen. Mit Bedacht stellte sie die übriggebliebenen Köstlichkeiten auf den Tisch und nickte höflich in Richtung der Nachbarin.

Diese knäulte verlegen ihre Schürze in den rauhen Händen. »Ob du … äh … ob Ihr …« Verlegen schaute sie Anna an, denn das dürre, vergeistigte Wesen, das da vor ihr stand, umgab eine heiligmäßige Ausstrahlung. Nichts hatte es mehr gemein mit dem stets ein wenig widerborstigen Mädchen, das sie von früher her kannte.

Die Nachbarin nahm einen neuen Anlauf: »Könnt Ihr vielleicht …« Respektvoll schlug sie die Augen nieder.

»Du meinst, ob dir die Heilige ihren Segen erteilt?«, sprang Barbara hilfreich ein. »Aber sicher wird sie das! Anna!«

Wieder wechselten Anna und Veronika einen Blick.

»Der Herr sei mit dir«, murmelte Anna und schlug das Kreuzzeichen über der angegrauten Haube der Nachbarin. Diese knickste dankend.

Barbara nickte zufrieden. Dann nahmen sie das Gespräch dort wieder auf, wo sie es bei Annas Eintreten unterbrochen hatte: »Die Hochzeit der Welsertochter mit dem Peutinger muss ja prächtiger werden als die Fuggerhochzeit im Jänner. Da würde man die Welserin schlecht kennen, wenn man glaubte, sie ließe zu, dass so einer mit neuem Geld den alten Stadtadel an Prunk und Pracht zu übertreffen vermöge. Nein, Katharina Welser wird alles daransetzen, eine vortreffliche Hochzeit für ihre Tochter auszurichten. Schließlich ist Margaretes zukünftiger Mann Stadtsyndikus. Ein gebildeter und einflussreicher Mann, und ein Doktor dazu.«

»Aber der Peutinger ist kein Patrizier«, warf die Nachbarin kritisch ein.

»Nein, aber einen wie den Peutinger kann der Welser gut in der Familie brauchen.«

»Und in der Gesellschaft mit seinem Schwager Vöhlin.«

»Genau, dann bleibt das Geld in der Familie.«

»Nicht wie beim Fugger. Der macht Geschäfte mit jedem, der es grad hergibt.«

»Ach, der Fugger. Es ist erstaunlich genug, dass er auf seine alten Tage überhaupt noch geheiratet hat. Ich dachte, der hätte nur seine geschäftlichen Unternehmungen im Kopf.«

»Hat er auch. Er ist beileibe kein schwärmerischer Feingeist. Aber er braucht Söhne für seine Gesellschaft.«

Barbaras Klatsch hatte der Nachbarin ihre Befangenheit genommen, und gemeinsam zogen sie über die ehrenwerten Familien der feinen Gesellschaft her.

Anna öffnete den Mund, um zu berichten, dass sie soeben dem Brautzug der Welser begegnet war. Doch sie verspürte wenig Lust, den beiden Frauen ausführlich auch noch die kleinste Falte am Saum der prachtvollen Gewänder zu schildern.

Das, was Anna im Gesicht der Braut zu lesen vermeint hatte, würden sie ohnehin nicht verstehen, und so schloss sie die Lippen, ohne ein Wort gesagt zu haben.

Die Erzählungen über jene hochgestellten Persönlichkeiten langweilten Anna. Hätte sie gewusst, dass es gerade die Geschicke der Familie Welser waren, die auf so unerquickliche Weise Einfluss auf ihr Leben nehmen würden, sie hätte den Worten der beiden Frauen weit mehr Aufmerksamkeit geschenkt. Doch Anna hatte beschlossen, dass nichts auf der Welt sie mehr dazu bewegen könnte, mit den Reichen und Mächtigen mehr als nötig Umgang zu pflegen.

Veronika schnappte sich das Säckchen mit Trockenobst vom Tisch und hakte Anna unter, die sich gerne von ihr in die Küche hinausziehen ließ. Als sich die Tür hinter ihnen geschlossen hatte, zog die Schwester erneut eine Grimasse und äffte dann mit gespielt leidender Miene ihre Mutter nach: »Veronika, mein Kind, bist du sicher, dass du essen willst? Verspürst du denn nicht auch ein ganz klein wenig Heiligkeit in dir, so wie deine Schwester?«

Auffallend ähnlich war Veronika diese Parodie geraten, traf sie doch auf das genaueste Barbaras Tonfall. Zudem hatten die Züge der Zwölfjährigen inzwischen das Kindliche abgelegt und begannen auf verblüffende Weise denen der Mutter zu gleichen.

Veronika schnaubte. »Ewig schleicht sie um mich herum und beäugt mich genau, als warte sie nur darauf, dass auch ich plötzlich zu einer Heiligen werde. Nichts essen, was für ein Graus.« Veronika verdrehte die Augen und rieb sich den mageren Leib. »Ich könnte den ganzen Tag essen.« Wie um das zu beweisen, fischte sie mit geschickten Fingern eine Trockenpflaume aus dem Leinensäckchen und ließ sie genussvoll in ihrem Mund verschwinden.

Anna lachte ausgelassen mit der Schwester. Anders als im Seelhaus konnte sie bei ihr für eine kurze Weile ihre ehrwürdige Rolle fallenlassen und fröhlich sein. »Du wirst noch dick und rund und passt in kein Kleid mehr, wenn du so viel futterst«, sagte sie augenzwinkernd.

»Warte einen Moment, ich muss dir etwas zeigen«, sagte Veronika eifrig und verschwand durch die Küchentür.

Anna hörte ihre Schritte auf der Stiege poltern. Das Dörrobst verbreitete einen gar zu köstlichen Duft, und da sie sich unbeobachtet wusste, griff auch sie lustvoll zu. Genießerisch fuhr ihre Zunge über die lederne Haut der Aprikose, bevor sie diese zerkaute.

Gerade als ihre Hand erneut bis zum Gelenk im Säckchen steckte, wurde die Tür aufgerissen, und Veronika stürmte wieder herein. Anna schluckte und ließ voller Schreck die Hand mitsamt dem Säckchen hinter ihrem Rücken verschwinden. Argwöhnisch blickte Anna Veronika an. Doch die Schwester schien nichts bemerkt zu haben.

»Schau nur, wie schön! Ich habe es selbst genäht. Aus dem Stoff, den du mir gekauft hast.« Stolz hielt Veronika ein himmelblaues Kleid gegen das Licht. Verzückt blickte sie darauf, und ihre Augen spiegelten die Farbe des Stoffes wider.

Unauffällig drehte Anna sich zur Seite und ließ die Hand mit dem Obstsäckchen in der Tasche ihres Rockes verschwinden, den Blick wie hypnotisiert auf die Schwester geheftet. Doch deren ganze Aufmerksamkeit galt ihrem Kleid.

»Das hast du wirklich großartig gemacht«, lobte Anna, angestrengt um Begeisterung bemüht.

»Schau nur, wie spielerisch der Rock fällt, und der Stoff ist so weich«, schwärmte die Schwester, während Anna verstohlen ihre Finger aus dem Säckchen befreite. Hoffentlich würde niemand die Ausbuchtung in ihrem Rock bemerken, dachte Anna und presste heimlich ihre Hüfte gegen die Kante des Küchentisches, um das Obst flach zu drücken.

»Wirklich sehr elegant«, stimmte sie zu.

Suchend glitt Veronikas Blick zum Tisch.

»Los, zieh es an, ich möchte sehen, wie es dir steht«, sagte Anna und fasste Veronika am Ärmel.

Geschmeichelt durch das Lob der großen Schwester, ließ Veronika sich nur zu gerne von Anna aus der Küche schieben.

Als sie die Stiege zu Veronikas Kammer erklommen, war Anna für einen Moment versucht, ihrer Schwester ihr Leid zu klagen und sie in ihr Geheimnis einzuweihen, damit sie die Last nicht länger allein zu tragen hatte.

Doch in letzter Sekunde besann Anna sich eines Besseren. Veronika war ihr lieb, aber sie war sicherlich nicht der Mensch, der ein Geheimnis zu wahren wusste. Zudem wäre es nicht recht, einer Zwölfjährigen die Last dieses Wissens aufzubürden.

An diesem Sonntag währte Annas Besuch kürzer als üblich. So bald als möglich verabschiedete sie sich von Mutter und Schwester, und erst als sie das Haus ein gutes Stück hinter sich gelassen hatte, atmete sie erleichtert auf. Es war unwahrscheinlich, dass Barbara das Fehlen des Obstes auffallen würde.

Nie zuvor hatte sie sich gewundert, dass die Päckchen mit Naschwerk, die Anna ihr brachte, nicht bis obenhin gefüllt waren, ja, dass sogar oft die Hälfte fehlte. Und Veronika hatte noch nie die Hartnäckigkeit gezeigt, einer Sache auf den Grund zu gehen. Sollte sie das Obst vermissen, würde sie mit den Schultern zucken und die Sache vergessen.

Es war gerade noch einmal gutgegangen, dachte Anna, aber künftig würde sie wirklich vorsichtiger sein müssen. Das Säcklein mit dem Dörrobst trug sie noch immer bei sich. Anna streckte ihre Hand in die Tasche ihres Rockes, und ihre Finger ertasteten die zerdrückten Früchte. Es wäre das

Beste, das Obst zu verschenken, überlegte sie. Sie könnte es einfach unterwegs einem Bettler in seine Schale legen.

Doch als Anna die Bettler am Heilig-Kreuz-Tor erblickte, brachte sie es einfach nicht fertig, das Obst herzugeben. Sie beschleunigte ihren Schritt, und als sie den Kesselmarkt erreichte, schlüpfte sie hastig in den Durchlass.

Gierig schob sie sich eine Pflaume nach der anderen, eine Aprikose nach der nächsten in den Mund, und erst als das Säckchen bis auf den Grund geleert war, ließ ihre Gier endlich nach.

In der Nacht erwachte Anna von einem schrecklichen Rumoren in ihrem Bauch. Eilig schlug sie das Laken zurück, denn ein drängendes Bedürfnis trieb sie aus dem Bett. Anna kam verschlafen auf die Beine und legte sich fahrig ihr Umschlagtuch über das graue Hemd. Dann trat sie leise in den oberen Flur hinaus, sorgsam darum bemüht, kein Geräusch zu verursachen, das ihre Mitschwestern aus dem Schlaf aufschrecken würde.

Doch Anna spürte, dass Eile angeraten war, wenn sie den Abort im Hof rechtzeitig erreichen wollte. Fest kniff sie die Hinterbacken zusammen und eilte so schnell wie möglich die Stiege hinab. Ihre Beine fühlten sich ganz schwach an, und immer wieder musste sie innehalten und sich an das Geländer klammern, um nicht das Gleichgewicht zu verlieren.

Im Erdgeschoss angekommen, lauschte sie einen Moment. Im Haus war alles still. Anna eilte durch die Küche in den Hof hinaus, der erlösenden heimlichen Kammer entgegen.

Ein knatternder Wind entfuhr ihrer Kehrseite, als sie sich mit einem erleichterten Aufseufzen auf dem Brett des Abortes niederließ. Übelster, vergorener Gestank hüllte sie ein, und Anna hoffte, dass er nicht nach draußen dringen und sie verraten würde. Denn wer nichts aß, konnte schließlich auch keinen Abgang haben. Genauso wenig wie beim Essen durfte sie sich demzufolge auf dem Austritt erwischen lassen.

Das Rumoren in ihren Därmen setzte Anna zu. Schweiß trat ihr auf die Stirn, und Schwäche übermannte sie. Anna hatte schon erlebt, dass Menschen beim Essen vor Anstrengung der Schweiß ausbrach, aber von dieser Tätigkeit war ihr das gänzlich unbekannt.

Gerade als die Hinterlassenschaften der unglückseligen Dörrfrüchte in die Grube unter ihr platschten, vernahm Anna Schritte auf dem Hof. Sie erschrak. War sie nicht leise genug gewesen und hatte eine der Schwestern aufgeweckt? Oder verspürte eine der Mitschwestern zufällig just in diesem Moment das natürliche Bedürfnis, den Abort aufzusuchen? Sowohl Margarete als auch Regine waren schließlich in einem Alter, in dem der Harndrang sie ab und an des Nachts aus dem Bett trieb. Es wäre gar zu dumm, ausgerechnet von der misstrauischen Regine hier überrascht zu werden.

Gehetzt blickte Anna um sich, während ihr Darm immer noch um Erleichterung kämpfte. Sie saß in der Falle, konnte weder fliehen noch sich verstecken. Selbst wenn sie sich nicht rühren würde, würde sie entdeckt werden, denn Regine würde sich darüber wundern, dass der Abort verriegelt war, und der Sache sogleich auf den Grund gehen.

Was sollte sie nur tun? Die Schritte kamen näher und hielten schließlich direkt vor der Tür, hinter der Anna kauerte, inne. Nun war alles vorbei.

Ein winziger Teil von Annas Gehirn schien jedoch noch nicht zum Aufgeben bereit und schickte ihr einen kleinen

Geistesblitz. Laut und vernehmlich begann sie, würgende Geräusche von sich zu geben. Würgen und Spucken, das kannten die Schwestern von ihr, das würde sie nicht überraschen.

Anna spuckte aus und würgte erneut, bemüht, es so echt und leidend klingen zu lassen, wie sie nur konnte. Verzweifelt hoffte sie, damit von ihrer unpassenden Verdauung ablenken zu können. Wenn nur nicht der üble Geruch hinausdrang und sie verriet.

Anna klammerte sich an die Hoffnung, das eklige Geräusch würde die Schwester vor dem Abort so anwidern, dass sie sich weit genug entfernte. Sie würgte noch lauter.

»Anna, was ist? Geht es dir nicht gut?«

Anna schloss erleichtert die Augen. Das war Sybillas Stimme, nicht Margaretes oder gar die von Regine. Anna sandte ein Stoßgebet zu ihrer Namensgeberin, der heiligen Anna. Da hatte sie wohl großes Glück gehabt. Sybilla war ihr gegenüber gänzlich ohne Argwohn. Sie bewunderte Anna und suchte es der Heiligen so recht zu machen wie eben möglich.

»Sybilla, ich fühle mich so schlecht, kannst du mir einen Schluck Wasser holen, damit ich den Mund ausspülen kann?«, bat Anna. Das war noch nicht einmal gelogen. Gut fühlte sie sich tatsächlich nicht.

»Oh, du Arme.« Sybilla war voll des Mitgefühls. »Ich bin gleich zurück«, beeilte sie sich, zu sagen, dann hörte Anna, wie ihre Schritte sich entfernten und sich schließlich verloren.

Zum zweiten Mal an diesem Tag wäre sie beinahe entdeckt worden, und wieder hatte sie großes Glück gehabt, ganz so, als hätte heute der Herrgott schützend seine Hand über sie gehalten. Anna fühlte sich schwach. Schweiß lief ihr die

Schläfen hinab, und grüne Punkte tanzten vor ihren Augen, als sie sich erhob und ihr Hemd richtete.

Sie stieß die grob gezimmerte Tür des Abortes weit auf, damit der verräterische Geruch sich schnell verlieren würde, dann ging sie Sybilla entgegen, um diese so weit wie möglich von der Latrine fernzuhalten.

In der Küche umsorgte Sybilla Anna und ließ nicht erkennen, dass sie an Annas Übelkeit zweifelte, ja, sie begehrte nicht einmal zu wissen, was diese verursacht haben mochte.

Ergeben reichte sie Anna einen gefüllten Becher und bestand darauf, sie zurück in ihre Schlafkammer zu geleiten. Fürsorglich breitete sie das Laken über Anna und wünschte ihr eine gesegnete Nachtruhe.

Doch Anna fand noch lange keinen Schlaf. Was wäre geschehen, wenn es nicht Sybilla, sondern Regine gewesen wäre, die ihr gefolgt war? Wie lange würde sie den Schwindel noch verbergen können? Sie war sich ihrer heiklen Lage in dem engen Seelhaus, wo sie jederzeit unter Beobachtung ihrer Mitschwestern stand, nur allzu bewusst. Wenn sie nicht eines Tages auffallen wollte, würde sie ausziehen müssen.

Doch wohin sollte sie gehen? An Geld für eine Unterkunft mangelte es ihr nicht. Von den Spenden, die man ihr zuteilwerden ließ, konnte sie ohne weiteres ein Haus mieten.

Als Witwe, wie ihre Mutter eine war, wäre das keine Schwierigkeit. Doch Heilige oder nicht, es geziemte sich in gar keinem Fall, in ihrem Alter als unverheiratete Frau allein zu leben.

10. Kapitel

*B*arbara schob den Riegel von der Tür zurück. Es war bereits Mitte des Vormittages, aber schließlich hatte sie erst die Stube fegen müssen, bevor sie Besucher einlassen konnte.

Sie öffnete kurz die Tür und blickte auf die Gasse hinaus. Es versprach ein erfreulich freundlicher Apriltag zu werden. Die Luft war noch frisch, aber trocken, da würden sicher viele Besucher den Weg in die Heilig-Kreuz-Gasse finden, um der Heiligen ihre Aufwartung zu machen.

Waren in den vergangenen Monaten die Besucher vereinzelt gekommen, gaben sie sich seit wenigen Tagen regelrecht den Türknauf in die Hand. Vor allem Fremde, die anlässlich des Reichstages in der Stadt weilten, suchten ihre Tochter auf. So hatte sich Annas Ruhm bereits über die Grenzen der Stadt hinaus verbreitet, stellte Barbara mit einem stolzen Lächeln fest.

Sie freute sich darüber, dass Anna nach Hause zurückgekehrt war. Schließlich gehörte ein Kind zu seiner Mutter. Auch wenn es Barbara viel Arbeit machte und Anna wenig Zeit fand, ihr im Haushalt zur Hand zu gehen.

Wenn nur die fremden Leute ihr nicht ständig Schmutz in die Stube treten würden. Barbara seufzte ergeben, und der zufriedene Gesichtsausdruck wich ihrer üblichen gequälten Miene. »Anna, bist du so weit?«, rief sie, denn schon hörte sie Schritte vor der Eingangstür.

Anna warf Veronika einen leidgeprüften Blick zu, den diese mit einem gespielt mitleidigen Grinsen erwiderte, dann setzte sie ihre hohe, aus dunkelgrauem Filz gefertigte Kappe auf den Kopf und versteckte sorgsam die langen Zöpfe darunter.

Obschon sie unverheiratet war, ging es nicht mehr an, dass sie ihr Haar in jugendlicher Manier offen trug, doch das steife, unbequeme Gebände mit dem grauen Schleier darüber hatte sie abgelegt, als sie das Seelhaus verlassen hatte. Das schwarze Gewand nach Beginenart dagegen hatte sie als Zeichen ihres Standes beibehalten. Bot es zudem den unschätzbaren Vorteil, dass es ihre Figur weit umspielte, so dass niemand genau zu sagen vermochte, wie dürr sie darunter tatsächlich war.

Vor nunmehr fast zwei Jahren war Anna in das Haus in der Heilig-Kreuz-Gasse zurückgekehrt, und es hatte zunächst den Anschein, dass dies eine gute Entscheidung gewesen war. Zwar musste sie auch hier darauf achten, dass weder Mutter noch Schwester sie beim Essen überraschten, doch war es weitaus einfacher als im Seelhaus, sich heimlich in die Küche zu schleichen.

Barbara würde nichts auf die Heiligkeit ihrer Tochter kommen lassen. Sie war viel zu stolz auf Anna und das Aufheben, das um sie gemacht wurde, um etwaige Zweifel an deren Heiligkeit aufkommen zu lassen.

Das machte Barbara zu einer ausgezeichneten Verbündeten. Und anders als Regine im Seelhaus genoss sie es, die Besucher, die ihre Tochter aufsuchten, zu empfangen. Überdies war die Gesellschaft von Veronika weit unterhaltsamer als die der frommen Schwestern.

Anna trat in die Stube und ließ sich in einem Sessel mit hoher Rückenlehne nieder, der ihre schmächtige Gestalt noch fragiler wirken ließ. Dann setzte sie ihr Heiligengesicht, wie Veronika es respektlos nannte, auf, ein still anteilnehmendes Lächeln und einen leicht schräg geneigten Kopf.

Sie hatte es der Madonna auf einem Gemälde in Sankt Anna abgeschaut. Es war ein Lächeln, das Distanz schaffte zwischen ihr und dem Besucher. Und es war angemessen für all die Neugierigen und alle jene, die sie aus reiner Schaulust aufsuchten.

So wie die aufgeputzte Frau, die eben in die Stube trat. Sie mochte die Frau eines zu Geld gekommenen Kaufmannes sein, welcher der Geschäfte wegen im Tross der Adligen und Mächtigen in die Stadt gekommen war. Ihr Kleid war aus Silberbrokat gewirkt und an den Säumen zudem verschwenderisch bestickt. Dennoch entbehrte es jeden Stils. Auf Anna wirkte es nur übertrieben protzig mit den zu tief ausgeschnittenen Teufelsfenstern, jenen weiten Armausschnitten, die bis zur Taille das dünne Unterkleid sehen ließen.

Das etwas gewöhnliche, grobflächige Gesicht der Frau zeigte keine Ehrfurcht, keinen Respekt, ja, sie unterließ es sogar, bei ihrem Eintreten vor der Heiligen zu knicksen. Ohne ein Wort des Grußes baute sie sich vor Anna auf und stemmte ihre Arme in die Hüften.

Mit weit offen stehendem Mund begaffte sie Anna unter ihrer lächerlich hohen Hörnerhaube hervor, so dass Anna sich vorkam wie eine Kuriosität. Anna bemühte sich dennoch um Freundlichkeit. »Was kann ich für Euch tun?«, fragte sie.

»Für mich tun? Ihr? Nichts! Ich bin vermögend, und mir geht es ausgezeichnet«, antwortete die Frau herablassend und strich sich selbstgefällig über den Rock. »Aber sagt: stimmt es, dass Ihr nichts außer der heiligen Hostie in der Messe esst?«

Anna nickte und biss vor so viel Anmaßung die Zähne zusammen.

»Und was ist damit?«, fragte die Frau und wies mit einer Bewegung ihres Kinns auf den Tisch neben Anna, wo feines Gebäck auf einer Platte lag, daneben ein Weinkrug mit zwei Bechern. In ihre Augen trat ein triumphierendes Funkeln. Sie hielt sich für besonders schlau.

»Das ist für hohe Gäste bestimmt«, antwortete Anna äußerlich ruhig. Doch insgeheim erschrak sie. Denn tatsächlich pflegte sie sich selbst in unbeobachteten Momenten winzige Bröckchen vom Gebäck abzubrechen und sich verstohlen in den Mund zu schieben, wenn Mutter und Schwester den Raum verlassen hatten. Doch sie erlaubte sich immer nur ganz geringe Mengen zu naschen, wollte sie doch nicht riskieren, mit vollem Mund überrascht zu werden.

War ihr Spiel so leicht zu durchschauen? Sie hatte gedacht, dadurch, dass sie die Spezereien so offensichtlich in ihrer Nähe präsentierte, würde niemand auf die Idee kommen, sie äße davon. Hatte die Frau um eine Ecke mehr gedacht als sie, oder war sie schlicht einfältig? Mit gleichmütiger Miene schüttelte Anna den Kopf, um ihre Worte zu unterstreichen.

»Dann seid Ihr wirklich das ungewöhnlichste Kuriosum, das ich bisher auf allen Jahrmärkten gesehen habe«, stellte die Frau taktlos fest. »Aber wenn Ihr unbedingt wollt, so könnt Ihr für mich beten«, fuhr sie herablassend fort und nestelte an dem Verschluss der protzigen Geldkatze, die ihr vom Gürtel hing.

Na warte, du Miststück, dachte Anna. Wenn ich für dich eine Attraktion bin, dann bist du für mich eine Einnahmequelle. Dich werde ich Demut lehren! Sie verkniff sich ein boshaftes Lächeln. Mal sehen, wie lang du die Nase noch so hoch trägst, dachte sie. Stand sie doch seit dem Schwabenkrieg im Ruf, Gesichte zu haben, so konnte sie diese Fähigkeit wohl auch nutzen.

Schaurig verdrehte sie die Augen, wie sie es als Kind häufig zur Belustigung ihrer Freundinnen gemacht hatte, öffnete den Mund und ließ die Unterlippe herabhängen. Theatralisch hob sie das Gesicht zur Decke, als empfange sie von dort eine himmlische Weisung.

Dann plötzlich richtete sie ihren Blick stechend auf die Dame, zog die Augenbrauen bedrohlich zusammen und wies mit ausgestrecktem Finger auf deren Brust. »Ich befehle Euch: Entsagt der Eitelkeit!«, drohte sie mit hohl klingender, verstellter Stimme.

Unvermittelt gab sie einen spitzen Schrei von sich und verzog das Gesicht voller Entsetzen. Ihr ausgestreckter Finger wies nun auf das Gesicht ihres Gegenübers, und mit ihrer eigenen, unverstellten Stimme sagte Anna: »Was ist das dort in Eurem Gesicht? Schwären! Rot! Blut! Ich sehe eine Geschwulst, als säße Euch ein dickes Reptil auf der Haut.«

Die Frau stutzte, dann kreischte sie auf und fuhr sich mit beiden Händen tastend über das Gesicht. Ängstlich blickte sie auf ihre Hände, als erwarte sie, dort Blut zu sehen. »Rasch, eil dich und hol einen Spiegel!«, herrschte sie Veronika an, die, angelockt durch Annas spitze Schreie, soeben in die Stube getreten war.

»Tut Buße und gebt den Bedürftigen!«, ließ sich Anna vernehmen, nun wieder mit fremder Stimme. »Tut Buße!«, wiederholte sie gebieterisch.

Veronika eilte mit einem winzigen, beinahe blinden Spiegel herbei, den die Frau ihr sofort aus der Hand riss. Während sie im Spiegel ihr Abbild genau prüfte, sich ein ums andere Mal über das Gesicht fuhr, sank Anna, plötzliche Schwäche vortäuschend, in ihrem Stuhl zusammen.

Mit geschlossenen Augen verweilte sie einige Augenblicke, dann gab sie vor, langsam, wie nach langer Bewusstlosigkeit, zu sich zu kommen. Mit einem Ausdruck, als sei sie soeben vom Himmel herabgefallen, blickte sie die Frau an.

»Was ist mit meinem Gesicht«, fragte diese mit zittriger Stimme, die nun alles Herrische verloren hatte.

»Nichts«, antwortete Anna wahrheitsgemäß. Von Schwären und Geschwüren war im Antlitz der Frau nichts zu erkennen, doch langsam begannen sich hektische, rote Flecken von Hals und Dekolleté in Richtung ihres Gesichtes auszubreiten, stellte Anna nicht ohne eine gewisse Befriedigung fest.

Wieder blickte die Frau in den Spiegel und schluckte. Dann legte sie ihn hastig aus der Hand, als hätte sie sich an dem Metallgriff verbrannt, und griff erneut in ihre Börse. Kurz fuhren ihre Finger darin herum, dann fand sie einen Schilling und reichte ihn Anna mit einem ehrerbietigen Knicks. Ohne ein weiteres Wort wandte sie sich um und verschwand eiligst auf die Gasse hinaus.

Mit dem Schwabenkrieg war es eine seltsame Sache gewesen. Im vergangenen Jahr war König Maximilian gemeinsam mit dem Schwäbischen Bund gegen die Eidgenossen gezogen, die sich geweigert hatten, die Reichsreform anzuerkennen.

Sybilla, auch nach Annas Auszug aus dem Seelhaus noch immer ihre treue Anhängerin, hatte sich an Annas leichtfertig beim Rupfen des Kapauns dahingesagte Äußerung über einen kommenden Krieg erinnert. Und ganz ihrer naiven, etwas überspannten Natur entsprechend, hatte sie diese als eine Prophezeiung Annas gedeutet, die sich bewahrheitet hatte.

Anna hatte das Gespräch in der Küche des Seelhauses beinahe vergessen, doch Sybilla wusste der kleinen Schar von Bewunderern Annas sehr genau zu schildern, wie diese ein

Gesicht gehabt und den Krieg vorhergesagt hatte. In ihrem Aberglauben und ihrer Sehnsucht nach Wundern und Ungewöhnlichem hatten Annas Anhänger diese Auslegung natürlich begierig aufgegriffen und weitergetragen.

Augsburg hatte sich unter Führung des Johann Langenmantel mit viertausend Fußknechten und zweiundsiebzig geharnischten Reitern, zu denen im Juni noch einhundertzehn Mann Fußvolk gestoßen waren, an dem Krieg beteiligt. Ein Feldzug, der die Stadt immerhin zwölftausend Gulden gekostet hatte.

Genützt hatte das nichts, denn noch im selben Jahr hatte König Maximilian in Basel seinen Hoheitsanspruch auf die Schweiz aufgeben müssen. Als hätte es noch etwas bedurft, ihre Heiligkeit zu untermauern, galt Anna seither als Seherin.

»Wie viel hat sie dir gegeben?«, fragte Barbara. Die ganze Zeit über hatte ihre Mutter sich still im Hintergrund gehalten, und Anna konnte ihrem Gesichtsausdruck nicht entnehmen, wie sie die kleine Posse aufgenommen hatte.

Veronikas Miene dagegen schwankte zwischen Schrecken und Lachen. Sie wusste nicht genau zu deuten, wie echt die Erscheinung gewesen war, die ihre Schwester heimgesucht hatte. Doch als sie das verdächtige Zucken um Annas Mundwinkel herum sah, platzte sie vor Lachen über diese eitle und schaulustige Person laut hinaus.

Anna selbst musste an sich halten, um es ihr nicht gleichzutun, denn eben trat eine weitere Besucherin ein.

Die kleine, von den Jahren gebeugte Frau, die mit ehrfürchtig gesenktem Blick vor Anna trat, war weit davon entfernt, neugierig zu sein. Sie hatte Anna ein echtes Leiden zu klagen. Sie lebte im Haushalt ihrer Tochter und ihres Eidams, der von Beruf Schankwirt war, wie sie berichtete.

An manchen Abenden war er selbst sein bester Kunde. Doch nun, in den letzten Tagen, wo recht viel Kundschaft kam und die Nächte lang wurden, hatte er weit mehr getrunken, als gut und schicklich für ihn war.

»Und dann beginnt er haltlos auf seine Frau einzuprügeln«, klagte die Alte. »Er hat ihr die Lippe dick gehauen, und ihr Ohr ist aufgeplatzt. Das ganze Gesicht ist geschwollen. Ich weiß nicht, was ich tun soll. Wenn das so weitergeht, schlägt er meine Tochter eines Nachts noch tot«, schloss die verzweifelte Frau.

Über diesen traurigen Bericht wich Annas geschäftsmäßige Interessiertheit schnell echter Anteilnahme. Das Kinn in die Hand gestützt, überlegte sie, wie sie diesen Trunkenbold eines Besseren bekehren könnte, bis ihr einer von Odas Ratschlägen in den Sinn kam. »Ich will für deine Tochter beten«, versicherte Anna der Alten schließlich, die dankbar nickte. »Die Mutter Gottes wird sicherlich ein Einsehen mit deiner Not haben. Aber zur Sicherheit könntest du deinem Eidam des Abends heimlich ein wenig Asche vom Herd in den Wein mischen, in den dritten oder vierten Becher. Er darf es jedoch in keinem Fall mitbekommen, hörst du? Am nächsten Morgen wird er gar fürchterlich leiden, doch es wird ihn nicht umbringen. Wenn das nicht reicht, tue es am nächsten Abend wieder, so lange, bis ihm der Spaß am Suff vergangen ist.«

Die Frau blickte Anna überrascht an. Dann schlich sich ein Lächeln auf ihr gerunzeltes Gesicht. Das war eine gänzlich andere Hilfe, als sie sich von der Heiligen erwartet hatte. Erneut nickte sie, heftiger diesmal. Dankbar ergriff sie Annas Hand und küsste sie ehrfürchtig.

Der nächste Besucher, der durch die niedrige Tür in das Laminitsche Haus trat, wollte weder Segen und Hilfe noch seine Neugier befriedigen. Liesel, die älteste Tochter der Stadlerin, erfüllte lediglich die ihr von der Mutter aufgetragene Pflicht. Sie brachte die gewaschene und getrocknete Wäsche zurück und holte die schmutzige von dieser Woche ab.

Es war schon ein rechter Luxus, die Wäsche zum Waschen außer Haus zu geben, fand Anna. Nicht nur, dass es kostspielig war, es bedurfte zudem eines weiteres Kleides und mindestens eines zusätzlichen Satzes Wäsche für jeden im Haus. Das leisteten sich üblicherweise nur vermögendere Leute als die Laminits.

Doch es gab für diesen außerordentlichen Luxus natürlich seinen besonderen Grund: Die Stadlerin war gesundet. Einen wohl zwölf Fuß langen Wurm hatte sie auf der Latrine ausgeschieden, wie sie jedem, der nach ihrer Genesung fragte, stolz erzählte, und danach war es ihr langsam bessergegangen.

Anna hatte ihr Wort gehalten und die Familie so lange mit Almosen versorgt, bis Antonia wieder in der Lage gewesen war, zu arbeiten.

Eines Morgens war Antonia dann in der Heilig-Kreuz-Gasse erschienen, um die schmutzige Wäsche der Familie abzuholen, und versprach, diese tags darauf gereinigt zurückzubringen.

Zunächst hatte Anna sich gesträubt, doch als sie merkte, wie wichtig es der rechtschaffenen Frau war, Anna ihre Hilfe zu entgelten, hatte sie schließlich das Angebot dankend angenommen und der Stadlerin die Ehre gelassen. Überdies hatte es die erfreuliche Folge, dass Barbara nun endlich unterließ, bei jeder Wäsche des Langen und Breiten über die mühselige Arbeit zu klagen.

Liesel strahlte über das frische, saubere Gesicht, als sie in die

Stube trat. »Ich soll von der Mutter schön grüßen«, sagte sie, während Barbara eilte, die schmutzige Wäsche zu holen.

»Wie geht es deinem Bruder?«, wollte Anna von dem Mädchen wissen. Der Bengel lag ihr aus unerfindlichem Grund am Herzen.

»Der hat bald seine Lehrzeit um und wird Gesell. Dann verdient er sein erstes Geld, sagt Mutter. Sie ist ganz stolz auf ihn«, erklärte die Zehnjährige eifrig.

»Dann sag der Mutter und auch dem Martin einen recht schönen Gruß von mir«, trug Anna dem Mädchen auf, während Barbara Liesel das Wäschebündel reichte.

Mit beiden Armen umschlang das Mädchen die Kleider und war schon beinahe zur Tür hinaus, als es fragte: »Wieso seid Ihr eigentlich zu Hause? Wo doch heute alle in der Stadt unterwegs sind.«

Anna und Veronika schauten sich an. Liesel hatte recht. Heute würde König Maximilian am Weinmarkt feierlich den Reichstag eröffnen. Die ganze Stadt war in Festtagslaune.

Sie hatte für diesen Vormittag genug Besucher ertragen, befand Anna. Heute würde auch sie sich einmal unter die Schaulustigen mischen, gaffen und sich amüsieren. Entschlossen stand sie aus ihrem Sessel auf und erklärte ihrer Mutter, dass sie für heute keine Besucher mehr zu empfangen gedachte.

Barbara quittierte das mit einem missbilligenden Runzeln ihrer Stirn, wusste sie doch zu genau, dass jeder empfangene Besucher die Kasse des kleinen Haushaltes aufbesserte. Barbara bekam des Öfteren mit, wie viel Geld und welche Güter man Anna als Spende überreichte, aber da sie nicht wusste, wie viel davon die Tochter als Almosen an Bedürftige verteilte, hatte sie keinen genauen Überblick über Annas Finanzen.

Und Anna sorgte umsichtig dafür, dass dem auch so blieb. Heimlich hatte sie ihren Gulden, zu dem sich erfreulicherweise in den vergangenen zwei Jahren noch einige weitere hinzugesellt hatten, diverse Kreuzer, Schillinge und etliche der Augsburger Pfennige mit Bischofskopf und Zirbelnuss aus ihrem Strohsack im Seelhaus geborgen und sie in der Kammer, die sie mit Veronika teilte, sicher unter einer losen Bodendiele versteckt.

Auf gar keinen Fall wollte Anna ihrer Mutter Rechenschaft über ihre Einnahmen ablegen, obschon Barbara ihr mehr als einmal angeboten hatte, die Gelder zu verwalten. Denn Anna war sicher, würde die Mutter um ihre tatsächlichen Einnahmen wissen, würde sie weit mehr von ihr für den Unterhalt der Familie beanspruchen, als Anna jetzt schon leistete. Und als echtes Kind ihrer Stadt zog Anna es vor, das Geld für schlechtere Tage beiseitezulegen, denn man konnte nie wissen, was kam.

Als Anna Veronika mit sich aus der Stube hinauszog, schüttelte Barbara zwar unwillig den Kopf, doch sie getraute sich nicht, etwas gegen die Entscheidung ihrer Tochter zu sagen.

Anna verschwendete keinen weiteren Gedanken an die Besucher, die sie an diesem schönen Frühlingstag vielleicht aufzusuchen gedachten. Heute würde sie sich frei nehmen, und das im wahrsten Sinne des Wortes, denn sie gedachte, den Tag frei von ihrer oftmals so anstrengenden Rolle als Heilige zu verbringen.

Entschlossen zog sie die Filzkappe vom Kopf und entledigte sich ihres schwarzen Kleides. Unter Veronikas glucksendem Kichern streifte sie ein abgelegtes Kleid von Barbara über. Es war an Saum und Ellenbogen schon recht zerschlissen, doch es würde seinen Zweck erfüllen, befand Anna.

Natürlich war das Kleidungsstück an Brust und Taille viel zu weit, doch Veronika wusste geschickt mit der Nadel umzugehen. Mit sicheren Handgriffen raffte sie den überstehenden Stoff unter den Ärmeln und an der Taille zusammen, schlug ihn nach innen ein und befestigte ihn mit wenigen Stichen. Den Rest erledigte ein breiter Gürtel, den Veronika der Schwester um den Leib band. Um ihr Haar wand Anna einen weißen Kruseler, den sie ebenfalls von ihrer Mutter entlieh. Jenes halbkreisförmig geschnittene Kopftuch, welches so um den Kopf geschlungen wurde, dass die mit drei Reihen dichter Rüschen besetzte Seite das Gesicht einrahmte, veränderte ihr Aussehen vollständig. Es ließ ihre Züge weicher erscheinen, denn die üppigen Falten fielen Anna beinahe bis in die Augen und verdeckten ihre markanten Augenbrauen.

Unerkannt schlüpften die Schwestern auf die Straße hinaus. Liesel hatte nicht übertrieben: die ganze Stadt schien auf den Beinen zu sein. Eine aufgeregte Stimmung flutete durch die Gassen und zog die Einwohner aus ihren Häusern. Ein jeder hatte seine Festtagsgewänder angelegt und sich für den Besuch des künftigen Kaisers so kostbar herausgeputzt wie möglich.

Maximilian weilte zwar schon seit Anfang März in der Stadt und hatte im Hause des Philipp Adler Quartier bezogen, doch heute präsentierte er sich den Bürgern der Stadt, um den Reichstag feierlich zu eröffnen.

Gemächlich ließen sich die Schwestern vom Sog der Menschen in den Gassen mitziehen, die zunächst in Richtung Perlach, dann über den Brot- und Holzmarkt drängten. Zwischen all diesen prächtig gekleideten Bürgern fühlte Anna sich in ihrem schlichten Aufzug nahezu unsichtbar. Keiner wandte den Kopf nach ihr, niemand tuschelte oder verneigte sich ehrerbietig und bat sie um ihren Segen, stellte sie glücklich fest.

Jedermann, mit Ausnahme der Schankwirte, schien seine Arbeit heute ruhenzulassen, um an diesem Fest teilzuhaben. In den vergangenen Wochen hatte man schwer gearbeitet, denn ein Reichstag brachte viel zu verdienen.

Ungezählte Ellen Tuch und Leinwand wurden benötigt für Fahnen, Schmuckwerke und Gewänder. Die Weber, Färber und Tuchhändler, die Gewandschneider, die Sticker, die Haubenmacher und Kürschner und alle anderen, die damit betraut waren, Tuche und Kleider zu fertigen oder zu verzieren, arbeiteten voller Eifer von Sonnenaufgang bis spät in die Nacht, um all die Aufträge zur Zufriedenheit ihrer Kunden zu erledigen. Wollte doch jeder, der es sich leisten konnte, neue Kleidungsstücke anfertigen lassen.

Und wer keine Aufträge hatte, der fertigte für den Verkauf, denn gleichgültig, ob Bürger oder Adliger, zu solchen Feierlichkeiten würden allen die Münzen lockerer in den Beuteln sitzen als gewöhnlich. Und all diese Menschen wollten essen und trinken, viele sogar tafeln und speisen.

Die Metzger, die Brauer, die Meier und Müller, all jene, deren Profession es oblag, für das leibliche Wohl der Augsburger, aber auch der hohen und weniger hohen Gäste von nah und fern zu sorgen, mussten sich sicherlich nicht des Müßiggangs bezichtigen lassen.

Die Gasthäuser waren bis unter die Firste belegt, jede noch so winzige Kammer vermietet, ja, manch einer zog in den Stall zu seinem Vieh, um die eigene Bettstatt gegen ein paar Münzen zu verpachten.

Ein jeder hatte zu tun. Die Goldschmiede fertigten Schmuck und Kleinodien und nicht zuletzt Preise für die Sieger in den zahlreichen Turnieren, Schießspielen, Wettläufen und

Ringkämpfen, für die wiederum Zielscheiben und Tribünen von den Zimmerleuten gefertigt und von den Malern bemalt werden mussten.

Und auch derjenige, der sich auf kein Handwerk verstand, bekam Gelegenheit genug, sich ein paar Münzen zu verdienen. Botengänge mussten erledigt werden, Einladungen überbracht und Waren aller Art von hier nach dort geschafft werden.

Arbeiten und Geld verdienen, das kam den Bürgern der Stadt sehr zupass. Sie waren hochzufrieden, und sie dankten es König Maximilian, indem sie ihn begeistert und mit der größten Prachtentfaltung, deren sie fähig waren, begrüßten.

Abgesehen von den organisatorischen Schwierigkeiten – geeignete Räumlichkeiten mussten gefunden und geschmückt werden, die hohen Herren nebst all ihrem Gefolge angemessen untergebracht, verköstigt und nicht zuletzt unterhalten werden –, war die Ausrichtung eines Reichstages ein aufwendiges Unterfangen, das die Stadtkasse ein hübsches Sümmchen kosten würde.

Doch die Bürger waren weit davon entfernt, darüber zu klagen und die Ausgaben als Verschwendung anzusehen. Vielmehr waren sie äußerst stolz, dass ihr Augsburg dazu ausersehen worden war, eine Zeitlang der Mittelpunkt des Reiches zu sein. Und als eine der bedeutenden Städte des Reiches, politisch wie wirtschaftlich, war man sich eine gewisse, wenn auch kostspielige Repräsentation schließlich schuldig.

Wie wichtig der Stadt diese Repräsentation war, erkannte Anna, als die Schwestern den Weinmarkt erreicht hatten. Dichtgedrängt standen die Menschen und blickten hinauf zu der hohen, mit Fahnen, Bändern und frischem Grün geschmückten Bühne direkt am Tanzhaus, die man gegen den Weinmarkt bei Sankt Moritz hin errichtet hatte. Auf der Bühne hatte man kunstvoll geschnitzte und vergoldete Sessel für die hohen Herren bereitgestellt, auf denen sie, beschattet von einem üppigen Baldachin, in all ihrer Pracht Platz genommen hatten.

Veronika und Anna schafften es, sich durch das Gedränge bis wenige Schritte an die Bühne heranzuschieben.

Ganz vorn an der Brüstung saß eine imposante Gestalt, gehüllt in auffallend kostbare Gewänder. Das musste Maximilian sein, erkannte Anna, obwohl sie vor drei Jahren, als der König zuletzt die Stadt besucht hatte, bei Oda geweilt hatte.

Der künftige Kaiser, er mochte um die vierzig Jahre zählen, schien besondere Sorgfalt auf sein Äußeres zu verwenden. Um die Schultern trug er einen weiten Mantel aus Goldbrokat, auf dem sich großflächig verschlungene Ornamente zu Blüten und Blättern verbanden. Kragen und Ärmelsäume waren mit Hermelin verbrämt. Über Maximilians Kragen hing eine breite, goldene Halskette, und unter dem schwarzsamtenen Barett fielen seine hellbraunen Haare der Mode entsprechend in sanften Wellen bis knapp auf die Schultern.

Das Gesicht des Habsburgers hätte anziehend sein können, mit seinem frischen Teint, dem feingeschwungenen Mund, seinen klugen Augen und den schmalen Brauen, fand Anna. Doch die auffallend große, hakenförmige Nase, die spitz auslief und deren Rücken zudem von einem Buckel gekrönt wurde, verhinderte das.

Mit lebhaften Gebärden redete er auf den hinter ihm sitzenden Kurfürsten und Erzbischof von Mainz ein. Dieser vertrat den Kurfürstenrat, jene sieben Kurfürsten des Reiches, und würde den Reichstag leiten. Neben ihm hatten der Erzbischof von Salzburg und der Herzog von Österreich Platz genommen. Abwechselnd sprachen sie für den Reichsfürstenrat, das zweite der drei Kollegien des Reichstages, der in den kommenden Wochen über die Fragen des Reiches beraten würde.

Das dritte Kollegium umfasste den sogenannten Städterat, die einundfünfzig Sitze für die Reichsstädte unter dem Direktorium von Augsburg als der gastgebenden Stadt. Als deren Vertreter war der Bürgermeister auf der Bühne erschienen, vor der nun die Stadtmusikanten so eifrig spielten, als gelte es das Leben.

Maximilian unterbrach sein Gespräch mit dem Erzbischof, doch Anna schien es, als würden die hohen Herren die musikalischen Darbietungen nicht so recht zu schätzen wissen. Manch einer verzog ein wenig schmerzlich das Gesicht, wenn die Melodie allzu spitze Höhen erklomm. Überhaupt wirkten die Herren ein wenig übermüdet.

Jedoch wen nahm es wunder? Hatte man doch bis in die Morgenstunden ein rauschendes Fest gefeiert, zu dem die Brüder Fugger auf einen ihrer Landsitze vor den Toren der Stadt geladen hatten. Um Abwechslung bemüht und damit ganz den Geschmack ihres illustren Gastes treffend, hatte man eine Landpartie organisiert und deftige schwäbische Hausmannskost serviert, von Sauerkraut mit Speck war die Rede und von Augsburger Brezeln.

Mit Tanz und Pfänderspielen hatte man Maximilian erfreut, und ganz nebenbei hatten die Fugger versucht, in der entspannten Atmosphäre ihre Beziehungen zu dem Monarchen zu vertiefen.

Als die Musik endete, erhob sich Maximilian zur Verlesung der Proposition. Doch während sich die Mienen der übrigen Männer auf dem Podium beim Verstummen der Instrumente sichtlich entspannt hatten, trug König Maximilians Gesicht weiterhin einen verkniffenen Ausdruck um Mund und Nase.

Er selbst hatte zwar die Tagesordnung vorab festgelegt, doch er wusste nie genau, was bei einem Reichstag letztendlich tatsächlich zur Sprache und Entscheidung kam. Er hatte munkeln hören, dass die Reichsstände durch die Einführung eines Reichsregimentes danach trachteten, seine Herrschaftsgewalt einzuschränken. Eine Maßnahme, die er als ganz und gar unakzeptabel betrachtete.

Empört schnaubte Maximilian durch die Nase. Seiner Meinung nach sollte sich der Reichstag mit den wichtigen Problemen beschäftigen. Und in seinen Augen war eines der wesentlichen Probleme nach wie vor die Bedrohung durch die Türken. Denn die Gefahr aus dem Osten war beileibe noch nicht gebannt, auch wenn Mehmed II. vor knapp zwanzig Jahren in das Paradies eingegangen war, um an der Seite Mohammeds zu sitzen. Denn Mehmed II. hatte zwei Söhne hinterlassen, von denen man nie mit Bestimmtheit vorherzusagen vermochte, wie sie sich der Christenheit gegenüber verhalten würden.

Wieder schnaubte Maximilian. Er betrachtete die Türken als eine rechte Plage Gottes, weshalb er beabsichtigte, die Versammlung der Reichsstände um die Bewilligung einer Reichshilfe zum Krieg gegen die Türken zu ersuchen. Maximilian wusste, es würde diesmal ein zähes Ringen werden, bis es mit den Reichsständen zu einem Konsens kommen würde. Innerlich stieß er einen tiefen Seufzer aus, dann begann er mit fester Stimme die Proposition zu verlesen.

Als Maximilian schließlich geendet hatte, brandete frenetischer Jubel über den Weinmarkt, obwohl die Themen und

Inhalte des Reichstages den meisten Bürgern gleichgültig waren. Sie waren gekommen, ihren künftigen Kaiser in all seiner Pracht zu sehen.

Maximilian liebte Augsburg, dass wussten die Bürger. Und sie liebten ihren »Bürgermeister von Augsburg«, wie sie ihn scherzhaft nannten, weil er sich so häufig in ihrer Stadt aufhielt. Färbte doch auch ein Gutteil seines Glanzes auf ihre Stadt ab.

Nach einer weiteren musikalischen Darbietung der Augsburger Stadtmusikanten zogen sich die Herren von der Bühne zurück, und die Menge zerstreute sich, um zu feiern – ihren obersten Stadtherren, aber auch ein Stück weit sich selbst.

Ein Reigen von Feierlichkeiten würde in den nächsten Tagen und Wochen die Stadt überziehen. Auf dem Fronhof würde wie eh und je das ritterliche Kampfspiel stattfinden, und Vertreter des Stadtadels würden Maximilian zu Ehren ihren traditionellen Geschlechtertanz aufführen. Doch heute zog es das Volk vor die Tore der Stadt, wo zwischen den Ufern von Wertach und Sinkalt die ersten Wettkämpfe im Bogenschießen begannen.

Untergehakt folgten die Schwestern den Menschen, die sie vom Weinmarkt fortschoben und durch das Göggingertor auf das ebene Gelände vor der Stadt zustrebten. Die Mittagssonne schien wärmend auf den Schießgraben herab, der von unzähligen Buden und Ständen gesäumt wurde, die alle nur dem Zwecke dienten, Schützen und Schaulustige mit reichlich Speisen und Getränken zu versorgen. Der aromatische Rauch von Gebratenem, das über Feuern röstete, stieg in die Luft, und ein freundlicher Wind zupfte und blähte die farbenprächtigen Fahnen, die an den Masten hingen.

Auf dem Schützenplatz selbst war man noch damit beschäftigt, die bunt gestalteten Schießscheiben aufzustellen. Bis zum Beginn der ersten Wettkämpfe würde es noch ein wenig dauern, und so beschlossen die Mädchen, sich auf dem Gelände umzuschauen.

Anna genoss es, sich von der Menge treiben zu lassen, und gemächlich schlenderten sie an den Buden entlang, bis Veronika stehenblieb, die Nase kräuselte und schnuppernd die Luft einsog.

Ihren Bitten nachgebend, ließ Anna sich zu einem Stand ziehen, an dem pralle, rote Würste über einem Rost brutzelten. Mit einem winzigen Anflug von Neid schob sie ein paar Pfennige über den groben Tresen und erstand für ihre Schwester eine der fetttriefenden Köstlichkeiten.

Ein winziger Schatten legte sich auf Annas Züge, als sie beobachtete, wie Veronika genüsslich ihre Zähne in das weiche Fleisch grub. Nicht dass sie selbst hungrig gewesen wäre. Jedenfalls nicht im herkömmlichen Sinne.

Es war ein anderer Hunger, der sie bisweilen überfiel. Der Hunger nach Leben. Ein wenig ungerecht war es schon, verdiente sie doch wirklich gutes Geld, das sie weder für schmackhaftes Essen noch für hübsche Kleidung ausgeben durfte.

Anna schüttelte den trüben Gedanken ab. »Komm, ich glaube, da vorn sind andere Wettkämpfe im Gange«, sagte sie und zog Veronika mit sich, fort von den Ständen mit Spezereien und den Garküchen.

Im hinteren Teil des Geländes hatten tatsächlich Wettkämpfe anderer Art begonnen. Hinter einer mit Sand auf dem Boden markierten Linie drängten sich acht junge Männer, alle großgewachsen und von ihrer Statur her nicht schmächtig zu nennen.

Einer der Burschen nahm direkt an der Linie Aufstellung. Auf das Zeichen des Wettkampfrichters hin winkelte er das linke Bein an und vollführte drei Sprünge auf dem rechten Bein. Die Umstehenden quittierten dies mit einem mäßigen Gemurmel. Anscheinend hatte der Kämpfer nicht die Weite erreicht, die sie von ihm erwartet hatten.

Sofort beeilte sich ein Helfer mittels eines Stockes eine Markierung anzubringen, genau dort, wo der letzte Sprung einen Abdruck im losen Boden hinterlassen hatte.

Dann machte sich der nächste Springer bereit. Er war ein schlanker, hoch aufgeschossener Bursche mit dünnem Haar und schmaler Brust. Wild ruderte er mit den Armen in der Luft. Es sah ein wenig unbeholfen aus, doch schon sein erster Sprung ließ erahnen, dass er seinem Vorgänger weit überlegen war.

Begeistert riefen die Zuschauer seinen Namen und feuerten ihn an. Dem Gebrüll nach zu urteilen, das sie von sich gaben, schien der Springer viele Anhänger zu haben. Wie erwartet, übertraf er den ersten Springer um bald zwei Ellen.

Zwei weitere Springer nahmen die Herausforderung an, doch ihnen gelang es bei weitem nicht, auch nur in die Nähe der Markierung zu gelangen, welche die erreichte Weite des Langen kennzeichnete.

Dann jedoch ging der fünfte Springer an den Start. Er war nicht ganz so groß, dafür aber kräftiger gebaut, mit breiten Schultern und starken Schenkeln. Unter dem Hemd zeichneten sich die mächtigen Muskeln seiner Arme ab. Das hellbraune Haar hatte er mit einem Lederband zusammengebunden, und ein konzentrierter Ausdruck lag auf seinem anziehenden Gesicht.

Anna drückte ihm verstohlen die Daumen. Für einen Moment schloss er die Augen, dann presste er kurz die Lippen zusammen und sprang los. Eins, zwei und noch einen Satz. Doch das Daumendrücken hatte nichts genutzt. Eine Handbreit blieb sein Sprung in der Weite hinter dem des Langen zurück, was dessen Anhänger wiederum mit Äußerungen des Hohnes und schmählichen Rufen quittierten.

Dennoch belohnten Anna, Veronika und einige andere, weniger parteiische Zuschauer ihn mit begeistertem Beifall. Für einen Moment hob der Springer den Kopf und blickte in ihre Richtung, dann machte er dem nächsten Wettkämpfer Platz.

Die drei letzten Springer konnten auf den Ausgang des Wettkampfes keinen Einfluss mehr nehmen, ihre Sprünge waren von gänzlich unbedeutender Weite. Unter dem frenetischen Jubel seiner Anhänger überreichte der Richter dem Langen seinen Preis, einen kunstvoll verzierten Becher. Der kräftige Jüngling erhielt für seinen zweiten Platz ein hellblaues, seidenes Band, das er sich lässig um das Handgelenk wand.

Ein neuer Wettbewerb begann, und wieder nahm der erste Springer Aufstellung an der Sandlinie, mit geschlossenen Beinen diesmal. Nun galt es, so weit wie möglich aus dem Stand heraus zu springen.

Vielleicht war er kein guter Springer, vielleicht war es nicht der rechte Tag für ihn. Wieder bot er nur eine unbefriedigende Leistung.

Anders dagegen der Lange, welcher Sieger des Dreisprunges geworden war.

Mit seinen langen Beinen schien er auch in dieser Disziplin den anderen überlegen zu sein. Sein Sprung mit grotesk angewinkelten Beinen gemahnte Anna an einen Storch, der vom Boden abhebt, und ihr entfuhr ein ausgelassenes Kichern. Kurz traf sie der amüsierte Blick des athletischen

Springers. Er schien ebenfalls seine Freude am Sprungstil seines Gegners zu haben.

Doch so seltsam der Sprung ausgesehen hatte, er war von beträchtlicher Weite und musste erst einmal übertroffen werden. Unter dem anhaltenden Jubel der Zuschauer trat der dritte Springer an, und sehr zum Missfallen der Anhänger des Langen geriet sein Sprung noch ein kleines Stück weiter. Selbstgefällig lächelte er in die Runde und hob seine Hände in Siegerpose über den Kopf. Doch noch war der Kampf nicht entschieden.

Wie bereits zuvor zeigte der vierte Springer keine bemerkenswerte Leistung. Dann trat der kräftige Jüngling an die Linie. Anna hatte wieder die Finger um ihre Daumen geschlossen, um ihm erneut Glück zu wünschen, als er unvermittelt den Kopf hob und sie direkt anschaute. Ein recht hübsches Gesicht hatte er, mit hohen Wangenknochen, einem kräftigen Kinn und warmen Augen, stellte sie fest.

Für einen überraschenden Moment traf sein Blick den ihren, und er lächelte ihr zu, dann wandte er den Kopf ab und machte aus dem Stand seinen Sprung. Und dieser wirkte bei weitem nicht lächerlich, sondern vielmehr kraftvoll und athletisch. Sehr zu Annas Freude geriet er noch besser als der des zweiten Kämpfers, und sie erlaubte sich, laut mit den Zuschauern zu jubeln. Wieder traf sie sein kurzer Blick.

Ein wenig galt es noch abzuwarten, wie die nachfolgenden Wettkämpfer abschneiden würden, doch als der Kampf entschieden war, stand Annas Favorit als Sieger fest.

Nachdem auch er seinen Preis aus der Hand des Kampfrichters erhalten hatte, zog Veronika Anna mit sich fort von dem Wettkampfgeschehen.

Sie war des Zuschauens müde geworden, schließlich warteten noch weitere Attraktionen auf die Besucher. Und während man auf dem Wettkampfplatz für das nun folgende Steinestoßen fünfundvierzig Pfund schwere Felsbrocken herbeischaffte, schlenderten die Mädchen gemächlich weiter.

Nur wenige Schritte entfernt wurde eine buntgeschmückte Bude besonders umlagert. Hier verkaufte man die Lose für den Glückshafen, jenes Glücksspiel, bei dem jeder, der mitspielen wollte, für gerade einmal acht Denare seinen Namen auf einen Zettel schreiben lassen konnte.

All diese Zettel wurden in einem Topf gesammelt und in einen anderen Topf die gleiche Anzahl von unbeschrifteten Zetteln gelegt. Darunter würden einundzwanzig Zettel gemengt, auf denen die Gewinne verzeichnet waren.

Später, nach Abschluss der Schießwettkämpfe, würden dann in einer Bude auf dem Rathausplatz die Gewinner ermittelt. Unter der strengen Aufsicht zweier geschworener Schreiber würde man zunächst einen Namenszettel ziehen und dann einen Zettel aus dem Glückshafen.

Und was für Preise das waren! Kleinodien waren zu gewinnen, im Wert von – man stelle sich vor – vierzig Gulden, bis hin zu einem Ring von einem Gulden Wert. Die Gewinne hatten einen Wert von 267 Gulden, wie den Rufen der Losverkäufer schon von weitem zu entnehmen war. Wenn es da nicht lohnte, mitzuspielen! Und was waren schon acht Denare?

Das fragte auch Veronika angesichts der Aussichten auf solch fürstliche Preise, und gerade als Anna ihrem Drängen nachgeben wollte und nach ihrem Beutel griff, packte eine starke, sonnengebräunte Hand nach der ihren.

Hastig riss Anna ihre Hand zurück und umklammerte fest ihren Geldbeutel. War das Diebesvolk schon so frech geworden, auf offener Straße zuzulangen? Wütend starrte sie dem Dieb ins Gesicht, doch sogleich musste sie ihren Irrtum einsehen. Es war kein Dieb, der da ihr Handgelenk umfasst hielt. Und er wollte ihr auch nichts nehmen. Im Gegenteil.

Mit einem verschmitzten Lächeln zog der athletische Springer, der den Mädchen vom Schießplatz aus gefolgt war, denn kein anderer war es, das blaue Band, das er als Trostpreis erhalten hatte, aus der Tasche und wand es um Annas Handgelenk. Für einen beunruhigenden Moment senkte sich sein nussfarbener Blick tief in ihre Augen.

»Danke fürs Daumendrücken«, sagte er fröhlich. »Es hat geholfen!« Stolz hielt er seine Siegestrophäe – einen kupfernen Trinkbecher – in die Höhe, damit die Mädchen ihn bestaunen konnten.

Anna nickte wortlos. Der Blick des jungen Mannes verunsicherte sie, und sein Lächeln machte sie ein wenig verlegen. Doch zugleich freute sie sich über seine Aufmerksamkeit, von der sie wusste, dass sie ihr und ausnahmsweise einmal nicht der vermeintlichen Heiligen galt.

»Ich habe auch die Daumen gedrückt«, beeilte Veronika sich zu erklären und bedachte den gutaussehenden Burschen mit einem süßen Lächeln. Doch zu ihrer Enttäuschung schien dieser sie nicht recht wahrzunehmen, sondern schaute immer noch ihre Schwester an.

Veronika runzelte die Stirn. Es war ungewöhnlich, dass ein Mannsbild ihrer Schwester mehr als einen Blick widmete, wenn sie dabei war, schließlich war sie weit hübscher als Anna. »Ich heiße Veronika, und das ist meine Schwester Anna«, sagte sie mit Nachdruck.

»Oh, ich bin Sebastian«, beeilte sich der junge Mann zu erklären. »Darf ich euch auf einen Becher Bier einladen, um meinen Sieg zu feiern?«, fragte er aufgeräumt.

Veronika nickte eifrig, doch Anna spürte, wie die Enttäuschung in ihr aufstieg. Sie hatte es genossen, unerkannt den Nachmittag zu genießen, und sich so frei gefühlt, als wäre sie eine ganz gewöhnliche junge Frau wie andere auch. Doch sie hatte sich nur selbst etwas vorgemacht, erkannte sie nun. Natürlich würde sie nicht mit Sebastian trinken können.

Gerade als Anna anhob, Sebastian eine ablehnende Antwort zu geben, wurde sie unsanft in den Rücken gestoßen. »Betrüger!«, brüllte eine Stimme direkt neben ihrem Ohr. Der schwere Körper eines Mannes stieß sie unsanft zur Seite.

»Du hast den Zettel nicht in den Topf getan, du Hundesohn!«, schrie der Mann wutentbrannt. Sein pausbackiges Gesicht war vor Zorn rot angelaufen. Angriffslustig senkte er den Kopf und funkelte seinen Gegner von unten herauf böse an.

Der solcherart Beschimpfte, ein baumlanger Kerl, war einer der Männer, die dafür bestellt waren, die Lose für den Glückshafen zu verkaufen. »Habe ich wohl, du Tropf!«, brüllte er in gleicher Lautstärke zurück, seinerseits höchst erbost über die Vorwürfe des Pausbäckigen.

Doch schon versetzte dieser dem Verkäufer mit beiden Händen Hiebe gegen die Brust. »Hast du nicht! Ich hab's doch gesehen. Du hast ihn einfach weggesteckt.«

»Hier geht alles mit rechten Dingen zu«, mischte sich ein weiterer Losverkäufer in das Gemenge und versuchte, den Pausbäckigen zu beruhigen. Doch der wollte sich nicht beruhigen lassen. Mit einer groben Bewegung schlug er die Hand des zweiten Verkäufers beiseite und ballte die Fäuste. Doch das ließ jener nicht mit sich machen. Schließlich ging es um ihren Ruf als rechtschaffene Männer.

Mit der flachen Hand schlug er dem Pausbäckigen auf das

Ohr. Das hätte er jedoch besser gelassen, denn der wütende Kunde war nicht allein gekommen. Schon griffen zwei seiner Freunde in das Geschehen ein, und ehe Anna und Veronika beiseitespringen konnten, sahen sie sich unvermittelt in Zentrum einer wüsten Schlägerei. Rechts und links von ihnen klatschten derbe Schläge auf die Gesichter der Kämpfenden, schlugen Fäuste auf Fäuste, krachten hart gegen Schädel und trafen brutal in Magengruben.

Veronika schrie auf und versuchte dem Gemenge zu entkommen. Ein Ellenbogen traf Anna schmerzhaft in die Rippen, und ihr entfuhr ein Schmerzenslaut. Jetzt reichte es ihr. Es war so ein schöner Tag gewesen. Was fiel diesen Irren ein, hier so herumzuprügeln und schutzlose Frauen zu bedrängen? Konnten sie denn nicht einfach friedlich feiern?

Anna ergriff eine rechte Wut. »Herrschaftszeiten, jetzt reicht es aber!«, brüllte sie die Männer um sie herum an. Doch natürlich ließen diese sich von einem schreienden Weibsbild nicht eine saftige Schlägerei verderben. Anna musste achtgeben, nicht selbst geschlagen zu werden.

Ein Fausthieb verfehlte sie nur knapp, doch er fegte ihr den Kruseler vom Kopf. Der Frühlingswind fuhr ihr in die schwarzen Haare und wehte sie ihr einer Fahne gleich um das Haupt. Wie die Erscheinung einer Rachegöttin stand Anna zwischen den prügelnden Männern. »Im Namen des Herrn, lasst ab!«, rief sie erneut, so laut sie eben vermochte.

»Mei, die Heilige!«, entfuhr es einem Burschen, der in unmittelbarer Nähe auf einen weit größeren Kerl eindrosch. Er hatte sie erkannt und ließ überrascht die Fäuste sinken.

»Die Heilige von Sankt Anna!«, stammelte auch sein Gegenüber.

Andere griffen die Worte auf und starrten Anna mit weit aufgerissenen Augen an. Rings um Anna her ließen die

Männer ihre Fäuste sinken. Beschämt senkten sie die Häupter und rieben sich verlegen die schmerzenden Handrücken.

»Hört auf die Heilige!«, ließ sich nun auch eine weibliche Stimme von außerhalb des Gemenges vernehmen. Andere Frauenstimmen fielen ein. Der Pausbäckige, dessen Unmut die Schlägerei ausgelöst hatte, bückte sich nach Annas Kruseler, klopfte mit der Hand den Staub ab und reichte sie ihr mit höflicher Verbeugung.

Mit einem Mal war es ruhig um Anna geworden. Diejenigen, die sie erkannt hatten, grüßten sie ehrerbietig, die anderen ließen sich flüsternd darüber aufklären, was es mit Anna auf sich hatte.

Zwei schwarzgekleidete Frauen eilten auf Anna zu, und sie erkannte die füllige Gestalt Margaretes, der Schwester aus dem Seelhaus, und ihre Mitschwester Sybilla. Irritiert betrachtete Sybilla Annas Aufzug, doch um Margaretes Mund zuckte es verdächtig. Schützend nahmen die Frauen Anna in die Mitte und bemühten sich, ihr den Kruseler wieder anständig auf das Haupt zu setzen und das Haar darunter zu verbergen.

Sebastian hatte Annas Eingreifen aus nächster Nähe miterlebt, und während sich die Menge langsam zerstreute, breitete sich Verstehen über sein Gesicht. »Verzeiht mir«, murmelte er leise, und Anna las Zerknirschtheit in seiner Miene. Aber nicht nur das. Auch ein Funken aufrichtigen Bedauerns lag darin.

In diesem und dem darauffolgenden Jahr machte der Bürgermeister von Augsburg seinem Scherznamen alle Ehre. Im Juni nahm König Maximilian höchstpersönlich an der feierlichen Fronleichnamsprozession teil, die vom Dom aus durch den Fronhof zum Perlach führte. Mitte Juli wohnte er dann, zusammen mit Reichskanzler von Henneberg, dem Erzbischof von Mainz und den versammelten Reichsfürsten, der Weihe des neuen Langhauses der Ulrichskirche bei.

Das alte Gebäude war durch einen Sturm zerstört worden, und Maximilian selbst legte den Grundstein zum Bau des neuen Chores, mit dem man Burkhard Engelberg beauftragt hatte. Und so war es wenig verwunderlich, dass er die Gelegenheit ergriff, der heiligen Anna an ihrem Gedenktag zu huldigen, indem er die festliche Prozession begleitete, die von Sankt Anna aus durch die umliegenden Gassen führte.

Kostbar in Silberbrokat gewandet, schritt er hinter dem Vater Provinzial Johannes Fortis her, begleitet von Erzbischof Berthold von Mainz und Kardinal Federico Sanseverino. Hinter ihnen gingen die Herzöge Friedrich und Ernst von Sachsen, der Erzbischof Ernst von Magdeburg und Herzog Albrecht von Bayern, gefolgt vom Herzog von Mecklenburg und dem Weihbischof von Eichstätt. Darauf folgte die Gesandtschaft von Neapel und die des Königs von Spanien.

Es war eine freundliche Sommersonne, die auf die Gläubigen herabschien und sich im goldenen Heiligenschein der blumenbekränzten Statue der heiligen Anna, Mutter Marias, brach, die der feierlichen Prozession vorangetragen wurde. Hin und wieder verlor sie sich im Weihrauchnebel, der aus einer Vielzahl von Gefäßen aufstieg und sich wie ein silberner Teppich über die Gläubigen legte, doch ihre Kraft reichte aus, Pater Quirinus den Schweiß auf die Stirn zu treiben, dem es oblag, für die Einhaltung der angemessenen Reihenfolge der Prozessionsteilnehmer zu sorgen.

Geduldig wartete Anna mit den anderen Gläubigen im Kirchhof ab, bis sich die hohen Herren formiert und die

Liebfrauenbrüder von Sankt Anna den letzten Fürstengesandten angeschlossen hatten. Sodann gab der Beichtvater Anna einen Wink, sich der Prozession anzugesellen.

Gleich hinter ihr folgten die Seelschwestern Sybilla, Margarete und Regine mit ihrer neuen Gefährtin Angela. Nun endlich durften sich die übrigen Gläubigen anschließen, und unter feierlichen Gesängen wand sich der fromme Zug zum Kirchhof hinaus und die Annagasse hinab in Richtung des alten Heumarktes.

Als der Festzug wenig später auf dem Berlich, dem Verlauf der Gasse folgend, eine Kurve beschrieb, fiel zufällig der Blick des Königs auf die junge Frau in den schwarzen Gewändern, die so aufrecht und würdevoll hinter den Ordensbrüdern einherschritt. Für einen Moment musterte er sie eingehend, neigte den Kopf zu Sanseverino und wechselte einige Worte mit dem Kardinal.

Dieser warf gleichfalls einen kurzen Blick in Annas Richtung und winkte mit herrischer Geste Quirinus zu sich. Nach einem kurzen Wortwechsel mit dem Pater, so schien es, konnte der Kardinal seinerseits dem Monarchen eine zufriedenstellende Antwort geben.

Anna spürte, wie Maximilians Blick sie wieder traf, jetzt weit interessierter. Überrascht deutete sie im Gehen einen Knicks an.

Schließlich erreichte die Prozession im Bogen wieder das Kirchengebäude von Sankt Anna, und die Gläubigen zogen, gleichfalls dem Range nach geordnet, in das kühle, weihevolle Halbdunkel des Gotteshauses zum nachfolgenden Hochamt.

Unter den erhebenden Gesängen des Offertoriums schritt Maximilian gravitätisch den Mittelgang entlang dem blumengeschmückten Altar entgegen. Als er würdevoll seine

Opfergabe darbrachte, kroch ein verhaltenes Raunen durch die Bankreihen. Der König hatte zwei Goldgulden auf den Opferteller gelegt. An Pater Quirinus' zufriedener Miene konnte Anna ablesen, dass es keine Übertreibung war. Maximilian hatte sich als höchst großzügig erwiesen.

Nach den hohen Herren war schließlich Anna an der Reihe, ihr Opfer darzubringen. Aufrecht schritt sie zum Altar, den Blick sittsam zu Boden gerichtet. Bewusst vermied sie, in Richtung des Königs zu schauen, der in all seiner Pracht neben dem Kardinal auf der Kirchenbank seitlich des Altars thronte.

Erneut beschlich sie das ungute Gefühl, beobachtet zu werden, und sie musste sich auf ihre Schritte konzentrieren, um nicht auf der Altarstufe zu stolpern. Erst als sie zu ihrer Bank zurückgekehrt war und wieder sicher auf ihrem Platz saß, gestattete sie sich, den Kopf zu heben.

Ihr Gefühl hatte sie nicht getäuscht. Sie sah den forschenden Blick des Königs auf sich ruhen, und obwohl in ihm kein Arg zu finden war, stellten sich Anna die feinen Härchen im Nacken auf, und ein unangenehmer Schauder rieselte ihr das Rückgrat hinab. Sie wusste, es war nicht unbedingt von Vorteil, die Aufmerksamkeit der Mächtigen zu erregen.

Ein paar Wochen später fand der Reichstag schließlich sein Ende. Zwar hatte Maximilian die Bewilligung einer Reichshilfe zum Krieg gegen die Türken auf sechs Jahre erhalten, doch wie befürchtet hatten die Reichsstände das Reichsregiment, eine Art ständische Reichsregierung, durchgesetzt. Zudem war eine Reichsexekutionsordnung geschaffen worden, um besser gegen Landfriedensbrecher vorgehen und Reichskammergerichtsurteile vollstrecken zu können. Das Reich hatte man hierfür in sechs Reichskreise eingeteilt.

Zum Abschluss verlas Maximilian daher recht kühl den Reichsabschied und schloss mit einer Ermahnung an die Handwerker, ihren Wohlstand nicht durch das Tragen luxuriöser Kleidung zu zeigen, kein Gold und Silber, keine Perlen, Samt oder Seide zu tragen, so dass sie äußerlich nur schwer von Adligen zu unterscheiden seien.

Die Bürger verübelten ihrem obersten Stadtherren diese Rüge nicht. Sie hatten es schon gar arg getrieben mit der eigenen Prachtentfaltung, das mussten auch die reichen Kaufherren und wohlhabenden Handwerker, vielleicht sogar mit einer Prise heimlichen Stolzes, zugeben.

Und so mochte es wohl sein, dass manch einer der so Gemaßregelten im Stillen bei sich dachte, dass auch ein König angesichts seiner eigenen leeren Privatschatulle gegen die Sünde des Neides nicht gefeit sei. Nur laut ausgesprochen hätte das sicherlich niemand. Nicht umsonst machte ein Reden die Runde: »Hätt' ich Venedigs Macht, Augsburgs Pracht, Nürnberger Witz, Straßburger Geschütz und Ulmer Geld, so wär' ich der Reichste von der Welt.«

Nachdem er die Stadt bald ein halbes Jahr mit seiner Anwesenheit beehrt hatte, reiste Maximilian im September schließlich ab. Und mit ihm verschwanden auch die Fürsten, weltliche wie geistliche, die Reichsgrafen und die Reichsprälaten, all jene, welche ebenfalls teilhatten am Glanz und der Herrlichkeit der vergangenen Monate.

Mit kühlen Winden und feuchtem Atem hielt der Herbst Einzug, und nach dieser langen Zeit voller Feierlichkeiten und königlicher Prachtentfaltung schickte sich die Stadt nun an, sich auf einen ruhigeren Winter vorzubereiten. Die Bürger waren des Feierns müde, zudem war es ein kostspieliges Vergnügen gewesen. Nun war es an der Zeit, wieder den gewohnten Geschäften nachzugehen.

11. Kapitel

Anna stutzte. Ein Teil des Geldes fehlte! Wieder glitt ihre Hand unter die Bodendiele. Nein, kein Zweifel. Da war nichts weiter als Staub und Schmutz. Entsetzt starrte sie auf die Münzen in ihrem Schoß. Es war immer noch eine beachtliche Menge Geldes, doch Anna war sicher, dass einige Gulden fehlten.

Als sie den Leinenbeutel aus dem Versteck in ihrer Kammer genommen hatte, um ein paar Münzen hineinzulegen, war er ihr um einiges leichter vorgekommen, als sie ihn in Erinnerung hatte. Noch einmal tastete sie suchend in dem Loch unter der losen Planke umher, doch Anna wusste, dass sie nichts finden würde.

Sie hatte die Münzen sorgfältig in den Beutel gelegt und dessen überstehenden Rand wie gewohnt umgeschlagen, bevor sie ihn in der Höhlung versteckt und die Planke wieder darübergeschoben hatte, dessen war sie sicher.

Doch das hieße, dass sich jemand an ihrem Versteck zu schaffen gemacht hatte. Und das konnten nur Mutter oder Schwester gewesen sein, denn wer sonst hätte die Gelegenheit dazu?

Entsetzt über diese Erkenntnis, biss Anna sich auf die Lippe, denn keiner von beiden mochte sie so eine Tat zutrauen. Veronika litt zwar ständig unter Geldknappheit, liebte sie doch Tand und Naschereien, doch es war unwahrscheinlich, dass sie die Münzen genommen hatte. Denn sie war reichlich unbeherrscht und hätte diese sogleich ausgegeben, was Anna mit Sicherheit aufgefallen wäre. Aber konnte denn ihre Mutter …

203

Seit Anna wieder in das Haus in der Heilig-Kreuz-Gasse gezogen war, hatte sie selbstredend von den Gaben ihrer Bewunderer den Unterhalt der kleinen Familie bestritten. Sie hatte Barbara zwar nicht üppig mit Geld für den Haushalt bedacht, doch war es so reichlich bemessen, dass Barbara nicht länger genötigt war, Näharbeiten für Fremde auszuführen.

Anna erwartete hierfür keinen Dank, und sollte Barbara das Geld für etwas Wichtiges benötigt haben, so hätte sie es ihr sicher von Herzen gerne gegeben. Zumindest aber wollte sie gefragt werden.

Wofür jedoch Barbara eine solch große Summe benötigt hatte, konnte Anna sich nicht vorstellen, und der Gedanke, dass ihre Mutter das Geld genommen hatte, befremdete sie.

Ausgerechnet Barbara, die sich bemühte, abgesehen von der einen oder anderen lästerlichen Rede, keine Sünde zu begehen, und dennoch ständig in die Kirche lief, um zu beichten und Vergebung zu erhalten.

Mit einem Seufzen räumte Anna die Münzen in den Leinenbeutel und erhob sich. Es würde das Beste sein, ihre Mutter geradeheraus nach dem Verbleib des Geldes zu fragen.

Anna fand Barbara in der Küche, wo sie mit Veronikas Hilfe eifrig beschäftigt war, einen gefüllten Hecht zuzubereiten.

»Du kannst dir nicht vorstellen, wen wir als Nachbarn bekommen!«, schwatzte die Schwester los, ehe Anna das Wort an Barbara richten konnte. Mit beiden Händen hielt sie den Bauch des Fisches aufgeklappt, während ihre Mutter mit einem Messer geschickt das rohe Fleisch aus dem Fischbauch herausschälte, ohne die Haut zu verletzen. »Stell dir vor, den König höchstpersönlich. Das wird jetzt eine ganz feine Gegend hier!«

»Wenn wir dann mal nicht mehr Mietzins zahlen müssen«, sagte Barbara und zog mit spitzen Fingern die Gräten aus den Fischstücken.

Veronika überging den nörgelnden Einwurf ihrer Mutter. »Er hat das Meutingsche Haus gekauft, gleich zwei Häuser neben unserem. Achthundert Gulden hat er Ludwig Meuting dafür gegeben, sagt man. Der König wird unser Nachbar, es ist unglaublich!«, wiederholte sie begeistert. »Vielleicht glaubt er, die Nachbarschaft einer Heiligen wirkt sich günstig auf sein Seelenheil aus ...«

Barbara schnaubte. Bedächtig legte sie die Fischstücke auf ein großes Holzbrett und nahm das Hackmesser zur Hand.

»Nun, dann solltest du dir vielleicht eine saubere Schürze umbinden. Sicher kommt er ab und an auf einen nachbarlichen Schwatz zu uns herüber«, neckte Anna die Schwester, doch dann wurde ihre Miene ernst. »Mutter, hast du mein Geld genommen?«, wandte sie sich direkt an Barbara.

Veronika schaute verdutzt auf. »Welches Geld?«, wollte sie wissen, doch Anna beachtete sie nicht. Unverwandt war ihr Blick auf das Gesicht ihrer Mutter gerichtet. Die wiederum hielt den Kopf unwillig über das Hackbrett gesenkt. Für einen Moment schwieg sie, dann sagte sie schlicht: »Ja.«

Anna ballte die Hände zu Fäusten und versuchte, ruhig zu bleiben. »Und was hast du damit gemacht?«, fragte sie.

»Es war eine einmalige Gelegenheit. Ich habe Ablass erhalten für all meine Sünden«, antwortete Barbara und erwiderte Annas Blick. Ein feines Lächeln breitete sich auf ihrem Gesicht aus, als sie hinzufügte: »Also auch dafür, dass ich das Geld genommen habe.«

»Wie kannst du einfach mein Geld nehmen und es für solch einen« – hier stockte Anna –, »so eine Sache ausgeben?«, fragte sie fassungslos.

Barbara hatte den Kopf wieder über das Brett gesenkt. Verbissen fuhr sie fort, den Fisch zu zerkleinern. Wieder und wieder sauste das Messer auf den unschuldigen Hecht hinab.

Vor bald einem Jahr war eine verheißungsvolle Neuigkeit über die Alpen geeilt, hatte zuerst die goldene Schreibstube der Fugger erreicht und war von dort aus in die Gassen und auf die Plätze hinausgedrungen: Papst Alexander VI. hatte in Rom die Jubiläumsbulle »Domini Salvatoris« verkündet, einen Jubelablass für die ganze christliche Welt.

Zur Organisation des Verkaufs der Ablassbriefe hatte der Papst für jedes Land einen Kollektor im Range eines Bischofs oder Kardinals bestellt, der die bei den Kirchen einbezahlten Gelder der Gläubigen einzusammeln und dafür Sorge zu tragen hatte, dass sie sicher nach Rom gelangten. Und so war alsbald Raymund Peraudi, Fürstbischof des Bistums Gurk, der Ankündigung gefolgt. Er war der hierzu für die deutschen Lande ernannte päpstliche Legat.

Anna konnte sich noch an den klaren Herbstnachmittag erinnern, an dem sich auf dem Fronhof eine erwartungsvolle Menschenmenge versammelt hatte, um den Worten des päpstlichen Legaten zu lauschen. Des Langen und Breiten hatte Peraudi die Vorzüge dieser einmaligen Gelegenheit erläutert. Für den Preis eines Drittels der Kosten, die eine Pilgerfahrt nach Rom verschlingen würde – von den Gefahren einer solchen Reise einmal ganz abgesehen –, konnten die Gläubigen Ablass für ihre Sünden erhalten. Und zwar – das war das Besondere an diesem Jubelablass – einen vollständigen Ablass für alle Sünden.

Üblicherweise bestand die Möglichkeit, in einigen Kirchen des Landes begrenzte Ablässe zu erwerben, so die Vierzig-Tage-Ablässe, wie Bischöfe sie verleihen durften, oder die Hundert-Tage-Ablässe, deren Verleihung nur Kardinälen zustand. Doch war damit nicht viel gewonnen, bedeutete es ja nur, dass dem Gläubigen nach Reue und Sündenbeichte ein Teil seiner auf Erden und vor allem im Fegefeuer abzuleistenden Sündenbußen erlassen wurde.

Doch man musste damit rechnen, eine viel längere Zeit im Fegefeuer vor sich zu haben. Wie gelegen erschien da ein vollständiger Ablass, der als Äquivalent für die ganze Sündenstrafe einem die Sorge nahm, im Fegefeuer schmoren zu müssen!

Strahlend und mit vor Aufregung und Kälte gerötetem Gesicht war Barbara an jenem Nachmittag in die Stube gestürmt und hatte ihren Töchtern die frohe Kunde mitgeteilt. »Ein Jubelablass! So eine Gelegenheit gibt es nur ein Mal im Leben, und auch dann nur, wenn man Glück hat. Nicht jeder erlebt schließlich den Beginn eines neuen Jahrhunderts«, schwärmte sie. »Eine großartige Möglichkeit, die Sünden erlassen zu bekommen!«

»Und was für eine Möglichkeit für den Papst, die Kassen aufzufüllen«, brummte Anna sarkastisch. Sehr zu Barbaras Bedauern teilte sie die Begeisterung ihrer Mutter nicht.

Barbara starrte sie bei dieser blasphemischen Äußerung entgeistert an. »Jeden Tag bete ich zu Gott, dass er mich so lange leben lässt, bis ich alle Sünden bereut und genug Buße getan habe«, jammerte sie.

»Du kannst ja nach Rom pilgern, wenn dich die Last zu sehr drückt«, antwortete Anna mit einem Schmunzeln in der Stimme. Sie hielt nicht viel vom Ablasshandel, der zudem eine reichlich ungerechte Sache war. Wie konnte es angehen, dass sich nur Vermögende von ihren Sünden freizukaufen vermochten, während die Armen diesen Trost entbehren mussten?

Doch Barbara entging der feine Spott in den Worten ihrer Tochter. »Wie soll ich das wohl machen?«, fragte sie. »Als Frau allein und, wie du wohl weißt, ohne den Schutz eines Ehemannes ...«

Anna traf ein anklagender Blick, und wieder spürte sie Barbaras unterschwelligen Vorwurf ihrer Witwenschaft, die angedeutete Schuld Annas am Tode ihres Vaters. Heftiger als beabsichtigt entgegnete sie: »Welch schwere Sünde wohl auf dir lastet, dass du so dringlich einen Ablass brauchst?«

Barbara hatte darauf nichts erwidert. Höchst beleidigt hatte sie die Stube verlassen.

Anna wusste, dass einige der Gläubigen damals, gleich nach der Ankündigung des Ablasses, am liebsten sofort nach Hause geeilt wären, um ihr Gespartes aus Truhen und Kästen zu holen und die kostbaren Briefe zu erwerben. Doch sehr zu ihrer Enttäuschung hatten sie auf diese Gelegenheit bald ein ganzes Jahr warten müssen. Denn so lange hatte es gedauert, bis das zähe Ringen über die Verteilung der Gelder abgeschlossen war.

Die Verkündigung des Ablasses bedurfte der Zustimmung des Landesherren, wofür dem König ein Gutteil der daraus resultierenden Einnahmen zustand. Und da, wie nicht anders zu erwarten, Maximilian danach trachtete, seinen Anteil entsprechend üppig ausfallen zu lassen, gestalteten sich die Verhandlungen zwischen dem päpstlichen Legaten und den Beauftragten des Königs und der Reichsstände als langwierig und zeitraubend.

Dann endlich hatte man sich geeinigt. Rom würde sich mit einem Drittel der Einnahmen bescheiden müssen, die anderen beiden Drittel würden vom Reichsregiment verwahrt werden und sollten ausschließlich zur Finanzierung eines Kreuzzuges gegen die Türken verwendet werden.

Maximilian hatte eine zusätzliche Bedingung an seine Zustimmung geknüpft: Bis zur endgültigen Verwendung sollte das Geld bei den Fuggern und den Welsern in Augsburg deponiert werden.

Um jeglichem Betrug vorzubeugen, war jede der schweren Ablasstruhen mit vier Schlössern gesichert. Je einen Schlüssel behielt der päpstliche Legat, einen hatte der Vertreter des Reichsregiments, einen der oberste Geistliche und den vierten das bürgerliche Haupt der Gemeinde, in welcher die Truhe zu stehen kam.

Seit wenigen Tagen stand nun der erste der wuchtigen, mit breiten Eisenblechen beschlagenen Ablasskästen im Dom von Augsburg und wartete auf zahlungswillige Gläubige.

Veronikas Blick wanderte von Anna zu ihrer Mutter und zurück. Eilig nahm sie ihrer Mutter das Brett fort, bevor Barbara den Fisch gänzlich zu Brei zerhackt hätte, und füllte diesen in eine Schüssel. Mechanisch gab sie Milch und Salz hinzu und streute einige Gewürze darüber. Mit einem großen Löffel begann sie zu rühren.

Immer noch starrte Anna ihre Mutter verständnislos an. Barbaras Gesicht nahm einen säuerlichen Ausdruck an. Dann schürzte sie die Lippen und schleuderte Anna schnippisch entgegen: »O ja. Du bist eine Heilige. Du hast die Flammen und Brände nicht zu fürchten. Ich aber werde nie wieder die Gelegenheit bekommen, Ablass für all meine Sünden zu erhalten! Unsereiner muss sich die Befreiung von den Qualen des Fegefeuers auf andere Weise sichern.«

Anna war sprachlos ob dieser Argumente.

Erst nach einigen Augenblicken war sie in der Lage, zu

entgegnen: »Ich habe das Geld weggelegt für schlechte Zeiten.«

»Für was kannst du dein Geld wohl besser anlegen als für das Seelenheil deiner Mutter, hm?«, schloss Barbara triumphierend und bedachte ihre älteste Tochter mit einem selbstgefälligen Lächeln. Schwungvoll nahm sie Veronika die Schüssel aus der Hand und begann seelenruhig, die Füllung in die Fischhaut zu stopfen. Dann griff sie nach einer Nadel, fädelte ein Stück Zwirn ein und machte sich daran, mit sorgfältigen Stichen den Bauch des Fisches zuzunähen.

Resigniert verließ Anna die Küche. Was sollte man gegen solch eine Stumpfheit ausrichten? Anna wusste, es half nicht, sich darüber zu ärgern. Sie würde künftig ihr Geld vor Barbara in Sicherheit bringen müssen. Einige Minuten sann sie darüber nach, welches der geeignete Ort dafür wäre, doch immer wieder kehrten ihre Gedanken zu Barbaras Ablasserwerb zurück.

Dann plötzlich fand sie die Lösung: Wenn der König es für sicher hielt, die Ablassgelder bei den Welsern zu deponieren, dann würde auch ihr Geld dort bestens verwahrt sein. Und vielleicht würde Anton Welser ihr zudem einen Zins zahlen.

Anna nahm den Beutel mit den verbleibenden Münzen und legte sich ein schwarzes Umschlagtuch um die Schultern. Der würzige Geruch des gefüllten Hechtes, der auf dem Rost briet, folgte ihr, als sie auf die Gasse hinaustrat.

Es begann bereits zu dämmern, und ein böiger Wind fegte um das Heilig-Kreuz-Tor. Er trieb ein paar Regentropfen vor sich her, und erst als Anna in die Judengasse bog, ließ er ab, an ihren Röcken zu zerren.

Das Haus von Anton Welser war leicht zu finden. Es war das größte, gleich im vorderen Teil der Gasse. Sein Treppengiebel überragte die der benachbarten Häuser um einiges, und deutlich prangte über dem Tor des dreistöckigen Gebäudes, in den Stein der Fassade geschlagen, die stilisierte Lilie des Welserschen Wappens. Für die Nacht waren bereits die Holzläden vor die breiten Fenster geklappt.

Anna klopfte, und es dauerte eine geraume Weile, bis ein betagter, doch sich auffällig aufrecht haltender Bediensteter ihr öffnete. Gegen Wind und Regen hatte Anna ihr Umschlagtuch über den Kopf gezogen, und so war es kaum verwunderlich, dass der Mann sie überrascht musterte, zumal es reichlich ungewöhnlich war, nach Einbruch der Dämmerung an fremde Türen zu klopfen. Seines Wissens war niemand im Hause erkrankt oder lag im Sterben, dass er des Beistandes einer Betschwester bedurfte.

Das Erstaunen des Knechtes wurde nicht geringer, als Anna darum bat, zu Anton Welser vorgelassen zu werden. Für einem Moment schien er zu überlegen, ob er die Frau nicht einfach fortschicken sollte, mit der Erklärung, sie könne am nächsten Morgen im Kontor mit einem der Schreiber sprechen. Doch in ihrem schwarzen Gewand unterschied sie sich deutlich von den Besuchern, die Anton Welser üblicherweise geschäftehalber aufsuchten, und von einer frommen Schwester mochte sicher kein Arg ausgehen.

Also öffnete er ihr das Tor und führte Anna durch die mit dunklem Holz deckenhoch getäfelte Halle und dann eine ausladende Stiege hinauf.

Im Obergeschoss hieß er sie vor einer schweren Tür warten. Der Herr Welser hätte einen Besucher. Sie möge sich ein wenig in Geduld üben, erklärte er ihr höflich und wies auf einen Stuhl, den man neben der Tür aufgestellt hatte.

Anna nahm Platz, und wieder kehrte ihr Ärger über Barbaras Dummheit zurück. Wie konnte sie nur so einfältig sein, für ein vages Heilsversprechen so großzügig Geld zu verschwenden, welches noch dazu nicht ihr eigenes war?

Mit einem Ruck wurde die Tür neben Anna aufgerissen, und die kräftigen Schultern eines jungen Mannes erschienen im Rahmen. Neugierig musterte Anna die stämmige Gestalt, denn sein Anblick passte nicht so recht in die Vornehmheit dieses Hauses.

Sein blondes, von der Sonne ausgeblichenes Haar fiel unordentlich über den Kragen seines Wamses, und die erdfarbene Joppe darunter war abgewetzt und aus haltbarem Tuch. Lässig ließ er sein zerdrücktes Barett gegen die ledernen, bis hoch zur Hüfte mit Schlamm bespritzten Beinlinge schlagen. Alles in allem wirkte er, als hätte er einen langen Ritt hinter sich.

»Schön, dass du sofort zu mir gekommen bist, Lukas«, drang eine männliche Stimme aus dem Kontor. Doch es war nicht der Reisende, der gesprochen hatte. »Ist mir eine Ehrensache«, antwortete dieser mit einer knappen Verbeugung in den Raum hinein.

»Nun ruh dich erst einmal ordentlich aus. Iss und trink ausgiebig, und ich glaube, auch ein Bad würde dir nicht schlecht anstehen. Über alles Weitere kannst du mir auch morgen Bericht erstatten«, ließ sich wieder der unsichtbare Sprecher vernehmen.

»Wenn Ihr mich nicht gleich morgen nach Lissabon sendet, Herr Welser …«, entgegnete der Reisende mit einem gutmütigen Lachen in der Stimme, die Hand bereits auf der Türklinke.

»Das wird wohl kaum vonnöten sein. Aber es ist erfreulich, zu hören, dass Vasco da Gama im Frühjahr zu seiner nächsten Reise nach Indien aufbricht. Seit er vor drei Jahren den Seeweg gefunden hat, wäre das die dritte Handelsfahrt nach

Calicut. König Manuel von Portugal scheint jetzt mit schöner Regelmäßigkeit in jedem Frühjahr eine Flotte nach Indien zu schicken, um den Gewürznachschub sicherzustellen.«

»Ja, das ist eine glückliche Entwicklung. Um wie vieles günstiger ist es, den Pfeffer über Portugal zu beziehen, statt die unverschämten Preise der Genueser zu bezahlen«, stimmte der Mann, den Anton Welser Lukas genannt hatte, zu.

»Aber wenn König Manuel so weitermacht, dann wirst du schneller nach Lissabon reisen, als dir lieb ist«, nahm Welser den Flachs seines Mitarbeiters auf, und Anna nahm die Zufriedenheit in seiner Stimme wahr. »Denn obwohl ihm der Gewürzhandel einen hübschen Gewinn einträgt, wird Manuel schon sehr bald einsehen müssen, dass er die ungeheuren Kosten für seine Expeditionen unmöglich allein aufbringen kann. Und dann wird er höchst beglückt sein, uns an seinem lukrativen Handel beteiligen zu können.«

Der Reisende lachte jungenhaft auf, wandte sich um und trat durch die Tür hinaus. Zu ihrer Überraschung erkannte Anna, dass er kaum älter sein konnte, als sie selbst war. Er mochte zwanzig oder einundzwanzig Jahre zählen.

Als der junge Mann ihrer ansichtig wurde, nickte er freundlich. Sein rundes Gesicht war von Müdigkeit gezeichnet. Tiefe Schatten lagen unter den Augen und ließen die große Nase scharf hervorspringen.

Anna beeilte sich aufzustehen, ehe er die Tür hinter sich schließen konnte, und trat unaufgefordert ein.

Anton Welsers Kontor war ein länglicher Raum mit holzvertäfelter Decke. An zwei Wänden bogen sich Regale unter ledergebundenen Folianten, und links der Tür, gegenüber einer Reihe von Fenstern, loderte ein gemütliches Feuer in einem wuchtigen Kamin.

Das Licht einiger Kerzen erhellte den Raum und spiegelte sich in den Fenstern zur Gasse hin, auf denen sich das Welsersche Wappen in vortrefflicher Malerei wiederholte.

Vor den Kamin war ein ausladender Tisch gerückt, hinter dem sich der Hausherr in einem breiten Sessel niedergelassen hatte. Auf dem polierten Holz vor ihm lagen einige wenige Papiere, Tinte und Feder. Daneben waren auf einer Platte ein Krug mit ein paar Bechern und eine Schale mit rotwangigen Äpfeln angerichtet.

Die Gedanken des Handelsherrn schienen noch bei König Manuel zu weilen, denn er hatte das Kinn mit dem nussfarbenen Bart in die linke Hand gestützt und Annas Eintreten offenbar nicht sofort bemerkt.

»Ich dachte immer, der Pfeffer käme aus Venedig,« sagte Anna anstelle einer Begrüßung.

»Pfeffer kommt aus Indien, genau genommen von den Molukken, den Inseln weiter östlich über den indischen Kontinent hinaus«, entgegnete Anton Welser. Dann erst hob er den Kopf und erblickte Annas spitzbübisches Lächeln. Ruhig maß er den unerwarteten Besuch aus braunen Augen. »Anna Laminit, die Heilige, die nichts isst«, stellte er fest und deutete auf einen bequemen Stuhl auf der gegenüberliegenden Seite des Tisches. Nichts in seiner Miene ließ erkennen, dass ihn ihr Eindringen in sein Kontor überraschte.

Anna dankte mit einem Nicken und nahm Platz, während Anton nach dem Weinkrug und einem Becher griff. »Einen Würzwein brauche ich Euch nicht anzubieten, nicht wahr? Obschon Ihr in diesem hier wirklich etwas verpasst, er stammt aus der Ägäis«, sagte er ruhig. »Doch Ihr erlaubt, dass ich mir einen Schluck genehmige?« Mit sicherer Bewegung schenkte er sich den Becher voll. »Es ist Kaneel darin, die Rinde des Zimtbaumes, etwas vom Wurzelstock der Ingwerpflanze, Gewürznelken und geriebener Muskat.« Genießerisch ließ er einen Schluck des roten Gebräus die Kehle hinabrinnen, bevor er mit einem Zwinkern, das seine Augen mit einem Netz aus feinen Fältchen umzog, fortfuhr: »Auch diese Gewürze stammen aus Indien. Wusstet Ihr, dass die Muskatnuss das Samenkorn des Muskatbaumes ist?«

»Dann verstehe ich eines nicht«, sagte Anna. Sie hatte den Kopf ein wenig schief gelegt und blickte Anton unter der Krempe ihrer grauen Filzkappe hervor interessiert an. »Der Pfeffer und all die anderen begehrten Gewürze kommen aus dem Osten. Portugal liegt von uns aus gesehen aber im Westen. Wie kann es da günstiger sein, sie in Portugal zu kaufen, wenn sie doch einen viel weiteren Weg zurückzulegen haben, bis sie dorthin gelangen?«

Anton Welser zog erstaunt eine Augenbraue hoch. Diese junge Frau schien ihren Kopf für mehr zu gebrauchen als für fromme Sprüche und Gebete.

»Wie viel Pfeffer findet in Eurer Küche Verwendung, Schwester?«, antwortete er mit einer Gegenfrage.

»Nun, höchst wenig, so unbezahlbar, wie er ist.«

Anton nickte bedächtig. Erneut griff er nach seinem Becher und lehnte sich in seinem Sessel zurück. »All die orientalischen Gewürze, Drogen und Spezereien, die in der Medizin und auch für den täglichen Lebensmittelbedarf so hoch geschätzt werden, wurden bis zu Vasco da Gamas Entdeckung des Seeweges nach Indien von dort aus über das Rote und das Mittelländische Meer bezogen.

Sie kamen auf dem Seeweg in die Häfen der Levante, der Küsten Kleinasiens, Syriens und Ägyptens. In einer ganzen Reihe von levantinischen Städten sind bedeutende Handelsplätze erwachsen, welche den Handel zwischen Europa und Indien vollkommen beherrschten. Sicher habt Ihr schon von Alexandrien und Smyrna sprechen hören?« Forschend blickte er Anna an, die interessiert seinen Worten lauschte.

Anna nickte, und Anton fuhr fort: »Die Levantiner waren die Vermittler und Händler zwischen Morgen- und Abendland. Von der Levante aus nahmen die Gewürze den Weg über die großen Handelszentren Venedig oder Genua. Insofern habt Ihr also recht, wenn Ihr sagt, der Pfeffer käme aus Venedig.« Ein feines Schmunzeln kräuselte seinen Bart, dann jedoch nahm sein Gesicht einen leicht missvergnügten Ausdruck an, und er fuhr fort: »Je größer im Abendland der Bedarf an indischen Erzeugnissen wurde, umso stärker wuchs bei den levantinischen Gewürzhändlern das Streben nach Gewinn. Sie waren sich ihrer Alleinstellung nur zu bewusst.«

»Und sie forderten immer höhere Preise«, folgerte Anna.

»Ja. Die Gier ließ sie unverschämt werden.«

»Und deshalb sind die Preise für Gewürze so hoch«, stellte Anna fest.

»Nur zu einem Teil. Auch die beiden Schwesterrepubliken Venedig und Genua, die als einzige abendländische Häfen die Gewürze der Levante bezogen, nutzten ihre Macht vortrefflich aus. Besonders Venedig trieb es damit recht weit.« Anton schnaubte, und bei seinen letzten Worten bildete sich eine steile Falte zwischen seinen Augenbrauen.

»Es erlaubte keinem fremden Kaufmann über seinen Stapel hinaus nach irgendeiner Richtung direkten Handel zu treiben. Weder die hansischen noch unsere oberdeutschen Kaufleute durften unmittelbar ihre Waren austauschen, sondern waren gezwungen, ausschließlich über die Hände eines venezianischen Kaufmannes zu handeln.« Anton nahm einen Schluck des Weines, und ein Grinsen, in dem sich ein Anflug von Spott verbarg, überzog seine Miene. »Doch wie sagt man so schön? Hochmut kommt vor dem Fall!«, erklärte er. »Vor zwei Jahren hat sich Venedig mit dem Sultan überworfen, so dass der venezianische Levantehandel fast gänzlich zum Erliegen gekommen ist.«

Anna musste lächeln. Sie konnte sich die Häme der abendländischen Kaufherren deutlich vorstellen, als sie davon Kenntnis erhielten. »Das muss vor allem die Genueser gefreut haben, denn die waren doch sicher die Nutznießer in der Sache?«, mutmaßte sie.

Anton nickte. An Annas Fragen erkannte er, mit welcher Leichtigkeit sie die kaufmännischen Zusammenhänge erfasste. Recht erstaunlich für eine Frau, noch dazu eine, die sich einem geistlichen Leben verschrieben hatte. »Venedig verlor seine Bedeutung im Gewürzhandel, der sich nunmehr auf Genua konzentriert, was uns weit genehmer ist, weil dort nicht das Verbot des direkten Handels gilt. Dennoch gibt es auch hier genügend Einschränkungen und Bevormundungen seitens der Genuesen.«

Nur zu deutlich konnte Anna an der Miene des großen Handelsherren ablesen, wie sehr ihm jene missfielen. Der Gewürzhandel hatte ihr Interesse geweckt. Mit Erstaunen stellte sie fest, dass Geschehnisse in fremden Ländern, weit außerhalb ihrer Stadt und ihres Landes, direkten Einfluss auf ihre eigene Welt hatten. Und wenn auch nur dadurch, dass sie die Preise für Gewürze bedingten, die deshalb für sie und die meisten Bürger der Stadt unerschwinglich wurden.

»Und wie kam der Pfeffer nun nach Lissabon?«, wollte sie wissen.

»Geradewegs aus Indien. Vasco da Gama hat im Auftrag

der Portugiesen den direkten Seeweg über die Südspitze Afrikas dorthin gefunden. 1498 hat er Calicut in Ostindien erreicht, und Ende August des darauffolgenden Jahres kehrte er mit Schiffen, die bis zum Rand mit Pfeffer und Gewürzen beladen waren, nach Lissabon zurück.

Diese Entdeckung wird den ganzen Handelsweg verschieben und Genua einiges an Bedeutung nehmen, denn nun kann man die kostbaren Güter des Orients aus erster Hand kaufen«, prophezeite Anton.

Er hatte sich in seinem Sessel aufgerichtet, und seine Stimme verriet eine jugendliche Begeisterung von mitreißender Kraft, obschon er vom Alter her bald die fünfzig Jahre erreichen mochte.

Überhaupt erweckte seine kräftige Gestalt mit den breiten Schultern unter der dunkelbraunen Schaube in Anna nicht den Eindruck, als verbringe er seine Tage ausschließlich hinter dem Pult in seinem Kontor. Es hätte sie nicht verwundert, zu hören, dass er in höchst eigener Person alle diese fernen Länder bereist hatte, über die er in so selbstverständlichem Ton zu sprechen wusste.

»Das heißt also, der König von Portugal handelt nun auch mit Pfeffer«, bemerkte sie. »Doch er wird ihn Euch wohl nicht um den Preis einiger netter Worte geben.«

Anton lachte. »Sicher nicht. Er kann ihn zwar nicht teurer als die Genuesen anbieten, sondern muss unter deren Preis bleiben, um seine Ware abzusetzen, zumal nun mehr Pfeffer auf dem Markt ist. Doch damit verdient er sich immer noch eine goldene Nase.«

»Dann verstehe ich eines nicht: Wenn der Indienhandel für ihn so lukrativ ist, wie Ihr sagt, wieso sollte König Manuel dann ausgerechnet Euch daran teilhaben lassen?«

Wieder zog Anton überrascht die Augenbraue hoch. Diese

Frau hatte wirklich einen messerscharfen Verstand. Und sie schien sich wirklich für die komplizierten Hintergründe des Handels zu interessieren. Ganz anders als seine Frau Katharina, die ihr Interesse vollständig auf den häuslichen Bereich beschränkte. Das kaufmännische Verständnis ging ihr gänzlich ab, und wann immer er versucht hatte, in ihrer Gegenwart auch nur ansatzweise geschäftliche Dinge anzusprechen, hatte sie sofort gelangweilt abgewunken. Und das, obwohl sie aus einer nicht unbedeutenden Kaufmannsfamilie stammte, waren doch Johann und Conrad Vöhlin, Vater und Bruder Katharinas, höchst erfolgreiche Memminger Kaufleute.

»Er braucht unser Kupfer«, erklärte Anton und fuhr mit der Hand über seinen Bart. »Die meisten unserer abendländischen Erzeugnisse sind im Osten wenig begehrt, um nicht zu sagen, wertlos, und taugen daher nicht zum Tauschhandel.

Um auf den Märkten des Ostens wirklich gewinnbringend Handel zu treiben, müssen wir also die Waren bar bezahlen, sei es in Silber oder, was noch vorteilhafter ist, in Kupfer. Denn im Orient gilt Kupfer als wertvoller Tauschartikel.

Und die meisten Kupferfundstätten befinden sich nun mal in den Händen von deutschen Kaufleuten ...« Zufrieden lehnte er sich in seinem Sessel zurück, und ein maliziöses Lächeln legte die Haut um seine Augen in fröhliche Falten. Ein helles Klingen, als schlüge ein feiner Hammer auf eine Glocke, ertönte hinter Antons Rücken, und Anna konnte auf dem Sims des Kamins das silberne Gehäuse einer Uhr ausmachen, wahrlich eine Kostbarkeit, die der Welser sein Eigen nannte.

»Aber Ihr seid gewiss nicht hier, um mit mir über den levantinischen Handel zu plaudern«, sagte Anton. Sein Tonfall wurde mit einem Mal geschäftsmäßig. Er hatte das Gespräch mit Anna genossen, doch der Tag war ohnehin zu kurz, um all die anstehende Arbeit zu erledigen. Wenn er dazu auch noch plaudern wollte, würde er stets bis weit in die Nacht in seinem Kontor sitzen. Sein Gesicht hatte einen ernsten, leicht distanzierten Ausdruck angenommen, und es schien Anna, als hätte die Glocke alles Persönliche aus dem Raum vertrieben.

»Ich nehme an, Ihr benötigt finanzielle Mittel für Euren Unterhalt«, fuhr Anton fort.

Er hatte die Handflächen gegeneinandergelegt und blickte darauf, als stünden seine Worte dort geschrieben und er bräuchte sie nur abzulesen.

Es waren feingliedrige Hände mit ebenmäßig geformten, länglichen Nägeln, stellte Anna fest.

»Gerne helfe ich Euch mit einem Betrag aus. Sicherlich habt Ihr dafür Sicherheiten. Ein Haus …«

Anna schüttelte den Kopf.

»… oder einen Acker. Vielleicht ein kostbares Schmuckstück …«

Erneut schüttelte Anna verneinend den Kopf. Der Welser schien nicht zu verstehen.

»Ihr müsst mir nachsehen, dass ich danach frage. Es ist nicht der Neugier wegen …«

»Ich benötige kein Geld«, unterbrach Anna nun endlich seine Rede. »Ich möchte, dass Ihr meines bei Euch sicher« – hier machte sie eine bedeutungsvolle Pause – »und gewinnbringend verwahrt. Zudem steht Ihr im Rufe, sehr diskret zu sein …«

Anton ließ die Hände flach auf die Tischplatte sinken. Überrascht sah er zu, wie Anna den Inhalt ihres Leinenbeutels vor ihm auf das glänzende Holz entleerte. Weit über siebzig Gulden waren es immer noch, die Anna ihm in kleiner Münze vorzählte. Eine gewaltige Summe für eine Betschwester.

»Ich werde das Geld sicher für Euch verwahren«, versprach der Welser. »Und Ihr könnt getrost sein, dass im Laufe der Zeit mehr daraus wird.«

Anna nickte. Dann erhob sie sich und wandte sich zum Gehen. Sie hatte beinahe die Tür erreicht, als sie sich noch einmal zu Anton umwandte: »Zieht es Euch nie selbst hinaus in die Welt, um all die fremden Länder zu sehen, aus denen Eure Waren kommen?«

Anton blickte auf, und für einen kurzen Moment vermeinte Anna einen Anflug von Wehmut über das Gesicht des Kaufmannes flackern zu sehen. Jedoch – sie mochte sich getäuscht haben, denn nur einen Augenblick später zeigte es wieder die Miene freundlicher Geschäftsmäßigkeit. »Warum soll ich selbst bellen, wenn ich Hunde habe?«

Als Anna sein Kontor verlassen hatte, blieb Anton noch eine Weile sitzen und gestattete, ganz entgegen seinen sonstigen Gewohnheiten, seinen Gedanken, zu wandern. Mit ihrer letzten Frage hatte Anna an seine alte, sehr alte Sehnsucht gerührt. Eine Sehnsucht, die er schon vor langer Zeit tief in sich eingesperrt hatte.

Es stimmte: Nur allzu gerne wäre er selbst in die Welt hinausgereist, um neue Handelsrouten zu erforschen, um neue Kontinente zu entdecken und um alle die Wunder zu bestaunen, die sie für den Mutigen bereithielt.

Doch das Schicksal hatte anderes für ihn vorgesehen. Bis auf gelegentliche Handelsreisen, welche die Grenzen des Deutschen Reiches kaum überschritten, hatte er es lediglich bis Memmingen gebracht. Anton gestattete sich einen kleinen Seufzer. Doch er durfte nicht undankbar sein. Das

Leben hatte einen erfolgreichen Kaufmann aus ihm gemacht, wie auch aus seinem Vater vor ihm.

Lukas Welser war, obwohl dem Fache nach Baumeister, der Kopf des Familienunternehmens Bartholomäus Welser und Gebrüder gewesen.

Unter seiner gestrengen Anleitung war Anton als der älteste Sohn bereits von Kindesbeinen an in das Handwerk des Kaufmannes hineingewachsen, mit System auf seine Aufgabe als Nachfolger im Unternehmen vorbereitet worden.

Für abenteuerliche Reisen und müßige Aufenthalte in fremden Landen war kein Spielraum geblieben. Man hatte von Anton Disziplin erwartet. Disziplin und Arbeitseifer.

Zwischen der Welserschen Handelsgesellschaft und der Gesellschaft von Hans Vöhlin in Memmingen bestand seit jeher eine besondere Beziehung, und die enge Zusammenarbeit war nicht ohne persönliche Folgen für Anton geblieben. Mit achtundzwanzig Jahren heiratete er die bald zehn Jahre jüngere Tochter von Hans Vöhlin, Katharina, während sein Schwager Konrad Antons Schwester Barbara ehelichte.

Bereits ein Jahr nach der Hochzeit brachte Katharina seinen Erstgeborenen, Christoph, zur Welt. Ihm folgten in rascher Folge Margaretha, Bartholomäus V., Anton der Jüngere und Katharina. Anton hatte nun Verantwortung für eine Familie zu tragen – an abenteuerliche Reisen war gar nicht mehr zu denken.

1488 übersiedelte Anton, sehr zur Freude seiner Gattin, nach Memmingen, um dort für die Gesellschaft tätig zu sein. Nach Lukas' Tod, in den letzten Tagen des Jahres 1494, kehrte Anton mit seiner Familie, die um eine weitere Tochter, Ursula, und den kleinen, gebrechlichen Hans gewachsen war, nach Augsburg zurück. Es kam zur Fusion der beiden Gesellschaften, aus der die Firma *Anton Welser und Konrad Vöhlin* hervorging.

Antons Blicke wanderten über die mächtigen Folianten, unter denen sich die Regale an den Wänden bogen – Zeugnisse seiner Handelsaktivitäten der vergangenen Jahre. Seit gut fünf Jahren leitete er nun die Geschicke der Familiengesellschaft und hatte sie mit Umsicht, Fleiß und Ehrgeiz zu einer der erfolgreichsten der Stadt gemacht. Und mit den portugiesischen Unternehmungen würde er sie weiter zu Ruhm und Reichtum führen.

Anton liebte seine Aufgaben, und es wäre unrecht, zu klagen. Dennoch – Anton seufzte, und für einen winzigen Moment nur spürte er die Last des Alters. War das alles gewesen, was das Leben für ihn bereithielt? Oder hatte er noch etwas zu erwarten? Schuldete ihm das Leben nicht noch etwas?

Schemenhaft huschten die Züge der jungen Frau in dem schwarzen Gewand durch sein Bewusstsein. Anton runzelte die Stirn, verwundert über sich selbst. Dann, mit der ihm eigenen Disziplin und der Routine von Jahren, zwang er sich dazu, die unseligen Gedanken dorthin zu verbannen, wo sie hingehören: in das Reich der Träume. Und für diese blieb in solch geschäftigen Zeiten wahrlich keine Zeit.

12. Kapitel

Richtet dem König unser tiefes Bedauern aus«, sagte Propst Fackler dem Vertrauten Maximilians und raffte mit der Hand seinen schwarzen Talar. »Gerne würden wir ihm ein Darlehen gewähren, doch wie Ihr selbst seht, benötigen wir leider jeden Gulden für den Bau des neuen Kirchengebäudes.« Das Gesicht in bedauernde Falten gelegt, machte er einen großen Schritt über eine der zahlreichen Pfützen hinweg, Überbleibsel des anhaltenden Aprilregens, der in den letzten Tagen die Baustelle mit Morast überzogen hatte. Düstere Wolken fegten auch heute über den Platz, und die unangenehme Witterung hatte dafür gesorgt, dass sich die Gläubigen nach der feierlichen Zeremonie rasch zerstreuten.

Eitelfritz von Zollern hatte bereits mit einer abschlägigen Antwort gerechnet. So würdevoll, wie es der Matsch zuließ, bemühte er sich, mit Propst Fackler Schritt zu halten. Pflichtschuldigst holte er Luft, um noch einen weiteren Versuch zu unternehmen, den Propst von Heilig Kreuz umzustimmen.

Doch ehe er noch ein Wort vorbringen konnte, hatte Veit Fackler bereits den Spieß umgedreht: »Will König Maximilian nicht vielleicht selbst eine Beisteuer zum Bau des neuen Kirchengebäudes leisten? Eine Spende für die Fenster käme uns höchst gelegen. Wie Ihr Euch sicherlich vorstellen könnt, ist es eine große Ehre für uns, dass König Maximilian, wenn er in der Stadt weilt, unsere Messe regelmäßig mit seiner Anwesenheit beehrt. Vielleicht möchte er sich gerade deshalb an der Ausschmückung beteiligen ...«

Von Zollern blickte zu Boden, als suche er eine elegante Ausrede im Sand unter seinen Füßen.

»Dreischiffig soll der Bau werden, und ich verspreche Euch, es wird die prächtigste Kirche der Stadt. Bis weit in die Lande hinaus wird man von ihrer Pracht und Schönheit zu reden wissen.« Fackler geriet ins Schwärmen. »Ich konnte Burkhard Engelberg dafür verpflichten, der auch das Langhaus der Ulrichskirche errichtet. Wenn Ihr mögt, zeige ich Euch gleich die Pläne ...«

Sehnsüchtig hatte Propst Fackler auf diesen Tag gewartet. Vor einem halben Jahr war mit den Abbrucharbeiten an dem alten Kirchenbau begonnen worden, nachdem man die Gottesdienste in die Sankt-Ottmars-Kapelle verlegt hatte, und heute nun hatte man feierlich den Grundstein für den Neubau gelegt.

Vierzehn Jahre war Fackler jetzt Propst bei Heilig Kreuz, und endlich nahmen seine Bemühungen, der Stiftskirche der Augustinerchorherren zu einem Gebäude zu verhelfen, das ihrem Ansehen und ihrer Bedeutung wirklich gerecht wurde, Gestalt an.

Eitelfritz von Zollern sah seine Aufgabe, den Propst um ein Darlehen für Maximilian zu ersuchen, als gescheitert an. Verlegen murmelte er kaum verständliche Ausflüchte und ließ den enttäuschten Propst auf seiner Baustelle zurück.

Doch Facklers Enttäuschung währte nicht lange. Aus dem Augenwinkel sah er eine gleichfalls schwarzgewandete Gestalt, mit der er gerne ein paar Worte gewechselt hätte. Er wickelte seinen schwarzen Mantel enger um sich, denn der Aprilwind fegte unangenehm über die eingeebnete Fläche, auf der er sein zu erschaffendes Werk sakraler Baukunst bereits vor sich zu sehen vermeinte, rückte sein Birett, die weiche, gewölbte Mütze, gerade und trat auf Anna zu. »Die

Laminitin! Wie schön, dass Ihr mir die Ehre erweist, der Grundsteinlegung beizuwohnen.«

»Es war eine beeindruckende Feierlichkeit«, antwortete Anna freundlich.

»Ja, es wird höchste Zeit, dass die Kirche, die das wunderbarliche Gut beherbergt, auch ein angemessenes Gotteshaus für ihre Anbetung erhält.«

Mehr aus Höflichkeit denn aus wirklicher Überzeugung nickte Anna zustimmend. Verursachten doch die Bauarbeiten einen nicht unerheblichen Schmutz und Lärm direkt ihrem Haus gegenüber.

»Habt Ihr das wunderbarliche Gut bereits einmal aus der Nähe gesehen?«, fragte Fackler. Eifer wuchs in der Stimme des achtzehnten Propstes von Heilig Kreuz.

Anna verneinte. Sie kannte wohl die alte Geschichte, die sich gegen Ende des zwölften Jahrhunderts zugetragen haben sollte und nach der eine Augsburger Frau, nachdem sie in der Messe das heilige Sakrament erhalten hatte, die Hostie heimlich wieder aus dem Mund genommen und diese in Wachs eingeschlossen hatte, um den eucharistischen Leib Jesu Christi auch zu Hause verehren zu können.

Fünf Jahre lang, so sagt man, soll sie den Leib des Herrn in einem Schränkchen verwahrt und heimlich angebetet haben, bis sie das schlechte Gewissen dazu trieb, dem damaligen Stiftspropst von Heilig Kreuz, Berthold, ihre Tat zu beichten und ihm die in Wachs eingeschlossene Hostie zu übergeben. Propst Berthold öffnete das Wachs an einer Stelle und musste, sehr zu seiner Verwunderung, feststellen, dass sich die Hostie auf wunderbare Weise verändert hatte. Fleischförmig war sie geworden, in zwei Teile gespalten, die jedoch mit einigen roten Äderchen verbunden waren.

Er berichtete dem damaligen Bischof Udalskalk davon,

welcher eine sofortige Überführung der Hostie in die Domkirche anordnete.

Der Überlieferung nach geschah es dort während der Messe, dass die zur Verehrung ausgesetzte Hostie vor den Augen der Gläubigen so stark wuchs und anschwoll, dass die Wachshülle sich von selbst ablöste. In einer feierlichen Prozession waren die Hostie und das Wachs zurück nach Heilig Kreuz gebracht worden, wo sie seither als wunderbarliches Gut verehrt wurden.

»Dann erlaubt mir, dass ich Euch unsere Kostbarkeit zeige«, erbot sich Propst Fackler und stapfte Anna voran auf die Sankt-Ottmars-Kapelle zu, in der das wunderbarliche Gut während der Bauarbeiten verwahrt wurde.

Voller Ehrfurcht schlug er das mit edlen Steinen bestickte Tuch von einem rechteckigen, kostbar in Silber getriebenen Schrein auf ebenhölzernem Fuß. »Eine Stiftung der Grafen von Rechberg«, erklärte er Anna, die bewundernd das Erzeugnis hervorragender Silberschmiedekunst betrachtete.

An der Vorderseite des Schreines war eine Öffnung in das Metall geschnitten. In diesem Fenster konnte Anna eine blutig rote, unnatürlich fleischliche Masse sehen, die in nichts mehr der Form einer Hostie ähnelte. Sie war fasziniert und abstoßend zugleich. Anna schauderte. Das war die wahrhaftige Leibwerdung Christi. Die Wandlung der Hostie in ein Stück des Leibes Jesu.

Für einen Moment verweilte Anna ehrfürchtig in der Betrachtung, dann sprach sie ein stilles Gebet.

Sorgsam verhüllte Propst Fackler den Schrein wieder mit seinem Tuch, dann fragte er Anna geradeheraus: »Wollt Ihr nicht künftig die Messe zu Heilig Kreuz besuchen? Heilig Kreuz ist weit berühmter als Sankt Anna, und Euer Haus liegt in unserer Pfarre. Nicht nur, dass es bequemer für Euch wäre, bei Eurer empfindlichen Konstitution. Wie Ihr wisst, pflegt auch König Maximilian unsere Messe zu besuchen, wenn er in der Stadt weilt …«

Erstaunt blickte Anna Propst Fackler in das blasse Gesicht. Welchen Grund mochte er haben, sie darum zu ersuchen, seine Messe zu besuchen? Anna vermochte nicht hinter seine Miene zu blicken, die nur Freundlichkeit zeigte.

»Ich bin sicher, wir können für Euch einen ständigen, eigenen Sitz in der neuen Kirche einrichten, wenn Ihr es wünscht«, lockte Fackler.

Der Gedanke, zu Heilig Kreuz zu wechseln, war in der Tat verlockend, dachte Anna. Nicht nur, dass es ihr den Weg zu Sankt Anna ersparte. Zudem wäre sie in Heilig Kreuz nicht länger Pater Quirinus' wissenden und sie stets beunruhigenden Blicken ausgesetzt, mit denen ihr nagetiergesichtiger Beichtvater sie bei jedem ihrer Kirchgänge bedachte.

Anna musste sich ein Lächeln verkneifen. Denn um diesen wirklich überzeugenden Grund konnte Fackler natürlich nicht wissen. Ja, das Angebot des Propstes kam ihr nicht ungelegen.

»Sehr gerne werde ich künftig die Messe zu Heilig Kreuz hören«, antwortete sie.

Anna wischte sich den Schweiß von der Stirn, der ihr über die Wangen hinabzulaufen drohte. Wegen der Hitze hatte sie schon ihre gewohnte Filzkappe gegen einen leichten grauen Schleier getauscht. Und das, obwohl gerade einmal der Mai seinem Ende zuging und der Auffahrttag noch bevorstand.

»Bitte schön, das Brot für die Frau Mutter«, sagte der Bäcker und reichte Anna den Laib.

Anna kramte einige kleine Münzen aus ihrer Tasche, doch

der Bäcker hob abwehrend die Hand. »Behaltet Euer Geld oder gebt es den Armen. Meinem Schwager ist schon viel wohler. Dank Euch kann er bald wieder in der Backstube helfen.«

Anna dankte dem Bäcker und legte den Laib Brot auf die jungen Rüben in ihren Korb. Die Preise für die einfachen Lebensmittel wie Brot, Butter und Mehl waren schon wieder gestiegen, hatte sie auf dem Markt feststellen müssen. Und sie vermochte nicht zu sagen, zum wievielten Male allein im letzten Jahr.

Wenn schon die Dinge, die sie unbedingt zum Leben brauchten, so teuer waren, wie sollten die Menschen sich da noch etwas Besonderes wie Fisch oder gar Fleisch leisten können, fragte sich Anna bekümmert.

Gerade als sie sich vom Stand des Bäckers abgewandt hatte, um ihre letzten Einkäufe zu erledigen, bevor die Hitze des Mittags jegliche Anstrengung zu einer Qual werden ließ, vertrat ihr eine hochgewachsene Gestalt in brauner Kutte den Weg. Anna hob den Kopf und blickte erstaunt in das spitze Gesicht von Pater Quirinus.

Wortlos fasste der Pater sie beim Ärmel und zog sie beiseite, heraus aus dem Strom der munter schwatzenden Marktbesucher in den kühlenden Schatten eines Eingangstores, das zum Hause eines Apothekers führte.

»Sieh an, die heilige Schwester«, sagte Quirinus gedehnt und verschränkte seine Arme vor der Brust. »Wohlauf und munter. Das ist fein zu sehen.«

Anna starrte ihn überrascht an. »Danke, Pater, mir geht es gut …«, hob sie zu einer Erklärung an, doch Quirinus fiel ihr in die Rede: »Ich sah dich nicht in der Messe am letzten Sonntag, und auch nicht an dem davor. Ja, ich sah dich gar nicht in den vergangenen Wochen. Ich hatte mir schon Sorgen gemacht, du seiest ernstlich erkrankt.« Seine Stimme troff vor Sarkasmus.

»Nein, ich …«

Doch abermals gab Quirinus ihr keine Gelegenheit zu einer Entgegnung. »Und nun muss ich hören, dass du die Messe zu Heilig Kreuz besuchst«, zischte er.

Wieso war der Pater so verärgert, fragte Anna sich. Konnte es ihm denn nicht gleichgültig sein, in welcher Kirche sie die Messe hörte? Seiner aufgebrachten Miene nach anscheinend nicht, denn er fauchte: »Und schon rennen alle Heilssucher zu Heilig Kreuz! Ist ja auch praktischer für die Leute, da kann man gleich zwei Wunder auf einmal sehen!« Drohend beugte er sich zu ihr hinab und reckte den Kopf vor, bis seine lange Nase beinahe die ihre berührte. Erschreckt wich Anna zurück, doch Quirinus packte sie derb beim Arm. »Das wirst du büßen!«

Nun endlich begriff Anna. Es ging ihm ums Geld. Er betrachtete sie als eine Attraktion, die Sankt Annas Ruhm mehrte. Als Objekt, das es vortrefflich vermochte, die Gläubigen in seine Kirche zu locken. Und diese bedachten das Kloster reichlich mit ihren Spenden.

Zorn wallte in Anna auf, den sie nur mühsam zu beherrschen vermochte. »Aber warum denn, Pater?«, fragte sie in gespielter Unschuld. »Macht es für Gott einen Unterschied, aus welcher Kirche ich ihn anbete?«

»Du glaubst wohl, weil du eine angebliche Heilige bist, kannst du dir alles erlauben?« Quirinus schäumte, und Anna konnte deutlich erkennen, dass er nur schwer seine Wut zu zügeln vermochte. Sein Gesicht war weit blasser als gewöhnlich, einzig auf den Wölbungen seiner Wangenknochen lag ein unnatürlicher Hauch von Rot. Nie hatte sie ihn so erregt gesehen.

Aus schmal zusammengekniffenen Augen funkelte er sie an. »Vergiss nicht, dass ein einziges Wort von mir genügt, um dich bloßzustellen«, drohte er. »Und die Folgen kannst du dir sicher selbst in lodernden Farben ausmalen.« Bei seinen letzten Worten senkte er seine Stimme zu einem Flüstern, um seiner Drohung noch mehr Gewicht zu verleihen. Er grinste bösartig, und seine dünnen Finger flatterten vor ihr auf und ab, um die flackernden Flammen des Scheiterhaufens zu verdeutlichen, die ihrer harrten.

Seit jenem unglückseligen Tag, an dem sie Quirinus ihr Geheimnis anvertraut hatte, lebte in Anna diese namenlose Angst davor, entdeckt zu werden. Sie hatte inzwischen gelernt, mit der Angst zu leben, und für gewöhnlich gelang es ihr, diese in einem entlegenen Winkel ihrer Seele verschlossen zu halten. Doch nun stieg sie in all ihrer schrecklichen Bedrohlichkeit wieder auf und drohte Anna zu lähmen.

Wiewohl, nur einen Wimpernschlag später, erkannte sie endlich das ganze Ausmaß von Quirinus' Betrug. Eine unbändige, kalte Wut drängte die Angst zurück. Mit eisiger Ruhe entgegnete sie: »Wenn Ihr mich anschwärzt, so könnt Ihr Eure eigene Anklageschrift gleich mit unterzeichnen, denn Ihr habt den Schwindel all die Jahre gedeckt. Ihr erteiltet mir die Absolution. Ja, wenn ich mich recht entsinne, wart Ihr es, der mich dazu gezwungen hat, die Maskerade aufrechtzuerhalten. Das würde mit Sicherheit auch den einen oder anderen interessieren.«

Die Gestalt in der braunen Kutte schien mit einem Mal deutlich zu schrumpfen und verlor einen Teil ihrer Bedrohlichkeit. Mit allem hatte Quirinus gerechnet, doch nicht mit einer Gegenwehr solcher Art. Nur der Teufel selbst konnte diesem Weib die Worte eingegeben haben. Der Pater schoss einen letzten hasserfüllten Blick auf Anna ab. »Das wirst du bereuen«, war alles, was er zwischen zusammengebissenen Zähnen hervorzupressen vermochte, und genauso ungesehen, wie er gekommen war, verschwand er im Dämmerlicht zwischen den Hauseingängen.

Die eisige Ruhe wich von Anna, und sie spürte ihren Pulsschlag in den Ohren hämmern. Sie wusste, dass sie sich soeben einen erbitterten Feind geschaffen hatte. Für einen Moment musste sie sich an die kühlende Fassade des Hauses lehnen, um sich zu beruhigen.

Die Luft war mit einem Mal drückend geworden, so schwül, als könne man sie anfassen und davontragen.

Anna fächelte sich mit der freien Hand Luft zu und blickte zum Himmel. Drei Wolken segelten in Windeseile über den makellos blauen Himmel. Schwefelgelb und furchterregend verdunkelten sie das Licht der Sonne.

Auch die Höker auf dem Markt hatten das aufziehende Wetter bemerkt. Einige der furchtsameren Gemüter packten eiligst ihre Waren zusammen, die sie auf Tischen und Ständen vor sich ausgebreitet hatten, und suchten Schutz vor dem drohenden Unwetter.

Die Wolken schienen aufeinander zuzustreben, und just in dem Moment, als sie zusammentrafen, tat es einen gewaltigen Knall. Erschrocken fuhren die Menschen auf und starrten angstvoll zum Himmel, wo sich die Wolken rasch zu einer einzigen, bleigrauen Masse verdichteten.

Anna hätte nicht mit Gewissheit sagen können, ob der Knall nicht vielleicht aus dem oberen Stockwerk des Apothekerhauses gekommen war, an dessen Hauswand sie lehnte. Geräuschvoll wurde dort oben ein Fensterladen zugeschlagen. Jeden Moment rechnete Anna damit, dass sich die Wolken öffnen und einen alles durchweichenden Regenguss auf sie herabschicken würden.

Doch es regnete nicht. Stattdessen wurde plötzlich auf dem Markt ein entsetztes Rufen laut. Gerade zwei Schritte von Anna entfernt kreischte eine Hökerin so gellend, dass es Anna grausig durchfuhr. Wie ein Stall voller Hühner, denen man unverhofft die Freiheit geschenkt hatte, liefen die Menschen durcheinander.

Denn etwas anderes war vom Himmel gefallen, hatte sich auf Kleider, Hemden und Schleier gelegt, sogar auf das Brot in den Körben des Bäckers. Und das, was anstelle von Regen aus den Wolken gefallen war, weckte Furcht und Entsetzen.

»Ein Kreuz! Ein Kreuz! Da auf meinem Rock!«, schrie die Hökerin. Ihre Stimme drohte, sich zu überschlagen, und sie riss vor Erschrecken die Arme in die Luft.

Anna kannte sie, es war die Stempferin aus der Unteren Stadt, nördlich des Frauentors.

»Kreuze!«, ertönten auch Rufe vom Stand des Bäckers. »Kreuze fallen vom Himmel.«

Andere nahmen den Ruf auf, und auch ein Stück entfernt blickte man erschüttert zu den Wolken hinauf. Unsicher suchend schauten die Menschen, Marktbesucher wie Händler, an ihren eigenen Kleidern hinab, verrenkten die Hälse, um zu sehen, ob nicht auch auf ihrem Wams oder ihrem Mieder jene Zeichen sichtbar waren. Doch es waren anscheinend nur wenige, auf welche die Zeichen Gottes gefallen waren.

Anna trat zu der Stempferin, um sich das absonderliche Mal aus der Nähe anzuschauen. Das Gesicht ängstlich verzogen, denn sie wusste nicht, ob sie sich freuen oder fürchten sollte, hob die Frau bereitwillig den Saum ihres Kleides an und zeigte ihn den Umstehenden. Auf ihrem grauleinenen Rock war ein falbfarbenes, vielleicht einen Finger hohes und einen halben Finger breites Kreuz zu sehen.

Rasch bildete sich ein dichter Kordon um die Stempferin, jeder wollte das Kreuz mit eigenen Augen sehen.

»Es sieht eher aus wie eine Monstranz als wie ein Kreuz«, wagte jemand zu behaupten.

»Die Marterwerkzeuge Christi«, hauchte eine Frau voller Ehrfurcht.

»Nein, ein Kreuz! Es ist ganz sicher ein Kreuz«, beharrte der Bäcker. »Ein Zeichen Gottes«, mutmaßte er unheilvoll und sprach damit jedem der Umstehenden aus der Seele.

Ja, daran konnte gar kein Zweifel aufkommen, darüber war man sich einig.

Angespornt durch die Zustimmung der Umstehenden, wagte der Bäcker seine Deutung weiter auszuführen: »Gott ist erzürnt über den Wandel der Menschen! Es ist das allerletzte Warnzeichen, das er uns schickt, bevor das Strafgericht über uns kommt.« Hastig bekreuzigte er sich, denn der Bäcker war ein frommer Mann.

Die Umstehenden nickten erschüttert, und eine unnatürliche Stille senkte sich über den Platz. Die Frau des Bäckers starrte ihren Mann ehrfürchtig an.

Neben Anna hatte sich ein breitschultriger Mann zu der Hökerin durchgedrängt. Er nickte Anna zu, und sie erkannte in ihm den Reisenden, den sie in Anton Welsers Kontor angetroffen hatte. Lukas, so hatte der Welser ihn genannt, beugte sich über den Stoff und nahm die Stelle an dem Rock der Stempferin, auf der das falbfarbene Kreuz prangte, genauer in Augenschein.

Rings um das große Kreuz zeigten sich noch einige weitere, doch weit kleinere Kreuze auf dem Tuch. Wenn man es so recht betrachtete, hatte das Kreuz eigentlich keine Farbe. Es war weder braun noch gelb noch grau.

Forschend fuhr Lukas mit dem Finger darüber, und die

Stempferin sog bestürzt die Luft ein. Dass er sich getraute, die unheimlichen Zeichen Gottes einfach so zu berühren! Als Lukas sich wieder aufrichtete, bemerkte Anna ein feines Lächeln auf seinem Gesicht, das sie schwer zu deuten vermochte. Irgendetwas schien den jungen Mann zu belustigen, und Anna wollte zu gerne erfahren, was das war. Und so trat sie, als Lukas sich anschickte, den Kreis der Gaffer zu verlassen, an seine Seite. »Ich wähnte Euch in Lissabon«, knüpfte sie mit einem Lächeln an ihre erste Begegnung an.

»Da liegt Ihr nicht ganz falsch. Ich bin vor wenigen Tagen erst in Augsburg eingetroffen, und tatsächlich haben wir, das heißt die Welser-Vöhlin-Gesellschaft, im Februar in Portugal eine Niederlassung begründet.«

»Und, was haltet Ihr von den Kreuzen?«, fragte Anna ihn geradeheraus.

»Ich habe mir das Kreuz genau angesehen und es befühlt«, antwortete Lukas gedehnt. »Es war schmalzig und kottig. Und wenn etwas Fettiges auf leinenes Tuch fällt, dann fließt es dem Faden nach kreuzweise, nicht wahr?«

Anna nickte überrascht. »Ihr glaubt also nicht, dass die Kreuze göttlichen Ursprungs sind?«

»Das will ich so nicht sagen. Vielleicht sind sie göttlichen Ursprungs, vielleicht nicht. Vielleicht ist es auch gar nicht von Bedeutung, ob sie es sind.«

»Wie soll ich das verstehen?«

»Viel wichtiger ist, wie die Kreuzfälle ausgelegt werden.« Lukas zögerte einen Moment. »Mit diesen Kreuzfällen ist es eine seltsame Sache«, sagte er nachdenklich. »Es sind ja nicht die ersten. Vor einem Jahr begann es in den Niederlanden. Um die Gegend von Lüttich herum fielen Kreuze wie diese vom Himmel. Und die Menschen dort hatten daraufhin nichts anderes im Sinn, als gegen die Türken zu ziehen …«

Auf seinem Gesicht zeigte sich ein Lächeln, in dem Anna eine Spur von Spott zu erblicken vermeinte.

»Von selbst fortgegangen sind sie, die Kreuze«, erklärte die Hökerin. Sie stand auf den Stufen zur Sankt-Ottmars-Kapelle und hielt Hof unter den sonntäglichen Kirchgängern. Natürlich hatten die unerklärlichen Kreuzfälle in den vergangenen Tagen die Gespräche und Gedanken der Menschen in der Stadt beherrscht.

»Einfach verblasst, ohne dass ich den Rock gewaschen hätte! Und geschehen ist mir sonst nichts. Keinen Nachteil hat es gebracht«, sagte sie.

Anna, die gerade mit ihrer Mutter und Veronika die Stufen hinaufstieg, verkniff sich ein Lächeln. Natürlich hatte die Hökerin ihren Rock nicht gewaschen. Doch mochte das weniger aus Ehrfurcht vor den heiligen Zeichen Gottes geschehen sein als vielmehr aus gewöhnlicher Schlamperei, bot das Äußere der Hökerin auch sonst nicht gerade ein Bild der Reinlichkeit.

»Du hast gut daran getan, die Kreuze nicht herauszuschneiden«, sagte eine Kirchgängerin mit hohler Stimme, das Gesicht in ernstlich besorgte Falten gelegt. »Ich hab reden hören, dass den Ungeduldigen, welche die Kreuze aus den Kleidern geschnitten haben, eine Schlange um den Hals gesprungen sei und sie erwürgt habe.«

Ein leises, ehrfürchtiges Flüstern erhob sich unter den Lauschenden, und mit wohligem Grausen rückte man ein wenig näher, um auch ja keine der schauerlichen Neuigkeiten zu versäumen.

»Wie werde ich denn meinen Rock zerschneiden, ich hab ja nur den einen«, gab die Hökerin empört zurück.

»Habt ihr von dem Mädchen aus Leidringen gehört?«,

mischte sich eine andere Frau ein, unter deren Kinn ein Kropf von der Größe eines Kindskopfes hing. »Sie trägt die Bildnisse der Werkzeuge, mit denen der gekreuzigte Christus gemartert wurde, auf der bloßen Haut.« Bekräftigend unterstrich sie jedes ihrer Worte mit einem heftigen Nicken des Kopfes, das den Kropf in ausladende Schwingungen versetzte. »Sogar ein Büchlein mit dem Abbild des Mädchens hat man gedruckt. Mein Mann hat es in Obersdorf gesehen, mit eigenen Augen!« Wieder nickte die Frau, und der Kropf erklomm ungeahnte Höhen.

»Gleich schlägt ihr der Kropf ans Ohr«, flüsterte Veronika Anna mit einem Kichern zu.

»Scht!«, zischte Anna und zog Veronika und Barbara die letzte Stufe hinauf, dem Portal der Kapelle zu.

»Da! Seht nur!«, gellte eine spitze Stimme in ihr Ohr. »Ein Kreuz! Dort auf Eurem Schleier!«

Anna stutzte. Begannen diese Kreuzfälle etwa aufs Neue? Nein, der Morgen glich doch in keiner Weise jenem, an dem sich die seltsamen Dinge zugetragen hatten. Der Himmel strahlte gleichförmig blau, keine Wolke war zu sehen, und ein leichter Wind bewegte die laue Luft.

Neugierig wandte Anna den Kopf, um herauszufinden, wessen Schleier gemeint war. Doch zu ihrem Erschrecken sah sie nun aller Augen auf sich gerichtet, und auch der ausgestreckte Zeigefinger der Frau mit dem Kropf wies auf sie selbst.

Mit einer hastigen Bewegung zog Anna das lange Ende des Schleiers nach vorn, um es betrachten zu können. Es war dasselbe graufarbene Tuch, das sie auch an jenem Tag getragen hatte, als die Kreuze gefallen waren.

Doch sie war sich ganz sicher, dass an jenem Tag kein Mal darauf zu sehen gewesen war. Sehr genau hatte sie es untersucht. Nun aber prangte ein rotfarbenes Kreuz darauf, vielleicht zwei Finger in Breite und Höhe, leuchtend und wie von Tinte gemalt.

»Der Herrgott weiß schon, wen er mit einem solchen Mal auszeichnet«, ließ sich in die staunende Stille hinein Barbaras salbungsvolle Stimme vernehmen. Beipflichtend nickte die Hökerin und strich sich selbstgefällig über den Rock.

»Liebe Tochter, wärest du so gütig, hereinzukommen?«, flötete Barbara gerade so laut, dass Anna es im Hof hören konnte. Der ungewohnt freundliche Tonfall ihrer Mutter ließ Anna aufhorchen. Hastig schluckte sie den Rest des Gebäckstücks hinunter, das sie heimlich im Schuppen verzehrt hatte, und griff nach den Holzscheiten, die sie für den Ofen holen wollte.

Barbaras Wortwahl war recht befremdlich, und Anna wusste im ersten Moment nicht, was sie davon halten sollte. Doch noch seltsamer waren die nächsten Worte ihrer Mutter: »Eil dich, Seine hochwohlgeborene Majestät, der König persönlich, ist gekommen, um die Heilige zu sprechen.«

Überrascht schnappte Anna nach Luft und ließ polternd die Holzscheite zurück auf den Stapel gleiten. Ihr erster Gedanke war, dass ihre Mutter nicht bei Sinnen war oder sie verulken wollte. Doch ihre Mutter machte keine Witze.

Seit vor einigen Wochen sogar der ausländische Herzog Gianfrancesco Pico de Mirandula Anna aufgesucht hatte, um sich ihres Segens und ihrer Gebete zu versichern, hatte sie geglaubt, dass sie nun nichts mehr zu überraschen vermochte. Auf die Idee, dass sogar König Maximilian sie besuchen könnte, war sie beileibe nicht gekommen.

Hastig strich Anna ein paar Holzspäne, die sich in den Stoff gekrallt hatten, von ihrem Kleid und trat in die Stube.

»Seine höchstwürdige Hoheit, der König, ist da und begehrt dich zu sprechen«, wiederholte Barbara. Wie ein aufgescheuchtes Huhn flatterte sie durch die Stube, schob hier den Sessel gerade, rückte dort das Tablett auf dem Tisch zurecht und wischte sich immer wieder aufgeregt die Hände an der Schürze ab.

Anna knickste ehrerbietig vor Maximilian, während Barbara ihn diensteifrig in Annas Sessel nötigte. Für Eitelfritz von Zollern, der den hohen Herrn begleitete, schob sie beflissen einen Stuhl herbei. Propst Fackler, dem dritten Besucher, der sich in die enge Stube drängte, blieb nur ein einfacher, dreibeiniger Schemel, stellte Barbara bestürzt fest, doch der Propst zog es vor, stehen zu bleiben.

»Das ist die Laminitin, die Heilige, die nur von der alle Sonntage genossenen heiligen Kommunion lebt, das zweite eucharistische Wunder zu Heilig Kreuz«, stellte Fackler Anna dem König überflüssigerweise in salbungsvollem Ton vor, während Barbara ihre Tochter zu dem Schemel drängte, den sie mit dem Fuß dem König gegenüber plaziert hatte.

»Und wie ich schon sagte«, fuhr Fackler fort, »um das wunderbarliche Gut entsprechend seiner Bedeutung darstellen zu können, benötigte ich …«

Mit einer ungeduldigen Handbewegung unterbrach Maximilian den Propst.

Er wollte weder über das wunderbarliche Gut noch über den Neubau von Heilig Kreuz sprechen. Ihn interessierten einzig die mysteriösen Kreuzfälle. »Auf Euch ist also eines der Kreuze gefallen, hörte ich«, wandte er sich direkt an Anna. »Würde es Euch etwas ausmachen, mir das nämliche Kleidungsstück zu zeigen?«

Anna erschrak. Damit hatte sie nicht gerechnet. Sie wusste immer noch nicht, was sie von dem blutroten Mal auf ihrem

Schleier halten sollte. »Euer Majestät, ich bedaure zutiefst, doch der Schleier ist bereits gewaschen …«

»Nein, ist er nicht«, fiel Barbara ihrer Tochter in die Rede. Und bevor Anna noch ein weiteres Wort der Erklärung anbringen konnte, war Barbara bereits gegangen, das Gewünschte zu holen. Mit stolzem Lächeln reichte sie Maximilian das unscheinbare graue Tuch. »Hier, Euer Hoheit! Das ist der Schleier meiner Tochter.«

Begierig nahm ihr der König das dünne Leinen aus den Händen. Unübersehbar, beinahe mutwillig auffallend, prangte darauf das blutfarbene Kreuz. Der senkrechte Strich wies an seinem unteren Ende eine Verdickung auf, wie sie entsteht, wenn eine im Schreiben ungeübte Hand den Federkiel nicht abtropft, bevor sie ihn auf das Pergament setzt.

»Habt Ihr etwas gespürt, als das Kreuz auf Euch gefallen ist?«, begehrte Maximilian zu wissen.

»Nein, Euer Hoheit. Ich habe es nicht einmal gemerkt«, antwortete Anna wahrheitsgemäß. Es konnte sicher nicht von Vorteil sein, ihm zu gestehen, dass ihr Kreuz aller Wahrscheinlichkeit nach nicht gemeinsam mit allen anderen an jenem Tag vom Himmel gefallen war, sondern dass sie es erst wenige Tage später auf ihrem Schleier entdeckt hatte.

»Hat das Kreuz seitdem seine Farbe verändert?«, forschte Maximilian weiter.

Anna senkte ihren Blick auf das Tuch. »Das vermag ich nicht zu sagen, Euer Hoheit«, antwortete sie.

»Hm. Das ist bedauerlich.« Eingehend betrachtete der König das Kreuz, drehte und wendete das Tuch in den Händen und untersuchte den Schleier sorgfältig von beiden Seiten. Vorsichtig fuhr er mit dem ausgestreckten Finger über das Zeichen Gottes.

»Es ist anders als die übrigen, die Wir gesehen haben«, konstatierte Maximilian nach einer Weile, und Anna sog nervös die Luft ein. »Gänzlich anders in der Farbe und auch in der Art«, sagte er gedehnt. Das Kinn auf die Hand gestützt, hielt er seinen durchdringenden Blick weiterhin auf das Kreuz im Tuch geheftet und versank in Schweigen.

Keiner im Raum sagte ein Wort. Wachsam blickte Anna dem König in das Gesicht. Hegte er Zweifel an der Herkunft des Males? Was, wenn er sie der Fälschung bezichtigte? An der Ernsthaftigkeit, mit der er das Kreuz untersucht hatte, konnte sie unschwer erkennen, wie wichtig er die Angelegenheit nahm, ganz zu schweigen davon, dass er sich ja in hocheigener Person deswegen zu ihr begeben hatte.

Für lästerlichen oder betrügerischen Umgang mit religiösen Dingen hätte Seine Majestät sicher wenig Verständnis. Das Fälschen eines – tatsächlich oder vermeintlich – göttlichen Mals wäre in seinen Augen sicher kein kleines Vergehen. Konnte man doch bereits für weit weniger die Ruten des Burgvogts zu spüren bekommen.

Bei diesem Gedanken fuhr Anna ein Stich durch die Narbe am Hals, welche die Hiebe der Wachmänner auf ihrer Haut hinterlassen hatten, und schlagartig spürte sie die alte Angst in ihrem Magen keimen.

Anna schluckte trocken. Immer noch schwieg Maximilian, und mit jedem Moment, den er länger auf ihren Schleier blickte, kroch die Angst in Annas Kehle ein kleines Stückchen höher. Wie ausgedörrt klebte ihr die Zunge am Kiefer.

Plötzlich brach Maximilian das lastende Schweigen: »Wärt Ihr so freundlich, ihn Uns zu überlassen?«, fragte er und hob den Schleier ein Stück an.

Anna versuchte zu antworten, doch ihre ausgetrocknete Kehle ließ nur ein dürres Krächzen zu. Die Angst verdichtete sich zu einem Knoten. Wenn der König der Herkunft des Kreuzes ernsthaft auf den Grund zu gehen wünschte, würde man nicht davor zurückschrecken, sie letztlich sogar auf peinliche Weise zu befragen.

Ein Schauder lief über Annas Rücken und ließ einen feinen Schleier kalten Schweißes auf ihrer Haut zurück. Was unter der Folter schließlich alles zu Tage käme, würde bei Gott für schlimmere Strafen ausreichen als die Qualen des Fegefeuers.

Anna musste sich zusammennehmen, um ihre Aufmerksamkeit wieder Maximilian zuzuwenden. Der König blickte sie abwartend an, und Anna zwang sich zu einem Nicken. Schlagartig wich die Ernsthaftigkeit aus Maximilians Gesicht, und ein eifriges Lächeln breitete sich darauf aus. »Damit bereitet Ihr mir eine große Freude! Seht her!«, sagte er begeistert. Auf seinen Wink hin reichte Eitelfritz von Zollern ihm einen vielleicht faustgroßen Gegenstand, der in ein Stück purpurfarbene Seide geschlagen war. Andächtig wickelte Maximilian die Umhüllung auf und reichte Anna den überraschend leichten Inhalt.

Anna traute ihren Augen nicht. Auf ihrer Handfläche lag eine gewöhnliche, vertrocknete Semmel. Verständnislos blickte sie den König an, der sich zu ihr vorbeugte und mit dem Finger auf eine Kante der Semmel wies. »Da, erkennt Ihr es nicht? Auf dieses Brot ist ebenfalls ein Kreuz gefallen«, erklärte er feierlich. »Der Bäcker hat es Uns überlassen.«

Anna biss sich auf die Lippen, um nicht laut herauszulachen, zu plötzlich fiel ihre Angst in sich zusammen und wich der Erleichterung. Der König schien am göttlichen Ursprung des Kreuzes auf ihrem Schleier überhaupt keinen Zweifel zu hegen.

Das unterdrückte Lachen verursachte ein unangenehmes Kratzen in Annas ausgedörrter Kehle, das sie rasch hinter einem Räuspern zu verbergen suchte. Krampfhaft mühte sie sich um eine ehrfürchtige Miene, und mit angemessener Ernsthaftigkeit drehte und wendete sie das kostbare Gebäckstück in den Händen. Sie betrachtete es eingehend von allen Seiten, doch selbst an der von Maximilian bezeichneten Stelle konnte sie beim besten Willen nichts Besonderes finden. Es war einfach nur eine alte, steinharte Semmel.

Dennoch ließ Anna sich ihre Zweifel nicht anmerken, sondern reichte die Semmel weiter an von Zollern, der sie wieder sorgsam mit dem Seidentuch verhüllte, während Maximilian sich in seinem Sessel vorbeugte. »Was meint Ihr, warum die Kreuze gefallen sind?«

Anna wusste nicht zu sagen, welche Antwort Seine Majestät darauf erwartete.

»Könnte es sein, dass die Kreuze vom Herrn gesandt wurden, um uns zu gemahnen, den rechten Glauben zu bewahren und zu verteidigen?«, fragte Maximilian nach.

Anna kamen die Worte von Lukas Rem in den Sinn, und sie nickte vage.

Maximilian warf von Zollern einen triumphierenden Blick zu. »Lasst uns einen Moment allein«, befahl er seinen Begleitern, die sogleich willig seiner Bitte entsprachen und durch die niedrige Tür auf die Straße traten. Einzig Barbara blieb neben Annas Hocker stehen und blickte scheinbar unbeteiligt zu Boden. Mit einer harschen Bewegung seiner manikürten Finger wedelte Maximilian sie gleichfalls aus der Stube, und nur Anna sah die zusammengekniffenen Lippen, den winzigen Hauch von Missfallen in Barbaras Miene, als ihre Mutter vor dem hohen Herrn knickste und den Raum verließ.

Als sich die Küchentür hinter ihr geschlossen hatte, beugte Maximilian sich zu Anna vor. »So bald als möglich werden Wir über die Alpen nach Rom ziehen, damit Uns der Heilige Vater endlich die Kaiserwürde verleihen kann«, sagte er, und seine Stirn umwölkte sich. »Eine Angelegenheit, die seit langem überfällig ist.« Doch sogleich wich sein Unwillen frommem Eifer, als er hinzufügte: »Und von dort aus werden Wir weiterziehen, um den heiligen Thron vor den Türken zu schützen.« Er machte eine gewichtige Pause und holte Luft, dann blickte er Anna direkt an. »Ihr seid eine Heilige. Euren Gebeten leiht der Herrgott sein wohlwollendes Ohr. Ich ersuche Euch daher, darum zu beten, dass er schützend seine Hand über Unsere Unternehmungen hält.«

»Sehr gerne werde ich für Euch beten, Majestät«, versicherte Anna, und mit hoheitsvollem Nicken erhob sich Maximilian aus seinem Sessel.

Anna sank in einen tiefen Knicks, und kaum hatte seine Hoheit die Stube verlassen, als Barbara auch schon aus der Küche hereingeeilt kam.

»Na, was hat er dir gegeben?«, fragte sie begierig.

»Der König? Nichts.« Erschöpft blieb Anna auf den Bodendielen hocken. So musste man sich fühlen, wenn eine Horde Wildschweine knapp an einem vorübergedonnert war und einen um Haaresbreite verschont hatte, dachte sie.

»Das kann nicht sein«, plapperte Barbara aufgekratzt, die Schwäche ihrer Tochter gänzlich ignorierend. »Du wirst sehen, er wird sich noch erkenntlich zeigen.« Sie schien sich der Gefahr, in der Anna geschwebt hatte, in keiner Weise bewusst.

»Meine Tochter wurde von Seiner Majestät dem König persönlich aufgesucht«, erzählte sie beschwingt der Stubendecke. Und mit Triumph in der Stimme fügte sie hinzu: »War es also gar nicht so dumm, dass ich der Greta erzählt habe, dass du ein Kreuz auf dem Schleier hast. Die Greta ist nämlich Magd im Meutingschen Haushalt, und ich habe sie in der Gasse getroffen …«

Ihre letzten Worte nahm Barbara mit hinaus, denn noch bevor Anna ein Wort auf diese Eröffnung sagen konnte, hatte sie bereits ihr Umschlagtuch vom Haken gegriffen und das Haus verlassen, um vor der Nachbarin mit ihrem hohen Besucher zu prahlen.

13. Kapitel

Das Geschäft mit der Heiligkeit scheint ja in letzter Zeit recht einträglich gewesen zu sein«, bemerkte Anton Welser mit einem warmen, fast verschwörerischen Lächeln, als Anna den Inhalt ihres Leinensäckchens vor ihm auf den Tisch entleerte. »Irre ich mich, oder gibt es da einen Zusammenhang mit den neuerlichen Kreuzfällen?«

Anna erwiderte sein Lächeln und nickte. Wenig mehr als ein Jahr war seit den unerklärlichen Kreuzfällen vergangen, als am fünften Tag des Brachmonats erneut Kreuze vom Himmel gefallen waren. Blutfarben waren sie diesmal, so wie das, welches damals unter so seltsamen Umständen auf ihrem Schleier zu sehen gewesen war, wie Anna sich mit Grauen erinnerte.

Blutstropfen seien am hellen Tage aus dem Nichts herniedergefallen auf Kleid und Haube, auf Rock und Wams. Sie seien zusammengeflossen und zu Kreuzen geworden, so sagten jedenfalls diejenigen, die es mit angesehen hatten.

Die Einwohner Augsburgs waren ob dieser schrecklichen Zeichen Gottes erneut in Angst und Sorge. Sogleich machten wilde Prophezeiungen die Runde, die auf qualvolle Weise das Ende der Welt verkündeten, und es waren nicht nur die ängstlichsten und empfindsamsten Gemüter, die Anna aufsuchten, um ihren Segen baten und sie ersuchten, sich beim Herrn für ihr Seelenheil zu verwenden.

In den vergangenen Tagen hatte die Reihe der Besucher in dem kleinen Häuschen in der Heilig-Kreuz-Gasse daher kein Ende genommen. Und da sich bald jeder für den Beistand der Heiligen erkenntlich zeigte, waren die Münzen,

246

große wie kleine, rasch zusammengekommen. Anna erschien es nicht ratsam, das Geld länger als nötig im Hause zu haben. Weniger wegen Barbara als wegen der vielen fremden Besucher, denn man konnte nie wissen, ob nicht einer von ihnen eher des Unheils denn des Heiles wegen zu ihr kam.

Und so hatte sie um die Non den stabilen Leinenbeutel aus seinem Versteck geholt und war den kurzen Weg zum Welserhaus geeilt, ihre Barschaft sicher unter dem weiten Tuch ihres Umhanges verborgen. Das rasche Gehen hatte ihr eine zarte Röte auf die Wangen gelegt, die ihrem Teint einen warmen Schimmer verlieh.

Anna hatte richtig vermutet: Auch am Nachmittag des Pfingstmontages saß der Welser im Kontor und ging seinen Geschäften nach. Es schien ihn überhaupt nicht zu stören, dass sie seine Arbeit unterbrach. Er lehnte sich in seinem Sessel zurück und schenkte sich einen Becher Wein ein. »Gut seht Ihr aus«, bemerkte er.

Das unerwartete Kompliment vertiefte die Röte auf Annas Wangen. Sie war zwar an Aufmerksamkeit gewöhnt, doch galt diese gewöhnlich nicht ihrem Aussehen. Unsicher strich sie über die Falten ihres neuen, nachtschwarzen Rocks. König Maximilian hatte ihr eine Weile nach seinem Besuch einen Ballen feinen englischen Wolltuches zukommen lassen, aus dem sie sich dieses Kleid hatte schneidern lassen. Anna war recht überrascht gewesen, als ein Bote der Fugger ihr das verschnürte Bündel überreicht hatte, gestempelt mit der Fuggerschen Handelsmarke, dem Dreizack mit Ring, sowie dem Schriftzug der kölnischen Faktorei Lützenkirchen, über die es von der Themse an den Lech gekommen war.

Gutgelaunt wies Anton auf den freien Sessel auf der anderen Seite des Schreibtisches. Überhaupt schien es, als sei er heute besonders guter Stimmung, stellte Anna fest, als sie ihm gegenüber Platz nahm. »Ja, die Kreuze …«, überging sie verlegen das Kompliment. »Was haltet Ihr davon? Lukas, der Reisende, den ich hier bei Euch antraf, schien sie nicht für sonderlich göttlich zu halten. So sagte er mir, als ich ihn just an jenem Tag traf, als die Kreuze zum ersten Mal fielen. Wie geht es ihm?«

»Lukas Rem? Er ist auf dem Weg nach Lissabon.« Anton schmunzelte.

»Um König Manuel von Portugal davon zu überzeugen, dass er Euer Kupfer und Eure Beteiligung am Indienhandel benötigt?«, knüpfte Anna an ihr letztes Gespräch an.

»Nein, das hat Seine Majestät, der Pfefferhändler, bereits eingesehen«, antwortete Anton vergnügt. »Unser Vertreter Simon Seitz ist im Januar in Lissabon eingetroffen und hat König Manuel darum gebeten, die Welser-Vöhlin-Gesellschaft am Seehandel mit Indien zu beteiligen. Und schon im Februar wurde ein entsprechender Vertrag unterzeichnet. Die Bedingungen sind akzeptabel, um nicht zu sagen, günstig.

Dieses Privileg stellt uns für die Zukunft eine mittelbare Beteiligung am überseeischen Handel in Aussicht. Wir sind beim Kauf von Spezereien, Brasilholz und anderen Waren, die aus Indien und von den neuentdeckten Inseln kommen, von allen Abgaben befreit, bis auf einen Zoll von zehn Prozent, den wir auf die Waren zu entrichten haben. Wir verpflichteten uns im Gegenzug, uns mit einem Kapital von mindestens zehntausend Dukaten am portugiesischen Handel zu beteiligen und nur mit Schiffen an den Expeditionen teilzunehmen, die wir in Portugal bauen lassen.«

Anna nickte beeindruckt.

»Lukas Rem wird in Lissabon eine große Handelsniederlassung begründen. Welser-Vöhlin wird das erste deutsche Handelshaus sein, das den direkten Gewürzhandel mit Indien betreibt, nicht die Fugger, die Imhof oder die Hirschvogel«, prophezeite Anton und erlaubte sich, einen gewissen Stolz zu zeigen.

»Nun, ich sehe, mein Geld ist bei Euch in den richtigen Händen«, sagte Anna mit einem warmen Lächeln. »Eine schöne Vorstellung, dass meine Gulden, wenn auch nur deren Gegenwert in Kupfer, den weiten Weg bis Indien antreten sollen.«

Anton lachte. Anna schaffte es immer wieder, ihn zu erheitern. Eine ungewöhnliche Frau, dachte er nicht zum ersten Mal. Er hatte Spaß an ihrem Humor und schätzte ihren scharfen Verstand. »Um Eurer Gulden willen werde ich mir besondere Mühe geben, einen guten Gewinn zu erzielen«, sagte Anton, und seine braunen Augen suchten die ihren, hielten sie einen Moment länger fest, als es ziemend war. Mit ihrem dunklen Teint und den kohlefarbenen Augen entsprach die Laminitin in keiner Weise dem, was derzeit als schön galt, dachte er. Doch wenn sie sich ein wenig herrichten würde – vielleicht ein farbiges Kleid und eine helle Haube tragen würde … Schade, dass sie sich unter diesen unförmigen Kleidern versteckte. Obwohl – ein wenig mager war sie schon.

Anton schätzte es, wenn Frauen ein paar Pfunde an den rechten Stellen trugen. Doch freilich, wie sollte Anna Speck ansetzen, wenn sie nichts aß? War es doch ein Wunder, dass sie immer noch am Leben war.

Was weibliche Rundungen betraf, konnte Anton mit seiner Gattin dagegen höchst zufrieden sein. Leider konnte er sich kaum daran erinnern, wann er diese Rundungen zuletzt …

Nach beinahe einem Vierteljahrhundert war von den Freuden der Ehe nicht mehr viel übriggeblieben, dachte er ein wenig enttäuscht. Doch das war kaum verwunderlich. Schließlich waren bereits seit geraumer Weile Enkelkinder auf der Welt. Wer dachte da noch an fleischliche Genüsse? Aber alles in allem konnte Anton sich nicht über Katharina beschweren. Sie führte den Haushalt mit großer Sorgfalt, war nicht übermäßig verschwenderisch – nun –, nicht allzu übermäßig verschwenderisch, machte ihm kaum Scherereien, und vor allem zankte sie nicht mit ihm. Er hätte es mit der Wahl seiner Gattin weit schlechter treffen können.

Abrupt riss Anton sich aus seinen Gedanken. Was, in aller Welt, brachte ihn dazu, jedes Mal, wenn er Anna begegnete, die junge Frau mit seiner Gattin Katharina zu vergleichen? Brüsk wandte er den Kopf ab und senkte den Blick auf die Aufzeichnungen in dem Folianten vor sich. Seine Stimme war ein wenig rauh, als er sagte: »Wenn Ihr mich nun entschuldigen würdet. Es wartet eine Menge Arbeit auf mich.«

Schon als Anna durch den hohen Bogen des mit farbenfrohen Fresken bemalten Heilig-Kreuz-Tores schritt, das mit seinen hoch aufragenden schlanken Mauern vielmehr Turm denn Tor war, sah sie die Menschenmenge in der Nähe ihres Hauses. Mit unguten Gefühlen ging sie weiter und stellte zu ihrer Erleichterung fest, dass der Auflauf keineswegs ihr galt, sondern sich vor dem Meutingschen Haus zusammendrängte.

Soeben ließ sich inmitten der Menge eine zierliche Gestalt in smaragdfarbener Jagdrobe von einem prächtigen Rappen gleiten. Ihre ebenmäßigen Züge wurden umrahmt von einer Fülle glatten, blonden Haares, das sich am Hinterkopf unter einem federgeschmückten Samtbarett versteckte.

Die Damen in ihrem Gefolge, beinahe ebenso prächtig gekleidet und ebenfalls hoch zu Ross, zügelten ihre Pferde
und kamen hinter ihr zu stehen.

Bianca Maria, die zweite Gemahlin von König Maximilian,
kehrte von einem Jagdausflug heim.

Die Brüder Langemantel vom Sparren hatten es sich nicht
nehmen lassen, während der Abwesenheit des Königs zu
Ehren seiner Gemahlin auf ihren Besitzungen in der
Möhringerau eine festliche Jagdveranstaltung abzuhalten.

Doch das allein war es nicht, was einen derartigen Men-
schenauflauf zu verursachen vermochte. Vielmehr warteten
vor dem Meutingschen Haus die Bediensteten der Domkirche mit einem ausladenden Blumenkranz, an Größe einem
Wagenrad gleich. Sie gedachten, dieses duftende Gebinde,
das am Pfingstmontag gewöhnlich wechselweise einem
Domherren verehrt wurde, der Gattin des Königs zu über-
reichen, die vorübergehend in der Stadt weilte.

Anna trat näher und gesellte sich zu den Schaulustigen. Just
in diesem Moment schritt das Dienstpersonal des Domes
auf die Königin zu, und die Zuschauer brachen in Jubelrufe
aus. Bianca Maria schien das Gewese sehr zu genießen, das
um ihre Person gemacht wurde, denn auf ihrem blassen Gesicht zeigte sich eine freudige Röte, und ihre dunkelbraunen
Augen funkelten unternehmungslustig.

»Ich danket Euer«, sagte sie mit einem huldvollen Lächeln.
Als Tochter des Herzogs von Mailand war ihr die deutsche
Sprache nach wie vor eine rechte Plage.

Auf ihren Wink hin sprangen zwei Bedienstete eilfertig herbei, um das florale Kunstwerk in Empfang zu nehmen und
hinter ihr ins Haus zu tragen.

Nur wenig später, Bianca Maria schien sich nicht die Zeit
genommen zu haben, auszuruhen oder sich nach dem Ritt

zu erfrischen, erschien sie in Begleitung einiger ihrer mailändischen Hofdamen auf dem säulenverzierten Balkon oberhalb des Haustores. In den Händen hielt sie ein Geldsäcklein, aus dem sie freudig Münzen auf die Menschen hinabwarf, die noch immer unter ihrem Fenster standen und darob erneut in Hochrufe ausbrachen.

Mit Freuden entgalt sie so den Bürgern der Stadt deren Aufmerksamkeit, obwohl jedermann wusste, dass der König, der, wie einige Habsburger vor ihm, ständig in Geldnöten war, ihr nur ein geringes Taschengeld von um die fünftausend Gulden jährlich bewilligte. Eine Summe, die angesichts Bianca Marias Leidenschaft für luxuriöse Kleidung, kostbaren Schmuck, erlesene Parfums, köstliche Spezereien und ihre Liebe für das Kartenspiel schlichtweg nicht ausreichend war für sie, die in Mailand in Luxus und Überfluss aufgewachsen war.

Bianca Maria hatte bereits einige Male leidvoll erfahren müssen, was es bedeutete, die Gattin eines verschuldeten Monarchen zu sein. Mehrfach hatte Maximilian sie und ihren Hofstaat als Schuldpfand in einer Stadt zurückgelassen, weil er nicht vermochte, die Kosten zu entgelten, die er und sein Gefolge verursacht hatten.

So zuletzt vor gut fünf Jahren in Worms, wo Bianca Maria sich in der prekären Lage sah, sogar ihre Bettwäsche und Unterbekleidung verpfänden zu müssen, um sich und ihren Hofstaat ernähren zu können. Mit dem Auslösen ließ Maximilian sich gewöhnlich Zeit. Erst im Frühjahr des darauffolgenden Jahres hatte seine Gemahlin Worms verlassen können.

So glücklich Bianca Maria in diesem Moment aussah, mochte Anna den Gerüchten nicht glauben, die sagten, die Monarchin sei eine unglückliche Frau, die schwer an ihrem Schicksal trug, kinderlos und von ihrem Mann ungeliebt und vernachlässigt zu sein. Doch bereits am Morgen des nächsten Tages musste sie sich eines Besseren belehren lassen. Schon früh, Barbara und Veronika saßen noch über ihren Schalen mit der Morgensuppe, klopfte es zaghaft an die Tür des Laminitschen Hauses, und sehr zu Annas Verwunderung stand dort abermals königlicher Besuch.

Jedoch: Wie anders als am Vortag wirkte Bianca Maria in dieser frühen Morgenstunde. Klein und zerbrechlich sah sie aus, das Haupt ängstlich zwischen die Schultern gezogen, nicht königlich erhoben. Keine bunten Bänder, Perlen oder Litzen zierten ihren Kopf, vielmehr war ihr goldfarbenes Haar gänzlich unter einer schlichten Haube verborgen, und über ihr Gewand hatte sie einen dunklen Wollmantel geworfen.

Für einen Moment nur zauderte Anna, dann beeilte sie sich, die Königin zu dem Sessel zu führen, in dem vor noch nicht allzu langer Zeit ihr Gemahl gesessen hatte. Wie verloren wirkte die zierliche Frau in dem mächtigen Möbel, und Anna entschloss sich, ihrem Gast zunächst einen Becher mit stärkendem Süßwein zu reichen.

Bianca Maria sah aus, als könne sie diesen wohl vertragen. Ihr Gesicht war weit blasser als noch am Vortag, und um Mund und Nase der Königin entdeckte Anna feine Falten, die sich in die zarte Haut gegraben hatten. Wie eine alte Frau wirkte sie heute, obschon Bianca kaum mehr als dreißig Jahre alt sein konnte, mutmaßte Anna, als sie die Karaffe zurück auf den Tisch stellte.

Wortlos drückte sie der Königin den gefüllten Becher in die Hand, zog einen Schemel heran und ließ sich neben ihr nieder. »Was führt Euch zu mir, Majestät?«, fragte sie behutsam.

Bianca Maria nahm einen Schluck aus dem Becher, dann

stellte sie ihn auf dem Tisch neben sich ab. Sie richtete ihren Blick auf Anna, zog die feinen Augenbrauen zusammen und schien noch tiefer in dem Sessel zu versinken. Ihre anmutig geschwungenen Lippen begannen zu beben, so dass Anna gar befürchtete, ihr hoher Gast würde jeden Moment in Tränen ausbrechen.

»Der Kreuze«, hauchte Bianca Maria. »Der Kreuze, der gefallen sind.«

Aufmerksam blickte Anna ihr Gegenüber an. »Was ist mit den Kreuzen?«, fragte sie sanft.

Die Lippen bebten stärker, und Tränen sammelten sich in Bianca Marias Augen. Unfähig, ein Wort hervorzubringen, rang die Königin ihre schmalen Hände.

»Der sind wegen mir gefallen!«, brach es mit einem Schluchzen aus ihr hinaus. »Weil ich nicht würdig bin …« Der Rest des Satzes ging in einem heftigen Schlucken unter. Große Tränen rannen nun über das zarte Gesichtchen und ließen es noch zerbrechlicher wirken.

Eine Weile überließ Anna Bianca Maria still ihrem Kummer, dann reichte sie ihr ein leinenes Schnupftuch. All ihrer Verzweiflung zum Trotz rümpfte Bianca Maria kurz die Nase ob der groben Beschaffenheit des Tuches. Doch dann nahm sie es an und schneuzte sich hörbar.

Als sie sich ein wenig gefasst hatte, hob sie erneut an zu sprechen: »Sie liebt mich nicht, die König. Weil ich ihm keine Sohn schenke.«

Bianca Maria schniefte recht unköniglich und suchte Trost mit einem Stück Konfekt aus der Schale, die neben ihr auf dem Tisch stand. »Dabei ist sie so große Mann. Hat in München mit die Hand Frau von Bär Maul aufgemacht und an Zunge gezogen. Und in Utrecht zwei Löwen mit eine Schaufel verhauen.«

Wieder schluchzte Bianca Maria, und Anna musste sich ein Lächeln verkneifen. An Geschichten über Maximilians Heldentaten – wirklichen oder erfundenen – herrschte wahrlich kein Mangel. Und dieses arme Ding hatte wohl all diese Märchen geglaubt, als man ihr Maximilian als künftigen Gatten präsentierte.

»Und sie hat die erste Frau so geliebt!«

Diese Geschichte über Maximilian jedoch stimmte, musste Anna zugeben. Der König hatte seine erste Gattin, Maria von Burgund, sehr geliebt und war untröstlich gewesen, als sie nach nur fünf glücklichen Ehejahren bei einem Reitunfall ums Leben kam.

»Und mich hat sie nur geheiratet wegen die Geld. Und die Geld ist nun weg!«

Auch diese Klage war durchaus nicht aus der Luft gegriffen. Bianca Marias Mitgift von vierhunderttausend Gulden hatte Maximilian schnell vergessen lassen, dass eine Sforza keine standesgemäße Partie war, schließlich war Bianca Marias Urgroßvater der Sohn eines Bauern, oder, wie andere behaupteten, der eines Schuhmachers – beides beileibe keine Professionen für die Gründer großer Dynastien.

Aus diesem Grund hatte Maximilian mit der Hochzeit warten müssen bis zum Tode seines Vaters, der einer solchen Heirat niemals zugestimmt hätte.

Neben dem finanziellen Nutzen hatte Maximilian die Heirat noch einen weiteren, nicht zu unterschätzenden, politischen Gewinn gebracht, denn sie ersparte ihm, seine Rechtsansprüche in Mailand durchzusetzen, nach dem auch die französischen Könige ihre Finger ausstreckten.

Dass der König ansonsten keinerlei Interesse an seiner neuen Gemahlin hatte, zeigte er seiner jungen Braut schon bei der Hochzeit im Mailänder Dom, zu der er nicht selbst erschien, sondern die per procurationem mit dem Markgraf Christoph von Baden als seinem Stellvertreter stattfand.

Nach einer beschwerlichen Reise, die sie im Winter über die Alpen führte, traf Bianca zwei Tage vor Weihnachten in Innsbruck ein. Maximilian aber hielt es erst in der zweiten Märzwoche für notwendig, seiner Gattin seine Aufwartung zu machen.

Dabei war er dem weiblichen Geschlecht keineswegs abgeneigt, wie man allgemein zu berichten wusste. Besonders den schönen Bürgerstöchtern der Reichsstädte war der Monarch sehr zugetan.

Ebenfalls bekannt war, dass Maximilian bereits wenige Wochen nach seiner Hochzeit beklagte, dass seine Gattin zwar an Schönheit seiner ersten Frau in nichts nachstand, dass sie jedoch einen sehr mittelmäßigen Verstand besäße.

So beschränkt konnte Bianca Marias Verstand nicht sein, dachte Anna. Immerhin hatte sie ihre Situation recht treffend erkannt, wenngleich ihre Vorstellung von Maximilians Heldentaten ein wenig naiv war.

»Wenn ich nur die Kind bekäme, dann wäre alles gut. Dann würde die König mich lieben wie Maria von Burgund«, klagte die Königin. »Gestern ich habe gedacht, ich bekomme Kind. Aber in die Nacht ich kriege die Blut.« Bianca Maria zerknüllte das Leinentuch in ihren Händen.

Das also war es, was die Veränderung bewirkt hatte, von der stolzen, bewunderten Herrscherin am gestrigen Nachmittag zu dem jammernden, mitleiderregenden Wesen, das sich in ihren Lehnstuhl kauerte, erkannte Anna. Bianca Maria hatte gehofft, schwanger zu sein, aber ihre Hoffnung hatte sich erneut zerschlagen.

Es musste für jede Frau schlimm sein, wenn es ihr versagt war, ein Kind zu bekommen, dachte Anna. Doch für eine

Monarchin war Unfruchtbarkeit eine wahre Katastrophe. Die Königin dauerte sie zutiefst.

Bis auf die Blässe, die wohl auf ihre monatliche Blutung zurückzuführen war, machte Bianca Maria einen gesunden Eindruck. Warum also sollte sie nicht empfangen? Konnte es daran liegen, dass Maximilian, von dem es hieß, er hätte die Franzosenkrankheit gehabt, seine Gattin damit angesteckt hatte? Anna hatte davon reden hören, dass Frauen, welche die Franzosen hatten, keine Kinder mehr gebären konnten.

In Erinnerung an Odas Belehrungen zog Anna für einen Moment in Erwägung, Bianca Maria ein Bad mit Beifuß oder Lorbeerblättern zu empfehlen. Oder besser noch, ein anderes Rezept, das zwar als kostspielig, doch gleichfalls als unfehlbar galt. Es stammte von einem hebräischen Arzt, und die Königin mochte sich die teuren Ingredienzien wohl leisten können. Die Körner der Mandragora-Pflanze würden für neun Tage in weißen Wein gelegt, wobei der Wein täglich zu wechseln sei. Am neunten Tage sollten sie dann mit Moschus und grauem Trüffel gemischt und zu einer Kugel geformt werden, die dann für ebenfalls neun Tage dorthin eingeführt werden sollte, wo die Frau zu empfangen hoffte …

Doch rasch verwarf Anna den Gedanken an medizinische Hilfe. Bianca Maria hatte sicher bereits viele Ärzte konsultiert, um ihren Beschwerden abzuhelfen. Zudem war es reichlich gefährlich, ihre heilerischen Kenntnisse gerade an der Königin zu erproben. Sollte etwas schiefgehen, würde Anna auch ihre Heiligkeit nichts nützen. »Ich werde dafür beten, dass Ihr ein Kind bekommt«, sagte sie stattdessen.

»Ich bin der König nicht würdig«, brach es mit einem Mal heftig aus Bianca Maria hervor. »Ich bin sündig mit die Kartenspiel, und ich kriege kein Kind, und deshalb sind der Kreuze gefallen.«

Welches Leid die Königin mit sich trug, dachte Anna. Aber wie eitel sie auch war, zu denken, dass Gott die Kreuze einzig ihretwegen zur Erde gesandt hatte.

»Ich muss Büße tun!«, verkündete Bianca Maria.

»Buße tun ist sicher nicht schlecht«, antwortete Anna. »Doch die Kreuze sind nicht wegen Euch gefallen«, suchte sie die Untröstliche zu beruhigen. »Jedenfalls nicht ausschließlich. Alle Menschen sündigen.«

»Dann müssen alle Büße tun mit mir«, entschied Bianca Maria und reckte die kleine Nase in die Luft. Anna hatte das Gefühl, ein Stück der stolzen Königin, die gestern noch so huldvoll den Blumenkranz entgegengenommen hatte, sei zurückgekehrt.

»Sicher wäre die Welt besser, wenn alle Menschen von ihrem bösen Tun abließen und sich zu einem wirklich christlichen Leben bekehren würden«, sagte Anna. »Dann müssten sie auch nicht in Angst vor Gottes Zorn leben.«

»Meint Ihr, beten ist gut? Und Gottesdienste?«, fragte Bianca Maria eifrig.

»Beten ist immer gut. Und Gottesdienste auch«, stimmte Anna ihr zu.

»Jetzt ich weiß! Ein Prozession! Wir machen ein Prozession. Der ganze Stadt. Gleich morgen!« Voll neuer Energie und Kraft erhob sich Bianca Maria aus dem Sessel, drückte der verdutzten Anna das feuchte Schnupftuch in die Hand, stibitzte sich das letzte Stück Konfekt von der Platte und rauschte ohne ein Wort des Abschieds aus der Stube.

Der siebte Tag des Brachmonats begann so sonnig, als hätte der Himmel nichts zu büßen, und er schien sich auch nicht zu wundern, dass er bereits in den frühen Morgenstunden die wohl prächtigste Prozession zu sehen bekam, welche die Stadt je erlebt hatte. Bianca Maria höchstpersönlich ging den bußfertigen Menschen voran, um würdevolle Anmut bemüht, so gut sie es auf dem verschmutzten, unebenen Pflaster vermochte.

Die sonst so putzsüchtige Königin schien die Buße sehr ernst zu nehmen. Sie hatte ihre prächtige Robe gegen ein schlichtes, schwarzes Kleid getauscht und sich sogar ihrer Schuhe entledigt. Ihr Haar hatte sie unter einem lang herabfallenden Schleier verborgen. Barfuß schritt sie inmitten ihrer ebenso gewandeten Jungfrauen einher, sichtlich bemüht, dem groben Dreck der Straße auszuweichen. Demütig hielt sie den Blick auf die gefalteten Hände gesenkt, in denen sie eine brennende Kerze trug.

Hinter der Königin und ihren Damen folgten die Honoratioren der Stadt, und gleich hinter der weihrauchschwenkenden Geistlichkeit fand Anna sich selbst inmitten dieses schier endlosen Zuges. Inbrünstig singend und betend, bewegten sich die bußfertigen Menschen durch die Gassen der Stadt.

Niemand, sei er Bürger oder Einsasse, Handwerker, Bauer oder Edelmann, Ratsherr oder Knecht, hatte es sich nehmen lassen, an der Bußprozession der Königin teilzunehmen. Der gesamte Klerus des Domes und der Pfarreien, sämtliche Bewohner von Konventen und Klöstern, Lernende und Lehrende aus den Schulen und dazu auch viele Menschen aus den umliegenden Dörfern, aus Pfersee, aus Oberhausen und aus Lechhausen, schlossen sich der Prozession an. Und wer zu jung war, um selbst laufen zu können, der wurde von Mutter oder Schwester getragen.

Mit Schuld behaftet oder nicht, einen Grund, zu büßen, gab es schließlich immer. Und sei es nur der Sicherheit halber. Musste man doch ständig fürchten, unwissentlich Gottes Missfallen erregt zu haben.

14. Kapitel

Ein Schwall bitterkalte Luft drang in die Stube, als Veronika mit dem Besen den Kehricht zur Tür hinausfegte. Anna fröstelte und zog das wollene Umschlagtuch fester um ihre Schultern, doch ihre Schwester schien die Kälte nicht zu spüren. Eifrig räumte Veronika die Schale mit Konfekt vom Tisch, trug den Krug in die Küche hinaus und kehrte gleich darauf mit einem Lappen zurück, um den Tisch abzuwischen. Dann entschwand sie in die Kammer unter dem Dach, die sie mit Anna teilte, und erschien kurz darauf wieder in der Stube, eine frisch gestärkte Schürze über den Rock gebunden.

Anna wunderte sich über den ungewohnten Eifer, den Veronika, ganz entgegen ihrer sonstigen Gewohnheit, an den Tag legte. »Sag einmal, was ist heute eigentlich mit dir los?«, fragte sie ihre Schwester, doch anstelle einer Antwort erhielt sie nur ein vages Lächeln, und Veronika huschte erneut zur Küchentür hinaus. Anna blieb wenig Zeit, sich über das Verhalten ihrer Schwester zu wundern, denn es klopfte, und sogleich trat ein Besucher durch die angelehnte Haustür und brachte den nächsten Schwall kalter Luft mit herein. Kräftige Schultern zeichneten sich gegen das milchige Licht des trüben Vormittages ab, und der Besucher musste den Kopf einziehen, als er in die Stube trat.

Im Dämmerlicht des Raumes konnte Anna den jungen Mann nicht sofort erkennen, denn die gewachsten Tücher vor den Fenstern waren gegen die winterliche Kälte herabgerollt. Dann jedoch, als er höflich sein Barett vor ihr zog, erkannte sie ihn wieder, und ihr Herzschlag setzte für einen

Moment aus. Es war Sebastian, der athletische Springer, den sie einst beim Schützenfest getroffen hatte.

Mehr als drei Jahre mussten seitdem vergangen sein, stellte Anna fest. Was brachte ihn dazu, sie jetzt aufzusuchen, fragte sie sich und erwiderte sein Lächeln, bemüht, sich ihre Aufregung nicht anmerken zu lassen. »Sebastian, wie schön, dass Ihr mich besucht«, sagte sie. »Was kann ich für Euch tun?«

Veronika trat aus der Küche herein und stellte mit fahriger Bewegung eine Platte Konfekt und den frisch gefüllten Weinkrug auf den Tisch, ohne den Besucher eines Blickes zu würdigen. Ein paarmal rückte sie den Teller hin und her, dann drückte sie sich in einer Ecke der Stube herum und gab vor, dort auf einem Regal Staub zu wischen. Anna wäre es lieber gewesen, ihre Schwester hätte sich in der Küche nützlich gemacht, doch Sebastian schien Veronika nicht bemerkt zu haben.

Anna schluckte ihren Unmut hinunter und richtete den Blick wieder auf Sebastian. Der junge Mann hatte seine braunen Haare kurz geschnitten, wie es seit einiger Zeit Mode war, doch ansonsten schien er sich kaum verändert zu haben.

Anna war es, als sei er ein wenig befangen, denn er drehte verlegen sein Barett in den Händen und blickte hilfesuchend darauf, als erwarte er von seiner Kopfbedeckung die rechten Worte. Doch das Kleidungsstück ließ ihn im Stich, und sein Schweigen dauerte an.

Anna hatte ihre Hand in den Rock gekrallt und knetete nervös den Stoff. Fieberhaft überlegte sie, was sie sagen konnte, um die Spannung zwischen ihnen zu lösen.

Als sie den Mund öffnete, sah sie, wie Veronika ihren Staublappen beiseitelegte und energisch auf Sebastian zuschritt. Unsanft stupste die Schwester den Jüngling mit dem Ellenbogen an. »Na los, frag sie schon. Sie wird dich nicht fressen.«

Anna sog überrascht die Luft ein. Ihr Blick glitt von ihrer Schwester zu Sebastian und zurück. Was hatte das zu bedeuten?

»Ähem.« Sebastian räusperte sich. Er warf Veronika einen unsicheren Blick zu, dann holte er tief Luft. »Ehrwürdige Schwester Anna, ich möchte …«, begann er. Dann stockte er und setzte erneut an: »Ich möchte Euch um die Hand Eurer Schwester bitten. Ich habe ein Auskommen …«

Die Frage traf Anna wie ein Schlag. Sebastian wollte Veronika heiraten. Seine weiteren Worte drangen nicht mehr bis in ihr Bewusstsein. Also war er nicht ihretwegen gekommen. Entgeistert blickte sie die Schwester an, doch das Leuchten in Veronikas blauen Augen sagte ihr, dass sie sich nicht verhört hatte. Besitzergreifend schob Veronika ihren Arm unter Sebastians.

Anna fühlte sich, als hätte man sie in kaltes Wasser getaucht. Damit hatte sie nicht gerechnet. Für einen Moment rang sie um ihre Fassung. Sie wunderte sich nicht darüber, dass Sebastian seine Frage nicht an Barbara, sondern an sie gerichtet hatte. Selbstverständlich war er davon ausgegangen, dass Anna als Oberhaupt der Familie galt und diese Entscheidung zu treffen hatte.

Ihre kleine Schwester war eine junge Frau geworden, stellte Anna erstaunt fest. Achtzehn Jahre zählte sie bald, und es war wirklich an der Zeit, dass sie sich verehlichte.

Anna gönnte der Schwester von Herzen einen Ehemann, doch musste Veronikas Auserwählter ausgerechnet Sebastian sein, fragte sie sich schmerzlich und versuchte angestrengt, ihrer Enttäuschung Herr zu werden. Dabei hatte sie nicht einmal gewusst, dass Sebastian ihr etwas bedeutete.

Sie stellte fest, dass die beiden sie nach wie vor erwartungsvoll anblickten, und nahm sich zusammen. Langsam nickte sie. »Wann soll die Hochzeit sein?« Mit spröder Stimme rang Anna sich die Worte ab.

»Im Frühjahr, wenn Ihr es erlaubt«, beeilte Sebastian sich eifrig zu erklären.

»Im Frühjahr«, wiederholte Anna leise. Erneut nickte sie. »Dann bleibt uns ja genug Zeit für die Vorbereitungen.«

Als die beiden die Stube verlassen hatten, um auch Barbaras Zustimmung einzuholen, genehmigte Anna sich zur Stärkung einen großen Schluck starken, süßen Weines. Eine Weile saß sie still da und dachte über das soeben Geschehene nach.

Wenn sie ehrlich zu sich selbst war, musste sie zugeben, dass sie Veronika ihren Gatten neidete. Und im selben Moment meldete sich ihr schlechtes Gewissen zu Wort: Wie konnte sie so selbstsüchtig sein?

Anna zwang ihre Gedanken in eine andere Richtung. Eine Hochzeit erforderte tatsächlich viele Vorbereitungen. Vor allem musste eine Aussteuer angeschafft werden, und damit konnte man nicht früh genug beginnen.

Anna straffte sich. Wenn sie schon nicht selbst heiraten konnte, sollte wenigstens Veronika eine schöne Hochzeit erhalten und gutausgestattet in die Ehe gehen, entschied sie.

Dennoch entfuhr ihr ein Seufzer, als sie sich erhob und sich ihren schweren Umhang über die Schultern legte. Sie würde zum Welser gehen und einen Teil ihres gesparten Geldes abholen, um eine großzügige Aussteuer für ihre kleine Schwester anzuschaffen.

Ein kalter Wind schnitt ihr in das Gesicht, als sie auf die Gasse hinaustrat, doch er wehte einen Teil ihres Kummers fort und brachte Klarheit in ihre Gedanken. War es wirklich Sebastian, der ihr so viel bedeutete, fragte sie sich schonungslos. Oder stand er vielmehr für all jenes, was sie in ihrem Leben vermisste und auch niemals bekommen würde?

Anna lief den Hafnerberg entlang und war so in ihre Gedanken vertieft, dass sie an der Ecke zum Obst- und Kräutermarkt beinahe von einem der schwerbewaffneten Soldaten umgerannt wurde, die, aus der Kuhgasse vom Dom her kommend, mit den Stielen ihrer Hellebarden den Weg für ihre Kameraden bahnten.

»Aus dem Weg, Weib!«, donnerte der Bewaffnete und schob Anna rüde beiseite. Hastig beeilte sie sich, ihm auszuweichen, und blieb dann staunend stehen, um die Gruppe Landsknechte vorbeizulassen, die, schwer unter ihrer Last keuchend, zwischen sich große eisenbeschlagene Truhen schleppten. Auf ihren Hemden erkannte Anna das Wappen der Habsburger, das sie als des Königs Mannen auswies.

»So haltet ein! Das dürft Ihr nicht!«, gellten die Rufe eines Mannes über den Markt. »Das Geld gehört dem Papst!«

Ein Mann versuchte verzweifelt, sich an die letzte der drei Truhen zu klammern. Sein schwarzes Barett war ihm in die Stirn gerutscht, der Talar, Zeichen seiner Würde, schleifte wie eine traurige Fahne im Schmutz der Gasse.

Es war ein unwürdiger Anblick, der sich den wenigen Passanten bot, die trotz der winterlichen Kälte stehengeblieben waren. Einige tuschelten leise miteinander und deuteten verstohlen auf die Truhen, und erst jetzt erkannte Anna, um welch besondere Fracht es sich hier handelte: Die Soldaten trugen die Ablassgelder aus dem Dom.

Auch der Soldat, an dessen Arm sich der Dompropst, denn kein Geringerer war der Verzweifelte, nun zu klammern suchte, schien Mitleid mit ihm zu empfinden. »Lasst nach, Propst! Glaubt mir, es ist besser für Euch«, brummte der hünenhafte Landsknecht, und fast behutsam packte er den Mann Gottes mit seinem freien Arm am Genick, zog ihn von der Truhe fort und stieß ihn in den Staub.

Anna wandte beschämt den Blick ab und setzte eilig ihren Weg in die Judengasse fort. Der Welsersche Bedienstete, längst an ihre Besuche gewohnt, hieß sie vor Antons Kontor warten, sein Dienstherr hätte noch einen Besucher. Erschöpft ließ Anna sich auf den Besucherstuhl niedersinken, kein bisschen verärgert darüber, ein wenig warten zu müssen. Es würde nicht schaden, sich kurz auszuruhen. Doch die Geschehnisse des Vormittags hielten ihre Gedanken weiterhin gefangen. Wieso hast du mir nie gesagt, dass du Sebastian wieder getroffen hast, dass ihr euch mögt, warf sie ihrer Schwester stumm vor. Warum ausgerechnet Sebastian?

Doch Anna kannte die Antwort: Veronika hatte schon immer das haben wollen, was Anna hatte. Dass Sebastian an Anna Interesse gefunden hatte, musste ihn in Veronikas Augen erst begehrlich erscheinen lassen. Und genau aus dem Grund hatte sie ihrer Schwester auch nicht eher davon erzählt, sondern abgewartet, bis sie sich Sebastians sicher sein konnte.

Anna seufzte. Veronika war, wie sie war, und Anna konnte ihr deswegen keinen Vorwurf machen.

»Wo weilt Ihr mit Euren Gedanken?« Die tiefe Stimme des Welsers riss sie aus ihren Grübeleien. »Ihr blickt, als wolle Euch jemand all Eure Gulden nehmen«, spielte Anton augenzwinkernd auf Annas heimlichen Reichtum an.

»Schlimmer!«, entgegnete Anna düster. »Und in der Tat, es geht mir an die Gulden«, fügte sie hinzu und erhob sich. Seltsam, dachte sie. Es war kein Besucher gegangen, niemand hatte das Kontor verlassen.

Mit einladender Geste fasste Anton Anna an der Schulter, geleitete sie in sein Kontor und schloss die Tür hinter ihnen. Durch die unerwartete Nähe nahm Anna intensiv den Geruch seines Körpers wahr. Er roch gut, nicht säuerlich nach altem Mann, sondern nach frischem Leder und Papier und ein wenig nach Rauch. Der Geruch versprach Wärme, Vertrauen. Für einen Moment schloss Anna die Augen und sog Antons Duft tief in sich hinein.

Plötzlich drängte sich die Traurigkeit, die sie gewöhnlich fest in einem Winkel ihrer Seele verschlossen hielt, mit Macht hervor und drohte, Anna zu überwältigen. Tränen stiegen ihr in die Augen, und ein dicker Kloß setzte sich in ihrer Kehle fest. Anna schluckte trocken, dann bahnten sich ihre Gefühle voller Kraft einen Weg. Ein Schluchzer entrang sich ihrer Kehle, und sie gab dem jähen Impuls nach und ließ ihren Kopf an Antons Schulter sinken. Tränen rannen ihr über das Gesicht und sickerten in den Samt seines erdfarbenen Wamses.

»Nun, nun«, brummte Anton in seinen Bart und legte unbeholfen seinen Arm um Annas Schultern. Er war nicht darin geübt, mitleidig zu sein. Ein wenig hölzern hielt er sie in seinem Arm, dann begann er vorsichtig mit dem Daumen über ihre Schulter zu streichen. Durch den Stoff ihres Kleides spürte er ihr Beben und ihre Wärme. Sie fühlte sich so zart, so zerbrechlich an.

Anton wurde von einer Welle des Mitgefühls erfasst. Doch es war nicht nur Mitgefühl, das ihr Ausbruch in ihm hatte aufflammen lassen. Das spürte Anton wohl. Da war noch etwas anderes. Etwas Beunruhigendes. Ein Gefühl, das er schon seit langem nicht mehr verspürt hatte: Erregung. Ja, überrascht musste Anton feststellen, dass Annas Nähe ihn erregte.

Wie es wohl wäre, mit einer Heiligen zu schlafen? Die Frage war aus dem Nichts in seinem Kopf aufgetaucht, und sogleich schalt er sich ob dieses gänzlich unziemlichen Gedankens, doch er zog Anna unwillkürlich enger an sich.

Anton gönnte sich einen süßen Moment in der Umarmung der jungen Frau, die von Schluchzen geschüttelt wurde, dann griff er mit der freien Hand entschlossen nach dem gefüllten Weinbecher auf seinem Tisch. Er hielt Anna den Becher an die bebenden Lippen, und ohne darüber nachzudenken, nahm Anna einen großen Schluck von dem starken gesüßten Wein.

Mit beiden Händen umklammerte Anna den Becher, und ihr Schluchzen wurde ruhiger.

Verlegen nestelte Anton ein Schnupftuch aus der Tasche seines Wamses und tupfte Anna damit vorsichtig über die Augen. Dann schob er sie von sich und drückte sie auf den Besucherstuhl vor seinem Schreibtisch.

Schwer ließ er sich ihr gegenüber in den Sessel fallen. Er stützte die Ellenbogen auf den Tisch, legte die Hände zusammen und blickte Anna aufmerksam an.

Anna schluckte ein paarmal, dann leerte sie den Becher in einem Zug. Langsam zeigte der stärkende Trank seine Wirkung, und allmählich beruhigte sie sich.

Verborgen hinter dem Dickicht seines Bartes, zuckte es verdächtig um Antons Mundwinkel. »Nachdem ich nun weiß, dass Ihr zu trinken vermögt, gehe ich wohl recht in der Annahme, dass Ihr auch eine gute Speise zu schätzen wisst. So leistet mir bei einem Mahl Gesellschaft.«

Anna riss vor Schreck die Augen auf und starrte auf den leeren Becher in ihrer Hand. Sie hatte sich verraten! Wieso hatte sie sich nur so gehenlassen? Bang richtete sie ihren Blick auf den Kaufmann, doch Anton war, ohne ihre Antwort abzuwarten, bereits aufgestanden und hatte den Kopf zur Kontortür hinausgesteckt.

Panik stieg in Anna auf, und eine innere Stimme riet ihr zur Flucht. Sie musste fort! Fort von diesem Kontor und weit, weit fort von Augsburg.

Hektisch blickte Anna sich um, doch wenn sie nicht aus dem Fenster springen wollte, war der einzige Ausgang aus dem Kontor die Tür, durch die sie hereingekommen war. Und die versperrte ihr der Welser.

Gedämpft vernahm Anna seine Stimme. Er schien Anweisungen zu geben, dann kehrte er zu seinem Schreibtisch zurück. Vor Furcht bebend, starrte sie ihn an, doch ganz so, als sei nichts gewesen, ließ er sich wieder in seinen Sessel sinken und kam nun, immer noch schmunzelnd, auf den Grund ihres Besuches zu sprechen: »Ich nehme nicht an, Ihr seid wegen einer Einladung zum Essen zu mir gekommen?«, sagte er mit jungenhaftem Lächeln.

Argwöhnisch begegnete Anna seinem lachenden Blick. Aus irgendeinem unerfindlichen Grund schien ihn die Angelegenheit sehr zu erheitern. Der Welser galt zwar als vertrauenswürdig und verschwiegen, doch Anna war sich nicht sicher, ob er auch in dieser, ganz und gar nicht geschäftlichen Angelegenheit sein Wissen für sich behalten würde.

Ihr blieb nichts anderes übrig, als so ruhig wie möglich auf seine Frage zu antworten, doch sie war weit davon entfernt, auf seine Flachserei einzugehen. Knapp erwiderte sie: »Meine Schwester wird heiraten, ich benötige Geld für ihre Aussteuer.«

Anton nickte bedächtig, dann nahm er einen Bogen Papier zur Hand und griff nach der Feder. Ruhig setzte er in seiner ausladenden Schrift wenige Worte auf das Blatt. »Wie viel?«, fragte er geschäftsmäßig. Nichts in seiner Stimme deutete mehr darauf hin, dass er soeben ein höchst brisantes Geheimnis seiner Klientin entdeckt hatte.

Einen Moment überlegte Anna. »Zwanzig Gulden«, sagte sie und blickte Anton fragend an.

Doch den schien die ungeheure Summe nicht zu beeindrucken. Anscheinend war ihr Guthaben recht umfangreich geworden. Ungerührt setzte er die Zahl an die dafür vorgesehene Stelle. Dann wandte er sich um und zog an einem Klingelzug hinter seinem Schreibtisch.

Anna hörte, wie irgendwo entfernt im Haus eine Glocke läutete, und schrak zusammen. Nur wenige Wimpernschläge später trat ein Kaufmannsgehilfe in das Kontor, ein schmalbrüstiger Jüngling in den Zwanzigern. Höflich verneigte er sich vor Anna und nahm mit einer weiteren Verbeugung die Notiz an sich, die sein Dienstherr ihm reichte. Nach einem kurzen Blick darauf verneigte er sich abermals und verließ ohne ein Wort den Raum.

Für eine Weile herrschte Schweigen im Kontor. Anna empfand die Stille als bedrückend und suchte nach einem unverfänglichen Thema, als ihr die sonderbare Begebenheit mit den Ablasstruhen einfiel. Kurz schilderte sie Anton den Vorfall.

Mit konzentrierter Miene, die Handflächen wieder gegeneinandergelegt, lauschte der Kaufmann ihrem Bericht. »Königliche Soldaten, sagt Ihr? Das sieht Maximilian ähnlich. Ich kann mir denken, was das zu bedeuten hat«, sagte er spöttisch, als Anna geendet hatte. »Der Ablasshandel war lukrativ. Und unser König ist wieder einmal in Geldnöten. Er will immer noch Kaiser werden, und er will gegen die Türken ziehen und sie schlagen, wie vor elf Jahren bei Villach. Doch er hat wie immer kein Geld.

Und da standen die Truhen voller Gulden direkt vor seiner

Nase im Dom. Er brauchte sie sich nur zu nehmen. Ihr werdet sehen, das Geld taucht auf dubiosen Wegen auf irgendwelchen Fuggerkonten wieder auf.« Die letzten Worte spie Anton verächtlich aus.

»Und niemand außer den Gebrüdern Fugger wird je erfahren, wie viel Geld die Gläubigen zusammengetragen haben, wie viel ihnen ihr Seelenheil wert gewesen ist«, fügte er sarkastisch hinzu.

»Aber die Ablassgelder gehören doch dem Papst. Er wird nicht zulassen …«

»Rom ist weit«, unterbrach Anton ihre Überlegung.

»Und dieser päpstliche Legat? Der durch das Land gereist ist, die Ablassbriefe verkauft und die Gelder eingesammelt hat? Kann der nicht …«

»Raymund Peraudi hat nicht die Macht, gegen Maximilian vorzugehen. Er ist bei den Fuggern seit langem hoch verschuldet und muss dankbar sein, wenn die ihm nicht das letzte Hemd pfänden. Und das Reichsregiment, das einzige, das etwas gegen diesen Raub unternehmen könnte, ist nicht mehr funktionsfähig«, erläuterte Anton düster. »Der Papst wird sich mit dem zufriedengeben müssen, was Maximilian und die Fugger ihm freiwillig übriglassen. Ich schätze, er hat ohnehin andere Sorgen.«

Im Sommer war Papst Alexander VI. zweiundsiebzigjährig gestorben. Sein Nachfolger, Pius III., hatte es nur ganze siebenundzwanzig Tage vermocht, auf dem Heiligen Stuhl zu sitzen, bevor er von der Gicht dahingerafft wurde. Nun suchte Julius II. seine Position in Rom zu festigen, der nach einem Konklave von nur einem Tag – hinter vorgehaltener Hand sprach man von Ämterschacher – zu dieser höchsten Würde gelangt war.

»Maximilian wird behaupten, das Geld stehe ihm ohnehin

zu. Es sei für den Türkenkrieg gedacht«, fuhr Anton fort. »Der Ablasshandel war – nicht zuletzt durch die Kreuzfälle – sehr erfolgreich.« Er maß Anna mit einem kritischen Blick. »Habt Ihr nicht selbst verkündet, mit den Kreuzfällen mahne der Herr uns zu gottgefälligerem Leben?«

»Ich? Davon war nie die Rede, woher soll ich wissen, was der Grund für die Kreuzfälle ist?«

»Nun, Maximilian jedenfalls führte in einem Manifest Eure ...« Anton stockte und suchte nach dem rechten Wort, während er sie erneut mit einem belustigten Lächeln bedachte. »... Wunderexistenz als Grund dafür ins Feld, gegen die Türken zu ziehen. Euch und viele andere Wunder und Strafen Gottes der letzten Zeit.«

Das angeregte Gespräch über die Ablassgelder hatte Anna eine Weile von ihrer Sorge abgelenkt, aber Antons letzte Worte hatten in ihr die Angst erneut erwachen lassen. Unruhig rutschte sie auf der Kante ihres Stuhles hin und her, als ein neuerliches Klopfen an der Tür des Kontors sie wieder zusammenfahren ließ.

Doch es war nur der Kaufmannsgehilfe, der ein schweres Leinensäckchen, angefüllt mit Münzen, vor Anton auf den Tisch legte, dazu einen Umschlag, der aussah, als hätte er einen weiten Weg hinter sich.

Ohne den Betrag nachzuzählen, schob Anton das Säckchen über den Tisch zu Anna, dann griffen seine Finger nach dem Umschlag. »Ihr entschuldigt mich für einen Moment?«, bat er und erbrach das Siegel.

Es war nur eine kurze Notiz, gerade ein beschriebenes Blatt, das Anton hervorzog. Doch die Botschaft, die es enthielt, versetzte den Welser in Rage. »Schon wieder dieser verdammte Fugger!«, fuhr er auf. »Soll er doch Bankier des Papstes bleiben. Was hat der in Portugal zu suchen?«

»Schlechte Nachrichten?«, fragte Anna teilnahmsvoll. »Ich dachte, die Geschäfte in Lissabon laufen gut für Euch.«

»Das tun sie auch«, antwortete Anton grimmig. »So gut, dass andere von dem Kuchen ein Stück abhaben und sich an unseren Erfolgen bereichern wollen.« Empört schnaubte er und blähte die Nasenflügel. »König Manuel von Portugal hat die gleichen Privilegien zur Teilnahme am Handel mit Indien – unsere Privilegien! – auch dem Fugger zugestanden!« Anton starrte missgestimmt auf seine gefalteten Hände.

Anna schwieg eine Weile und dachte über die Situation in Lissabon nach. »Dann müsst Ihr Euch Manuel eben begehrlich machen«, sagte sie schließlich.

»Wie bitte? Was sagtet Ihr?« Anton war in Gedanken versunken und hatte ihr nicht zugehört.

»Ich sagte: Ihr dürft für König Manuel nicht irgendein beliebiger deutscher Kaufmann sein, sondern ein besonderer. Ein ganz wichtiger. Wichtiger als der Fugger.«

Anton kniff die Augen zusammen und musterte Anna kritisch.

»Vielleicht einer, der ihm von König Maximilian besonders empfohlen wird«, fuhr diese unbeirrt in ihren Überlegungen fort.

Überrascht zog Anton die Augenbrauen hoch. Das war kein übler Gedanke, den Anna da verfolgte.

»Euer Eidam, Konrad Peutinger. Als Berater des Königs wird es ihm doch möglich sein, ein entsprechendes Empfehlungsschreiben für Euch zu erhalten, vielleicht gegen eine gewisse Aufwandsentschädigung ...«

Anton nickte, und seine Miene hellte sich merklich auf. »Das mag gehen«, sagte er gedehnt und tippte die Spitzen seiner Mittelfinger aneinander.

Erneut klopfte es an der Tür.

»Herein!«, befahl Anton.

Der Knecht, welcher Anna eingelassen hatte, trat in den Raum und lud seine duftende Last auf dem Schreibtisch zwischen ihnen ab: eine Platte mit kaltem Braten, umgeben von sauer eingelegten Rübchen und Gurken und dazu einen appetitlichen Kanten Brot in einem Korb.

Er stellte nur einen Teller auf den Schreibtisch, genau vor Anton, wie Anna wohl bemerkte, und ohne eine Regung zu zeigen, machte er sich daran, den mächtigen silbernen Kerzenleuchter zu entzünden.

Das warme Licht vertrieb das milchige Grau, das durch die Fenster sickerte, obschon es bereits zur Non geläutet hatte. Den ganzen Tag über schien es nicht richtig hell werden zu wollen.

Als der Bedienstete das Kontor verlassen hatte, schob Anton den Teller in die Mitte zwischen sie. Dann brach er Brot von dem Kanten und reichte es Anna mit ausgestreckter Hand.

Anna war hin und her gerissen. Verlockend sah die Mahlzeit schon aus, und der Welser wusste ohnehin Bescheid. Doch konnte sie ihm trauen? Machte es einen Unterschied, ob er gesehen hatte, wie sie einen Becher Wein leerte, oder ob sie nun mit ihm speiste? Was, wenn es eine Falle war? Wenn sie mitten in ihrem Mahl überrascht würde? Von einem Geistlichen gar?

Forschend blickte sie Anton ins Gesicht und versuchte herauszufinden, was in seinem Kopf vorging. Doch er begegnete ihrem Blick offen und freundlich, ja sogar ein wenig belustigt. In seinen braunen Augen las sie Wärme und Verständnis. Und etwas Bittendes, erkannte Anna. So, als sei es für ihn von Bedeutung, dass sie das Brot annahm, dass sie ihm vertraute.

Ja, entschied Anna, sie konnte ihm trauen. Bedächtig, mit beinahe feierlicher Geste, nahm sie ihm das Brot, das er ihr immer noch hinhielt, aus der Hand, brach ein Bröckchen davon ab und schob es sich in den Mund.

Anton nickte, und Anna hatte das Gefühl, als wäre damit ein unausgesprochener Pakt zwischen ihnen besiegelt.

Mit einer langen Gabel legte Anton drei Scheiben des Bratens auf den Teller, dazu Rüben und Gurken. Dann nahm er sich bedächtig eine der Scheiben, lehnte sich in seinem Sessel zurück und begann genüsslich zu kauen.

Anna brach zunächst nur ein weiteres Stückchen vom Brot ab und aß es. Dann jedoch griff sie mit spitzen Fingern nach einer Bratenscheibe. Zaghaft kaute sie an der herzhaften Kruste herum, obwohl das Fleisch zart und mürbe war und im Mund zerfiel.

Der rauchige Geschmack von Gebratenem, von Senf und Kräutern, mit denen der Braten bereitet war, ließ Anna den Speichel im Mund zusammenlaufen, und sie vergaß alle Scheu. Sie aß die ganze Scheibe auf und danach einen ansehnlichen Brocken Brot. Dann seufzte sie tief und glückselig und wischte sich das Fett vom Kinn.

Wie glücklich sie mit einem Mal aussah, dachte Anton gerührt. So zerbrechlich, aber zugleich voller Lebensfreude. Dabei schien sie noch vor wenigen Minuten vom Unglück überwältigt zu sein.

Seit wie vielen Jahren mochte sie eine derartige Köstlichkeit nicht mehr genossen haben? Anton fand es erstaunlich, was so ein simples Stück Braten auszurichten vermochte. Dabei war an dem Braten nichts Besonderes. Kein Safran, kein besonders großes Maß an Pfeffer. Es war ein schlichter Rinderbraten.

Doch für jemanden, der sein Leben damit zubrachte, zu

hungern, mochte er einen außerordentlichen Genuss darstellen.

Anna wusste, sie durfte ihrem Magen nicht zu viel zumuten, doch das Mahl war einfach zu verführerisch. Sie streckte die Hand aus, um nach der letzten auf dem Teller verbliebenen Bratenscheibe zu greifen. Anton schien in just demselben Moment die gleiche Absicht zu hegen, denn über dem Teller zwischen ihnen trafen sich ihre Hände. Wie ein Schlag zuckte es durch Annas Finger, den Arm hinauf und in ihr Inneres.

Hastig schrak sie zurück, doch Anton griff schnell zu, umfasste ihre Hand mit der seinen.

Seine Augen suchten die ihren, hielten sie fest, warm, braun und beunruhigend tief.

Langsam drehte Anton ihre Hand um, führte sie bedächtig an seinen Mund. Anna spürte seine Lippen auf der weichen Haut an ihrem Handgelenk. Fühlte, wie seine Lippen weiterwanderten, in ihre Handfläche. Zarte, beinahe schüchterne Küsse drückte er darauf, während seine Augen immer noch die ihren gefangen hielten.

Langsam, ohne ihre Hand loszulassen, erhob er sich, umrundete den Schreibtisch, legte behutsam seinen Arm um ihre Schultern und zog sie auf die Beine. Sanft war seine Berührung, doch voller Kraft. Der Ärmel ihres Kleides war zurückgeschlagen, und erneut suchten seine Lippen ihr Handgelenk, krochen ihren Arm hinauf, bis sie die empfindsame Stelle ihrer Armbeuge erreicht hatten.

Anna erschauderte unter der Berührung. Eine wunderbare Weichheit durchströmte sie. Sie war außerstande, sich zu bewegen. Die wachsame Stimme in ihr mahnte, dass es nicht rechtens war, doch Anna schenkte ihr keine Beachtung. So schön war diese Weichheit.

Antons Lippen gaben ihren Arm frei, und während er sie näher an sich zog, streifte er sanft die Filzkappe von ihrem Kopf.

Schwarz und glänzend ergossen sich die Flechten ihres Haares über das helle Tuch seines Ärmels. Das Kerzenlicht zauberte winzige Irrlichter in die dunkle Flut, und Anton entfuhr ein Seufzer. Erregt presste er sein Gesicht in ihr Haar und atmete ihren schweren Duft ein.

Anna verspürte eine hilflose Schwäche. Sie wusste, was geschehen würde, wenn sie ihm nicht Einhalt gebieten würde, doch als Anton seine Lippen fordernd auf die ihren presste, gab sie der Leidenschaft nach und hieß die kleine Stimme in ihr schweigen. Schwer drängte sich sein Leib an sie, und sie schloss die Augen, während seine Zunge spielerisch ihre Lippen koste und dann von ihrem Mund Besitz ergriff.

Ihr hochgeschlossenes schwarzes Kleid verwehrte ihm den Zugang zu ihrer Haut, und so glitten seine suchenden Hände tastend über die warme Wolle. Doch auch durch das Tuch, das ihre Figur weit umspielte, ertastete er die Rundungen von Annas knabenhafter Brust, fanden seine Finger die aufgerichteten, empfindsamen Knospen und drückten und liebkosten sie.

Wie gebannt ließ Anna seine Zärtlichkeit geschehen. Das Kontor um sie herum, ihr Kummer und ihre Angst schienen sich in der Leidenschaft dieses Augenblicks aufzulösen. Anna genoss die Erregung, die Lust und gab sich ganz den überwältigenden Empfindungen hin.

Streichelnd ließ Anton seine Hände von ihren Schultern hinabwandern, ertastete die Kontur ihrer Taille und liebkoste die Wölbung ihres Gesäßes. Seiner Begierde nachgebend, zog er sie fest an sich, presste ihren schlanken Leib gegen seine schwellenden Lenden, und Anna entfuhr ein lustvolles

Stöhnen, als sie seine erregte Männlichkeit an ihrer Scham spürte.

Seine Hand glitt über den Stoff ihres Rockes, raffte ihn, bis sie unter dem Tuch die blanke Haut ihres Schenkels spürte. Für einen Moment ruhte sie dort, koste und streichelte, dann begann sie erneut ihre lustvolle Wanderschaft.

Plötzlich ließ Anton sie los, und Anna taumelte. Entschlossen schob er Papiere und Essgerät auf dem Tisch beiseite, dann umfasste er Anna zärtlich, hob sie hoch und setzte sie sanft auf die Tischplatte.

Noch nie hatte Anton fleischliches Vergnügen bei einem anderen als seinem Eheweib gesucht und sich auch nicht für einen besonders leidenschaftlichen Liebhaber gehalten. Er wusste nicht, was ihn an Anna so erregte, vermochte nicht zu sagen, wie es dazu gekommen war, dass die Lust ihn derart überwältigen konnte. Er wusste nur, dass er nicht innehalten konnte. Jetzt nicht. Nicht, bevor er Anna besessen hatte, vollständig, ganz und gar.

Begehrlich schob er ihre Röcke zurück und befreite seine Männlichkeit aus dem Gefängnis seiner Beinlinge. Als sie ihr weiches, williges Ziel fand, schrie Anna leise auf. Anton zuckte überrascht zurück. Konnte es sein, dass vor ihm noch keiner diesen Pfad erforscht hatte? Er spürte, wie Anna unter ihm erschauderte, doch dann erbebte sie unter der Lust, die er ihr bereitete, und gemeinsam, schnell und immer schneller, verloren sie sich im Strudel ihrer Sinnlichkeit.

Als ihr Hunger aufeinander gestillt war und die Gier nachgelassen hatte, sank Anna erschöpft zurück. Schwer atmend ruhte Antons Kopf auf ihrer Brust. Für einen köstlichen Moment verweilten sie so, einer eingehüllt in die Wärme des anderen, dann stemmte Anton sich mit einem Ächzen hoch.

Verlegen, beinahe schuldbewusst, blickte er Anna an. Er, der sich in schwierigen Verhandlungen mit den mächtigen Männern des Landes bewiesen hatte, fühlte sich mit einem Mal unbeholfen und linkisch.

Antons ungelenker Versuch, seine Wäsche zu richten, machte Anna das Groteske der Situation bewusst. Wenn jemand in den Raum träte, böte sich ihm ein höchst ungewöhnlicher Anblick. Der mächtige Handelsherr und die Heilige in äußerst unschicklicher Weise erhitzt und mit derangierter Kleidung auf dem Schreibtisch liegend ...

Unwillkürlich musste sie lachen. Es war ein ansteckendes, befreiendes Lachen, das alle Unbehaglichkeit der Situation vertrieb, und herzhaft stimmte Anton ein.

In einvernehmlichem Schweigen richteten sie ihre Kleidung. Anton rückte Schreibgerät, Papiere und die Überreste ihres Mahles auf dem Schreibtisch zurecht, und Anna schob das Leinensäckchen, das die Mitgift für ihre Schwester enthielt, in die Tasche ihres Kleides.

Höflich, doch nicht formell reichte Anton ihr die Hand zum Abschied, und Anna verließ das Kontor, ein wenig verwundert über sich selbst, doch weit glücklicher, als sie es betreten hatte.

Nein, sie bereute es nicht, sich Anton hingegeben zu haben. Sie hatte es genossen, geliebt zu werden. Hatte sich, zum ersten Mal in ihrem Leben, wirklich als Frau gefühlt, nicht als überirdisches, anbetungswürdiges, dem Leben entrücktes Wesen. Und dafür war sie ihm von Herzen dankbar.

15. Kapitel

»… aber meine Tochter, die Heilige, hockt ja auf ihren Gulden und lässt ihre alte Mutter schuften wie eine Dienstmagd«, hörte Anna Barbara maulen, als sie, den großen Reisigbesen in der Hand, in die Stube trat.

Missgelaunt wedelte Barbara mit einem Staublappen über das Regalbord an der Wand. Dann stapfte sie zur Tür, um den Lappen auszuschütteln. Tausende von Staubkörnchen tanzten in einem Lichtstrahl, den die vorwitzige Frühlingssonne über die Hausdächer warf. Der Freitag in der Karwoche versprach ein warmer Frühlingstag zu werden.

Ohne dem Murren ihrer Mutter Beachtung zu schenken, machte Anna sich daran, die hölzernen Bodendielen zu fegen. Es war, zumindest was Barbara anging, ein Fehler gewesen, Veronika mit einer so großzügigen Mitgift auszustatten, dachte sie.

Seit zwei Wochen, genauer gesagt, seit die Schwester ihren Sebastian geheiratet und das Haus in der Heilig-Kreuz-Gasse verlassen hatte, hörte sie Barbara nur noch schimpfen und klagen. Nicht dass Veronika so viel von der Hausarbeit gemacht hatte. Doch die Frauen hatten die anfallenden Arbeiten anteilig erledigt, und nun mussten Anna und Barbara alles allein schaffen.

»Hörst du mir überhaupt zu?«, fragte Barbara. Sie hatte den Staublappen in ihre Schürze gesteckt und war vor Anna stehengeblieben.

»Was hast du gesagt?«, fragte Anna.

»Ich habe gesagt, wenn wir der Afra Koler das Haus abkaufen würden, dann bräuchten wir keine Miete mehr zu zahlen und könnten uns dafür eine Dienstmagd leisten«, wiederholte Barbara mit Nachdruck.

Anna musste über Barbaras geschickten Versuch, ihr die Einstellung einer Magd schmackhaft zu machen, lächeln. Sie durchschaute die Milchmädchenrechnung. So oder so, es würde Annas Geld kosten. Doch der Gedanke, das Wohnhaus zu kaufen, war, für sich betrachtet, nicht uninteressant.

»Achtzig Gulden will sie dafür haben, die Koler«, sagte Barbara, als hätte sie Annas Gedanken gelesen.

Anna richtete sich auf und stellte den Besen beiseite. »Das hast du also schon in Erfahrung gebracht«, sagte sie und bedachte ihre Mutter mit einem spöttischen Kopfschütteln.

»Ja, und ich finde, es ist ein guter Preis. Die Koler ist derzeit nicht so gut bei Geldes, weißt du, ihr Sohn hat nämlich beim Kartenspiel …«

Anna hörte ihrer Mutter nicht weiter zu, als diese sich anschickte, über die charakterlichen Schwächen des Sohnes der Kolerin im Speziellen und der gesamten Jugend im Allgemeinen zu klagen. Es konnte sicher kein Fehler sein, das Haus zu erwerben, dachte Anna. So gehörte einem wenigstens das Dach über dem Kopf. Auch wenn das Haus nur einstöckig und schlicht gebaut war, die Lage, direkt gegenüber von Heilig Kreuz und in unmittelbarer Nachbarschaft des Königs, könnte nicht besser sein.

Entschlossen band Anna ihre Schürze ab und warf sie achtlos auf einen Schemel. Ja, sie würde das Haus kaufen. Und sie würde sogleich zum Welser gehen, um das nötige Geld dafür zu holen. Denn sie wusste, wenn sie nicht sofort ginge, würde sie später tausend Gründe finden, die sie daran hinderten, Anton aufzusuchen.

Seit ihre letzte Begegnung Ende des vergangenen Jahres so leidenschaftlich geendet hatte, war Anna ihm nicht mehr begegnet, hatte bewusst vermieden, ihn aufzusuchen. Nicht weil sie ihm nicht traute – ganz im Gegenteil –, sie selbst war es, und ihre Gefühle für ihn, denen sie nicht traute.

Denn weit öfter, als es gut und schicklich war, hatte sie an ihn denken müssen. An die Berührung seiner sanften Hände, an die Wärme in seinem Blick, wenn er sie ansah, und an das amüsierte Blinzeln, wenn ihn etwas erheiterte.

Wenn Anna das Haus kaufen wollte, dann musste sie zu ihm gehen. Warum sollten sie und Anton nicht künftig rein geschäftlich miteinander umgehen können?, fragte sie sich. Energisch legte sie sich einen leichten dunkelgrauen Mantel über die Schultern und trat auf die Gasse hinaus.

Sie hatte wenige Schritte auf das Heilig-Kreuz-Tor zu gemacht, da öffnete sich das Tor zum Meutingschen Haus, und heraus trat eine dunkel gewandete Gestalt mit eng am Kopf liegender, weißer Haube, die weder Fältchen noch Bänder zierte. Das musste Kunigunde sein, die Herzogin von Bayern. Anna hatte bereits gehört, dass sie aufgrund von Erbauseinandersetzungen in Augsburg weilte.

Die Schwester von König Maximilian war eine strenggläubige Frau. Nach dem Tod ihres Mannes hatte sie sich in das Püttrichkloster in München zurückgezogen, um sich, mehr als das im Hofleben möglich gewesen wäre, religiösen Übungen und christlicher Betätigung widmen zu können.

Und so zeugte auch ihre Gewandung von klösterlicher Schlichtheit. Ihr schwarzes Kleid war bar jeden Zierates, und der Brusteinsatz mit steifem Stehkragen entbehrte jeder Finesse. Einziges Zeichen ihrer herzoglichen Würde war ein kostbarer Pelzkragen, den Kunigunde um ihre Schultern gelegt hatte.

Gemessenen Schrittes überquerte die Herzogin die Gasse und gab Anna Gelegenheit, ihr ernstes Gesicht zu betrachten. Kunigundes energisches Kinn verriet, dass die Herzogin ihrem eigenen Willen folgte, und Anna konnte sich gut vorstellen, dass sie dereinst in jungen Jahren ihrem Vater, König Friedrich III., getrotzt und ohne seine Einwilligung Albrecht IV. von Bayern geheiratet hatte.

Acht Kinder hatte sie ihm geschenkt, und noch heute – die Herzogin musste bereits an die vierzig Jahre zählen – schien sie voller Tatkraft.

Als Kunigunde vorüberschritt, knickste Anna respektvoll. Kurz traf sie ein forschender Blick aus wachen Augen. Scheinbar hatte auch die Herzogin von ihr gehört. Kunigunde nickte huldvoll, dann wandte sie sich ab und schritt auf die Kapelle des heiligen Sankt Ottmar zu.

»Ich wusste, du würdest wiederkommen«, sagte Anton nur wenig später, als der Knecht, der sie in sein Kontor geführt hatte, die Tür hinter ihr geschlossen hatte. Ungeniert ergriff er ihre Hand, und ein jungenhaftes Strahlen breitete sich auf seinem Gesicht aus. Er schien sich ehrlich über ihren Besuch zu freuen.

Überrascht starrte Anna ihn an. Mit einer solchen Begrüßung hatte sie nicht gerechnet. Eher mit einer steifen Unterredung, so kurz und knapp es die Höflichkeit zuließ.

Verändert sah er aus, stellte sie fest. Er hatte sich die Haare auf Höhe des Kinnes abschneiden lassen, wie es seit kurzem der Mode entsprach. Der neue Schnitt stand ihm gut, fand Anna, er ließ ihn jugendlicher wirken. »Ich bin gekommen, um mein Geld ...«, begann sie befangen.

»Scht! Später«, unterbrach er sie und legte den Finger an die Lippen. »Ich möchte dir etwas zeigen.« Munter zog er sie mit sich in Richtung der Wand zu seiner Linken. Seitlich neben dem Kamin war verdeckt ein Hebel angebracht, den Anton nun betätigte. Eine Tür in der Wand, die vorher nicht zu sehen war, schwang lautlos auf, genau in den Fugen der Holztäfelung.

Wie oft hatte er sich in den vergangenen Wochen ausgemalt, wie es wäre, wenn sie zu ihm käme, und nun, da sie da war, konnte er seine Freude kaum in Zaum halten. »Komm«, sagte er eifrig und zog sie an der Hand hinter sich her durch die Tür.

Sie befanden sich im Stiegenhaus des Nachbargebäudes, stellte Anna fest.

»Es gibt Besucher, die ungern gesehen werden möchten«, erklärte Anton mit einem Zwinkern. »Diskretion ist in meinem Geschäft von größter Bedeutung. Über die Stiege und den hinteren Eingang gelangt man von hier aus in den Unteren Hundsgraben, so man es will.«

Anna nickte anerkennend. Daher hatte sie bei ihrem letzten Besuch niemand aus Antons Kontor kommen sehen, obwohl man ihr gesagt hatte, er wäre im Gespräch mit einem Besucher.

»Dieses Haus und das daneben habe ich meinen Brüdern abgekauft. Im Erdgeschoss befinden sich Warenlager und die Kontore der Schreiber und Kaufmannsgehilfen. Auf dieser Etage bewahren wir die alten Geschäftsbücher auf. Aber nach ganz oben kommt kaum jemals ein Mensch. Außer …« Er unterbrach seine Erklärung und zog sie mit sich. Anna konnte ihm kaum folgen, so schnell eilte er die Stiege hinauf.

Am Ende des Ganges öffnete Anton eine Tür und schob Anna in den Raum hinein. Ein Tisch stand dort unter der Schräge des Daches, zwei gemütliche Sessel und an der

Wand eine geräumige Bettstatt mit schweren Vorhängen. Anton hatte hier oben unter dem Dach seines Hauses eine Zuflucht geschaffen, ein kleines heimliches Versteck, stellte Anna erstaunt fest.

»Ich möchte dich öfter sehen. Hier«, sagte er und breitete die Arme aus. »Es ist zwar kein Königreich, und ich kann dir auch nicht den Schatz von Karl dem Kühnen bieten ...«

Damit spielte er auf den Klatsch an, der zurzeit in der Stadt die Runde machte. Jacob Fugger hatte von der Stadt Basel vier weltbekannte Edelsteine aus dem Schatz Karls von Burgund für seine Sybille gekauft. Um sie – wie böse Zungen behaupteten – ihrem Gemahl im Schlafgemach geneigter zu stimmen.

»... doch wir können hier gemeinsam ungestört schöne Stunden verbringen, wenn du möchtest«, sagte er mit jungenhaftem Stolz und wartete gespannt auf Annas Reaktion.

Annas Blick wanderte zu den Vorhängen der Bettstatt, und erst jetzt wurde Anton die übergroße Präsenz des Bettes im Raum bewusst, die allzu deutlich verriet, wie er sich ihre Treffen vorstellte. Er errötete heftig. Auf die Idee, sie könne ihn falsch verstehen, war er bisher noch gar nicht gekommen.

Natürlich wollte er auch mit ihr schlafen, aber das war sicher nicht das Wichtigste. Er genoss ihre Gesellschaft, die Gespräche mit ihr, wollte sie ganz einfach um sich haben.

Mit einem Mal war er so verlegen wie damals, als ihn zum ersten Mal eine der Mägde im Haushalt seines Vaters in die Kammer gezogen hatte, in der man die Wäsche aufbewahrte. Betreten blickte er zu Boden. Was musst sie von ihm denken? Dass er ein lüsterner Bock war und sich nur mit ihr in den Kissen räkeln wollte?

Innerlich schimpfte er sich ein Riesenrindvieh. Er hatte sich die Begegnung mit Anna so schön vorgestellt. Und nun hatte er alles vermasselt. »Ich dachte, ich wollte … ich meine, ich dachte nicht, und ich wollte nicht, dass du denkst …«, begann er hilflos.

Anna schüttelte den Kopf und musste lächeln. Sie hatte seinen Gedankengängen unschwer folgen können, zu deutlich stand Anton die Verlegenheit ins Gesicht geschrieben. Sie freute sich über seine offensichtliche Zuneigung, und auch darüber, dass er ihre Beziehung, die so überraschend begonnen hatte, fortführen wollte, und darüber, dass das, was bei ihrer letzten Begegnung geschehen war, auch für ihn nicht einfach nur ein Abenteuer gewesen war.

Nichts würde sie lieber tun, als sich ab und an mit Anton zu treffen, obschon das, was sie da getan hatten und tun würden, schlicht Ehebruch war. Gab es eigentlich irgendetwas in ihrem Leben, das nicht heimlich geschehen musste, fragte sie sich und schüttelte erneut den Kopf. Doch auf eine Heimlichkeit mehr oder weniger kam es nun auch nicht mehr an.

Anton deutete ihr Kopfschütteln falsch. Die Röte in seinem Gesicht vertiefte sich zu dunklem Purpur, und er hob hilflos die Hände.

Schalkhaft lächelte Anna ihn an und wies in Richtung der geschlossenen Bettvorhänge. »Vielleicht können wir es demnächst einmal ausprobieren?«, sagte sie.

Anton starrte sie einen Moment sprachlos an. Diese Frau war wirklich unglaublich. Jede andere hätte sich in dieser Situation empört gegeben, sich auf jeden Fall geziert und sich dann vielleicht doch überreden lassen. Nicht so Anna. Wieder einmal hatte sie ihn verblüfft.

Mit einem kurzen Fußtritt beförderte er die Kammertür ins Schloss und riss Anna fest in seine Arme. Überschwenglich herzte und drückte er sie, bis sich ihre Lippen zu einem langen Kuss fanden. Durch den Stoff ihres Kleides hindurch spürte Anna sein sanftes Streicheln. Zärtlich nahm er die Kappe von Annas Haar und vergrub sein Gesicht in den dunklen Wellen.

Dann hob er sie hoch und legte sie sanft auf die bequeme Bettstatt. Seine Lippen fanden die zarte Haut ihres Halses, und ein Schauder der Erregung durchrieselte Anna. Am liebsten hätte sie der Leidenschaft sogleich nachgegeben und ihn an sich gezogen, doch sie versuchte, sich zu beherrschen. Diesmal wollte sie das Liebesspiel auskosten, es in seiner ganzen Köstlichkeit genießen.

Behutsam zog sie ihm sein Wams aus, dann streifte sie sein Hemd ab. Zärtlich küsste sie seine Schultern, grub spielerisch ihre Zähne in die überraschend festen Muskeln, während er sich an den Knöpfen ihres Gewandes zu schaffen machte. Nur widerwillig ließ sie von ihm ab, um sich ihrer eigenen Kleider zu entledigen. Wie gebannt schaute Anton ihr zu, während er selbst aus seinen Beinkleidern stieg.

Bis zur Neige kosteten sie die quälende Süße der Vorfreude. Nahmen sich die Zeit, jeden Flecken Haut des anderen, jede sanfte Beuge, jeden verborgenen Winkel streichelnd und liebkosend zu erkunden, bis sie die Leidenschaft nicht länger zügeln konnten.

Dann erst ließ Anton sich mit einem glücklichen Seufzer auf Anna sinken, und sie liebten sich ausgiebig. Mit weit weniger Hast und Gier diesmal, dafür mit mehr Ruhe und Geduld. Wussten sie doch, sie könnten es wieder und wieder tun.

Endlich, als die Leidenschaft einer warmen Vertrautheit gewichen war, die sie umhüllte und einschloss in ihre kleine Welt, kuschelte Anna sich in Antons Armbeuge. Sanft strich er mit dem Daumen über ihren Arm. »Für eine Heilige hast du erstaunlich weltliche Qualitäten«, neckte er sie und drückte einen Kuss auf ihren Scheitel. »Erzählst du mir, wie es dazu kam, dass man dich für eine Heilige hält?«

»Wenn du ein wenig Zeit hast? Es ist nämlich eine etwas längere Geschichte«, antwortete sie.

Amüsiert nickte Anton, und Anna begann zu erzählen. Von der unseligen Freundschaft mit Ursula Gossembrot, mit der all das Ungemach begonnen hatte, von der Zeit, die sie bei Oda verbracht hatte, und wie sie durch Odas und Rehlingers Beistand schließlich in das Seelhaus der Afra Hirn gekommen war.

Anton unterbrach sie nicht, und zum ersten Mal in ihrem Leben redete Anna sich all die Geschehnisse, die ihr Leben in solch ungewöhnliche Bahnen gelenkt hatten, von der Seele. Sie erzählte von ihrer Magenerkrankung und dem Missverständnis, zu dem diese geführt hatte, und schließlich berichtete sie von der Drohung des Pater Quirinus. »Und so bleibt mir wohl keine Wahl, als weiterhin eine Heilige zu sein, die sich vom Leib Christi ernährt«, schloss sie.

Anton schwieg eine Weile. In der Stille vernahm man leise das Schlagen der silbernen Uhr in Antons Kontor. In stillem Einverständnis erhoben sie sich und stiegen in ihre Kleider. Anna schob sorgfältig das Haar unter ihre Filzkappe und lief beschwingt die Treppe hinab.

Es hatte gutgetan, Anton ihr Herz auszuschütten. Ihm all die Geheimnisse zu erzählen, die sie tief in sich verschlossen und mit niemandem zu teilen gewagt hatte. Sie war sicher, bei Anton wären sie gut aufgehoben.

Kaum hatte Anton hinter seinem Schreibtisch Platz genommen, als er sich auch schon wieder in den geschäftigen Kaufmann verwandelte. »Sosehr ich es mir gewünscht hätte«, sagte Anton mit dem Zwinkern, das Anna so an ihm mochte, »doch du bist sicher nicht gekommen, um mit mir einen vergnüglichen Mittag zu verbringen, nicht wahr? Was also kann ich für dich tun?«

Anna berichtete von ihrer Absicht, das Haus, in dem sie mit Barbara lebte, zu kaufen. Anton hielt den Preis, den Afra Koler dafür verlangte, für mehr als angemessen. Unter den Bedingungen konnte er ihr nur anraten, das Haus in der Heilig-Kreuz-Gasse zu erwerben.

Während sie darauf warteten, dass der Kaufmannsgehilfe das Geld herbeibrachte, knüpfte Anton an die Unterhaltung ihres letzten Treffens an: »Übrigens habe ich, wie du mir geraten hast, meiner Bitte an König Manuel, mir die Beteiligung an der nächsten Flotte zu gestatten, die Empfehlungen von König Maximilian und von Erzherzog Philipp beigefügt. Es lag wieder eine große Flotte unter dem Kommando von Lopo Soarez zum Auslaufen bereit. Zwanzigtausend Dukaten wollte ich in die Unternehmung investieren.«

Anna bekam ob der Summe große Augen. »Zwanzigtausend Dukaten sind weiß Gott keine Kleinigkeit. Was hat König Manuel gesagt?«

»Manuel?« Anton zog die Augenbrauen hoch. »Der König von Portugal erklärte, er gedenke den Handel mit Indien in Zukunft ausschließlich sich selbst vorzubehalten. Anscheinend hat er das Geld irgendwie selbst zusammengekratzt. Die Flotte lief vor wenigen Tagen aus, und wir haben immer noch keine Einigung erzielt. Also heißt es, weiter zu verhandeln. Wir wollen doch mal sehen, wann ihm die Luft ausgeht. Irgendwann braucht er unser Geld.«

In dem Moment klopfte der Kaufmannsgehilfe an die Tür und brachte das Geld, mit dem Anna das Haus zu kaufen gedachte. Kaum hatte er das Kontor verlassen und Anton

Anna das schwere Leinensäcklein gereicht, das prall gefüllt war mit Münzen, als die Tür erneut aufgerissen wurde, ohne anzuklopfen diesmal.

Ein junges Mädchen mit weißblonden Haaren stürmte herein, das blasse Gesicht von Tränen überströmt. Zwölf Jahre mochte es zählen, nicht mehr Kind und doch noch nicht Frau, dachte Anna, denn das Antlitz passte so gar nicht zu der damenhaften Kleidung, die es trug.

»Tante Barbara ist tot!«, brachte es unter Schluchzen hervor und warf sich ungestüm in die Arme seines Vaters.

»Barbara? Konrads Frau, sagst du? Mein Gott, wie ist das geschehen?« Liebevoll schlang Anton seinen Arm um die Schultern seiner Tochter und strich ihr besänftigend über das Haar.

Während Anton versuchte, Einzelheiten über den Tod seiner Schwägerin aus seiner Tochter herauszuholen, fand Anna ihre Anwesenheit mit einem Mal höchst unpassend. Schließlich war das eine Familienangelegenheit. Wie ein Eindringling fühlte sie sich, und so stand sie still auf, schob das Leinensäcklein in die Tasche ihres Gewandes und verließ leise das Kontor, um Vater und Tochter ihrer Trauer zu überlassen.

»Verschwinde, du Luder!«

Die Gerte pfiff der jungen Frau um die Ohren.

»Diebesgesindel!«, schimpfte der Hofmeister und schlug erneut zu.

Die Magd hielt sich schützend die Hände vor das Gesicht und flüchtete vor den Schlägen. Wieder traf die Gerte ihr Ziel. Die Frau stolperte und kam zu Fall, direkt vor die Füße von Anna, die auf ihrem Heimweg von Antons Haus in die Heilig-Kreuz-Gasse war.

Strafend blickte Anna den zornigen Hofmeister an, einen hünenhaften Mann mit zerfurchtem Gesicht. War es nötig, dass er sein Gesinde so züchtigte? Sicherlich tat er dies ohne Wissen seines Dienstherren, dachte Anna, denn das Haus, aus dem die Magd in Schande verjagt wurde, gehörte Ulrich Rehlinger, den Anna als sanften und mitfühlenden Mann kennengelernt hatte.

Der Blick der Frau in den dunklen Gewändern ließ den Hofmeister innehalten. »Sie ist ein ganz durchtriebenes Aas«, brummte er. »Solch ein übles Gelichter hat Euer Mitleid nicht verdient, Schwester.« Dann kehrte er Anna den Rücken und warf die Hintertür des Rehlingerhauses hinter sich ins Schloss.

Mit katzenhafter Schnelligkeit erhob sich die Magd vom Boden. Sie war mager, doch eher von der zähen Art denn ausgezehrt, und trug ein ordentliches Kleid, das freilich jetzt vom Schmutz der Gasse besudelt war. Rehlinger ließ sein Gesinde weder hungern noch in Lumpen gehen.

Die Frau mochte Mitte der zwanzig sein, mutmaßte Anna.

»Du bist Magd?«, fragte sie überflüssigerweise.

Die junge Frau nickte.

»Wie heißt du?«, wollte Anna wissen.

»Appel.«

»Und dein Vorname?«

»Nur Appel«, antwortete die Frau und warf einen hasserfüllten Blick auf die geschlossene Hoftür.

»Weswegen haben sie dich davongejagt?«, fragte Anna, weniger aus Neugier als vielmehr, um Appel Gelegenheit zu geben, ihrer Wut Luft zu machen.

Doch die Magd kniff die schmalen Lippen zu einem Strich zusammen, schwieg und blickte betreten zu Boden.

»Wie es aussieht, brauchst du eine neue Stelle, nicht wahr?«, fragte Anna mitfühlend. Die Magd tat ihr leid. Abgesehen von den Schlägen, die Appel noch einige Tage auf der Haut spüren würde, wäre es sicher nicht leicht, ohne Empfehlung der alten Herrschaft eine neue Dienststelle zu finden.

Appel nickte und ließ einen abschätzenden Blick aus grünen Augen über Annas dunkles, der Bekleidung heiliger Schwestern nicht unähnliches Gewand gleiten.

Das arme Ding brauchte Hilfe, und Barbara würde sich freuen, ihre Arbeit endlich einer Magd überlassen zu können, dachte Anna. Sie konnte es sich durchaus leisten, Appel einzustellen. »Warum kommst du nicht mit zu mir? Ich könnte eine tüchtige Magd gebrauchen«, schlug sie vor.

Wieder traf Anna dieser abschätzende, wachsame Blick, der sie an eine Katze gemahnte. Abermals nickte Appel. Ohne ein Wort des Dankes bückte sie sich und raffte ihr Bündel zusammen, das der Hofmeister neben ihr in den Schmutz geschleudert hatte.

Wen wundert es, dachte Anna, wenn man auf eine so rüde Art seiner Stelle verwiesen wurde. Doch während sie ihre Schritte heimwärts lenkte, beschlich sie ein merkwürdiges, ein ungutes Gefühl. Sie hätte nicht sagen können, dass es mit der neuen Magd zusammenhing, aber trotz des warmen Frühlingswetters fröstelte sie plötzlich.

16. Kapitel

Unser König ist auch wieder Vater geworden«, sagte Veronika mit süffisantem Grinsen und stützte die Hände in den schmerzenden Rücken. Weder die ungewöhnliche Hitze dieses Maitages noch ihre fortschreitende zweite Schwangerschaft hatten sie daran hindern können, Mutter und Schwester auf einen Schwatz zu besuchen. »Und das auf seine alten Tage«, fügte sie hinzu.

»So alt ist er noch gar nicht«, widersprach Barbara, was zur Folge hatte, dass sich das Grinsen ihrer Tochter noch verbreiterte. Schließlich war Barbara nur zwei Jahre jünger als der Monarch.

»Das freut mich für Bianca Maria«, sagte Anna abwesend. Sie wartete darauf, dass die Kirchenglocken endlich zu Mittag läuteten.

»Wie kannst du so gehässig sein?«, rügte Veronika und setzte sich behäbig in ihrem Stuhl zurück.

Erstaunt blickte Anna sie an. Was sollte daran gehässig sein, wenn sie sich mit der Königin über ihren Nachwuchs freute?

Veronika deutete den Blick der Schwester richtig. »Nicht Bianca Maria ist die Mutter«, erklärte sie, »eine schöne Salzburgerin hat Maximilian einen Sohn geschenkt.« Und hinter vorgehaltener Hand flüsternd, als verrate sie ein Geheimnis, fügte sie hinzu: »Es heißt, Bianca Maria habe sich nach Innsbruck zurückgezogen, weil Maximilian sich nicht mehr für sie interessiere.«

»Dann kann ich meine Gebete ja einstellen«, murmelte Anna.

»Was hast du gesagt?«, fragte Barbara, doch da erklang endlich das Mittagsleuten von Heilig Kreuz über die Gasse. Es machte jedes Wort unmöglich und enthob Anna einer Erklärung. Hastig sprang sie auf und stieß dabei aus Versehen Appel, die hinter ihr mit einem Lappen zugange war, den Ellenbogen in die Seite.

Anna hatte die Magd nicht in die Stube kommen sehen. Überhaupt schien Appel eine Begabung zu haben, sich unsichtbar zu machen, einfach mit der Tünche der Wand zu verschmelzen.

»Entschuldige«, sagte Anna, doch die Magd antwortete nicht, sondern bedachte sie nur mit einem Blick aus schmal zusammengekniffenen Augen, den Anna nicht zu deuten vermochte.

Appel redete überhaupt nicht viel. Genau genommen redete sie eigentlich gar nicht. Das war zwar recht ungewöhnlich, doch sicher besser, als wenn sie schwatzhaft wäre, dachte Anna.

Sonst hatten weder sie noch Barbara etwas an Appel auszusetzen. Sie war zwar nicht mit Begeisterung bei der Arbeit und auch nicht übermäßig fleißig, aber sie erledigte die ihr aufgetragenen Aufgaben ohne Murren und ohne sich zu drücken.

Doch jetzt war nicht der Zeitpunkt, sich Gedanken über Appel zu machen, entschied Anna leichten Herzens, schließlich war Freitag, und der Freitag barg stets eine heimliche, eine ganz besondere Freude für sie. Beschwingten Schrittes trat Anna aus der Kühle des Hauses in die Gasse hinaus, die bereits von der Sonne unangenehm erhitzt war. Appels Blick, der sie verfolgte, bis sie durch das Heilig-Kreuz-Tor verschwunden war, nahm sie nicht wahr. Vielleicht wäre sie sonst mehr auf der Hut gewesen.

Kaum hatte Anna das gewohnte Klopfzeichen von außen an die verborgene Tür von Antons Kontor gemacht, als diese auch schon nach innen aufschwang, als hätte Anton bereits dringlich auf sie gewartet. Wie üblich war Anna zwischen zwei Häusern im Unteren Hundsgraben hindurch in den unscheinbaren Durchlass geschlüpft, der sie direkt zum hinteren Eingang des zweiten Welserhauses führte. Die Tür war nicht verschlossen, und ohne bemerkt zu werden, war sie die Treppe in den ersten Stock hinaufgestiegen.

Das Erdgeschoss des Hauses war die einzige Tücke, die sie zu überwinden hatte, denn hier lief sie Gefahr, einem der Kaufmannsgehilfen oder Schreiber zu begegnen, die zwischen Warenlager und Kontor hin und her eilten.

Seit über zwei Jahren trafen sich Anna und Anton nun, und noch immer hatte Anna es vermocht, ungesehen in das Obergeschoss zu gelangen. An der verborgenen Tür machte sie für Anton gewöhnlich ein Klopfzeichen und stieg dann weiter hinauf in ihr Versteck. Anton pflegte ihr zu folgen, sobald er es vermochte, oft einen gutgefüllten Teller mit Leckereien für sie in der Hand.

Ein paarmal war es auch vorgekommen, dass er sich von seinen Verpflichtungen nicht hatte freimachen können, und Anna war nach einer Weile enttäuscht wieder gegangen. Doch waren das seltene Ausnahmen, und Anton bemühte sich stets in der Woche darauf, ihr eine besondere Freude zu machen, sei es durch einen Teller erlesener Speisen oder durch eine andere Aufmerksamkeit.

Anna fand die Kammer immer ordentlich gefegt und die Bettstatt mit sauberen Laken bezogen vor. »Wie erklärst du eigentlich deinem Haushalt diese Kammer?«, hatte Anna ihn bei einem ihrer ersten heimlichen Treffen gefragt. Ungern erwähnte sie Katharinas Namen.

»Nun, ich bin ein alter Mann«, hatte Anton ihr lachend erklärt, »der zuweilen nach Tisch ein Nickerchen macht. Jeder hat dafür Verständnis.«

Davon, dass Anton ein alter Mann war, merkte man nichts, dachte Anna amüsiert. Voller Überschwang schloss er Anna in die Arme und wirbelte sie herum, noch bevor er die Tür zum Kontor hinter sich geschlossen hatte. Eilig zog er sie die Stiege hinauf. »Sie sind zurück«, jubelte er, »die Flotte ist zurück!« Erneut schloss er Anna in die Arme.

Am fünfundzwanzigsten März des vergangenen Jahres war Antons Traum endlich in Erfüllung gegangen und die portugiesische Flotte unter Francisco de Almeida von Rastello aus in See gestochen – zum ersten Mal mit ausländischer Beteiligung.

Insgesamt hatte man ein Gesamtkapital von fünfundsechzigtausend Dukaten aufgebracht, das in drei Schiffen angelegt wurde: der San Rafael, der San Jeronimo und der San Leonardo. Der Anteil der Firma »Anton Welser und Konrad Vöhlin« war mit zwanzigtausend bei weitem der größte, doch sehr zu Antons Verdruss hatten sich neben einigen italienischen Kaufleuten auch die Fugger, die Hochstätter, die Imhof, die Gossembrot und die Hirschvogel an der Unternehmung beteiligt.

Wie Anton richtig vorhergesagt hatte, hatte finanzielle Bedrängnis König Manuel schließlich dazu gebracht, einem Vertrag Lukas Rems zuzustimmen, der den deutschen Handelshäusern die Beteiligung mit drei Schiffen gestattete, freilich unter recht einschränkenden Bedingungen.

Die Schiffe, welche die Deutschen auf die Reise sandten, sollten zunächst in Portugal gebaut werden, eine Bedingung, von der Manuel später Abstand nehmen musste, da infolge der vielen Expeditionen in Portugal bald Mangel an seetüchtigen Schiffen herrschte. Und so stammten die San Rafael, die San Jeronimo und die San Leonardo letztlich aus Antwerpen.

Ein weiteres Problem war der Transfer des Silbers nach Lissabon, denn es bestand ein grundsätzliches Ausfuhrverbot für das edle Metall aus den Niederlanden, und die Behörden fahndeten systematisch nach Schiffen mit der verbotenen Fracht. Doch Konrad Peutinger gelang es, bei Erzherzog Philipp, dem Regenten der Niederlande, eine besondere Ausfuhrerlaubnis für die Welserkompanie zu erreichen.

Dann endlich lag die Flotte zum Auslaufen bereit, fünfzehn Schiffe, die größten darunter mit acht- bis vierzehnhundert Tonnen Raumgehalt, dazu flinke, seetüchtige Karavellen und kleine Segler. Es war eine stolze Fracht, die sie geladen hatten: Kupfer, Blei, Zinnober, Quecksilber, Korallen, dazu andere Waren und sage und schreibe achtzigtausend Cruzados in bar.

Die Kosten für diese Armada beliefen sich auf ganze zweihundertfünfzigtausend Dukaten – Kosten für die Schiffe, die Besoldung und Versorgung der rund zweieinhalbtausend Menschen mit Lebensmitteln und Kriegsbedarf: Seeleute, Soldaten und Artilleristen als Bedienungsmannschaft für die Geschütze, dazu Zimmerleute, Kalfaterer, Schmiede, Seiler, Ärzte und Feldscher.

Doch noch im Heimathafen ereilte das größte der Schiffe ein tragisches Schicksal: Die Annunciada ging ein paar Tage vor dem Auslaufen im Tejo unter. Dennoch hatte die Flotte im März des vergangenen Jahres Lissabon verlassen und sich auf den gefahrvollen Weg um das Kap herum nach Indien gemacht.

Seither war kaum ein Tag, kaum eine Stunde vergangen, in der Anton nicht ihre erfolgreiche Rückkehr herbeigesehnt hatte. Und nun endlich war es so weit: Ein Teil der Flotte unter dem Kommando von Lopo Soarez, darunter die San Rafael und die San Jeronimo, war auf seinem Rückweg vom Glück so begünstigt, dass er bereits am zweiundzwanzigsten Mai zum Tejo zurückgekehrt war.

»Die Fahrt wird ein voller Erfolg!«, berichtete Anton erfreut. »Auch wenn der Rest der Flotte noch aussteht. Sie haben die Schiffe in Cananor und Kotschin mit rund dreißigtausend Zentner Pfeffer, kleineren Mengen Ingwer, Nelken, orientalischen Geweben und Perlen für den König und anderen Gewürzen beladen. Allein auf den deutschen Schiffen lagern zwölftausend Zentner Pfeffer. Warte«, sagte er, »lauf nicht weg.« Er verschwand die Treppe hinab und erschien kurz darauf wieder in ihrer Kammer, in der einen Hand einen Teller mit geräucherten Schweinswürsten balancierend, in der anderen einen irdenen Krug, zur Feier des Tages gefüllt mit einem ganz besonders edlen Wein vom Rhein.

Schalkhaft ließ er eine der Würste vor Annas Nase baumeln, wusste er doch, dass sie deftige Speisen weit mehr liebte als süße Näschereien, von denen sie sich in den vergangenen Jahren fast ausschließlich ernährt hatte.

»Eine Seereise solltest du nicht unternehmen, verfressen, wie du bist«, neckte er sie, während Anna versuchte, mit dem Mund nach der Wurst zu schnappen. »Ich habe mir sagen lassen, das Essen an Bord der Schiffe sei der Gesundheit nicht sonderlich zuträglich.«

»Das würde mich weit weniger schwer ankommen als dich«, gab Anna undeutlich, mit vollem Mund kauend, zurück. Liebevoll klopfte sie Anton auf den Ansatz seines Bauches, der sich unter dem Wams rundete, und ließ sich auf die Bettstatt fallen.

Anton lachte. Dann schenkte er ihr einen Becher Wein ein und ließ sich neben Anna auf der Bettkante nieder.

»Eine Reise würde ich schon gerne einmal unternehmen«, sagte Anna verträumt. »Aber nicht auf See.« Nach wie vor hatte sie eine unerklärliche Angst vor dem Wasser. »Es muss schrecklich sein, wenn man keinen Boden unter den Füßen hat. Nein, mich würden keine Pferde auf so ein Schiff bekommen«, sagte sie.

»Dabei ist es sehr angenehm, zu Wasser zu reisen. Kein Staub im Sommer und kein Matsch im Herbst und Frühling, es rumpelt nicht, und dein Kreuz zerbricht nicht, wenn der Karren in ein Schlagloch gerät. Und es gibt keine Wegelagerer«, zählte Anton die Vorteile einer Seereise auf. »Nur wenn man in einen Sturm gerät und auf Piraten trifft …«

Anna verzog das Gesicht. »Sturm und Piraten! Besten Dank, da ertrage ich doch lieber Staub und Schlaglöcher!« Ein unternehmungslustiges Lächeln schlich sich auf ihr Gesicht, und sie fragte: »Also – wohin reisen wir?«

»Was hältst du von Italien?« Anton ging auf ihr Flachsen ein. »Über die Brennerstraße nach Venedig? Genua?«

»Und weiter bis Alexandria!«, spann Anna den Gedanken fort.

Einen wunderschönen, unsinnigen Moment lang stellte sie sich vor, wie es wohl wäre, tatsächlich mit Anton auf Reisen zu gehen, ihr ganzes Dasein hier hinter sich zu lassen und gemeinsam in eine neue Welt aufzubrechen.

Um Antons Mund zeigte sich wieder der winzige, an Wehmut gemahnende Zug, sein Blick verlor sich in der Ferne, und Anna erkannte, dass auch ein Teil von ihm nichts lieber täte, als mit ihr in die Welt hinauszuziehen.

Anna hauchte einen Kuss auf seine Lippen und kuschelte sich in seine Armbeuge. Sie wussten beide, dies war unmöglich. Anton hatte eine Familie, für die er sorgen musste, und er trug die Verantwortung für ein großes Unternehmen.

Doch den Augenblick und ihre Träume konnte ihnen niemand nehmen, und so lagen sie ausgestreckt auf der Bettstatt und ließen ihre Gedanken zu fremden Städten und exotischen, unbekannten Ländern wandern. Die Mittagssonne hatte ihre Kammer direkt unter dem Dach wohlig erwärmt. Der schwere Wein tat ein Übriges und machte Anna angenehm schläfrig. Langsam glitt sie hinüber in einen Traum von weißen Städten, von dunkelhäutigen Menschen in bunten Gewändern, von seltsam farbigen Vögeln, die einherstolzierten, von erlesenen Speisen mit schweren, sinnlichen Gewürzen und von prallen, süßen Früchten.

Zart berührte Anton Anna an der Schulter, und sie erwachte. »Ich habe davon reden hören, dass Eure Heiligkeit nicht einmal mehr schläft, sondern nur noch zu ruhen pflegt«, neckte er sie. »Dafür hast du jedoch reichlich weltlich geschnarcht!«

Anna maß ihn mit einem gespielt vorwurfsvollen Blick, und er lenkte gutmütig ein: »Nicht? Nun, dann war es wohl mein eigenes Schnarchen, das ich beim Träumen vernommen habe. Es wird Zeit für uns, mein Liebling. Man wird sich wundern, warum ich nicht längst wieder an meinem Schreibpult sitze. Ich muss doch die nächste Indienreise planen ...«

Anna schmunzelte und erhob sich. Es war schön, ihn so gutgelaunt, so voller Überschwang zu sehen. Sie richtete ihre Kleidung, setzte ihre Filzkappe auf das Haar und drückte Anton zum Abschied einen Kuss auf die Wange.

Er konnte gar nicht aufhören, sich über die gelungene Expedition zu freuen. »Ich wünschte, die San Leonardo wäre auch schon zurück, denn ich brenne auf Sprengers Bericht!«, sagte er aufgekratzt.

Balthasar Sprenger, der deutsche Handelsagent aus Vils in Tirol, hatte im Auftrag der Welser auf der San Leonardo an der Fahrt teilgenommen. Doch es sollte noch ein halbes Jahr dauern, bis Mitte November endlich auch die letzten Schiffe der Flotte auf der Barre des Tejo auftauchten.

Es war ein kalter, sonniger Tag, dieser Freitag im November. Kleine weiße Dampfwolken stiegen über Annas Kopf auf, als sie wieder einmal die Treppe zum Obergeschoss des Welserschen Hauses hinaufschlich und wie gewohnt an die verborgene Tür zu Antons Kontor klopfte. Die Tür sprang auf, und sehr zu Annas Verblüffung zog Anton sie in das Kontor hinein.

Die Verblüffung wich Erschrecken, als Anna erkannte, dass Anton nicht allein in seinem Raum war. Der Besucher, der sich bei Annas Eintreten höflich erhob, war ein Mann von kräftiger, gedrungener Statur mit mächtigen Schultern, doch nicht allzu großgewachsen.

Verschwörerisch zwinkerte Anton Anna zu und nickte beruhigend. »Anna, das ist Balthasar Sprenger«, stellte er den Gast vor. »Balthasar, ich nehme an, Ihr kennt die Laminitin von Heilig Kreuz?«

Spitzbübisch lächelte er in seinen Bart. Er wusste, es war gewagt, Sprenger Anna vorzustellen, doch er wusste auch, er könnte Anna keine größere Freude bereiten, als sie teilhaben zu lassen an Sprengers Bericht darüber, wie das indische Abenteuer ausgegangen war.

Interessiert musterte Anna den Handelsagenten. Die gebräunte Haut seines Gesichtes ließ ihn jünger erscheinen, als er sein mochte, und eine blasse Narbe, die sich quer über seine rechte Wange zog, verlieh ihm einen Hauch von Verwegenheit. Seinen schweren Reisemantel hatte er achtlos über die Lehne seines Stuhls geworfen.

»So ist die San Leonardo auch wohlbehalten zurückgekehrt!«, schloss Anna scharfsinnig.

Sprenger lächelte sie breit an. Seine flinken, dunklen Augen glitten über Annas schwarzes Gewand, wanderten hinauf zu der hohen Filzkappe, ruhten für einen Moment forschend auf ihrem Gesicht und eilten dann kurz zwischen Anna und Anton hin und her. Beinahe unmerklich runzelte Sprenger die Stirn, als versuchte er, Anna in die Schubkästen seines Gehirnes einzusortieren, doch wenn ihn ihre Anwesenheit im Kontor des Hauptes der Welserkompanie befremdete, so ließ er sich das nicht anmerken.

»Kaum zu glauben, doch so ist es«, bestätigte er. »Manches Mal stand es zwar auf des Messers Schneide. Wir haben Havarie auf den Kapverden erlitten, sind in Kämpfe mit den Königen von Quiloa und Mombaśa verwickelt worden, einmal auf Grund gelaufen und haben das Steuerruder verloren, doch wir haben es tatsächlich geschafft.« Er schüttelte den Kopf, als könne er es selbst noch nicht ganz fassen, dass er diese Reise heil und unbeschadet überstanden hatte. »Und nach all den Strapazen war der Empfang in Lissabon auch nicht ganz nach meinem Geschmack.« Sprenger verzog das Gesicht zu einer Grimasse. »In den Gassen starben die Menschen wie die Fliegen.«

»Ich weiß, am Tejo geht der Schwarze Tod um. Rem hat es geschrieben.« Anton nickte ernst.

Gewöhnlich war das Einlaufen einer Indienflotte für die Bevölkerung ein Fest, galt es doch, geliebte Söhne und Ehemänner glücklich wieder in die Arme zu schließen. Doch in diesem Jahr war der Jubel eher gedämpft, zu viele Opfer hatte die Pest gefordert.

»Wir mussten auf dem Tejo vor Anker gehen, außerhalb der Stadt, beim Palast von Santa Cruz, und es wurde uns bei

Strafe des Galgens verboten, an Land zu gehen.« Sprenger schnaubte verächtlich. »Die Zollbeamten des Königs, diese Parasiten, kamen an Bord und haben uns gefilzt, damit auch ja keiner ein Pfefferkorn schmuggelt. Ich meine, sie haben uns alle, Offiziere wie Mannschaften, Handelsbeamte wie Kaufleute, einer strengen Leibesvisitation unterzogen. Die Beinkleider mussten wir herablassen, und sie haben uns in alle Luken geschaut.«

Mit einem Seitenblick auf Anna hielt er inne, sagte: »Entschuldigung, Schwester!«, und fuhr dann fort: »Dann haben sie unsere Kästen durchsucht und versiegelt und ins Indienhaus gebracht.«

Abermals unterbrach Sprenger sich, diesmal jedoch aus einem gänzlich anderen Grund. Denn das, was er seinem Brotherren nun zu offenbaren hatte, war beileibe keine gute Nachricht. »Auch die Ladung der Schiffe haben sie in das Indienhaus bringen lassen«, sagte er gedehnt.

König Manuel hatte die Schiffsladungen sozusagen beschlagnahmt. Nicht weit vom Strand entfernt, hatte der Portugiese nach Aufnahme des Gewürzhandels mit Indien zur besseren Kontrolle der Zollformalitäten das Indienhaus, ein riesiges Lagerhaus, bauen lassen. Es verfügte über nicht weniger als zwanzig große Warenspeicher, von denen jedem Schiff einer zugewiesen worden war. Die gesamte Ladung, mochte sie nun dem König oder einem Kaufmann gehören, lag nun dort unter Verschluss.

Vorsichtig blickte Sprenger Anton an, um herauszufinden, wie dieser die Nachricht aufnahm. Doch Anton zeigte sich nicht überrascht, er nickte nur bedächtig. Gleiches war bereits im Mai mit der Ladung der San Rafael und der San Jeronimo geschehen. Er hatte nicht erwartet, dass es bei der San Leonardo anders laufen würde.

Obwohl es eine bodenlose Frechheit des Monarchen war, den Kaufleuten ihr Eigentum vorzuenthalten, konnte Anton den Gedankengang des Königs nachvollziehen. Dieser wollte die Kontrolle über den Gewürzhandel nicht an die finanzkräftige Kaufmannschaft verlieren.

Offiziell begründete Manuel die Beschlagnahme damit, einen Preissturz auf dem Pfeffermarkt verhindern zu wollen. Würden nämlich die Kaufleute diese riesigen Mengen des edlen Gewürzes, das sich nun in Portugal befand, zugleich auf den Markt bringen, würde der Preis deutlich unter die zwanzig Dukaten fallen, die Manuel dafür erzielen wollte.

In Kotschin bezahlte man fünf Dukaten für den Zentner, und nur so lohnten sich die ungeheuren Kosten der Expeditionen überhaupt. Und er hatte die Kaufleute ja nicht enteignet. Er beabsichtigte lediglich, den Kaufleuten ihren Pfeffer abzukaufen und ihn selbst nach und nach auf den Markt zu bringen, so dass kein Preisverfall zu befürchten war.

Dass die Kaufleute kaum so dumm wären, sich auf diese Weise ihren Preis, und damit ihren Profit, selbst zu verderben, ließ er dabei schlicht außer Acht, dachte Anton verächtlich.

»Wir konnten nichts dagegen unternehmen«, sagte Sprenger entschuldigend und hob die Hände zum Himmel. »Man hat uns unser nicht zollpflichtiges Eigentum ausgehändigt, und das war es.«

»Und jetzt?«, fragte Anna. »Wie bekommt Ihr Euren Pfeffer zurück?«

»Nun, es wird uns nichts anderes übrigbleiben, als den langen und mühseligen Prozessweg einzuschlagen. Lukas Rem war wenig begeistert, als ich ihm den Auftrag gab, offizielle Klage einzureichen.«

Sprenger lachte unfroh. »Ich habe mit Rem gesprochen«, sagte er. »Er war stinksauer. Am liebsten wäre er mit ein paar Männern zum Indienhaus gegangen, hätte den Wachleuten ordentlich eins auf die Nase gegeben und die Ladungen gewaltsam herausgeholt.«

»Das hat überhaupt keinen Sinn«, sagte Anton. »Es wird dauern, aber wir werden zu unserem Recht kommen. Manuel braucht nach wie vor unser Kupfer. Sein jetziges Verhalten ist nicht dazu angetan, das Vertrauen der Kaufleute in ihn zu stärken. Außer uns hat sich keines der Handelshäuser an der diesjährigen Fahrt beteiligt. Rem hat mich für verrückt erklärt, als ich ihn anwies, Geld in der Flotte des Tristão da Cunha anzulegen, die im April gesegelt ist.

Wir haben auch kein eigenes Schiff gesandt, sondern nur geringe Beteiligungen an drei Schiffen: achtzehnhundert Dukaten auf der Santa Maria de Luz, dreizehnhundertzwanzig auf der San Antonio und gerade einmal dreihundertzehn Cruzados auf der San Vicente. Alles in allem keine große Sache.«

Anton schenkte Sprenger und sich einen Becher voll Wein. Dann lehnte er sich in seinem Sessel zurück und bat Sprenger: »Aber nun erzählt! Ich brenne darauf, zu hören, welche Abenteuer Ihr auf Eurer Reise erlebt habt.«

Begeistert kam Sprenger Antons Bitte nach, denn er redete viel und gerne. Und nun, da die schlechten Nachrichten überbracht waren und sein Auftraggeber ihm nicht den Kopf abgerissen hatte, nahm er Anton und Anna mit, um mit ihnen gemeinsam noch einmal die zwanzig Monate der gefahrvollen und von Missgeschicken gespickten Reise der San Leonardo zu erleben.

»Unter dem unglaublichen Donner der gesamten Schiffsgeschütze sind wir am Tag von Mariä Verkündigung von

Rastello ausgelaufen. Tausende von Menschen standen an den Ufern und haben uns zugejubelt. Es war ein grandioser Anblick, die ganze Flotte unter Segeln«, schwärmte Sprenger. »Doch noch vor der Ausfahrt aus dem Tejo ereilte uns das erste Unglück: Die Leonardo stieß mit anderen Schiffen zusammen.«

»Wie konnte das geschehen, so nah dem Hafen?«, fragte Anton kopfschüttelnd.

»Weil die Seeleute rechts und links verwechselt hatten«, sagte Sprenger und tippte sich mit der Spitze seines Zeigefingers an die Stirn. »Man hatte bei dieser Fahrt zum ersten Mal zwei neue seemännische Bezeichnungen als Kommandos verwendet: backbord und steuerbord. Und weil sie den portugiesischen Seeleuten gänzlich unbekannt waren, führten sie zu Verwirrung mit katastrophaler Folge.

Kapitän Correa war außer sich vor Wut. Er brüllte seinen Steuermann an, er solle gefälligst mit Worten zu der Mannschaft sprechen, die sie verstünde. Wenn er nach Backbord gesteuert haben wolle, solle er *Zwiebel* sagen, wenn er nach Steuerbord gesteuert haben wolle, *Knoblauch*.

Zugleich ließ er an der einen Bordseite, für alle deutlich sichtbar, ein Strohseil mit eingeflochtenen Knoblauchzehen und an der anderen eines mit Zwiebeln aufhängen. Von Stund an wurden auf der San Leonardo Steuerbord und Backbord nicht mehr verwechselt.

»Das hätte leicht das Ende Eurer Reise sein können«, warf Anna ein.

»Ja«, stimmte Sprenger zu. »Doch zum Glück war es lediglich eine leichte Havarie. Uns wurde nur die blinde Rahe am Bugspriet zerbrochen, so dass wir am nächsten Morgen in der Frühe Rastello verlassen und eiligst in Richtung Madeira segeln konnten, dem nächsten Unglück entgegen ...«

17. Kapitel

Das war einfach widerlich. Unehrlich, scheinheilig und widerlich, fand Pater Quirinus, als er beobachtete, wie Anna hustend und schluckend vom neuen Altar zurück zu ihrem Sitz ging, als wenn sie im Hals ein Würgen hätte.

So ausgebufft täuschte sie es vor, dass jedermann meinen musste, sie könne wirklich nicht einmal die Hostie hinunterbringen. Alle Kirchgänger hatten sich ihr zugewandt, verrenkten sich in ihrer Lust an der Sensation bald die Hälse und verfolgten eifrig Annas Weg.

Und es waren der Gläubigen heute besonders viele. Denn heute beging man mit einem festlichen Gottesdienst die Weihung der neuen Heilig-Kreuz-Kirche, die nach fünfjähriger Bauzeit endlich fertiggestellt worden war. Und dieser Propst Fackler, dieser scheinheilige Mensch, schlachtete die Attraktion um Anna weidlich aus, dachte Quirinus missgelaunt und wischte sich den Schweiß von der Stirn. Es war ein ungewöhnlich heißer Tag, selbst für die Mitte des Augusts.

Hatte Fackler doch dieser vorgeblichen Heiligen extra einen eigenen Sitz in seinem neuen Gotteshaus eingerichtet. Und noch dazu einen verdeckten, verhangen mit einem dunkelfarbenen Vorhang. Angeblich, weil es ihr zuwider war, durch neugierige Blicke anderer Kirchgänger in ihrer Andacht gestört zu werden, und weil sie aus purer Demut von der Anbetung, die man ihr entgegenbrachte, nichts wissen wollte.

Quirinus schnaubte verächtlich. Demut! Von wegen! Dieses

durchtriebene Früchtchen besaß keinen Funken Demut in seinem verdorbenen Leib. Angeblich hatte Anna sogar darum ersucht, man möge die Partikel der Hostien speziell für sie kleiner machen. Doch darauf war wohl selbst Propst Fackler nicht eingegangen, obschon er sicher auch dafür dumm genug wäre, dachte Quirinus böse.

Er war so sehr in seine finsteren Gedanken verstrickt, dass er gar nicht bemerkt hatte, wie unter dem sonoren Schlagen der Glocken von Heilig Kreuz die Messe zu Ende gegangen war.

Anna wartete geduldig, bis die Gläubigen das Gotteshaus verlassen hatten und sich auf dem Kirchhof zerstreuten. Propst Fackler war ihnen bereits eifrig vorangeeilt, um sich zu seiner prachtvollen neuen Kirche beglückwünschen zu lassen. Erst als die Glocken verstummt waren, zog Anna aufatmend den Vorhang zurück und trat aus ihrem Sitz, denn hinter dem Tuch war es besonders stickig und heiß geworden.

Sie hatte gerade ein paar Schritte in Richtung des Portals gemacht, als aus einer Altarnische ein Schatten auf sie fiel. Anna schrak zusammen, beinahe hätte sie geschrien. Dann erkannte sie die lange Gestalt von Quirinus, ihrem ehemaligen Beichtvater von Sankt Anna. Doch diese Erkenntnis war nicht weniger beunruhigend.

»Feines Tuch, das Ihr da tragt, Schwester«, grüßte er scheinheilig und deutete auf ihr Kleid. »Scheint, als gehe es Euch recht gut.«

»Guten Tag, Pater«, antwortete Anna und zwang sich zu Freundlichkeit.

»Kaum verwunderlich, wie ich meine«, sprach Quirinus einfach weiter. »Wo Ihr doch einen so reichen Gönner habt!«

Trotz der Hitze wurde Anna plötzlich kalt. Wie hatte Quirinus ihr Geheimnis erfahren? Doch nein, halt! Sicher meinte er damit König Maximilian, der sie ab und an ganz öffentlich mit einer Zuwendung versah.

»Ja, der König in seiner Großzügigkeit unterstützt mich«, nickte Anna.

»Maximilian und seine Großzügigkeit! Ein Widerspruch in sich, meint Ihr nicht auch, Schwester?« Quirinus schnaubte verächtlich. »Nein, nein. Wie ich habe reden hören, habt Ihr einen wirklich reichen Gönner«, sagte er gedehnt und blickte sie listig aus seinen schmalen Augen an. »Was zahlt Euch der Welser für das Privileg, eine Heilige beschlafen zu dürfen?«

Wieder fiel die Kälte über Anna her, und die Angst fuhr ihr in die Magengrube. Dumpf schlug ihr das Herz bis zum Hals. Also war es doch herausgekommen. Sprenger! Wer sonst hätte davon wissen können? Mit unglaublicher Anstrengung zwang Anna sich zur Ruhe. »Wie Ihr richtig sagt, Pater: Gerede!«, entgegnete sie kühl.

Anna und der Welser – die Vorstellung erregte Quirinus. Beim Welser zeigte sie sich bestimmt nicht so spröde. Wie sie es wohl taten, fragte er sich und spürte, wie sich seine selten genutzte Männlichkeit unter der Kutte regte.

Anna sah, wie seine feuchten Augen ihr Kleid zu durchdringen suchten, fühlte seinen klebrigen Blick über ihren Körper wandern, und Ekel stieg in ihr auf. Was ist er doch für eine widerliche Kreatur, dachte sie.

Unvermittelt schlang Quirinus seinen Arm um Anna und zog sie an sich. Der Schwester schien es ja auf ihre Sittsamkeit nicht so genau anzukommen, was machte es da aus, wer ihr beilag, dachte Quirinus. Ohnehin schuldete sie ihm etwas dafür, dass sie zu Heilig Kreuz gewechselt war.

Angewidert versuchte Anna, sich aus seinem Arm zu winden.

»Nun zier dich nicht so, du kleine Hure.« Quirinus keuchte und packte mit seiner anderen Hand ihr Gesäß. »Du könntest dich schon ein wenig erkenntlich zeigen«, raunte er, und sein heißer Atem streifte ihr Ohr. »Schließlich war ich es, der dafür gesorgt hat, dass du in so großem Ansehen und Wohlstand lebst.« Er presste sie enger an sich, und sein Atem ging schwer.

Mit aller Kraft versuchte Anna, sich aus seiner Umklammerung zu befreien, doch der schlanke Pater war weit kräftiger als erwartet.

»Stell dich nicht so an! Ist der Lümmel eines Kaufmannes dir etwa genehmer als der eines Priesters?« Quirinus lachte obszön. Ihre Gegenwehr schien das Feuer in seinen Lenden nur noch stärker anzufachen. Er würde sich sein Recht nehmen, gleich hier auf dem Kirchenboden!

Seine Hand schloss sich um Annas Hals und nahm ihr die Luft zum Atmen. Dann stieß er sie mit einer hastigen Bewegung zu Boden und ließ sich schwer auf sie fallen. Seine Hände schienen mit einem Mal überall zu sein. Schmerzhaft quetschten sie Annas Brust, kniffen in ihren Po, und während seine widerlich feuchten Lippen sich an ihrem Hals festsaugten, suchten sie rüde den Weg unter ihr Kleid.

Mit einem Ruck schlug er ihr die Röcke über den Kopf zurück, seine Hand fuhr suchend ihre Beine hinauf, dann stießen seine Finger brutal in ihr weiches Fleisch.

Anna schrie auf, doch sofort presste Quirinus ihr die freie Hand auf Mund und Nase. Anna schluckte, drohte zu ersticken. Verzweifelt drehte und wendete sie den Kopf auf dem steinernen Boden hin und her, um der Knebelung zu entkommen. Quirinus grub Daumen und Mittelfinger derb in ihre Wangen, hob ihren Kopf ein Stück an und schlug ihn brutal auf den steinernen Boden.

Der Stoß nahm Anna für einen Moment die Sinne, und ihr Peiniger drückte ihr erneut seine Hand auf das Gesicht. Um Luft ringend und unfähig, sich weiter zu wehren, spürte Anna Quirinus' harte Männlichkeit suchend vor ihrem Schoß. Gleich würde er in sie hineinstoßen.

In diesem Moment größter Not wurde es in Anna mit einem Mal ganz ruhig und klar. Noch etwas wartete sie ab, dann noch den Bruchteil eines Wimpernschlages, dann war der rechte Moment gekommen.

Mit aller Kraft, deren sie fähig war, zog sie ihr Knie an und rammte es in das Gemächt ihres Peinigers. Mit einem Pfeifen entwich alle Luft aus Quirinus' Lunge. Sein Gesicht lief hochrot an, dann kippte er zur Seite.

Eilig wand Anna sich unter ihm hervor. So gut es ging, richtete sie ihre Röcke und zog den Schleier fest um das Gesicht. Dann verließ sie hocherhobenen Hauptes das Gotteshaus.

Zusammengekrümmt wie der Wurm, der er war, lag Quirinus auf dem Kirchenboden und drückte seine brennende Wange auf den kalten Stein. In ihm brodelte der Hass. Diese Schmach würde Anna ihm teuer büßen müssen. Es wurde Zeit, dass man dieser elenden Kröte endlich das Handwerk legte. Und sie war nun bereits so lange bei Heilig Kreuz – ja, man nannte sie sogar »die Laminit zu Heilig Kreuz« –, dass nicht mehr zu befürchten stand, die Entdeckung ihres Schwindels könne nachteilige Folgen für Sankt Anna oder ihn selbst haben.

Im Gegenteil. Eine schöne Peinlichkeit würde es für diesen eingebildeten Lackel von Fackler werden, denn seine Kirche wäre es, deren Ruf mit dem Skandal in Verbindung gebracht würde, dachte Quirinus mit Schadenfreude. Und er hatte auch schon eine Vorstellung davon, wie er es anstellen würde, Annas Heiligenstatus zu demontieren, ohne dass dabei auch nur der Hauch eines Schattens auf seinen eigenen Ruf fiel. Dann stünde nur noch sein Wort gegen das ihre, das einer Betrügerin.

Es würde eine Zeit dauern, denn Gottes Mühlen mahlen bekanntlich langsam, doch gründlich.

»Anton, wir können so nicht fortfahren!«, sagte Anna kläglich. Sie saß mit untergeschlagenen Beinen in einem der Sessel in ihrer Kammer im Welserhaus. Das deftige Stück Speck auf ihrem Teller hatte sie nicht angerührt.

»Das tut mir leid, meine Liebste. So bist du mit meinen Leistungen im Schlafgemach nicht länger zufrieden?«, witzelte Anton und blinzelte sie fröhlich an.

»Anton, ich meine es ernst. Wir müssen aufhören, uns zu treffen.«

Die Traurigkeit in Annas Stimme ließ das Lachen aus seinem Blick weichen. Bestürzt starrte er sie an. »Aber warum denn? Magst du mich nicht mehr?«, fragte er. »Ist es ein anderer? Ist es, weil ich zu alt bin? Ich gebe ja zu, ich könnte dein Vater – nein, Großvater sein, aber ich dachte …«

»Sei kein Narr, Anton. Das ist es nicht. Und ich liebe auch keinen anderen.«

»Was ist es dann?«, fragte Anton.

Anna blickte ihn betreten an. In kurzen Worten berichtete sie, ohne allerdings zu sehr ins Detail zu gehen, von dem Vorfall mit Quirinus. »Sprenger scheint den Mund nicht gehalten zu haben, anders kann ich es mir nicht erklären«, schloss sie.

»Ich werde diesen miesen Pfaffen zerquetschen«, drohte

Anton, »zwischen meinen bloßen Händen. Ich werde ihn anklagen. An den Galgen bringen werde ich …«

»Das wirst du sein lassen«, unterbrach Anna ihn. »Du weißt, wie diese Kirchenleute sind. Gefährlich wie die Nattern. Was geschehen ist, ist nicht zu ändern. Es ist ja gutgegangen, und noch einmal wird er so etwas sicher nicht riskieren.«

Sie dachte an Quirinus' schmerzverzerrtes Gesicht und musste sich auf die Lippen beißen, um die Schadenfreude hinunterzuschlucken. »Es wird Tage dauern, bis er wieder aufrecht gehen kann. Doch wir können uns nicht mehr treffen. Es ist zu riskant.«

»Ach was. Nach hier oben hat sich seit Jahren niemand verirrt. Wir sind hier so sicher wie in Abrahams Schoß. Und wenn wir erwischt werden, dann bereuen wir unsere Sünden und kaufen einen Ablassbrief.« Anton konnte einfach nicht ernst bleiben. »Soweit ich mich erinnere, kostet der Ablassbrief für Ehebruch sechs Gulden. Teuer, meinst du nicht? Ein Mord kostet nur fünf Gulden.« Anton lächelte maliziös. »Was meinst du? Sollen wir Quirinus umbringen? Oder Sprenger? Oder beide? Leisten können wir uns das sicher.«

»Anton!«, rief Anna ihn kläglich zur Ordnung, doch sie musste über seine Worte lachen, obschon ihr weit eher zum Weinen zumute war.

»Nun gut. Ich lasse mir etwas einfallen«, versprach Anton und blickte Anna in gespieltem Ernst an. »Dann lass uns heute noch einmal den Komfort dieses Bettes genießen, wenn wir uns demnächst heimlich wie die Bauernlümmel im Stroh wälzen müssen«, sagte er, zog die Drapierungen der Bettstatt zurück, und kurz darauf hatten sie nur noch Augen und Sinne füreinander.

Plötzlich zerriss ein gellender, alles durchdringender Schrei grausam die Wolke aus Zärtlichkeit, die sie umhüllte. Erschreckt fuhren Anna und Anton auf, und zunächst sah Anna durch die Bettvorhänge nicht, wer den Schrei ausgestoßen hatte. Eilends raffte sie das Laken an sich, um ihre Blöße zu bedecken. Dann erkannte sie die weißblonden Flechten von Antons jüngster Tochter. Es war Ursula, die mit vor Schrecken geweiteten Augen in der Kammer stand. In Windeseile sprang Anna aus dem Bett und lief zu dem Sessel, auf den sie achtlos ihre Kleidung geworfen hatte. Hastig schlüpfte sie in ihr Hemd, streifte das Kleid über den Kopf und schlüpfte in ihre Schuhe. Mit einem Griff erhaschte sie ihre Filzkappe. Im Laufen bemühte sie sich, die Kappe aufzusetzen und die offenen Haare darunterzustopfen.

Unsanft schob sie die immer noch schreiende Ursula, die wie festgewachsen in der Tür stand, beiseite. Entsetzt hörte die Welsertochter auf zu schreien und wich vor ihr zurück. Anna bedauerte, das Kind so verschreckt zu haben, doch daran konnte sie nun nichts mehr ändern. Sie musste ihre eigene Haut retten und zusehen, dass sie so schnell wie möglich verschwand.

In halsbrecherischer Eile jagte sie die Treppe hinunter. Zwei der Schreiber, von Ursulas Kreischen aufgeschreckt, hatten ihre Kontore im Erdgeschoss verlassen und kamen Anna auf der Stiege entgegen. Doch bevor die Männer verstanden, was vor sich ging, war Anna an ihnen vorbeigehastet und erreichte unbehelligt das Erdgeschoss.

Als sie aus dem Durchgang auf den Unteren Hundsgraben hinaustrat, bemühte sie sich, langsam zu gehen, um die Blicke der Passanten nicht auf sich zu ziehen. Es reichte bereits, dass ihre Kleidung nicht so ordentlich war, wie es sich ziemte, und dass einige Flechten ihres schwarzen Haares unordentlich unter der Filzkappe hervorlugten. Anton würde schon dafür Sorge tragen, dass ihr niemand aus dem Welserschen Haus bis auf die Gasse folgen würde.

Anna biss sich auf die Lippe. Bei allem Unglück mussten sie noch dankbar sein, dass es Antons Tochter war, die sie entdeckt hatte, und nicht ein Bediensteter. So stand vielleicht zu hoffen, dass Anton die Sache im Stillen würde regeln können.

Anna seufzte. Sie bedauerte Anton zutiefst. Es würde nicht leicht für ihn werden, seine Tochter zu beruhigen, und mit Sicherheit würde seine Frau davon erfahren. Den Ärger, den Katharina ihm bereiten würde, mochte Anna sich nicht vorstellen.

Hilflos ballte sie die Fäuste. Hätte sie sich doch nur nie darauf eingelassen, ihn in seinem Haus zu treffen. Nun hatte Anton schließlich doch einsehen müssen, dass es zu gefährlich war. Obwohl Anna sich gewünscht hätte, dass er es nicht auf eine derartig dramatische Weise hätte lernen müssen.

Es war kalt auf der Hochebene zwischen Lech und Wertach. In den letzten Tagen des Jahres hatte der Winter die Stadt und ihre Bewohner fest im Griff. Weiße Atemwolken stiegen über ihren Köpfen in den Abendhimmel auf, als Katharina Welser am Arm ihres Gatten auf das bemalte Portal des Fuggerhauses bei Sankt Anna zuschritt.

Die Welserin hob den weich fallenden, langen Doppelrock ihrer festlichen Robe an, um einem festgefrorenen Dunghaufen auszuweichen, und kniff die Lippen zu einer schmalen Linie zusammen. Der Rindermarkt war wahrlich keine sonderlich feine Adresse, dachte sie ein wenig abfällig und setzte eine hochmütige Miene auf.

Dafür jedoch hatte der Fugger sein Haus umso prunkvoller herrichten lassen. In seiner Geltungssucht hatte er sogar die Wände seiner Schreibstube hinter dem kupferbedachten Erker mit Gold auskleiden lassen. Aber das vermochte seine Herkunft auch nicht zu verbessern. Die Fugger gehörten eben nicht zu den alten Geschlechtern. Bedächtig stieg Katharina an Antons Arm die Stiege hinauf.

Oben an der Tür zum Festsaal, der goldenen Schreibstube gegenüber, stand Sybille Fugger und hieß ihre Gäste willkommen.

Gewandet war die Gastgeberin in ein unverschämt vornehmes Kleid aus ochsenblutfarbener Seide mit einem Einsatz aus Brokat und zweifach gepufften Ärmeln. Ihr tiefer Ausschnitt gab den Blick frei auf ein kostbar besticktes, gefälteltes Hemd. Keck lugten einige goldblonde Locken unter ihrer Haube hervor.

Elegant und geschmackvoll, das musste Katharina zugeben. Aber schließlich war Sybille die Tochter von Ulrich Arzt und entstammte einer alten Augsburger Patrizierfamilie. Freundlich, jedoch ohne jede Herzlichkeit reichte Sybille Katharina und Anton die Hand und hieß sie willkommen.

Einzig sein geschäftlicher Erfolg und sein unermesslicher Reichtum hatten dazu geführt, dass Jacob Fugger in diese vornehmen Kreise hatte einheiraten können. Schließlich war sein Großvater nur ein Weber gewesen. Es war schon ungeheuerlich, dass die erlauchten Persönlichkeiten dem Fugger die Ehre erwiesen und seinen Einladungen Folge leisteten, dachte Katharina ein wenig verärgert.

Die Fugger waren es, welche die mondänsten Feste der Stadt ausrichteten und die begehrtesten Gäste beherbergten. So auch heute, wo sich alles, was in der Stadt Rang und Namen hatte, hier zu einem Festgelage einfand, das Jacob Fugger zu Ehren des päpstlichen Gesandten Kardinal Bernhardinus Lopez de Carvajal ausrichtete.

Der Spanier war als Legat von Papst Julius II. zu Weihnachten nach Augsburg gekommen, um mit König Maximilian über dessen beabsichtigte Kaiserkrönung zu verhandeln.

Überdies hatte er am Vortag auch das Kloster zu Heilig Kreuz besucht, das wunderbarliche Gut mit einem Ablass von einhundert Tagen bedacht und sich bei der Gelegenheit auch die Laminitin vorstellen lassen.

Katharina und Anton traten in den weitläufigen Saal, wo viele Dutzend Wachskerzen ihr Licht auf einen Prunk warfen, der Katharina die Lippen zusammenpressen ließ. Eine schier endlose Tafel hatte man gerichtet, eingedeckt mit Silber und Glas, nicht mit Zinn und Steingut. Schwere Vorhänge fassten die Höhlungen der Fenster, und die Täfelungen der Wände waren behängt mit den vorzüglichsten Gobelins, die man nur erstehen konnte.

Während ihr Gatte auf eine Gruppe Männer zueilte, die, in angeregtes Gespräch vertieft, ihre mit heißem Wein gefüllten Becher in den Händen drehten, gesellte Katharina sich zu den Damen, die neben einem der beiden wuchtigen Kamine einen neugierigen Halbkreis gebildet hatten.

Mittelpunkt dieses Kreises war eine Frau, deren üppige Gestalt in pflaumenfarbene Seide gehüllt war. Ursula Rehlinger war fett geworden. Das konnte weder die hohe Taille des Kleides noch der tief geschnittene Schalkragen geschickt verbergen. Der jugendliche Seidenschal, den sie einem Schapel gleich über den nahezu durchsichtigen Stoff ihrer Haube gewunden hatte, mochte vielleicht einem jungen Mädchen anstehen, keinesfalls jedoch war er schicklich für eine Frau, welche die dreißig bereits überschritten hatte. Bei einer Figur von Ursulas Ausmaßen wirkte der Kopfputz in seiner Zartheit schlicht grotesk.

Ursula schien die Welserin nicht bemerkt zu haben. »… der Kardinal hat die Laminitin gefragt, wie oft sie kopulie… äh, kommuniziere«, sagte Ursula gerade mit wogendem Kinn, als Katharina auf die Damenrunde zutrat.

Quietschendes Kichern der Damen quittierte diesen vermeintlichen Versprecher.

Immer noch schien Ursula Katharina nicht zu bemerken und fuhr fort, vielleicht eine Spur lauter als zuvor, um das Kichern zu übertönen: »Die Laminitin sagte, sie täte dies jeden Sonntag.« Hier machte sie eine kunstvolle Pause, um ihren Zuhörern Gelegenheit zu weiterem Gelächter zu geben. »Der Kardinal fand das zu viel!«, endete sie, und wieder prusteten die Damen vor Vergnügen.

Ursula drehte Katharina immer noch den pflaumenfarbenen Rücken zu, doch Katharina hatte den winzigen Augenaufschlag Ursulas in ihre Richtung registriert. Dieses Miststück wusste genau, dass Katharina ihre Lästerlichkeit gehört hatte. Am liebsten hätte sie ihr rechts und links auf ihre fetten Backen geschlagen. Doch sie wusste, dass sie sich keine Blöße geben durfte.

»Vielleicht hat sie gehofft, dass sie selbst auch mit einem Ablass von hundert Tagen bedacht wird, für jeden, der mit ihr …« Die hagere Gerda Langemantel versuchte, Ursulas Lästerei an Gehässigkeit noch zu übertrumpfen.

»Guten Abend«, grüßte Katharina laut in die Runde, die Miene so beherrscht, wie sie nur vermochte.

»Ach …«, entfuhr es Ursula, und erst jetzt drehte sie sich zu Katharina um.

Die umstehenden Damen blickten betreten zu Boden, und Gerda Langemantel wand verlegen die dürren Finger.

Lasziv schlug Ursula sich die Hand vor den Mund. »Ach verzeiht«, sagte sie heuchlerisch. »Wie gefühllos von mir. Welch eine Schmach das für Euch sein muss, meine Liebe, dass die Heilige solch eine Ehrung erfährt.«

Katharina setzte eine hochmütige Miene auf und bedachte Ursulas lächerliche pflaumenfarbene Erscheinung von oben bis unten mit einem herablassenden Blick.

Obschon sie gute fünfzehn Jahre älter war als die Rehlingersche, sah sie bei weitem besser aus als diese. Sie war nicht allzu sehr in die Breite gegangen und achtete darauf, dass ihre Haut blass blieb. Einzig die dunklen Flecken auf ihren Händen und die Fältchen, die sich in die Haut um die Augen herum gegraben hatten, verrieten, dass ihre besten Jahre vorüber waren.

Katharina hob das Kinn ein wenig höher und verkniff sich die gallenbittere Flut von unhöflichen Begrifflichkeiten, die sie der Rehlingerschen am liebsten an den Kopf geworfen hätte. Jedes Wort ihrerseits würde die Sache nur noch schlimmer machen. Katharina warf einen kühlen Blick in die Runde und wandte sich hocherhobenen Hauptes ab.

Doch innerlich kochte sie vor Wut. Natürlich war es nicht gänzlich zu vertuschen gewesen, aber bisher hatten sich die Gerüchte über das Verhältnis, das Anton mit der Heiligen hatte, einigermaßen im Zaum gehalten. Sie selbst hatte es sicher nicht an die große Glocke gehängt, doch wie jedes pikante Geheimnis hatte es schließlich den Weg an die Öffentlichkeit gefunden.

Anton schien nicht einmal zu bemerken, dass die ganze Stadt sich über ihn lustig machte. Dieser alte Narr! Ihm war es gleichgültig, was man von ihm dachte. Aber er hatte ja ohnehin nur seine Geschäfte im Kopf.

Für gesellschaftliche Dinge hatte er sich nie interessiert. Das war ganz allein ihre Aufgabe gewesen. Sie hatte dafür gesorgt, dass die Welser ein angemessenes gesellschaftliches Leben führten und auch nach außen hin darstellten, wie erfolgreich und angesehen sie waren.

Katharina achtete sehr auf den guten Ruf der Familie, schließlich stammten Anton und sie aus alten Patriziergeschlechtern. Unermüdlich hielt Katharina ihre Kinder zu einem sittsamen Leben an, sorgte dafür, dass sie nicht ins Gerede kamen, und trachtete danach, sie angemessen zu verheiraten.

Und all das trat Anton nun mit Füßen. Katharina erlaubte sich ein Schnauben. Schlimm genug, wenn er diskret gewesen und seine Lust und sein Geld in eine Badestube getragen hätte. Da konnte man sich zwar allerhand Übles einfangen, und so manch ein ehrbares Hausweib war von ihrem Gatten mit einem juckenden Übel angesteckt worden, doch das wäre eine lässliche Sünde, und sie hätte darüber hinwegsehen können.

Aber dass Anton sich so eine Metze ins Bett geholt hatte – noch dazu in ihrem eigenen Haus – und sie damit dem Hohn dieser ... – Katharina fiel gerade kein passendes Wort für Ursula Rehlinger und ihre Freundinnen ein – ... aussetzte, war ganz und gar unglaublich. Dieser alte Esel! Wieder stieß Katharina recht undamenhaft die Luft durch die Nase aus. Wie hatte Anton sich nur von so einem ausgekochten, zwielichtigen Flittchen einwickeln lassen können? Er, der stets bedacht, nie impulsiv und unüberlegt handelte.

»Da verstehe einer die Männer«, knurrte Katharina leise vor sich hin. Sie konnte auch nicht begreifen, was Anton an diesem schiechen Stecken fand. Dunkel, hässlich und dürr, wie diese Anna war! Wer weiß, mit welch undurchsichtigen Machenschaften sie Anton in ihren Bann gezogen hatte, dachte Katharina nicht zum ersten Mal mit leichtem Schaudern. Diese Heilige war eine ganz gefährliche Person.

Nur allzu gerne hätte sie sich dieser Buhle entledigt. Es wäre ein Leichtes gewesen, sie des Ehebruchs mit ihrem Mann zu bezichtigen und beim Stadtvogt anzuschuldigen. Doch das hätte nicht auszudenkende Folgen für Anton und für den Ruf der Familie gehabt. Voller unterdrückter Wut presste Katharina die Zähne aufeinander, wenn sie daran dachte, dass Anna ungestraft davonkommen sollte. Ihr blieb nichts übrig, als sich mit der Gewissheit zu trösten, dass jeder im Leben den gerechten Lohn für seine Taten erhielt, auch wenn es manchmal dauerte.

Katharina straffte die Schultern und bahnte sich ihren Weg zwischen den Gästen hindurch, die in angeregtem Gespräch beieinanderstanden und auf den Beginn des Mahles warteten.

»… was findet er nur an diesem dürren Gestell?« Der Fetzen eines Satzes, gesprochen von männlicher Stimme, wehte an Katharinas Ohr.

»Na, vielleicht ist es etwas ganz Besonderes, eine Heilige zu beschlafen. Himmlischer Verkehr, sozusagen …« Die Antwort eines anderen Mannes versickerte in schmutzigem Gelächter.

Gab es denn heute kein anderes Gesprächsthema, dachte Katharina böse und ging starren Blickes weiter. Sie vermeinte die Spitzen unverhohlener Blicke in ihrem Rücken zu spüren und hatte das unangenehme Gefühl, jedes Kichern hinter vorgehaltener Hand gelte einzig ihr allein. Am liebsten hätte sie das Fest sofort verlassen, aber das ging unter gar keinen Umständen.

Endlich wurde zu Tisch gebeten, und unter den teils mitleidigen, teils hämischen, zumindest aber neugierigen Blicken geriet Katharina der Weg zum schmalen Ende des Saales, wo man ihr und ihrem Gatten einen Platz an der Tafel wies, zum reinen Spießrutenlaufen. Zum Glück kamen sie gegenüber ihrer Tochter Margarete und deren Gatten Konrad Peutinger zu sitzen, so würde man sie wenigstens für die Zeit des Mahls unbehelligt lassen.

Anton überfiel seinen Eidam, der zugleich Berater des Königs war, sofort mit der Frage, die das ganze Reich bewegte: »Wie weit sind die Verhandlungen über die Kaiserkrönung denn jetzt gediehen? Kommt der Papst dem König doch entgegen?«

Bedächtig strich Konrad sich über das schlaffe Fleisch an seinem Kinn.

Es war wie verhext. Nun verfügte Maximilian endlich dank der überaus großzügigen, wenn auch sicher nicht uneigennützigen Unterstützung der Fugger über die finanziellen Mittel, die seine Krönung zum römischen Kaiser in greifbare Nähe rücken ließen, da hatten sich erneut Schwierigkeiten aufgetan: Der Papst war wieder einmal mit dem Dogen von Venedig verfeindet.

Und solange Julius II. auf der Seite Maximilians stand, war damit automatisch auch der Habsburger zum Gegner des Dogen geworden, und der Venezianer verweigerte ihm die Durchreise durch sein Hoheitsgebiet.

Da Maximilian nicht mit seinem Heer durch feindliches Gebiet nach Rom ziehen konnte, hatte man den Papst, für den es ungleich einfacher war, nach Norden zu reisen, als für Maximilian, nach Rom zu gelangen, gebeten, Maximilian bereits an der Reichsgrenze in Südtirol zu krönen.

Peutinger schüttelte den Kopf. »Damit war Carvajal gar nicht einverstanden. Der Kardinal ließ uns unmissverständlich wissen, dass der Papst Rom nicht verlassen wolle.«

»Und jetzt ist die Sache wieder einmal festgefahren«, stellte Anton amüsiert fest.

Sein Eidam blieb wie gewohnt sachlich. »Es wäre vernünftig, wenn Maximilian den Titel von einem Vertreter des Papstes entgegennehmen würde«, entgegnete er ernsthaft. »Und ich glaube, dass Carvajal dem zustimmen würde. Ich hoffe, mich nicht zu täuschen, wenn ich vermute, dass ihm diese Lösung lieber ist als gar keine Krönung, aber ...«

»... aber Maximilian ist fest entschlossen, allen Widrigkeiten zum Trotz nach Rom zu ziehen?«, vollendete Anton den Satz schmunzelnd. »Er träumt vom Glockenläuten und Weihrauchduft einer feierlichen Zeremonie in Rom, nicht wahr?« Der Kaufmann erriet die Stimmung seines Monarchen ziemlich genau.

Peutinger nickte ergeben.

Lustlos lauschte Katharina dem Gespräch der Männer. Sie interessierte sich nicht für die hohe Politik und widmete sich stattdessen dem erlesenen Mahl, mit dem der Fugger seine Gäste zu beeindrucken und verwöhnen suchte. Eine nicht enden wollende Reihe von Mägden trug Speise um Speise aus den Küchen herauf – eine köstlicher als die vorausgegangene.

Als nach dem sage und schreibe zwölften Gang die Gäste mehr als gesättigt und die leeren Platten und Teller endlich abgeräumt waren, drang eine grelle Musik und die schrillen, nahezu disharmonischen Töne von Flöte und Einhandtrommel an die Ohren der Gäste. Bald schon kristallisierte sich ein erkennbarer Dreierrhythmus heraus. Unter lautem Stampfen sprangen drei Tänzer in den Saal und vollführten zum Takt der Musik allerlei kuriose Hopser und anzügliche Bewegungen.

Die biegsamen jungen Männer waren höchst geckenhaft herausgeputzt mit überbreit gepolsterten Schultern über den beinahe unschicklich eng anliegenden Beinlingen und den grotesk ausgestopften Schamkapseln. Einer trug gar einen taubenblauen Turban mit Sendelbinde, der ihm wie durch ein Wunder bei den wilden Bewegungen nicht vom Haupte fiel.

Wie die Irrwische sprangen sie in die Luft, drehten und wendeten sich, vollführten pantomimische Gesten, bisweilen erotisch, manchmal komisch, und stießen dabei laute, schrille Schreie aus.

Die Gäste waren beeindruckt. Was diese begabten Tänzer hier vorführten, war die Moresca. Der Springtanz stammte aus dem spanischen Süditalien vom Hof des Königs von Aragón und war zurzeit das Raffinierteste überhaupt.

Der Beifall für die Darbietung war noch nicht ganz verklungen, als sich am Kopf der Tafel des Hausherren die füllige Gestalt des Ehrengastes erhob. Längst hatte Carvajal sich seines roten Mantels entledigt, und da er von Statur nicht gerade hochgewachsen war, stieg er kurzerhand auf seinen Stuhl, damit auch alle im Saal ihn sehen konnten.

Unter der runden Kappe glänzten seine vollen Wangen vom Genuss des schweren Weines in der Farbe seines Mantels, und er betrachtete die Anwesenden weinselig mit liebevollem Blick.

Mit dramatischer Geste breitete er die Arme aus, als wolle er sie alle in eine herzhafte Umarmung schließen. Nach und nach erstarben die Tischgespräche, und man wandte sich erwartungsvoll dem Kardinal zu.

»Euch allen«, hob Carvajal an und fuhr sich mit der Zunge über die geröteten Lippen, »sei die Gnade des Herrn und Ablass für Schuld und Sünde gewährt!«, verkündete er salbungsvoll mit wohltönender Stimme, der man die Gewohnheit des Predigens anhörte. »So Ihr Reue zeigt und beichtet!«

Erstauntes Gemurmel erhob sich. Einen generellen Ablass für die Gäste eines Festmahls – so etwas hatte es noch nicht gegeben. Freudig ließen die Gäste Carvajal und ihren Gastgeber hochleben, während der Kardinal vom Stuhl herabstieg und sich wieder hinsetzte. Heftig atmend und sichtlich mit sich zufrieden, hieb er der Magd, die neben seinem Tisch stand und einzig für sein leibliches Wohl verantwortlich war, mit seiner molligen Hand derb auf die Kehrseite und hieß sie seinen Becher erneut füllen.

Wahrlich, der Fugger bot seinen Gästen Außergewöhnliches.

18. Kapitel

Wieder einmal gaben sich die Besucher des unscheinbaren Hauses gegenüber von Heilig Kreuz den Türknauf in die Hand. Es schien, als hätten die Gerüchte um die unpassende Liebschaft der Heiligen mit dem wohlhabenden Handelsherrn Annas Begehrtheit keinen Abbruch getan.

In der Stube drängten sich die Besucher, und Barbara, die Magd Appel und Veronika, die eigens gekommen war, um ihnen zu helfen, hatten alle Hände voll zu tun, die Wartenden zu bewirten. Viele waren von außerhalb gekommen und hatten eine weite Reise hinter sich. Die Stadt barst schier vor Menschen, und in den Herbergen war kaum mehr eine Schlafstatt zu ergattern.

Es waren nicht nur die hohen, geladenen Gäste, welche die Gassen der Stadt füllten, sondern auch fahrende Händler, Höker und reisende Handwerker, die sich satte Geschäfte versprachen. Denn der Kaiser hatte für dieses Frühjahr einmal mehr zu einem Reichstag in sein geliebtes Augsburg geladen.

Ja, Maximilian hatte es endlich geschafft, die begehrte Kaiserwürde zu erlangen. Trotzig hatte er seinen Traum von einer feierlichen Krönung in Rom nicht aufgeben wollen und war im Januar vor nunmehr über zwei Jahren mit einigen Tausend Soldaten nach Trient gezogen. Erst hier hatte er schließlich schmerzlich eingesehen, dass er zunächst Venedig besiegen musste, wollte er nach Rom gelangen. Angesichts der geringen Anzahl seiner Soldaten und der inzwischen wieder leeren Kriegskasse wurde ihm klar, dass an einen Weitermarsch nicht zu denken war, und so zog er sich verstimmt und mutlos auf die unwirtliche Burg Buonconsiglio zurück.

So einfach wollte er sein lange gehegtes Ziel, die Kaiserwürde, nicht aufgeben. Am liebsten hätte er sich dem Feind sofort entgegengestellt und wäre lieber ruhmreich im Krieg gegen Venedig untergegangen, als die Schmach hinzunehmen und erfolglos zurückzukehren.

Doch dann hatte einer seiner Ratgeber die erlösende Idee und überzeugte Maximilian, sich gleich an Ort und Stelle von einem hohen kirchlichen Würdenträger zum Kaiser krönen zu lassen. Gegen Venedig könne er auch später noch ziehen, wenn er seine Truppen verstärkt und die Kassen wieder gefüllt hätte.

Und so verkündete der Salzburger Erzbischof und Kardinal von Gurk, Matthäus Lang, am Nachmittag des vierten Februars in der Kathedrale des schönen Trient feierlich, dass König Maximilian von nun an den Titel eines Erwählten Römischen Kaisers zu führen gedachte. Und damit daraus kein weltpolitischer Konflikt entstand – schließlich hatte Maximilian mit einer jahrhundertealten Tradition gebrochen –, reisten Matthäus Lang und Melchior von Meckau nach Rom, um Julius II. zu versichern, dass es sich hierbei lediglich um eine provisorische Lösung handelt und die eigentliche Kaiserkrönung später in der Ewigen Stadt nachgeholt würde.

Und nun hielt der Kaiser also wieder einen Reichstag ab. Wie üblich versuchte man, die Kurfürsten, Fürsten, Grafen und geistlichen Würdenträger angemessen zu unterhalten. Und obschon die eigentliche Versammlung des Reichstages im Hause der Gebrüder Fugger stattfand, so überzog ein bunter Reigen von Festivitäten die gesamte Stadt. Zahlreiche Gastereien, Maskeraden, Tänze und Rennspiele wurden zur Unterhaltung der hohen Gäste veranstaltet, doch auch für das gemeine Volk gab es allerhand zu sehen.

Man bestaunte etwa die Taube mit vier Beinen, die in einem Käfig bei Sankt Moritz zur Schau gestellt wurde, und sah anschließend dem Künstler bei Sankt Ulrich zu, der seine Arbeit mit den Füßen verrichtete. Doch die unumstrittene Attraktion dieses Reichstages war ein hünenhafter Mann aus Denmarckt, grob und scheußlich anzusehen. Er vermochte auf einmal ein ganzes rohes Kalb oder Schaf zu verspeisen und behauptete daraufhin sogar, immer noch hungrig zu sein.

Es war gar ekelhaft, ihm beim Fressen zuzuschauen, und viele befanden es hernach als sehr passend, sozusagen als Gegensatz, zur Laminitin zu gehen, um mit der Heiligen einige Worte zu wechseln und sie um ihren Segen zu bitten. Aber auch viele der Fürsten und auswärtigen Gesandten suchten das Haus gegenüber von Heilig Kreuz auf.

Anna gähnte verstohlen. Am Abend zuvor war es bei einer Maskerade im Tanzhaus recht spät geworden. Obschon sie natürlich nichts zu essen pflegte, so lud man Anna dennoch zu allerhand Gastereien. Mechanisch hob sie die Hand zum Segen, als plötzlich unter den Besuchern, die sich in der Stube drängten, Unruhe entstand.

Grob wurden sie beiseitegestoßen, und ein breitschultriger Kerl in einem derben, ausgewaschenen Bauernkittel drängte sich nach vorn. Bedrohlich schwenkte er einen Dreschflegel in den schaufelgroßen Händen, dessen loses Holz nur nachlässig mit einem Lederriemen am Stecken befestigt war. Anna fuhr aus dem Sessel auf.

»Du bist keine Heilige – du Betrügerin! Du bist eine Hexe! Eine Hexe bist du!«, brüllte der Mann.

Die Umstehenden wichen zurück, und Anna starrte ihm entsetzt in sein wutverzerrtes Gesicht. Sie war sicher, ihn schon einmal gesehen zu haben, doch ihr fiel nicht ein, wo das gewesen war.

Ungestüm holte der Mann zum Schlag aus. Voller Entsetzen sah Anna das schwere Holz auf sich niederfahren. Mit einem Schrei sprang sie beiseite. Der Dreschflegel verfehlte sie nur knapp, doch er zertrümmerte den Tisch neben Annas Sessel. Die Schale mit Gebäck und Spezereien zerbarst auf dem Boden, und der Wein aus dem Krug spritzte den Umstehenden auf die Rocksäume. Kreischend wichen diese vor dem Wütenden zurück.

Wieder hob der Bauer seine Waffe. »Eine feine Heilige bist du!«, brüllte er. »Einen Groschen habe ich dir gegeben. »Und? Was ist? Verreckt ist die Kuh!« Erneut zielte der Dreschflegel auf Anna.

Erschüttert versuchte sie, ihm rückwärts zu entkommen, den Blick bange auf das Holz geheftet. Doch die rauhe Stubenwand hinter ihr verstellte die Flucht. Entsetzt presste Anna sich dagegen, die Hände abwehrend über den Kopf erhoben.

In dem Moment gellte ein schriller Schrei durch die Stube und ließ die Anwesenden zusammenfahren. Es war Barbara, die gerufen hatte, laut und durchdringend. Aller Augen wandten sich ihr zu. Auch der wütende Bauer war für einen Moment abgelenkt.

Sofort nutzten ein paar beherzte Männer unter den Besuchern die Gelegenheit, stürzten sich auf den Angreifer und packten ihn an den Armen. Einer brachte die Kraft auf, ihm den Arm auf den Rücken zu drehen, und mit lautem Poltern fiel der Dreschflegel zu Boden. Brüllend versuchte der Bauer, sich aus der Umklammerung zu befreien, doch ein anderer Mann zog ihm die Beine unter dem Leib weg und brachte ihn mit einem derben Stoß zu Fall.

Immer noch stand Barbara mit versteinertem Gesicht im Raum und wies mit ausgestrecktem Arm auf die Wand, an die ihre zitternde Tochter sich drückte. Schlagartig verstummte der Tumult. Ein ehrfürchtiges Murmeln erhob sich, und einer nach dem anderen sanken die Besucher auf die Knie.

Anna konnte ihren erschrockenen Blick nicht von dem Mann wenden, der vor ihr auf dem Boden lag. Im Liegen hatte er den Kopf gehoben und starrte wie die anderen gebannt auf die Wand hinter ihr. Sein Gesicht hatte alle Farbe verloren.

Plötzlich erinnerte Anna sich an ihn. Er stammte aus der Jacobervorstadt. Vor einigen Wochen war er zu ihr gekommen und hatte sie gebeten, für die Genesung seiner Kuh zu beten, die nicht mehr fressen wollte. Anna schüttelte fassungslos den Kopf.

Jäh wurde ihr bewusst, dass alle um sie herum auf dem Boden knieten und auf die Wand hinter ihr starrten. Einige murmelten laut Gebete. Verunsichert wandte Anna den Kopf, und nun sah auch sie, was ihre Besucher in solche Ehrfurcht versetzt hatte. Eine gute Elle unter der Decke, knapp oberhalb ihres Kopfes, hing seit Jahren ein dunkles Kruzifix mit dem gemarterten Leib Christi aus hellem Lindenholz darauf. An den Stellen, welche die Wundmale des Heilands markierten, hafteten nun dicke Tropfen frischen, dunkelroten Bluts. Das Kruzifix blutete!

Verblüfft schlug Anna ein Kreuzzeichen und sank, ihren Besuchern gleich, auf die Knie. Äußerlich hatte es den Anschein, als sei sie ins Gebet vertieft, doch innerlich versuchte sie ihre Fassung zurückzuerlangen.

Sie hatte unglaubliches Glück gehabt, dass der Dreschflegel des Bauern sie nicht erschlagen hatte, und dafür dankte sie dem Schöpfer aus tiefstem Herzen. Er hatte Barbara sein Wunder im rechten Moment offenbart.

Anna atmete tief ein, und als sie sich ein wenig beruhigt hatte, hob sie den Kopf und beobachtete die Betenden verstohlen. Ihr Angreifer war es, der am inbrünstigsten betete. Laut bat er den Herrn und sie um Vergebung.

Anna erhob sich, und die Besucher folgten ihrem Beispiel. Einer der Männer, die den Bauern überwältigt hatten, ein kräftiger Kerl mit fremd klingendem Zungenschlag, stieß den immer noch bußfertig auf dem Boden Kauernden mit dem Fuß an und sagte laut: »Du hast das Zeichen des Herrn gesehen! Wer bist du, Kerl, dass du dich gegen Gottes Urteil auflehnst? Die Heilige kann sich beim Herrn für deine Kuh verwenden, und das wird sie sicher auch getan haben, wenn sie es versprochen hat. Doch der Herr erfüllt nicht alle Wünsche, und wenn er andere Pläne hat, dann kann weder die Heilige daran etwas ändern noch du!«

Die Umstehenden schienen ähnlich zu empfinden, denn sie nickten und murmelten beifällig.

»Was soll nun mit ihm geschehen?«, fragte der Fremde und zog den Bauern auf die Beine. Betreten blickte dieser zu Boden und wagte es nicht, Anna anzublicken, so sehr schämte er sich seiner Unbeherrschtheit.

»Lasst ihn laufen!«, entschied Anna müde. »Es ist schlimm genug, dass er seine Kuh verloren hat. Ich werde zu Gott beten, dass er sich künftig besser beherrschen kann.«

»Danke für Eure Gnade«, murmelte der Mann. Der Fremde ließ seinen Ärmel los, den er zur Sicherheit immer noch festhielt, und einem geprügelten Hund gleich schlich der Bauer sich davon.

Ehrfürchtig näherten sich die Besucher nun dem blutenden Kruzifix, und ein jeder wollte es berühren. Barbara erhob sich eilfertig und brachte winzige Tüchlein herbei, die ein jeder ehrerbietig in das Blut tupfen konnte, um es als Reliquie mitzunehmen. Anna musste all ihre Kraft aufbieten, um ihnen ihren Segen zu erteilen, und nach und nach verließen die Besucher das Haus.

Als Barbara die Tür hinter dem letzten Gast geschlossen hatte, entdeckte Anna das selbstzufriedene Lächeln auf dem Gesicht ihrer Mutter. Mit einem Mal hatte sie das Gefühl, sie müsse ersticken. Keine Sekunde länger hielt sie es in der engen Stube aus. Sie sprang auf und verließ eilig das Haus.

Aus Gewohnheit warf sie einen Blick auf die Frontseite der Heilig-Kreuz-Kirche gegenüber ihrem Haus, um zu sehen, was der junge, noch recht unbekannte Maler dem Fresko hinzugefügt hatte. Es sollte ein riesiger Christoffel werden, hatte ihr der fröhliche Bursche begeistert erklärt, und allmählich konnte Anna die Formen entstehen sehen.

Freundlich grüßte Georg Breu sie von seinem hohen Malergerüst herab, das an der Fassade lehnte, doch heute hatte Anna wenig Lust, sich von ihm die Fortschritte an seinem Werk erläutern zu lassen. So winkte sie nur knapp zu ihm hinüber und richtete ihre Schritte eilig dem Heilig-Kreuz-Tor zu.

Schubkarren und Berge von Sand und Steinen versperrten ihr den Weg, denn man hatte just damit begonnen, eine Brücke vom Meutingschen Haus über die Gasse zur Heilig-Kreuz-Kirche zu bauen, damit Kaiser Maximilian bequem dorthin gelangen konnte, ohne über die Straße gehen zu müssen.

In ihre Gedanken versunken, wich Anna mechanisch den Arbeitern aus und trat durch das Tor. Es war weniger der tätliche Angriff, der sie beunruhigte, als vielmehr der Vorwurf, sie sei eine Betrügerin. Sie hatte zwar bereits erlebt, dass jemand ihr sein Leid klagte, wenn Annas Gebete nicht gefruchtet hatten, doch dass jemand sie offen beschuldigen, bedrohen, ja, sie gar tätlich angreifen würde, damit hatte sie nicht gerechnet.

Was, wenn jemand seine Unzufriedenheit über die Wirkung ihrer Gebete an höherer Stelle vortrüge? Die Antwort wäre sicher ähnlich der, die der Fremde dem Bauern gegeben hatte. Doch wenn es eine mächtige und einflussreiche Persönlichkeit wäre, die ihre Heiligkeit in Frage stellte? Dann mochte dies schon die Obrigkeit dazu veranlassen, ihre Heiligkeit einer genauen Überprüfung zu unterziehen, vermutete Anna, und wieder spürte sie, wie die alte Angst in ihr erwachte.

Mit Gewalt zwang sie ihre Gedanken, sich einer anderen, wenn auch nicht weniger beunruhigenden Frage zuzuwenden: Was hatte es mit dem Kruzifix auf sich? Das Wunder hatte sich im passenden Moment offenbart. Ein wenig zu passend, als dass sie es wirklich für ein Wunder halten mochte, fand Anna.

Doch war es nicht gerade das, was ein Wunder ausmachte? Ihr war nicht wohl damit, erneut mit einer wunderbaren Erscheinung in den Mittelpunkt der Aufmerksamkeit zu geraten, und am liebsten hätte sie das Wunder ungeschehen gemacht. Doch das war unmöglich.

Die Kunde davon würde sich in Windeseile verbreiten. Zu viele Menschen waren Zeuge davon geworden. Anna mochte sich gar nicht vorstellen, welchen Ärger ihr das wieder einbringen könnte. Ihr entfuhr ein Seufzer. Zu gerne hätte sie Anton in dieser Angelegenheit um Rat gefragt.

Ein wehmütiges Lächeln huschte über ihr Gesicht. Sie

sehnte sich danach, sich in Antons Arme zu flüchten, sich an ihn zu schmiegen und seinen ledernen Duft einzuatmen. Augenzwinkernd wie stets würde er ihre Sorgen zu lindern wissen. Anna schluckte trocken. Sie vermisste Anton so sehr.

Nur äußerst selten ergab sich für sie beide die Gelegenheit, einander zu sehen, so wie am vorvergangenen Abend im Tanzhaus am Weinmarkt. Zu Ehren des Kaisers und seiner hohen Gäste – bereits im Januar waren vier Kurfürsten, siebenunddreißig Fürsten und ungezählte Grafen und geistliche Würdenträger angereist – hatten die Patrizier der Stadt ihren Geschlechtertanz aufgeführt.

Mit reichlich gemischten Gefühlen hatte Anna die Stiege zum Obergeschoss des Tanzhauses erklommen. Es war freilich eine große Ehre, geladen zu sein, um dem Geschlechtertanz beizuwohnen, doch zwischen all diesen kostbar gewandeten Menschen fühlte Anna sich nicht wohl. Sie hatte ihr Misstrauen gegenüber den Reichen und Mächtigen der Stadt nie überwinden können, obwohl gerade unter ihnen viele zu ihren Bewunderern zählten, insbesondere, seit bekannt geworden war, dass sie Umgang mit der königlichen Familie pflegte.

Der Festsaal, obschon er sich über den gesamten Oberstock des prachtvollen Gebäudes gegenüber von Sankt Moritz erstreckte, war zum Bersten voll mit geladenen Gästen. Das geschäftige Treiben in der hohen Markthalle, die zu ebener Erde unter dem Saal gelegen war, störte die illustre Gesellschaft nicht, denn Lärm und Geruch der Fleischerbänke drangen nicht durch die eleganten Fenster bis zu ihr hinauf.

Die hohe Decke des Saals war mit Holz verkleidet und mit den Wappen der Geschlechter der Stadt bemalt. Auf einer

Empore in der Mitte der Längsseite des Saales hatte Kaiser Maximilian mit seinen Gästen Platz gefunden und beobachtete von dort aus das Geschehen.

An den Kopfseiten des Saales hatte man Sitzgelegenheiten geschaffen, und ein Saaldiener geleitete Anna zu einem Platz, von dem aus sie der Darbietung bequem folgen konnte. Bald schon leerte sich die Mitte des Tanzbodens, und unter den Klängen von Zinken, Pfeifen, Dudelsäcken, Trommeln, Posaunen und Trompeten nahmen die Tänzer Aufstellung, je ein Paar aus allen Patrizierfamilien der Stadt.

Die Prachtentfaltung ihrer Gewänder ließ Anna schier schwindeln. Die Herren trugen bald drei Hand breite Pelzkragen an ihren Schauben, und manch einer von ihnen trug eine edle Kappe anstelle des obligatorischen Baretts. Der Prunk der Damenkleider ließ sich kaum in Worte fassen. Samt, Brokat und Seide, gold- und silberdurchwirkt, geschliffene Edelsteine, farbige Federn, spinnwebzarte Schleier, gepuffte Ärmel, breite goldene Ketten und silberbeschlagene Gürtel, Perlenstickereien und ausladende Hauben – selbst königliche und fürstliche Hoheiten konnten nicht kostbarer gewandet sein.

Aristokratisch, sich ihrer Bedeutung Zoll für Zoll bewusst, aufgerichtet und mit hocherhobenen Häuptern schritten die Paare gravitätisch zu den Klängen der Musik im Reigen einher – kaum dass ein Rocksaum wippte, eine Feder zitterte. Sie boten einen wahrlich majestätischen Anblick, fand Anna, doch die Tänzer schienen keinerlei Freude an ihrem Reigen zu empfinden. Aber Amüsement war auch nicht der Zweck des Tanzes.

Wie magisch wurde Annas Blick weg von den dahinschreitenden Vertretern des Stadtadels und zu einer Reihe von Sitzen seitlich neben der Empore des Königs gezogen. Antons warmer Blick traf sie tief bis in ihr Herz, und ihr Magen vollführte einen kleinen Hüpfer.

Anton war wie gewohnt in schlichtes Schwarz gekleidet, mit dunklem Barett. Einzig der Nerzkragen an seiner Schaube zeugte von seinem Stand. Für eine Weile hielt er ihren Blick gefangen, bis Anna es schließlich nicht mehr ertrug und den Kopf abwandte. Zu schmerzlich war es ihr, den Geliebten zu sehen, aber nicht mit ihm sprechen, ihn nicht berühren zu können.

Kurz nach Beendigung der Darbietung, sobald es der Anstand zuließ, hatte Anna das Tanzhaus verlassen, und auch jetzt noch, während sie ziellos durch die Gassen der Stadt streifte, drohte die Sehnsucht sie schier zu zerreißen.

Anna blickte auf, als sich vor ihr in der Gasse Menschen zusammendrängten. Ein widerliches Rülpsen war zu hören, danach ein unflätiges Brüllen. »Hungärrr! Mähr Hungärrr!«

Der verfilzte Blondschopf eines Riesen überragte die Köpfe der Umstehenden. Der Mann stieß gurgelnde Geräusche aus, und Anna verzog angewidert das Gesicht. Kein Zweifel, das musste der Fresser aus Denmarckt sein.

In der Hand schwenkte er den Schenkel eines Kalbes, ungegart, nur vom Fell befreit. Unter dem Applaus der Gaffer schlug er seine mächtigen Kiefer in das rohe Fleisch und riss ein Stück davon ab, so dass ihm der rote Saft über das Kinn lief und auf seinen fleckigen Kittel tropfte.

Was für eine Monstrosität! Voller Ekel wandte Anna sich ab und bahnte sich ihren Weg zwischen den Schaulustigen hindurch. Mit einem Mal fühlte sie sich müde. Es musste an den vielen Besuchern liegen, die in den letzten Tagen mit ihren Sorgen zu ihr gekommen waren. Sogar Friedrich – den Weisen nannten sie ihn – von Sachsen, dessen Leidenschaft für Reliquien allseits bekannt war, hatte sie aufgesucht.

Bin ich auch so eine Kuriosität wie der Fresser, fragte Anna sich. Doch der Mann aus dem Norden vermochte ihre Gedanken nicht lange zu fesseln, und bald schon waren sie zurückgewandert zu dem Schmerz, der sie wirklich quälte.

Ihre Entdeckung durch Antons Tochter in der Stube unter dem Dach des Welserhauses hatte – Gott sei es gedankt – keine bösen Folgen für Anton und Anna gehabt, aber sie hatten sich danach nicht mehr getraut, zusammenzukommen. Denn das hätte vielleicht geheißen, das Schicksal einmal zu oft zu versuchen.

Seit sie Anton nicht mehr sah, hatte Anna das Leben wenig Spaß bereitet. Sie vermisste ihn so sehr, dass es körperlich schmerzte. Sie lebte jeden Tag, jede Stunde mit der Gefahr, entdeckt zu werden. Kam es da auf ein weiteres Risiko überhaupt noch an?

Anna gelangte an den Berlich, und ein mutwilliger Sonnenstrahl schlich sich über die Dächer der Häuser und traf sie in das Gesicht. Mit einem Mal wusste sie, was sie tun würde. Sie wollte Anton wiedersehen!

Ihr neugewonnener Mut ließ Anna rascher ausschreiten. Doch wie sollte sie es anstellen? Es war ganz und gar unmöglich, in der Öffentlichkeit mehr als ein höfliches Wort mit Anton zu wechseln. Sie müssten sich also an einem geheimen Ort treffen, wo sie keiner erkennen würde.

Einen solchen Ort kannte Anna nicht. Sie würde Hilfe brauchen. Doch wem konnte sie vertrauen?

So plötzlich er gekommen war, so schnell hatte der Mut sie auch wieder verlassen. Bedrückt wanderte sie weiter durch die Gassen der Stadt. Erst das Plätschern des Lechkanals ließ sie aufschauen. Ohne dass sie es beabsichtigt hatte, hatte sie ihre Schritte in das Viertel der Weber gelenkt. Sie erkannte die Straße wieder, in der sie sich befand. Es war die Pfladergasse. Hier hatte die Stadlerin ihr Haus.

Martin! Das war die Lösung. Wenn einer die verborgenen Ecken dieser Stadt kannte, dann Martin. Und er war einer der ganz wenigen Menschen, denen sie wirklich vertrauen konnte. Nie hatte er vergessen, was Anna für ihn und seine Familie getan hatte. Er würde ihr sicher helfen. Seltsam, dachte Anna, ihre Füße hatten die Lösung vor ihr gewusst.

Es war Freitag um die Mittagszeit, als Anton das Klopfen an der verborgenen Tür in seinem Kontor vernahm. Erstaunt blickte er von den Papieren auf seinem Tisch auf. Anna? Hatte er richtig gehört, oder narrte es ihn? Schon dachte er, er sei einer Täuschung aufgesessen, und wollte sich gerade wieder seiner Arbeit zuwenden, als abermals das vertraute Klopfzeichen erklang. Für einen unsinnigen Moment setzte Antons Herzschlag aus, um dann weit schneller als üblich zu klopfen. Es musste Anna sein!

Hastig sprang Anton aus dem Sessel auf und öffnete voller Erwartung die Tür in der Wandtäfelung. Doch seine Freude zerstob im Nu, denn es war nicht Anna, die im zugigen Treppenaufgang stand, sondern ein ihm gänzlich fremder Mensch. Ein junger Bursche, hochaufgeschossen und schlank. Ehrerbietig nahm dieser die Mütze ab, grüßte höflich und bat Anton, ihn zu begleiten.

Der Welser hatte den Burschen nie zuvor gesehen und argwöhnte einen Überfall. Schon öffnete er den Mund, um nach den Schreibern im Erdgeschoss zu rufen, doch der Bursche erahnte seine Absicht und kam ihm zuvor. »Schwester Anna will Euch sprechen«, erklärte er hastig, doch nicht weniger respektvoll.

337

Anton klappte den Mund zu und maß den Burschen eingehend. Seine Kleidung war schlicht, doch ordentlich. Er sah nicht aus wie ein Strauchdieb, sondern eher wie ein Handwerker. Ein Tischler- oder Webergeselle, vermutete Anton. Und niemand außer Anna kannte das Klopfzeichen.

Er beschloss, dem Burschen zu trauen. Sein Herz machte erneut kleine Sprünge, und seine Handflächen wurden vor Aufregung feucht. Kurz nickte er und verschwand in seinem Kontor, um seine Schaube zu holen, dann folgte er dem Burschen die Stiege hinab und über den Hof hinaus ins Freie.

Was konnte Anna so dringlich mit ihm zu besprechen haben, dass sie diesen seltsamen Weg wählte, ihn zu sehen? Hoffentlich war sie nicht in Gefahr. Nun, Anna mochte sicherlich ihre Gründe dafür haben, und was immer es war, er würde es bald erfahren, dachte er, während er dem Burschen die Gasse entlang folgte.

Es war für Martin nicht ganz einfach gewesen, an Anton Welser, den mächtigen Handelsherrn, heranzukommen. Und so hatte er auf Annas Anraten hin den Weg über die Stiege des Nachbarhauses und die geheime Tür benutzt, so wie Anna es immer getan hatte.

Der flinke Knabe, der einst so geschickt dem Bettlerhandwerk nachgegangen war, war zu einem jungen Mann herangewachsen. Die Lehrzeit beim Weber Häberle, dem Mann der Base seiner Mutter, hatte er längst beendet. Und da der Weber nur Töchter hatte und Martin die älteste von ihnen geehelicht hatte, war er im Betrieb geblieben, den er eines Tages, wenn dem Häberle die Arbeit zu schwer geworden war, übernehmen sollte.

In stetem Schritt überquerten Anton und Martin die Lechkanäle. Als sie die Stadtbefestigung erreichten, hielten sie sich links und wanderten an ihr entlang in nördliche Richtung. Martin hatte bewusst diesen Weg entlang der Stadtmauer gewählt. Nur wenig Licht fiel in die engen, schmutzigen Gassen, in denen sich armselige Hütten an das Gestein der Mauer klammerten. Die Menschen, die hier lebten, waren arme Leute, die ein kärgliches Dasein fristeten. Sie würden den Welser schwerlich kennen.

Niemand achtete auf den Webergesellen, und wenn jemand seinen neugierigen Blick auf den wohlhabenden Mann in seiner Begleitung gerichtet hätte, so hätte er hinter dem hochgeschlagenen Kragen dennoch kaum ein Gesicht erkennen können.

Der frische Frühlingswind bewegte die Äste der Bäume, an denen das erste junge Grün spross. Kurz bevor sie die nordöstliche Ecke der Stadtbefestigung erreichten, stieg das Gelände an, und sie erklommen die höchstgelegene Erhebung der Stadt. Hier standen nur mehr vereinzelte Hütten zwischen Bäumen und allerhand Gesträuch, in dem sich Singvögel des Frühlings erfreuten und sangen, was ihre zarten Kehlen hergaben.

Anton sog tief die frische Luft in seine Lunge und genoss den unvergleichlichen Ausblick, welcher dem Ort den Namen gegeben hatte: Lueginsland. Bis Friedberg und heran an die Wälder, welche die Ebene im Osten begrenzten, breitete sich vor ihm die schier endlose Lechfeldlandschaft aus mit riedbewachsenen Mooren und breiten Kiesbänken. Von dem Kupfer- und Silberhammer und der Sägemühle am Fuß der Mauer in der Au drang gedämpft das Schlagen und Kreischen der Sägen herauf.

Einen kurzen Moment des Genusses gönnte Martin seinem Schützling, dann zog er ihn fort zu dem trutzigen Wehrturm. Vor gut zehn Jahren war der gesamte Innenbau des

Turmes durch einen Blitzschlag zerstört worden, und bisher hatte niemand daran gedacht, ihn wieder aufzubauen.

Verborgen hinter mannshohen Büschen, die sich anschickten, ihr Frühlingsgewand überzustreifen, klammerte sich ein unscheinbarer Stadel an das rauhe Gestein. Martin trat zu der Tür der windschiefen Hütte und klopfte das gleiche Zeichen, mit dem er sich auch bei Anton in seinem Kontor bemerkbar gemacht hatte. Sofort wurde von innen der Riegel zurückgeschoben und die Tür mit einem Schwung aufgestoßen. Mit einem kurzen Blick vergewisserte Anna sich, dass außer Anton und Martin niemand zu sehen war, dann stürzte sie auf Anton zu und schlang die Arme um seinen Hals.

Glücklich umfing er ihre Taille mit beiden Händen und drückte sie an sich. Anna legte den Kopf an seine Schulter und konnte nicht verhindern, dass eine Träne des Glücks ihren Weg in den Kragen seiner Schaube fand.

Für einen Moment standen sie so da, eng aneinandergedrängt, und hätten alle Reichtümer der Welt dafür gegeben, auf ewig hier so stehenbleiben zu können.

Martin räusperte sich. Nur ungern störte er dieses Glück, und obwohl kaum jemals einer seine Schritte hier herauflenkte, so konnte man doch nie ganz sicher sein, keinen auch noch so zufälligen Beobachter zu haben.

Höflich, doch bestimmt schob er Anton und Anna ins Innere des Stadels. »Ich bleibe in der Nähe«, sagte er, schloss die niedrige Tür hinter ihnen und entfernte sich gerade so weit, dass er den Eingang der Kate noch im Blick hatte, doch nicht Zeuge ihrer Gespräche wurde. Er ließ sich unter einem Baum nieder und lehnte sich an den Stamm.

Anton und Anna dachten zunächst nicht daran, zu sprechen. Im dämmrigen Licht, das durch die Ritzen in Dach und Wänden hereinfiel, schauten sie einander an und genügten sich darin, ihre Liebe in den Augen des anderen gespiegelt zu sehen.

Anton befürchtete einmal mehr, in den dunklen Tiefen von Annas Augen zu versinken. In ihren langen Wimpern glitzerten feucht die Tränen. Das Dämmerlicht verstärkte die Schatten unter Annas hohen Wangenknochen, und behutsam streckte Anton die Hand aus, und sein Finger fuhr die Konturen nach, die ihr Gesicht geheimnisvoll, ja, beinahe fremdländisch anmuten ließen.

Die Zärtlichkeit der Berührung ließ in Anna all den Schmerz und Kummer aufsteigen, den sie in den vergangenen Monaten so tapfer unterdrückt hatte, und mit einem Schluchzen warf sie sich in Antons Arme. Alle Einsamkeit brach aus ihr heraus in einem nicht enden wollenden Strom von Tränen, während Anton sie sanft in seinen Armen wiegte wie ein kleines Kind.

Irgendwann versiegten Annas Tränen, und Antons Streicheln verlor das Beruhigende. Im Gegenteil, es wurde drängender und fordernd. Es erregte Anton jedes Mal, Anna in seinen Armen zu halten. Suchend blickte er sich in der Kate um, doch wenn es hier einmal Möbel gegeben haben sollte, so mussten sie bereits vor sehr langer Zeit entfernt worden sein.

Seufzend ließ er Anna los und scharrte mit dem Fuß das alte Stroh, das den Lehmboden des Stadels bedeckte, in einer Ecke zusammen. Dann schlüpfte er aus seiner Schaube, breitete sie über das Stroh und ließ sich ächzend mit Anna darauf niedersinken. »Ich hätte nie gedacht, dass ich mich tatsächlich einmal mit dir im Stroh wälzen würde«, murmelte er in ihr Haar, und Anna musste lachen.

»Besser im Stroh als gar nicht wälzen«, flüsterte sie zurück.

Es war das Letzte, was sie für eine Weile sagte, denn Anton verschloss ihr den Mund mit einem leidenschaftlichen Kuss, während seine Finger sich an der Schnürung ihres Kleides zu schaffen machten.

Eine geraume Weile später, als sie ihren Durst aufeinander gestillt hatten, kuschelte Anna sich, wie sie es immer getan hatte, in Antons Armbeuge und legte den Kopf auf seine Brust. In Gedanken versunken, ließ Anton eine lange schwarze Flechte von Annas Haar durch seine Finger gleiten, den Blick auf einen Punkt an dem Dach des Stadels gerichtet. »Es hat sich gelohnt«, sagte er versonnen.

Anna richtete sich auf und zupfte ihm eine winzige Feder aus dem Haar, die sich dorthin verirrt hatte. »Was hat sich gelohnt?«, fragte Anna neckend. »Das Risiko einzugehen, mich hier zu treffen? Das will ich doch wohl meinen!«

»Nein, die Indienfahrt«, antwortete er ernst.

Anna musste lächeln. Das war so typisch für Anton. Sobald seine Gedanken losgelassen wurden, wanderten sie unweigerlich zurück zu seinen Geschäften.

»So hast du endlich König Manuel den Pfeffer abtrotzen können?«

»So kann man sagen.« Anton lächelte spitzbübisch. »Es hat eine Weile gedauert, doch zuletzt hat es uns einen Gewinn von einhundertundfünfzig Prozent eingetragen. Nicht schlecht für ein solches Wagnis, sollte man meinen.«

Anna nickte. »Und die Fahrt von Tristão da Cunha? Ich habe gehört, die Fahrt war nicht so erfolgreich wie die von Almeida.«

Leichter Unmut zeigte sich auf Antons Zügen. »Da hast du leider richtig gehört, doch ich denke, bei der Geschichte sind wir gerade noch einmal mit einem blauen Auge davongekommen. Auf der Hinfahrt zwang Tristão da Cunha – entgegen allen Abmachungen und unter Gewaltandrohung – die Schiffe, an der Erkundung der Nordwestküste Madagaskars teilzunehmen.

Die San Vicente sank im Sturm, und auch die Santa Maria de Luz ging zugrunde. Einzig die San Antonio gelangte später nach Lissabon zurück. Besatzung und Ladung der beiden verlorenen Schiffe konnten zwar gerettet werden, und man legte Geld und Gut in Indien in Spezereien an, aber da diese nun zum größten Teil auf königlichen Schiffen befördert werden mussten, verlangte die portugiesische Krone den unverschämten Anteil von sechzig Prozent für Fracht und Abgaben.«

»Und nun?«

Anton zuckte mit den Schultern. »Nun führen wir wieder einmal einen Prozess mit unserem Freund Manuel«, entgegnete er gutgelaunt.

»Nein, ich meine, wie geht es jetzt weiter mit dem Pfefferhandel?«, verbesserte Anna sich. »Du wirst doch wohl kaum dein Geld in weitere Expeditionen dieses unberechenbaren Monarchen investieren.«

»Sicher nicht«, stimmte Anton zu. »Weder ich noch sonst eine der oberdeutschen Handelsgesellschaften. Wenn Manuel den Hals nicht voll bekommen kann, soll er doch auf eigene Kosten über den Teich schippern. Dann kaufen wir Pfeffer und die indischen Gewürze eben in Lissabon im Indienhaus von den Portugiesen und sparen uns das Risiko. Auch damit wird ein hübsches Sümmchen zu verdienen sein.«

Anna nickte zustimmend. »Hast du schon das Neueste gehört?«, fragte sie in schwatzhaftem Ton, als wolle sie Anton den letzten Klatsch erzählen.

»Nein«, erwiderte er pflichtschuldig.

»Die Heilige zu Heilig Kreuz hat jetzt ein blutendes Kruzifix!«

Anton lachte. »Ein neuerliches Wunder! Das ist gut fürs Geschäft. Es wurde Zeit, dass du dir etwas Neues hast einfallen lassen. Deine Bewunderer haben sich inzwischen daran gewöhnt, dass du nichts isst. Das ist keine Attraktion mehr.« Anton rollte sich auf die Seite und blickte Anna neugierig an. »Wie funktioniert es?«

»Das Kreuz? Ich weiß es nicht. Ständig ist frisches Blut an den Wundmalen des Heilands. Und ich bring ihn sicher nicht zum Bluten. Ich habe einen vagen Verdacht – nein, das ist zu abwegig«, meinte sie und wischte den Gedanken beiseite. »Ich hoffe nur, es hat keine bösen Folgen.« Ergeben hob Anna die Hände.

»Nun, ich finde, wer immer das Kreuz zum Bluten bringt, beweist echten Geschäftssinn«, widersprach Anton ihr. »Erst die Sache mit dem Kreuz, das auf deinen Schleier gefallen ist, dann ein blutendes Kruzifix. Du bleibst im Gespräch, und das ist gut für deine Berühmtheit.«

Anna zog eine Grimasse und wollte ihm gerade erklären, wie gut sie auf derartige Versuche, ihr Geschäft anzukurbeln, verzichten könne, als Martin behutsam an die Tür des Stadels klopfte. Es wurde Zeit, Abschied zu nehmen.

Als Anna wenig später in die Stube das kleinen Hauses in der Heilig-Kreuz-Gasse trat, schien es ihr, als leuchteten die Wundmale des Heilandes auf dem weißen Holz des Kruzifixes in besonders frischem Rot.

19. Kapitel

Anna beendete ihre Gebete mit der Bitte, der Herr möge sich der Seele von Bianca Maria annehmen, die in den letzten Stunden des vergangenen Jahres einsam in Innsbruck gestorben war. An Dörrsucht, so sagte man, und das mochte wohl auch stimmen, denn zuletzt war sie bis auf die Knochen abgemagert. Doch Anna vermutete, dass es Bianca Marias gebrochenes Herz war, das die einst so Naschhafte so tragisch hatte enden lassen.

So wenig Beachtung Maximilian seiner lebenden Gattin gezollt hatte, so wenig Aufmerksamkeit schenkte er auch ihrem Ableben. Als Bianca Marias sterbliche Überreste in der Fürstengruft des Zisterzienserstifts in Stams im Inntal, westlich von Innsbruck, beigesetzt wurden, war der Kaiser nicht einmal erschienen.

Anna hatte nie aufgehört, für die traurige Königin zu beten. Nun erhob sie sich mit einem kleinen Ächzen von den Knien und schickte sich an, die Kirche zu verlassen.

Als sie das Portal öffnete, flutete helles Tageslicht in das düstere Innere des Gotteshauses. Geblendet sah sie nicht, dass ihr just in dem Moment ein anderer Kirchenbesucher entgegenkam. Unabsichtlich rempelte sie gegen ihn.

»Herrgott Sakra noch einmal, könnt Ihr nicht aufpassen!«, schimpfte eine Männerstimme wütend.

»Entschuldigt«, sagte Anna, doch der Mann war bereits an ihr vorbeigestapft.

Anna erlaubte sich ein spöttisches Grinsen, das mit einer Prise Schadenfreude gespickt war. Sie konnte sich denken, warum der Kirchgänger so grantig war. Seine schlechte

Laune teilte er gegenwärtig mit vielen seiner Mitmenschen, denn es war Fastenzeit, und Hunger trübt nun einmal vielen Menschen die Stimmung.

Dabei hungerte man ja nicht einmal wirklich. Eine volle Mahlzeit am Tag war erlaubt, dazu zwei kleinere Stärkungen. Nur Fleisch, Eier und alles, was aus Milch gewonnen wurde, war verboten. Doch die Augsburger konnten sich glücklich schätzen, denn Letzteres, das Laktizinienverbot, hatte für sie keine Gültigkeit mehr, seit der Rat der Stadt vor über fünfundzwanzig Jahren um eine beträchtliche Summe einen Butterbrief für seine Bürger erworben hatte.

Dennoch tat man auch in Augsburg gut daran, das kirchliche Fastengebot genau zu beachten. Erst vor zwei Jahren war es gewesen, dass der Weber Molter an einem Samstag in der Fastenzeit Fleisch genossen hatte. Wie einen gemeinen Verbrecher hatte man ihn an den Pranger gestellt und aus der Stadt gejagt.

Anna hielt kurz inne und schüttelte den Kopf. Was stellten diese Leute sich an, nur weil kein Fleisch auf den Tisch kam?

Endlich hatten sich Annas Augen an das Tageslicht gewöhnt, und sie sah, dass vor ihrem Haus, der Kirche gegenüber, zwei Gestalten standen und auf sie zu warten schienen.

Anna überquerte die Gasse und erkannte in der einen den Kaplan von Sankt Anna. Den hageren Mann in seiner Begleitung kannte sie nicht. Sein schwarzes Habit mit großem Schulterkragen und Kapuze, das mit einem Ledergürtel geschnürt war, wies ihn als Augustiner-Eremiten aus.

Er schien vielleicht ein paar Jahre jünger zu sein als sie selbst und mochte die dreißig noch nicht überschritten haben, stellte Anna fest, doch genau vermochte sie das nicht einzuschätzen, denn sein Gesicht war abgezehrt, und er wirkte erschöpft.

»Gott zum Gruße, Schwester«, sagte der Kaplan höflich und stellte Anna seinen Begleiter vor: »Das ist Doktor Luther. Er lehrt an der neugegründeten Universität zu Wittenberg. Der Doktor war in Angelegenheiten seines Ordens nach Rom gereist. Auf seiner Rückreise macht er nun hier bei uns halt und hatte den Wunsch, Euch aufzusuchen.«

Anna nickte und bat die beiden Gottesmänner ins Haus. Den ganzen Morgen war ihr schon ein wenig schwindelig, und so ließ sie sich ermattet auf ihrem Sessel nieder.

Luther maß sie mit einem Blick voll des Mitleids. »Ihr möchtet wohl lieber tot sein, als dieses Martyrium länger zu erdulden, und den Herrgott bitten, dass er Euch sterben ließe«, sagte er.

Erstaunt blickte Anna zu ihm auf. »Nein. In Gottes Namen, nein. Ich bin dem Herrn dankbar für jeden Tag meines Lebens«, sagte sie ehrlich. Wie ernst sie das meinte, konnte er gar nicht ermessen, dachte Anna. »Und wie jeder Mensch habe ich Angst vor dem Tod.«

Der Mönch zog die schmalen Augenbrauen hoch und maß sie mit forschendem Blick aus dunklen Augen, die tief in ihren Höhlen lagen. Über seiner Nasenwurzel bildeten sich zwei skeptische Längsfalten. Der Gedanke, eine Heilige fürchte das Fegefeuer, anstatt sich zu ersehnen, so bald als möglich, von allen Leiden befreit, an der rechten Seite Gottes zu sitzen, schien ihn zu irritieren.

Sein energisches, von einem Grübchen geteiltes Kinn bewegte sich wie ein Mahlwerk, als scheine er im wahren Sinne der Worte auf dem Gedanken herumzukauen. Traute sie am Ende ihrer eigenen Heiligkeit nicht?

Doch bevor sich der Doktor weiter mit dieser unerwarteten Eröffnung beschäftigen konnte, erspähten seine wachen Augen den neuen Altar, der in einer Ecke der Stube stand.

Auf ihm hatte das blutschwitzende Kruzifix auf violettsamtenem Kissen einen seiner Bedeutung angemessenen Platz gefunden. Neugierig geworden trat Luther vor den Altar und betrachtete eingehend das Kruzifix. Immer noch mahlten seine Kiefer, und Anna fühlte sich höchst unbehaglich.

»Wie oft offenbart sich das Blutwunder, Schwester?«, fragte der Mönch, den Blick immer noch auf das Kruzifix geheftet.

»Ein um den anderen Tag«, antwortete Anna ehrlich.

»Und um welche Stunde des Tages?«, begehrte er zu wissen.

»Meist des Morgens. Wenn ich in der Frühe in die Stube trete, sind frische Blutstropfen darauf.«

Der Doktor wandte sich wieder Anna zu, und sein durchdringender Blick schien bis in ihr Inneres zu dringen. »Wie ist das Blut beschaffen? Verändert es seine Farbe?« Messerscharf kamen die Fragen.

»Nun, des Morgens ist es hellrot, dann wird es dunkler, wenn es trocknet«, antwortete Anna. Die präzisen Fragen des Doktors waren nicht dazu angetan, ihr Unbehagen zu zerstreuen. Vielmehr ließen sie erkennen, dass er die Wahrhaftigkeit des Wunders anzweifelte.

Anna glaubte ja selbst nicht daran. Und obschon sie den Schwindel nicht selbst beging, fühlte sie sich durchschaut und ertappt. Hatte Quirinus diesen Mönch geschickt? Unsicher senkte sie ihren Blick zu Boden, besorgt, der Doktor könne darin auch all ihre anderen gefährlichen Geheimnisse lesen. Doch Luther beschaute wieder das Kruzifix. Bedächtig schweigend wiegte er seinen Kopf, und erneut mahlten seine Kiefer.

Anna spürte, wie sie vor Anspannung ihre Fingernägel in die Handflächen grub. Eiligst suchte sie die Hände hinter dem Rücken zu verstecken. Der Aufmerksamkeit des Doktors würde nicht das kleinste Zeichen ihrer Unruhe entgehen, dessen war sie sicher.

Nach einer quälend langen Weile streckte der Doktor die Hand aus und tippte mit dem Zeigefinger in das Blut auf dem Wundmal an der Hand des Gekreuzigten.

Zu Annas Verblüffung hob er den Finger zum Mund, kostete das Blut des Heilands und verzog sogleich angewidert das Gesicht. Seine Miene drückte höchstes Missfallen aus.

Anna verstand zwar nicht, wieso, doch irgendwie schien der Geschmack des Blutes den Unmut des klugen Mönches erregt und ihm verraten zu haben, dass es bei dem Blutwunder nicht mit rechten Dingen zuging. Das konnte sie in seinem wissenden Blick zweifelsfrei lesen.

Stechend fixierte er Anna. »Schaut nur, dass es recht zugeht!«, ermahnte er sie mit erhobenem Finger.

Dann, ohne ein Wort des Grußes, wandte er sich ab, um zu gehen.

»Behüte mich Gott, dass es anders sei«, murmelte Anna erschöpft hinter ihm her.

Als sich die Tür hinter den beiden geistlichen Herren geschlossen hatte, erhob sie sich und stippte ihren Finger ebenfalls in das Blut auf dem Kruzifix. Gleich dem Doktor probierte sie es, doch sie konnte nichts Ungewöhnliches daran finden. Es schmeckte allenfalls ein wenig salzig.

»Ein Unheiltum hat sich verbreitet, und schlimme Folgen wird es haben, wenn wir nicht mit aller Strenge dagegen vorgehen. Falsche Heilige machen von sich reden, unlautere Weibspersonen, die vorgeben, unserem Herrn näher zu stehen als andere. Und die Leichtgläubigen folgen diesem Gelichter blind und ohne Verstand. Tragen ihr Geld dorthin, statt es auf die Opferteller der Kirchen zu legen, wo es seinem rechten Zwecke zugeführt wird.«

Der Prediger holte tief Luft, breitete beschwörend die Arme aus und setzte voller Inbrunst zu seiner abschließenden Ermahnung an: »Hört auf meine Worte! Ich sage euch, es wird ein schlimmes Ende nehmen mit all jenen, die falschen Heiligen folgen.« Nach diesen Worten stieg er von dem Trittstein, auf den er sich gestellt hatte, damit die Marktbesucher ihn besser verstehen konnten, und strich sich über seine zerlumpte, mit Flecken bedeckte Kutte.

Die wenigen, die müßig seinen Worten gelauscht hatten, zerstreuten sich, um weiter ihren Geschäften nachzugehen, und niemand achtete auf den hageren Mönch, der zu dem Prediger trat. Seine braune Tunika war weit gepflegter als die des Predigers, doch das ließ ihn kaum gewinnender wirken, denn sein spitzes Gesicht und der verschlagene Blick aus wässrigen Augen gemahnten an das Antlitz einer Ratte.

Verstohlen steckte er dem Prediger etwas zu. Die schmutzige Hand des Predigers schloss sich rasch über den wenigen Münzen und verschwand in einem Schlitz seiner Kutte. »War es recht so?«, fragte er eifrig, und ein Regen aus Speicheltröpfchen benetzte die Tunika des Hageren.

Dieser verzog angewidert das Gesicht und nickte.

»Dann werde ich jetzt nach Sankt Ulrich gehen und dort ein wenig predigen«, schlug der Prediger eilfertig vor.

Abermals würdigte ihn der Hagere keines Wortes, sondern nickte nur knapp. Ein eisiges Lächeln umspielte seine schmalen Lippen. Geflissentlich übersah er die geöffnete Hand, die der Prediger ihm hinhielt, wandte sich grußlos ab und lenkte seine Schritte in Richtung des Bischofspalastes.

Missmutig stand Bischof Heinrich von Lichtenau am Fenster seines Geschäftszimmers und starrte auf den Fronhof hinab. Es war zugig in dem Raum, und er wäre gerne wieder in seine private Stube hinaufgestiegen, um sich ein anständiges Mahl auftragen zu lassen. Ihm schien, als hätte er seit Tagen nichts gegessen, dabei lag das Morgenmahl gerade einmal zwei Stunden zurück.

Der Bischof stieß schnaubend die Luft durch die Nase. Unter einer Mahlzeit verstand er etwas anderes. Zu einer anständigen Mahlzeit gehörte etwas Deftiges, am besten etwas Schweinernes. Und was hatten sie ihm serviert? Fisch! Wassertiere waren in der Fastenzeit auf der Tafel erlaubt.

Heinrich knurrte leise. Bis zur Ostermette würde er auf eine anständige Mahlzeit warten müssen. Und dabei war gerade erst Fastnacht vorbei, dachte er missvergnügt.

Fastnacht – das erinnerte ihn unliebsam an die Aufgaben des heutigen Tages. Mit einem unglücklichen Seufzer wandte er sich vom Fenster ab und ließ seine massige Gestalt in den Sessel vor dem Tisch sinken.

An den vergangenen Fastnachtstagen hatten ein paar junge Leute in dem neuen Brunnen auf dem Weinmarkt ein Zicklein getauft. Man hatte sie selbstredend sofort gefangen gesetzt. Und er als oberster Kirchenvertreter der Stadt musste nun darüber befinden, welche Buße ihnen aufzuerlegen sei. Es war eine unglaubliche Lästerlichkeit, der heiligen Sakramente dieserart zu spotten und sie zu verhöhnen, und eigentlich sollte Heinrich von Lichtenau voller Groll gegen diese Lästerer sein und ihnen eine harte Strafe auferlegen. Doch so recht konnte er sich über die Sache nicht aufregen.

Vielmehr ließ der Gedanke an das getaufte Zicklein Gefühle ganz anderer Art in ihm entstehen. Was war eigentlich aus dem Zicklein geworden, fragte Heinrich sich. Hatte man es ebenfalls gefangen gesetzt?

Er würde sich danach erkundigen. Die Entscheidung über die Frevler konnte gut noch ein paar Tage warten. Vor seinem inneren Auge verwandelte sich das Zicklein in einen saftigen, herzhaft mit Kräutern gewürzten Braten, und er vermeinte beinahe den köstlichen Duft zu riechen.

Nur ungern verabschiedete Heinrich sich von dem Gedanken an das Zicklein und wandte sich einer weit unerfreulicheren Angelegenheit zu. In seinem Vorzimmer wartete seit geraumer Zeit ein äußerst lästiger Besucher darauf, zu ihm vorgelassen zu werden. Heinrich seufzte ergeben, dann wies er seinen Schreiber an, den Bruder Quirinus von Sankt Anna hereinzuschicken.

Der Pater knickste tief vor ihm, und als er sich erhob, glitt sein Blick durch den Raum auf der Suche nach einer Sitzgelegenheit. Doch Heinrich sah keinerlei Veranlassung dazu, Quirinus einen Stuhl anzubieten. Er hoffte, der unliebsame Besucher würde sich kürzer fassen und schneller wieder verschwinden, wenn er stehen müsste. »Was führt Euch zu mir?«, fragte er kühl.

»Hochwürden, meine Christenpflicht gebietet mir, Euch zur Kenntnis zu bringen, dass in den Mauern der Stadt eine Frau ihr Unwesen treibt, indem sie Heiligkeit vortäuscht. Sie gibt vor, einzig von der heiligen Kommunion zu leben und von sonst gar nichts ...«, begann er in geschraubten Worten.

Heinrich unterdrückte ein Gähnen. »Ihr meint die Laminitin«, unterbrach er Quirinus' Redeschwall.

»Ja, Hochwürden, die Laminitin. Man munkelt, sie täusche ihre Heiligkeit nur vor und sie würde essen wie ein jeder von uns.«

Bei dem Wort *essen* zog sich Heinrichs Magen erzürnt zusammen, und Quirinus fing sich von seinem Kirchenoberen einen bösen Blick ein. Doch der Pater war in Fahrt geraten und fuhr fort: »Es kann nicht angehen, dass einfältige Bürger diese Person anbeten und sie verehren wie eine Heilige. Zu allem Überfluss hat sie ein Kruzifix präpariert, von dem sie behauptet, es blute aus den Wundmalen Christi. Eine schamlose Betrügerin ist sie, und man sollte ihr umgehend das böse Handwerk legen.«

»Nun, es ist doch nicht bewiesen, dass sie eine Betrügerin ist«, wiegelte Heinrich ab. Ihm war bisher nicht zu Ohren gekommen, dass die Laminitin irgendjemandem ein Leid zugefügt hatte. Im Gegenteil. Es gab viele, auch hochgestellte Persönlichkeiten, die an ihre Heiligkeit und die Wundertätigkeit ihrer Gebete glaubten.

»Dann müsst Ihr sie probieren«, sagte Quirinus hitzig. »Lasst sie von Ärzten eingehend befragen und untersuchen, diese Metze.«

Heinrich konnte es ganz und gar nicht leiden, wenn ihm jemand vorschreiben wollte, wie er seine Arbeit zu erledigen hatte. »Mäßigt Euch, Bruder!«, ermahnte er den Pater und verabschiedete ihn kühl: »Mein Schreiber wird Euch hinausgeleiten.«

Unwillig beugte Quirinus sein Knie.

Heinrich von Lichtenau blieb erbost zurück. Dem Bischof war es im Grunde gleichgültig, was die Laminitin trieb, solange sie nicht das Ansehen des Herrn in den Schmutz zog und ihm Scherereien bereitete. Doch nun würde er sich um die Sache kümmern müssen.

Wenn er nichts unternahm, um die Heiligkeit der Laminitin zu überprüfen, würde es auf ihn zurückfallen, wenn sich später herausstellen sollte, dass sie doch keine Heilige war.

Und da die Heilige recht bekannt war, auch weit über die Grenzen der Stadt hinaus, würde das kein gutes Licht auf ihn werfen. Er hatte ohnehin zu kämpfen mit dem Ruhm, den Friedrich Graf von Zollern, sein Vorgänger im Amt, genossen hatte.

Erneut entfuhr Heinrich ein Knurren, diesmal aus Ärger über den unverschämten Pater, weil er ihm diese Sache eingebrockt hatte. Entschlossen wuchtete er sich aus dem Sessel. Er würde die Laminitin befragen lassen.

Befriedigt, sich der Angelegenheiten des Tages entledigt zu haben, strich Heinrich von Lichtenau über sein wulstiges Kinn und wandte sich einer Frage zu, die ihn weit mehr bewegte: Ente und Biber lebten in oder zumindest auf dem Wasser. Zweifelsohne konnte man sie somit als Wassertiere bezeichnen. Galten sie demnach nicht auch als erlaubt im Sinne der Fastengebote? Eine knusprig gebratene Entenbrust wusste Heinrich nämlich sehr zu schätzen.

Anna erwachte weit vor dem Morgengrauen mit ausgedörrter Kehle. Sie erhob sich von ihrer Bettstatt, schlich, um ihre Mutter nicht zu wecken, so leise wie möglich die Stiege hinab und trat lautlos in die Küche.

Doch sie hätte Barbara gar nicht aufwecken können, denn diese stand bereits fertig angekleidet in der Küche. Konzentriert hantierte sie am Küchentisch und wandte Anna den Rücken zu. Ihr Eintreten schien sie nicht bemerkt zu haben.

Ruhig blieb Anna im Türrahmen stehen und beobachtete ihre Mutter. Barbara hatte ein steinernes Töpfchen vor sich stehen, daneben lag das Kruzifix, erkannte Anna, als Barbara einen Schritt zum Küchenbord machte und das Salzfass vom unteren Brett nahm.

Anna brauchte nicht in das Töpfchen zu schauen, um zu wissen, dass Blut darin war.

Barbara fügte einen Löffel Salz in das Töpfchen, und an den Bewegungen ihres Armes erkannte Anna, dass Barbara kräftig darin rührte.

Salz! Anna erinnerte sich, dass das Blut auf dem Kruzifix salzig geschmeckt hatte. Das musste es gewesen sein, was dem Doktor Luther verraten hatte, dass er beileibe kein Wunder sah, sondern es mit einem ganz einfachen Schwindel zu tun hatte.

Fügte man Salz zu frischem Blut, so blieb es für eine Zeit frisch und flüssig. Genau so machte man es, wenn man nach dem Schlachten Blutwurst kochen wollte, aber nicht mehr am selben Tag die Zeit dazu fand. Natürlich musste man das Blut kühl aufbewahren, aber es wäre kein Problem, im Hof draußen ein kühles Versteck für das Töpfchen zu finden …

Barbara schien sich ihrer Sache sicher zu sein. Anna sah, wie sie mit dem Löffel vorsichtig Blut auf das Kruzifix tropfen ließ, genau an den Stellen, an denen sich die Wundmale des Heilands befanden. Es war schon recht schlau gemacht von Barbara, dass musste Anna zugeben. Doch wie kurzsichtig gedacht.

War Barbara denn nicht bewusst, in welche Gefahr sie sich und ihre Tochter damit brachte? Nein, das ganze Ausmaß der Gefahr konnte ihr nicht bewusst sein, wusste sie ja nicht um die große Lüge, mit der Anna lebte. Im Gegenteil, wahrscheinlich dachte Barbara, einer Heiligen würde man einen solch kleinen Schwindel nachsehen.

Für einen Moment vermeinte Anna wieder dem stechenden Blick des Doktors ausgesetzt zu sein, und sie schauderte. Wer weiß, wem dieser von seiner Erkenntnis berichtet hatte?

Sie musste den Schwindel sofort beenden! Vielleicht könnte man sagen, das Kruzifix hätte aufgehört zu bluten, so plötzlich, wie es begonnen hatte. Niemand würde jemals etwas anderes beweisen können, denn auf dem Holz wären lediglich die dunklen Flecken zu erkennen, die das Blut in den Poren des weichen Holzes hinterlassen hatte …

»Mutter …«, hob Anna an, und Barbara fuhr ertappt zu ihr herum. Doch bevor Anna ein Wort der Anklage vorbringen konnte, vernahmen sie ein gebieterisches Klopfen an der Haustür.

Für einen Moment standen sie beide wie versteinert da. Wer konnte um die frühe Morgenstunde etwas von ihnen wollen?

Wieder klopfte es, noch energischer als zuvor.

Barbara fasste sich als Erste, eilte in die Stube und legte das Kruzifix an seinen Platz. Heute würde der Heiland halt nur aus drei Wunden bluten.

Dann schnappte sie sich das Töpfchen mit dem Blut und eilte auf den Hof hinaus in Richtung des Abortes, während Anna ein Kleid überstreifte, bevor sie den Riegel an der Haustür zurückschob.

Pater Anselm wusste, dass es unschicklich früh war für einen Besuch, doch er hatte nicht länger schlafen können. Die Wichtigkeit seiner Aufgabe hatte ihm die Nachtruhe geraubt, und so hatte er bei Sonnenaufgang beschlossen, die Sache hinter sich zu bringen. Und genau genommen war es ja auch kein Besuch, sondern eine offizielle Angelegenheit, in der er die Laminitin aufsuchte.

»Gott zum Gruße, Schwester«, sagte er höflich. In seinem energischen Klopfen hatte sich all seine Selbstsicherheit erschöpft, und nun schlang er verlegen die rundlichen Finger ineinander.

Anna bat ihn in die Stube und bot ihm einen Stuhl neben ihrem Sessel an. Umständlich ordnete der korpulente Pater seine Soutane und nahm Platz.

»Was führt Euch zu mir?«, fragte Anna und musterte ihn wachsam.

»Nun.« Pater Anselm wusste nicht so recht, wie er beginnen sollte. Er hatte nur eine vage Vorstellung davon, was von ihm erwartet wurde. Der Bischof hatte ihm zweimal seine Aufgabe erklären müssen, bis Anselm sie verstanden hatte, so aufgeregt war er gewesen, als Heinrich von Lichtenau ihn in sein Geschäftszimmer hatte rufen lassen.

Befragen sollte er die Laminitin, ob ihrer Heiligkeit, und ob sie denn nicht essen täte. So hatte er den Bischof verstanden.

Anselm räusperte sich. »Nun«, begann er erneut, und Anna musste sich zwingen, nicht vor Aufgeregtheit auf ihrem Sessel hin und her zu rutschen. Es war offensichtlich, dass dieser Pater ihr keinen Höflichkeitsbesuch abstattete.

»Ihr seid also eine Heilige?«, fragte Anselm, bemüht, seiner Stimme Strenge zu verleihen, und seufzte erleichtert – der Anfang war gemacht.

»Oh nein! Nein!«, beeilte Anna sich zu widersprechen.

»Nicht?« Anselm klang beinahe enttäuscht.

»Nein. Dem Herrgott gefällt es nur, mich nicht essen zu lassen. Das ist alles.« Demütig senkte Anna den Blick, als verneige sie ihr Haupt vor Gottes Willen, dabei suchte sie nur zu vermeiden, dem Pater bei ihrer Lüge in die Augen zu blicken.

»Oh! Ja. Ihr seid bescheiden, Schwester. Das ist gottgefällig.« Einen Moment blickte Anselm auf seine gefalteten Hände, die in seinem Schoß ruhten, als erwarte er von ihnen, ihm die nächste Frage einzugeben. Doch seine Hände

357

schienen nicht sehr gesprächig zu sein, so dass Anselm erneut zu einem »Nun!« Zuflucht suchte.

Doch dann fiel ihm ein, was er fragen konnte: »Geht Ihr zur Messe?«

»Aber natürlich!«, bejahte Anna und nickte. »Jeden Sonntag, jeden Feiertag und in der Mitte der Woche.«

Anselm nickte. »Und Ihr sprecht Gebete?«

»Selbstverständlich. Jeden Morgen gehe ich hinüber nach Heilig Kreuz und bete um Vergebung für meine Sünden und bitte den Herrn um Gnade für alle, die mich darum gebeten haben.« Und für manch anderen, der es auch gebrauchen kann, fügte sie im Stillen hinzu.

Wieder nickte der Pater. Die Befragung schien gut voranzuschreiten. Die Laminitin antwortete respektvoll, wie es sich gehörte, dachte Anselm und wurde ein wenig sicherer. »Und Ihr haltet die Fastengebote ein?«, wollte er wissen.

Anna schaute ihn irritiert an.

»Ach. Äh, ja. Ihr esst ja nicht.« Das hatte Anselm aus dem Tritt gebracht. Hilflos legte er sein weiches Gesicht in breite Falten, was ihm das Aussehen eines großen, zutraulichen Hundes gab.

War der Pater tatsächlich so einfältig, fragte Anna sich. Dennoch blieb sie äußerst wachsam. Sie durfte keinesfalls den Fehler begehen, ihn zu unterschätzen.

»Es ist heiß hier herinnen«, stellte Anselm fest und wischte sich mit dem Ärmel seiner Kutte die winzigen Schweißperlen von der Stirn.

Anna fand es gar nicht heiß. Im Gegenteil, sie fröstelte, doch das mochte einen anderen Grund haben.

»Darf ich Euch einen Becher Wein anbieten?«, fragte sie.

Anselms Blick glitt über den Tisch und heftete sich auf den Weinkrug. Seine Miene hellte sich schlagartig auf, und beinahe hatte Anna das Gefühl, ihm beim Denken zusehen zu können. Genau wie sie erwartet hatte, fragte er: »Trinkt Ihr einen Schluck mit mir?« Sehr listig kam er sich dabei vor.

Anna schüttelte den Kopf. »Nein. So wenig ich esse, so wenig trinke ich auch«, antwortete sie.

Anselm nickte und griff nach dem gefüllten Becher, den sie ihm reichte. Angestrengt überlegte er, welche Frage er als Nächstes stellen sollte, während er den Becher in großen Zügen leerte. Ein unangenehmes Schweigen lastete in der Stube, und Anna biss sich auf die Lippe. Wann würde der Pater sein wahres Gesicht zeigen?

Anselm hatte sich nicht die Zeit genommen, seine Morgensuppe zu essen, bevor er sich auf den Weg zu Anna gemacht hatte, und der süße Wein stimmte seinen leeren Magen freundlich. Die brave Schwester hatte alle seine Fragen zu seiner Zufriedenheit beantwortet und ihn äußerst liebenswürdig behandelt, was ihm beileibe nicht sehr häufig widerfuhr.

Und da ihm zudem keine weiteren Fragen mehr einfallen wollten, befand er, dass es der Nachforschungen genug sei. Umständlich erhob er sich von seinem Stuhl. »Einen schönen Tag wünsche ich Euch, Schwester. Gott mit dir«, verabschiedete er sich und wandte sich zum Gehen.

»Und mit deinem Geiste«, antwortete Anna fromm, bemüht, sich ihre Erleichterung nicht anmerken zu lassen.

Anselm war schon durch die Tür auf die Gasse hinausgetreten, als ihm plötzlich doch noch etwas einfiel. »Ach, das Kruzifix!«, sagte er laut und wandte sich zu Anna um. »Wo ist es?«, fragte er und kam zurück in die Stube.

Annas Kehle zog sich zusammen. Nun also kam es, dachte sie. Anna war sicher, nichts gesagt zu haben, was man gegen sie hätte verwenden können. Doch mit seinen Fragen hatte der Pater sie nur in Sicherheit wiegen wollen. In was für einem makaberen Spiel gefiel dieser Mann Gottes sich da?

»Dort drüben«, presste sie mühsam hervor und wies mit ausgestrecktem Arm auf den Altar. Ihre andere Hand suchte derweil Halt an der Lehne ihres Sessels, denn ihre Knie drohten, unter ihr nachzugeben.

Mit schwerem Schritt trat Anselm zum Altar und griff nach dem Kruzifix. Andächtig ergriff er es, als hätte er Angst, es fallen zu lassen.

Anna hielt die Luft an.

Anselm wandte sich zu ihr um. Bedauernd legte er die Stirn in Falten. »Ihr entschuldigt, dass ich Euch diese Kostbarkeit nehme, Schwester, aber der Bischof hat befohlen, dass ich sie mitbringe«, sagte er sanft.

Nachdem Pater Anselm mitsamt dem unseligen Kruzifix die Stube endgültig verlassen hatte, sank Anna entkräftet in ihren Sessel. Die Anspannung in ihr bahnte sich einen Weg, sie begann am ganzen Leib zu zittern, und ihre Augen füllten sich mit Tränen. Lautlos liefen sie ihr über Wangen und Hals hinab.

Erst nach einer geraumen Weile ließ das Zittern in ihren Beinen nach, und sie fand die Kraft, in die Küche zurückzukehren. An Barbaras Miene erkannte sie, dass diese durch die geöffnete Tür alles mit angehört hatte. Doch wenn Anna erwartet hatte, ihre Mutter schuldbewusst oder zerknirscht vorzufinden, so hatte sie sich getäuscht.

Noch ehe Anna irgendeinen Vorwurf anbringen konnte, fing sie bereits an zu jammern: »Was du mir zumutest! Immer diese Aufregung! Und all die Besucher, die ich bewirten muss. Die ganze Arbeit. Das ist mir zu anstrengend. Schließlich bin ich eine alte Frau.«

Anna schloss die Augen. Es war genug. So konnte es nicht

weitergehen. Barbara würde sie noch auf das Schafott bringen, dachte Anna, sofern sie sie nicht vorher in den Wahnsinn trieb.

»Du denkst auch nur an dich, und nie an deine alte Mutter!«, fuhr Barbara fort zu lamentieren.

»Wenn das so ist, dann wird es das Beste sein, du ziehst zu Veronika. Dort wird es ruhiger für dich sein«, sagte Anna, so beherrscht sie vermochte. »Um deinen Unterhalt brauchst du dich nicht zu kümmern, ich werde dafür Sorge tragen, dass dir an nichts mangelt. Am besten, du gehst jetzt gleich und packst dein Bündel.«

Entgeistert starrte Barbara ihre älteste Tochter an. Sie konnte nicht glauben, was sie da hörte, doch an Annas eiserner Miene erkannte sie, dass sie diesmal zu weit gegangen war. Anna war es ernst mit ihren Worten.

»Und das ist nun der Dank dafür, dass ich mich all die Jahre so aufopfernd um dich gekümmert habe«, giftete Barbara, doch Anna ließ sie einfach stehen, warf sich einen Umhang über die Schultern und verließ das Haus.

Gleichgültig nahm Heinrich von Lichtenau das Kruzifix in Empfang, das Pater Anselm ihm reichte. Achtlos, ohne es eines einzigen Blickes zu würdigen, legte er es beiseite. »Zu welchem Ergebnis seid Ihr mit Eurer Befragung gekommen?«, fragte er.

»Sie ist eine Heilige, obschon sie sagt, sie sei keine«, fasste Anselm seine Beobachtungen zusammen.

Der Bischof nickte und strich sich zufrieden über das üppige Kinn. Das war genau die Antwort, die Heinrich sich gewünscht hatte. Im Stillen beglückwünschte er sich zu der Entscheidung, diese Aufgabe in die unfähigen Hände Pater Anselms gelegt zu haben.

Soweit er wusste, war Anselm der dümmste Pater im ganzen Bistum. Und arglos zugleich. Das Ergebnis war gänzlich nichtssagend und ließ alles offen. Weder ja noch nein. Es war kein weiterer Handlungsbedarf daraus abzuleiten. Der Sache war Genüge getan, und niemand würde ihm nachsagen können, er wäre den Anschuldigungen, die Laminitin sei eine Betrügerin, nicht nachgegangen.

Abermals strich sich der Bischof über das Kinn. Er würde den Teufel tun und einer Person zu nahe treten oder sie gar einer peinlichen Befragung unterziehen, die auf so vertrautem Fuße mit dem Kaiser persönlich stand. Mit einem Wink entließ er Pater Anselm, und der Schreiber nahm den entsprechenden Eintrag vor.

20. Kapitel

Ich kann mir diese Krankheit nicht erklären«, sagte Anna schwach. Hilflos blickte sie aus Augen, die tief in ihren Höhlen lagen, zu Veronika auf. Es war der Dienstag in der Fastnachtswoche. Die Schwester war wie jede Woche in das Haus gegenüber von Heilig Kreuz gekommen, um Anna zu besuchen.

Als Veronika in die niedrige Kammer getreten war, hatte sie sich sehr zusammennehmen müssen, um nicht erschreckt zurückzuweichen. Seit der vergangenen Woche schien es Anna noch schlechter zu gehen. Ihre matten Augen wurden umrahmt von bleigrauen Schatten, die über den eingefallenen Wangen zu schweben schienen.

Bekümmert ließ Veronika sich auf der Kante von Annas mit weichen Kissen gepolsterter Bettstatt nieder. Es war schrecklich, zu sehen, wie sich deren Körper schmächtig wie der eines Kindes unter dem Laken abzeichnete.

Das neue Jahr war kaum wenige Tage alt gewesen, als Anna nachts von stechenden Schmerzen im Leib erwachte. Schwerfällig erhob sie sich und wurde mit einem Mal von entsetzlicher Übelkeit befallen. Unter Krämpfen erbrach sie scharf schmeckende Magensäfte, bis sie sich kaum mehr auf den Beinen zu halten vermochte. Schweißüberströmt wankte sie zurück ins Bett.

Doch gegen Morgen hatte sich die Übelkeit nicht gebessert. Als sie Appel für eine Weile im Hof beschäftigt wusste, bereitete sie sich eine Grütze, um ihren Magen zu beruhigen. Vorsichtig versuchte sie zu essen, doch bereits nach wenigen Löffeln stieg ihr erneut die Übelkeit auf.

Seit Wochen lag Anna nun schon elend zu Bett. Jeder Versuch, auch nur eine Krume zu essen, endete in Erbrechen, und sie hatte das letzte Fleisch verloren, das an ihr gewesen war.

Anna wusste nicht zu sagen, was für eine Krankheit sie heimgesucht hatte. So vieles hatte sie über Krankheiten und Gebrechen gelernt, hatte so manchen von seinem Leiden befreit, aber sich selbst wusste sie keinen Rat zu geben.

Mittlerweile war sie davon überzeugt, dass es mit ihr zu Ende ging. Und mehr als einmal vermeinte sie, im Geiste die Stimme ihrer Mutter zu hören: »Kind, das ist die Strafe Gottes für deine Sünden.«

Doch wenn es tatsächlich die Strafe des Herrn war, dann bewies er zumindest Humor darin, dass er sie mit just dem Leiden schlug, dass sie so lange zu haben vorgetäuscht hatte. Ein schwaches Lächeln huschte über ihre schmalen Lippen.

Wie tapfer sie ist, dachte Veronika und erwiderte das Lächeln. Annas Zustand bereitete ihr Sorge. Ihre Schwester war so schwach geworden, dass sie kaum mehr von der Bettstatt aufzustehen vermochte. Doch auch Veronika wusste keinen Rat.

Hilflos schüttelte sie den Kopf und hob die Hände. »Genauso hatte ich das Leiden bei meinem ersten Kind!«, seufzte sie. »Ja, ich weiß, man mag es sich kaum vorstellen, wenn man mich so sieht«, flachste sie, um die Schwester ein wenig aufzumuntern, und klopfte sich auf die ausladenden Hüften.

Doch Anna lachte nicht mit ihr. Entgeistert starrte sie Veronika an.

»Wenn ich nicht wüsste …«, fuhr diese leichthin fort, doch der seltsame Ausdruck auf Annas Gesicht ließ sie innehalten. Ihr kam ein fürchterlicher Gedanke. »Du meinst ...«, hauchte sie und schlug die Hand vor den Mund. »Wer ...«

Doch Anna schüttelte den Kopf. So lange schon hatte sie keine Monatsblutung mehr gehabt, deren Ausbleiben ihr ein Wink hätte sein können. Sie vermutete, auch das hinge damit zusammen, dass sie so wenig aß.

Nie hätte sie gedacht, dass sie selbst einmal Mutter werden würde, dass ihr dürrer, ausgezehrter Körper je ein Kind empfangen würde. Doch es war geschehen.

Es musste an jenem späten Nachmittag im Herbst gewesen sein, kurz vor der Hochzeit von Antons Sohn Bartholomäus mit Felizitas Grander. Die Geschäftigkeit und die hektische Aufregung um die bevorstehende Festivität waren Anton gehörig auf die Nerven gegangen.

Er hatte sich danach gesehnt, sie zu sehen und über irgendetwas anderes als die Menüfolge oder die Gästeliste der Hochzeit zu reden.

Nur zu gerne war Anna seinem Wunsch nachgekommen und hatte ihn am Lueginsland getroffen, doch die Zeit war zu knapp gewesen, gewisse Vorsichtsmaßnahmen zu ergreifen.

Die Mischung aus Alaun und dem mitsamt seinem Kerngehäuse zerkleinerten Fruchtfleisch des Granatapfels, die sie üblicherweise verwendete, wirkte erst am Tag, nachdem sie eingenommen wurde. Deshalb hatte Anna auf ein etwas weniger zuverlässiges Mittel zurückgreifen müssen und einige Blätter der Trauerweide zerkleinert, sie zusätzlich mit dem Saft des Baumes getränkt und dann dort verborgen, wo Antons Säfte in sie eindringen würden.

Das Mittel hatte nicht gewirkt, wie sie nun feststellen musste, und für einen Moment schlich sich ein kleiner böser Gedanke in ihren Kopf. War es sinnvoll, dieses Kind zu bekommen, fragte Anna sich. Wie sie von Oda gelernt hatte, gab es mehr als einen Weg …

Konnte sie denn ein Kind gebrauchen bei dem Leben, das sie führte? War es recht, dieses ungeborene Wesen dazu zu verurteilen, das unsichere Schicksal seiner Mutter zu teilen? Es war eine Sache, für sich selbst ein Risiko einzugehen und jederzeit mit einem Fuß auf dem Scheiterhaufen zu stehen. Jedoch eine gänzlich andere, sein Kind damit zu belasten. Was für ein Leben würde dieses Kind erwarten, wenn ihr etwas zustieße?

Und was war mit ihrem eigenen Leben? War sie kräftig genug, das Kind zur Welt zu bringen, ohne dass sie selbst dafür mit ihrem Leben zahlte? Anna wischte den Gedanken beiseite. Ein Kind bedrohte immer das Leben seiner Mutter.

Nein, das alles würde es nicht rechtfertigen, etwas gegen diese Schwangerschaft zu unternehmen, entschied sie. Und wahrscheinlich wäre es für all diese Mittel ohnehin zu spät.

»Wer?«, fragte Veronika abermals und rückte gespannt näher zu der Schwester heran.

»Das ist gleichgültig, und es ist besser, du weißt es nicht.«

Es war ein so schöner Tag wie der vor zwei Jahren, als sie sich zum ersten Mal mit Anton hier oben getroffen hatte, stellte Anna fest. Die Bäume und Sträucher hatten beschlossen, dass der Winter nun zu Ende sei, und obschon der Weg beschwerlich war, genoss Anna jeden Schritt. Nach der langen, selbstauferlegten Abgeschiedenheit war ihr das kleine Haus stickig und eng vorgekommen.

Als Anna wusste, woran sie litt, war es ein Leichtes gewesen, ihren Beschwerden Abhilfe zu verschaffen. Wieder und wieder hatte sie Appel angewiesen, in einer Schüssel heiße

Asche vom Herd mit einer Handvoll gestoßenem Kümmel und gutem, starkem Wein zu vermischen, und sich das Gemenge auf den Leib gestrichen.

Bald schon war es ihr bessergegangen, und die Schwangerschaft schien nunmehr ohne Schwierigkeiten zu verlaufen. Nachdem sie sich einmal an den Gedanken gewöhnt hatte, Mutter zu werden, freute Anna sich unbändig auf ihr Kind und konnte es kaum mehr erwarten.

Für eine Weile verbargen die weiten Kleider ihren geschwollenen Leib, doch sie wusste, es war nur eine Frage der Zeit, wann offenbar wurde, dass die Heilige in gesegneten Umständen war. Als sich ihr Leibesumfang nicht mehr verbergen ließ, empfing Anna keine Besucher mehr und ließ jedem, der bei ihr anklopfte, ausrichten, sie sei unpässlich. Sie verließ kaum mehr das Haus, und alle Besorgungen wurden von ihrer Magd Appel erledigt.

Einen Gang jedoch musste sie selbst machen, den konnte ihr keiner abnehmen. Und so hatte sie sich heute, kurz nach Mittag, mit reichlich gemischten Gefühlen auf den Weg gemacht, Anton am Lueginsland zu treffen.

Wie würde er die Neuigkeit aufnehmen, dass er auf seine zugegebenermaßen alten Tage noch einmal Vater wurde, fragte Anna sich ein ums andere Mal. Würde er sich freuen wie sie selbst? Oder verärgert reagieren ob der neuerlichen Schwierigkeiten?

Als sie den Wehrturm erreichte, an den sich die Kate duckte, holte sie zweimal tief Luft. Anton stand in der offenen Tür der Hütte, die Hand zum Schutz vor der gleißenden Sonne an die Stirn gehoben.

Eine tiefe Freude breitete sich in Anna aus. Alles würde gut werden, wenn sie sich nur endlich in seine Arme schmiegen könnte. Anna beschleunigte ihren Schritt, um ihm entgegenzulaufen. Als Anton ihrer ansichtig wurde, überzog ein Strahlen sein Gesicht. Voller Überschwang breitete er die Arme aus, um sie darin aufzufangen.

Beinahe hatte Anna ihn erreicht, als sich plötzlich ein Grollen erhob. Ein schreckliches Geräusch war es, so, als brülle die Erde. Zugleich begann der Boden um sie herum zu schwanken. Anna schlingerte, versuchte, sich auf den Beinen zu halten, doch zu plötzlich war das Beben gekommen.

Sie verlor das Gleichgewicht und stürzte mit einem Aufschrei zu Boden. In letzter Sekunde konnte sie ihren Fall mit Händen und Knien abfedern. Ein schmerzhafter Stich fuhr durch ihr rechtes Handgelenk, und sie spürte, wie der harte Boden die Haut an ihren Knien aufschrammte.

So überraschend das Brüllen und Beben gekommen war, so schnell verging es wieder. Benommen ließ Anna sich zu Boden sinken und hielt einen Moment ihr schmerzendes Handgelenk umklammert. Scharf sog sie die Luft ein, dann legte sie schützend die Hände auf den Leib, obwohl es dafür nun zu spät war.

Doch das kleine Wesen darin zeigte keine Unruhe, und Anna hoffte, dass es ihr den Sturz nicht verübelt hatte. »Ist ja noch einmal gutgegangen«, murmelte sie beruhigend.

Dann erst hob Anna ihren Blick, und ihr entfuhr ein Schrei. Wo zuvor die Vorderseite der Hütte gewesen war, klaffte nun ein großes Loch. Staub schwebte in der Luft und verschleierte ihre Sicht. Doch Anna konnte deutlich das Innere der Kate erkennen. Und da, wo bis vor einem Augenblick Anton gestanden hatte, war nunmehr ein wüster Haufen aus geborstenen Brettern und zerbröckeltem Putzwerk.

Entsetzt entfuhr Anna ein weiterer Schrei, und sie versuchte schwerfällig, auf die Beine zu kommen. So schnell sie vermochte, stürzte sie zu der Stelle, wo die Wand gestanden hatte, und sank vor dem Schutthaufen auf die Knie.

»Anton!«, rief sie erstickt und beeilte sich, in fiebriger Hast die Latten und Holzstücke hochzuheben und hinter sich zu werfen. Scharfe Holzsplitter bohrten sich schmerzhaft in ihre Hände, gruben sich ihr in Finger und Handflächen und zerrissen ihre Haut.

Den Schmerz ignorierend, arbeitete Anna weiter, Tränen der Verzweiflung rannen über ihr Gesicht, mischten sich mit dem Schweiß der Anstrengung und tropften in den Schutt. Sie keuchte und hustete, denn Staub und Dreck reizten ihren Hals, doch sie erlaubte sich nicht den Bruchteil einer Sekunde, innezuhalten.

Sie hatte schon ein Gutteil des Haufens abgetragen, als plötzlich Bewegung in den Schuttberg kam. Mit einem kräftigen Ruck schob Anton einige Holzstücke von sich. Sein Gesicht kam zum Vorschein, voller Staub und Dreck. Er hustete und spuckte, dann befreite er sich von dem restlichen Unrat, setzt sich auf und wischte sich mit dem Ärmel über das Gesicht. Eine blutige Schramme zog sich von seinem Mundwinkel bis hin zum Ohr.

Erschöpft lehnte er sich an den Rest der Wand, die das Erdbeben stehen gelassen hatte. Doch sogleich sog er scharf die Luft ein und richtete sich wieder auf. Vorsichtig hob er den Arm und betastete behutsam seine Schulter. Das Gelenk ließ sich bewegen. Unter Schmerzen zwar, doch es schien kaum Schlimmeres als ein Erguss zu sein. »Es bedarf schon mehr als einer alten Hütte, um einen Welser totzuschlagen«, sagte er. Das vertraute spitzbübische Lächeln schlich sich auf sein Gesicht, und Anna wusste, dass er nicht ernstlich Schaden genommen hatte.

Doch nur einen Moment später wurde seine Miene ernst.

Er hatte Annas gewölbten Leib erblickt. Nachdenklich ließ er seinen Blick darauf ruhen, dann schaute er ihr fragend ins Gesicht. Mit einem stummen Nicken beantwortete sie seine unausgesprochene Frage.

So hatte Anna es ihm zwar nicht beibringen wollen, doch es war nun einmal geschehen. Schwerfällig ließ sie sich neben ihm nieder, saß eine Weile schweigend da, um ihm Gelegenheit zu geben, sich an den Gedanken zu gewöhnen.

Endlich brach Anton sein Schweigen: »Ich hätte nicht gedacht, dass es noch einen kleinen Welser geben würde. Dabei – wenn man recht bedenkt, erstaunt es mich eigentlich viel mehr, dass es nicht schon früher geschehen ist.« Er klang eher verwundert als verärgert. Doch dann wurde seine Stimme ernst: »Du musst die Stadt verlassen«, sagte er brüsk.

Betroffen starrt Anna ihn an. Er schickte sie fort! Die Worte trafen sie tief und schmerzhaft. Mit allem hatte sie gerechnet, aber nicht damit. Tränen stiegen ihr in die Augen.

Anton war in stilles Grübeln verfallen und starrte abwesend vor sich auf den Boden. Wahrscheinlich war die eingestürzte Hütte schuld daran, dass sein sonst so schnell arbeitender Verstand nicht wie gewohnt funktionierte. Er benötigte länger als üblich, um einen klaren Gedanken zu fassen.

»Es ist zu gefährlich hier – für dich und das Kind«, sagte er endlich. »Es wird das Beste sein, wenn du für eine Weile verreist. Ich werde ein Quartier finden, wo du bequem niederkommen kannst, ohne dass jemand daran Anstoß nehmen kann. Vielleicht in Ravensburg oder in Konstanz am Bodensee.«

Anton unterbrach sich und schenkte Anna ein warmes Lächeln. »Und wenn ihr zurück in Augsburg seid, dann werden wir schon eine Lösung finden. Du kannst sicher sein:

Für dich und das ... für dich und unser Kind wird immer gesorgt sein.« Behutsam legte Anton den Arm um Annas Schultern und zog sie an sich.

Mit einem winzigen Schluchzer ließ Anna sich an seine Brust sinken. Sie hatte ihn gründlich missverstanden. Er wollte sich ihrer nicht entledigen. Im Gegenteil, er hatte einzig ihr Wohl und das ihres Kindes im Sinn.

»Du hast doch auch viele Bewunderer außerhalb der Mauern der Stadt. Und auch sie haben seelische und leibliche Nöte«, fuhr Anton in seiner Überlegung fort. »Niemand wird es wundern, wenn du zu denen fährst, die dich nicht aufsuchen können, um ihnen deinen Segen zu spenden, und sie teilhaben lässt an deinen Wohltaten«, sagte er, und Anna vernahm das vertraute Lachen, das immer dann in seiner Stimme aufblitzte, wenn er einen Gedanken verfolgte, der ihn besonders erheiterte. Anton hatte seinen Humor wiedergefunden.

Für einen Sonntagmorgen waren ungewöhnlich viele Menschen in den Gassen. Das schauerliche Erdbeben – bereits das zweite binnen Jahresfrist – hatte, obschon die Schäden nicht allzu schwer wogen, die Einwohner in beklemmende Ängste versetzt. Wie anders konnte man es verstehen als eine neuerliche Mahnung Gottes?

Doch heute hatten selbst kleinmütige Naturen ihre Furcht vergessen. Die Menschen strömten in Richtung der Sankt-Anna-Kirche, denn dort sollte heute feierlich die neue Kapelle geweiht werden, welche die Gebrüder Fugger gestiftet hatten.

Vier Jahre hatte der Bau gedauert, und man munkelte, er hätte bis zu seiner Fertigstellung dreiundzwanzigtausend Gulden verschlungen. Eine schier unglaubliche Summe, doch wenn der Fugger gedachte, sich ein Denkmal zu setzen, war nichts zu kostbar.

Von ungeheuerem Prunk hatte man reden hören, von erlesenen Schnitzereien und vortrefflichen Bildhauerarbeiten, von steinernen Putten, einem marmorverkleideten Altar und gleichfalls mit Marmor belegten Pfeilern.

Das Beben, das Sankt Ulrich wie ein Schiff auf aufgeregter See hatte schwanken und etliches des Zierrates hatte herabfallen lassen, hatte Sankt Anna und der Fuggerkapelle keinen Schaden getan, und heute würde man sich endlich eigenen Auges von dieser einzigartigen Pracht überzeugen können.

Niemand achtete auf die in weite, dunkle Gewänder gekleidete Gestalt auf dem Wagen, der gemächlich auf das Jacobertor zurollte.

Anna waren der Fugger und seine Kapelle gleichgültig, sie hatte andere Sorgen. Angestrengt versuchte sie das Rumpeln des Karrens auszugleichen, wenn eines der Räder in ein Schlagloch geriet. Sie legte schützend die Hände über ihren gewölbten Bauch, denn zu Recht fürchtete sie, das Schlagen schade ihrem Kind.

Aus der Stadt hinaus ging es und vorbei an den Bleichwiesen im Lechfeld, wo die Weber ihre Tuche zum Bleichen in der Sonne ausgebreitet hatten, dann durch die Friedberger Au. Auch als sie Friedberg erreicht hatten, hieß Anna Martin, denn niemand anderer saß auf dem Bock des Karrens, weiterfahren, direkt in das Hügelland auf dem Lechrain.

Bald schon umgab sie dichter Wald, und undurchdringbares Dickicht reichte zu beiden Seiten bis an den ausgefahrenen Weg heran. Anna musterte angestrengt das Buschwerk zu ihrer Rechten.

»Halt!«, rief sie plötzlich, »Martin, halt an!«

Da, das war die Stelle. Sie hatte den unscheinbaren Pfad entdeckt.

Martin zog die Zügel an und brachte den Karren zum Stehen. Anna schickte sich an, vom Karren zu klettern. Schnell sprang Martin vom Bock und half ihr hinab.

»Reich mir mein Bündel«, bat sie.

Befremdet wandte Martin den Kopf in alle Richtungen. »Was wollt Ihr hier in der Wildnis?«, fragte er, doch er tat wie geheißen.

»Bitte warte hier, bis die Sonne hinter den Baumwipfeln dort versunken ist. Wenn ich bis dahin nicht zurückgekehrt bin, dann habe ich mein Ziel erreicht, und du kannst getrost nach Augsburg zurückfahren«, sagte sie.

Anna hätte vielleicht einen versierteren, niemals aber einen vertrauenswürdigeren Fahrer finden können. Martin widerstrebte es völlig, Anna hier in dieser Wildnis abzusetzen, wo weit und breit keine Stadt, kein Dorf, ja nicht einmal ein Weiler zu sehen war.

Widerwillig hielt er ihr Bündel umfasst. »Ich kann Euch doch nicht hier zurücklassen ...«, protestierte er.

Doch Anna beruhigte ihn: »Glaub mir, ich weiß genau, was ich tue. Und da, wo ich hingehe, bin ich so sicher wie in Gottes Schoß.«

»Dann lasst mich Euch begleiten.«

Anna schüttelte den Kopf. »Nein, Martin, das geht nicht. Aber ich danke dir für deine Hilfe.« Energisch nahm sie ihm ihr Bündel ab, das angefüllt war mit allerlei Leckereien und Dingen, die Oda hier draußen in der Wildnis nützlich wären, und legte es sich über die Schulter.

Dann griff sie nach dem Weidenkorb, in dem zwei junge Hühner aufgeregt protestierten, und folgte sicheren Schrittes dem kaum sichtbaren Fußpfad in den Wald hinein.

Als sie den Rand der kleinen Lichtung erreichte, hielt sie für einen Moment inne. Der Welschnussbaum trug kräftiges Grün, und die windschiefe Hütte, in der Anna fast zwei Jahre gelebt hatte, lag still da. Das Haus kam ihr viel kleiner vor, als sie es in Erinnerung hatte, beinahe winzig. Die Tür war geschlossen, kein Rauch trat aus dem Schornstein.

Was, wenn Oda nicht mehr hier war? Wenn sie gar nicht mehr lebte? Siedend heiß durchfuhr Anna dieser Gedanke. Oda war bereits eine alte Frau gewesen, als Anna ihr zum ersten Mal begegnet war. Erstaunt fragte Anna sich, warum ihr der Gedanke nicht eher in den Sinn gekommen war.

Plötzlich spürte sie, wie ihr etwas von hinten auf die Schultern sprang. Spitze Krallen bohrten sich durch den Stoff ihres Kleides in die Haut. Anna schrie auf, mehr vor Schreck denn vor Schmerz, und ließ den Weidenkorb zu Boden fallen. Mit Geschrei stoben Hahn und Henne davon.

Doch bereits im nächsten Moment erkannte Anna, wer sie hinterrücks angefallen hatte. Zärtlich hob sie den warmen Körper des Katers von ihrer Schulter und strich ihm über das nachtschwarze Fell. »Innozenz, dass du mich noch kennst«, sagte sie erfreut.

»Er heißt Alexander, nach dem Papst«, erklang eine grantige Stimme aus dem Buschwerk neben ihr.

»Aber es gibt einen neuen Papst«, sagte Anna mit einem Schmunzeln, »Julius, seit ein paar Jahren schon …«

»Alexander!«, beharrte Oda brummig, dann trat sie zu Anna auf den Weg hinaus. Ein breites Lächeln straftce ihren schroffen Ton Lügen und legte ihr wettergegerbtes Gesicht in Tausende von Runzeln.

Glücklich über das Wiedersehen, schloss Anna die alte Frau in die Arme, erleichtert darüber, sie in guter Verfassung vorzufinden. Bewegt hielten die beiden Frauen einander für eine Weile umschlungen. Anna spürte durch Odas Kleider hindurch ihre spitzen Knochen. Die alte Frau war zerbrechlich geworden.

Schließlich schob Oda Anna mit einem Ruck von sich und musterte sie kritisch. Ihre grauen Augen hatten nichts an Wachheit und Schärfe verloren. »Dürr bist du geworden«, tadelte sie. »Und zudem in Umständen.«

Oda schüttelte den Kopf und funkelte Anna an. »Und da du in dem Zustand zu mir kommst, anstatt dich im bequemen Wochenbett von Mägden und Ehemann umsorgen zu lassen, steckst du wieder einmal in Schwierigkeiten«, schloss sie.

Odas mürrische Art war geblieben, stellte Anna fest und nickte. »Du hast recht«, sagte sie lachend, »aber so schlimm, wie du glaubst, ist es nicht.«

Anstelle einer Antwort zog Oda die Augenbrauen hoch, bis sie beinahe unter dem Tuch verschwanden, das sie wie ehedem über ihr weißes Haar gebunden trug. Wieder ließ sie ihren erfahrenen Blick über Anna gleiten und schüttelte erneut den Kopf.

»Du bist viel zu dünn. Wir werden dich noch ein wenig anfüttern müssen, damit du stark genug bist, das Kind zur Welt zu bringen und es zu nähren«, sagte sie, wandte sich um und ging Anna voran zur Hütte, wo sie sich sogleich am Herd zu schaffen machte. Kurz darauf hatte sie in der Herdstatt ein Feuer entzündet, über das sie einen Kessel mit Wasser zum Sieden hängte.

Auch wenn der Kater Alexander hieß, so schien doch zwischen ihm und Innozenz eine gewisse Seelenverwandtschaft zu bestehen, denn wie sein Vorgänger rollte er sich auf Annas Schoß zusammen.

Während Oda am Herd wirtschaftete, begann Anna zu berichten, was ihr widerfahren war, seit sie vor fünfzehn Jahren nach Augsburg zurückgekehrt war. So wurde die Zeit alles andere als lang, bis Oda zwei bis zum Rand gefüllte Schalen mit Gemüsebrühe auf den Tisch stellte.

In stiller Eintracht löffelten sie den Eintopf. Für Anna hatte Oda zudem zwei Eier in die Schale gerührt, und Anna genoss es sichtlich, nach langer Zeit endlich wieder einmal unbeschwert essen zu können.

»… und so dachte ich, es ist eine gute Gelegenheit, dich zu besuchen«, schloss Anna ihren Bericht.

»Und dein Kind hier auf die Welt zu bringen, wo niemand davon etwas mitbekommt«, ergänzte Oda grinsend.

Anna nickte. »Und natürlich, um in der Nähe deiner heilkundigen Hände zu sein, wenn es ernst wird«, fügte sie hinzu.

Lange noch saßen die beiden Frauen nach dem Essen zusammen, und erst als sich die Dämmerung auf die Lichtung hinabsenkte, reichte Oda, ihrem alten Ritual folgend, Anna wortlos ihre Decke.

»Es ist schön, dass du zu mir gekommen bist«, sagte sie dann jedoch mit einem warmen Lächeln und strich Anna sanft über die Wange.

Anna nahm Oda die Decke ab und verließ die Stube, um sich wie ehedem im Stall bei Ziege und Schaf ihre Bettstatt zu richten. Sie kuschelte sich in das Stroh, breitete sorgfältig die Decke über sich und atmete den warmen, beruhigenden Stallgeruch ein. Sie fühlte sich geborgen und beschützt wie lange nicht.

Anna hatte erst ein paar Stunden geschlafen, als stechende Schmerzen ihr durch den Leib fuhren und sie unsanft aus dem Schlaf rissen. Viel zu früh! Die Wehen kamen ein paar Wochen zu früh, wenn Anna sich nicht verrechnet hatte. Doch die Schmerzen ließen ihr keine Zeit, um nachzudenken. Abermals fuhren sie ihr durch den Körper, und Anna schrie gellend auf. Wieder und wieder quälten sie Anna, bis sie sie kaum mehr zu ertragen vermochte.

Die Pein schien sie davonzutragen, weit fort von ihrem Bewusstsein. Oda, der Stall, die Tiere, alles löste sich in schier unerträglichen Schmerzen auf.

Annas erster Schrei hatte die alte Frau aus dem Bett und an Annas Schlafstatt getrieben. Und zunächst hatte sich alles auch gut angelassen, obschon die Wehen weit vor der Zeit und mit einer ungewöhnlichen Heftigkeit eingesetzt hatten, wie Oda Annas abgehackten, zwischen Schreien hervorgepressten Worten entnehmen konnte. Das Kind war bereit, geboren zu werden.

Doch es schien, als sperre Annas Körper sich dagegen, krampfe sich zusammen, als weigere er sich, ihr Kind in die Welt hinauszulassen. Obschon das Kind winzig sein musste, wie Oda aus dem vergleichsweise geringen Umfang von Annas Leib schloss, hatte Anna sich nicht weit genug geöffnet, um ihm den Weg in das Leben hinaus zu ermöglichen. Inmitten des grauenvollen Wirbels aus Schmerzen erkannte Anna für einen Moment Odas Gesicht, das sich über sie beugte, spürte eine kühlende Hand auf ihrer fiebrigen Stirn und fühlte, wie Oda ihr einen heißen Trank einflößte. Doch wie alles andere verschwand auch das sogleich im Strudel der Schmerzen.

Dann war der Schmerz plötzlich vorüber. Da war nichts mehr. Nur noch gelbes, milchiges Licht. Anna war zu schwach, um die Augen zu öffnen. Und sie wollte es auch gar nicht. Sie wollte nichts mehr. Nur noch dahintreiben in diesem gelben, milchigen See.

Der Trank aus geschabtem Liebstöckelwurz, Melisse und starkem roten Wein, dem Oda einen kräftigen Schuss Branntwein zugegeben hatte, hatte seine Wirkung getan und die Krämpfe in Annas Körper gelöst. Den Schoß der Gebärenden hatte er dennoch nicht geöffnet, stellte Oda zu ihrem Schrecken fest. Wenn Anna es nicht vermochte, das Kind zu gebären, wenn es in ihrem Leib bliebe, um dort kläglich zu sterben, würde es seine Mutter unweigerlich mit sich in den Tod nehmen.

Oda legte prüfend die Hand auf Annas geschwollenen Leib. Dort war keine Bewegung des Kindes mehr zu spüren. Besorgt suchte Oda in Annas Gesicht nach Anzeichen dafür, dass das Kind in ihr bereits gestorben war. Leicht strich sie mit dem Finger über Annas Lippe. Anna zuckte, also musste Gefühl darin sein.

Um sicherzugehen, kitzelte Oda sie an der Nase, und auch darauf reagierte Anna, stellte Oda erleichtert fest. Gefühllosigkeit in Gesicht und Lippen und dazu eingefallene Augen wären ein untrügliches Zeichen dafür, dass der Tod des Kindes bereits eingetreten war.

Doch noch bestand Hoffnung. Erneut betastete Oda Annas gespannte Bauchdecke. Eigentlich wäre nun alles bereit. Sie erwartete, dass das Kind jeden Moment seinen warmen, trügerisch sicheren Ort verlassen würde.

»Pressen, Anna. Mein Gott, du musst pressen!«, flehte Oda, doch Anna regte sich nicht. Odas Worte drangen durch das gelbe Licht nicht bis zu ihr durch.

Oda drückte ihr Ohr auf Annas Brust. Ganz leise nur konnte sie das Herz schlagen hören, und sie erschrak zutiefst. Mit den Krämpfen war auch Annas Wille erloschen, jene Kraft, die vermochte, ihr Kind in das Leben hinauszupressen.

Oda wusste, ihr blieb nichts anderes übrig, als dem Kind gewaltsam seinen Weg zu ebnen. Sie holte tief Luft und beugte sich über die Kreißende. Dann legte sie ihre Hände ineinander und presste beide Unterarme auf Annas Brustkorb, direkt unterhalb des Busens.

Mit der nächsten Wehe drückte sie, so kräftig sie es vermochte, das Wesen in Anna nach unten, seinem Ziel, dem rettenden Licht der Welt, entgegen. »Pressen, Anna!«, knirschte sie erneut durch die zusammengebissenen Zähne. Ein schwerer Seufzer entrang sich Annas Brust. Ihr Leib zuckte, dann lag sie wieder wie leblos da.

Oda wiederholte die Prozedur bei der nächsten Wehe, und bei der übernächsten. Dann endlich, mit der vierten Wehe, gelang es ihr, das Kind nach unten zu drücken. Erschöpft wischte Oda sich den Schweiß von der Stirn. Dann schob sie behutsam tastend ihre Hand in Annas Schoß.

Da! Da war das Köpfchen des Kindes, winzig, wie sie erwartet hatte. Doch immer noch weigerte es sich, das Licht der Welt zu erblicken, ganz so, als hätte es bereits eine Ahnung davon, was das Leben bedeutete, und abermals bedurfte es Odas Hilfe.

Vorsichtig bemühte sie sich, den Kopf zu fassen zu bekommen, doch sobald sie versuchte, das Kind herauszuziehen, entglitt es ihren Fingern. Wieder und wieder versuchte sie es vergeblich.

Dann endlich hatte sie es fest genug im Griff, und unendlich langsam zog sie. Nun konnte sie auch mit der zweiten Hand zufassen, und endlich gelang es ihr, Annas Sohn aus dem Schoß seiner Mutter in das Leben herauszubefördern.

Ganz still lag er auf dem Stroh, mit bläulich angelaufener Haut, und Oda befürchtete, es wäre kein Leben mehr in ihm. Entschlossen verabreichte sie ihm einen Klaps auf die Kehrseite.

Er protestierte mit einem schwachen Wimmern. Es war beileibe kein Schrei, doch immerhin ein Zeichen des Lebens. Oda trennte ihn endgültig vom Leib seiner Mutter, rieb ihn mit einem Zipfel der Decke ab und wickelte ihn in ein Tuch.

Er war ein schmächtiges Kerlchen, stellte sie fest, dünn und dunkel mit einem Hauch von schwarzen Flaum auf dem Kopf. Betroffen schüttelte Oda den Kopf. Sie glaubte nicht, dass dieses winzige Kind den Morgen überleben würde. Es war Eile geboten, wollte sie nicht riskieren, dass Annas Sohn der ewigen Verdammnis anheimfiel.

Rasch versorgte sie Anna mit reinen Leinenbinden und vergewisserte sich, dass die Blutung langsam versiegte. Anna hatte die Geburt überstanden und würde sich davon erholen. Obschon es sicher eine Weile dauern würde, bis sie wieder zu Kräften käme und stark genug wäre, für ihr Kind zu sorgen.

»Anna! Anna!« Oda schüttelte Anna an der Schulter. »Wie soll dein Kind heißen? Es ist ein Junge!«

Ein winziges Gesichtchen erschien für einen kurzen Moment verschwommen inmitten des gelben Sees, ein schwaches Wimmern, dann sank beides wieder zurück in die gelben Fluten.

»Anna!« Oda schlug ihr mit der flachen Hand auf die Wange.

»Hm?«

»Das Kind! Welchen Namen soll es tragen?«

»Was?«, fragte Anna verwirrt. Nur ungern ließ sie sich aus ihrer gelben Welt herausreißen.

»Anna, sag mir, wie dein Vater heißt!«, folgte Oda einer Eingebung.

»Laminit. Michael Laminit«, flüsterte Anna, und sogleich sank ihr Kopf wieder zur Seite.

Oda nickte. Abermals horchte sie auf Annas Atem. Er ging schwach, doch gleichmäßig. Es würde nicht schaden, Anna eine Weile schlafen zu lassen. Schlaf und kräftigende Brühe, das waren die Dinge, die Anna, so Gott wollte, wieder auf die Beine bringen würden.

Behutsam bettete Oda den Säugling auf ihren Arm und trug ihn aus dem Stall hinaus zu der flachen Stelle am Bachufer, wo sie ihr Wasser zu holen pflegte. Sie hatte beinahe das Ufer erreicht, als der Kleine überraschend die tiefblauen Augen öffnete und Oda anblickte. Der alten Frau fuhr ein Stich durch das Herz, der ihr den Atem nahm.

Sie machte dies hier nicht zum ersten Mal. Ein anderes winziges Gesichtchen stieg vor ihrem inneren Auge auf, mit Augen, genauso blau und so hilfesuchend wie die des Jungen in ihrem Arm. Auch diesem Kind hatte sie die Nottaufe erteilen und seine Seele dem Herrn anvertrauen müssen. Mehr hatte sie für ihre Tochter nicht tun können.

Der Säugling in ihrem Arm wurde plötzlich schwer, als trüge sie zwei Kinder zugleich auf dem Arm, und die letzten Schritte gerieten Oda zur Qual. Kaum noch vermochte sie das Gewicht zu tragen.

Endlich hatte sie das Ufer erreicht und schlug das Tuch um das Kind herum auf. Schwerfällig bückte sie sich zum Bach hinab und tauchte den kleinen Körper für einen kurzen Moment unter Wasser. »Im Namen Gottes des Vaters, des Sohnes und des Heiligen Geistes taufe ich dich auf den Namen Michael«, flüsterte Oda mit erstickter Stimme und beeilte sich, den Jungen rasch abzutrocknen und das Tuch wieder fest um ihn zu wickeln.

Damit hatte die Taufe ihre Gültigkeit. Jeder getaufte Christ konnte bei akuter Lebensgefahr für einen Ungetauften ohne weitere Formalitäten die Nottaufe vornehmen. Was immer

Annas Sohn nun widerfahren würde, wie lange er leben oder wie bald er sterben würde, er hatte das heilige Sakrament der Taufe erhalten und ruhte für immer in Gottes Hand.

Die nächsten Tage wurden für Oda recht anstrengend. Ständig eilte sie zwischen Stall und Stube hin und her, bereitete kräftigende Brühen und flößte sie Anna ein. Doch es war Michael, der ihr wirklich Kummer bereitete. Jedes Mal, wenn sie an Annas Lager trat, hob sie die Decke hoch und warf einen kurzen Blick auf den Kleinen, den sie an die Brust seiner Mutter gebettet hatte.

Er lebte, aber er wurde immer schwächer. Sicher litt er großen Hunger, doch er war sogar zu schwach, um sein Leid kundzutun. Anna konnte ihn nicht nähren. Wie nicht anders zu erwarten, gab ihr ausgezehrter Körper keine gesunde Milch von sich.

Wieder und wieder versuchte Oda, Michael mit einem winzigen Spatel die noch warme Milch der Ziege einzuflößen, doch mit der gleichen Hartnäckigkeit spuckte er sie wieder aus. »Ich würde dir ja selbst die Brust geben, wenn das irgend helfen würde«, brummte Oda.

Sie brauchte ein Gefäß, etwas, aus dem er saugen könnte, das eine gewisse Ähnlichkeit mit einer Brust hatte. Etwas, dass die Milch nur in einem dünnen Strahl hindurchließ. Suchend ließ sie ihren Blick über das Bord in ihrer Kräuterküche schweifen. Was konnte sich für diesen Zweck eignen?

Ihr Blick richtete sich auf das Horn einer jungen Kuh. Vielleicht konnte sie dies nutzen? Für gewöhnlich zerrieb man Kuhhorn zu Pulver, doch es war ein Gefäß, einer Brust zumindest der Form nach nicht unähnlich. Sogleich machte Oda sich an die mühselige Aufgabe, mit der feinen Spitze einer Reibe ein winziges Loch in das spitze Ende zu bohren. Sie verschloss das Loch mit dem Daumen ihrer Linken, füllte eine kleine Menge Milch hinein und ging wieder in den Stall.

Mit dem freien Arm nahm sie Michael hoch und schob ihm sanft das Kuhhorn mit ihrem Daumen zwischen die Lippen. Dann zog sie den Daumen langsam zur Seite, und ein dünner Milchstrahl ergoss sich in sein Mündchen.

Michael schluckte, dann verschluckte er sich und begann zu husten. Eilig nahm Oda das Kuhhorn fort und klopfte ihm auf den Rücken, bis er sich beruhigt hatte.

So ging es nicht, stellte sie fest. Natürlich nicht, schalt sie sich. Er musste saugen, wenn er sich nicht verschlucken sollte. Doch woran konnte er saugen? Wieder inspizierte sie die Gegenstände in der Kräuterküche, ohne jedoch etwas Geeignetes zu finden.

Sie würde etwas anfertigen müssen, das sie auf die Spitze des Hornes setzen konnte, überlegte Oda. Etwas Weiches. Ein Stück Leinen wäre sofort durchtränkt. Leder war zu dick und nicht geschmeidig genug.

Dann fiel ihr Blick auf einen Bogen Pergament. Das könnte funktionieren. Rasch riss sie ein Stück von dem Bogen und rollte daraus etwas, das Ähnlichkeit mit einem Fingerling hatte. Sorgsam befestigte sie es an der Spitze des Kuhhorns. »Auf ein Neues«, brummte sie und füllte abermals ein wenig Ziegenmilch in das Horn. Mit einer spitzen Nadel stach sie ein Loch in den Fingerling.

»So, mein Kleiner. Das ist zwar nur ein plumper Ersatz, doch es ist deine einzige Chance«, sagte sie und hob Michael von seinem warmen Lager hoch. Behutsam legte sie ihn in ihre Armbeuge und hielt das Kuhhorn so vor sein Mündchen, dass der Fingerling auf den winzigen Lippen lag.

Mit einer schwachen Bewegung seines dünnen Ärmchens versuchte Michael das störende Ding fortzuschieben, doch Oda blieb beharrlich. Wieder und wieder steckte sie ihm den Fingerling zwischen die Lippen, mochte er auch noch so oft den Kopf fortdrehen.

Dann endlich wurde Odas Geduld belohnt. Michael fügte sich und duldete diese schlechte Nachbildung einer mütterlichen Brust in seinem Mund. Ein Tropfen Milch benetzte seine Zunge und schien ihm zu schmecken.

Endlich schloss er seine winzigen Lippen um den Fingerling, und mit der Kraft, geboren aus dem Willen zu leben, die tief in jedem Lebewesen wurzelt, begann er zu saugen. Oda schickte ein stummes Dankgebet zur Mutter Maria, Schützerin der Schwangeren und Neugeborenen.

Doch ihre Erleichterung dauerte nicht lange an. Allzu bald durchweichten Milch und Speichel das Pergament auf dem Kuhhorn, und die restliche Milch ergoss sich über Kinn und Brust des Jungen.

Oda legte das Kuhhorn zur Seite, was Michael sogleich mit einem schwachen Protestlaut quittierte. »Warte ein Weilchen, mein Kleiner«, sagte sie zärtlich. »Wir machen einen neuen Sauger, diesmal aus zwei Lagen Pergament. Es wäre doch gelacht, wenn wir dich nicht satt bekämen.«

Anna saß auf dem umgestürzten Baumstamm am Rande der Lichtung in der Sonne und wiegte Michael auf dem Arm. Der Kater Alexander strich um ihre Beine und machte es sich dann zu ihren Füßen bequem. Wehmütig ließ Oda ihren Blick auf den dreien ruhen, so als wolle sie sich das Bild für immer in ihr Gedächtnis prägen.

Es hatte lange gedauert, bis Anna sich erholte hatte, und auch Michael brauchte eine gute Weile, bis er ein wenig an

Gewicht zugelegt hatte und Oda sicher war, dass er überleben würde.

Der Welschnussbaum trug bereits Früchte. Sie waren zwar noch klein und grün und weit entfernt von ihrer Reife, doch gemahnten sie Oda daran, dass das Jahr voranschritt, dass der Sommer in seinem Zenit stand.

Es war an der Zeit, entschied sie schweren Herzens. Zum einen spürte sie, wie ihre eigenen Kräfte schwanden, zum anderen wurde es Zeit, dass Michael die Milch einer gesunden Amme bekam, wollte er groß und kräftig werden. Immer noch war er schwächlich und weit kleiner als andere Säuglinge seines Alters.

Zögerlich trat Oda zu Anna, denn nur ungern zerstörte sie den Frieden dieses Moments. Entgegen ihrer gewohnt schroffen Art nahm sie Annas Hand und setzte sich neben sie auf den Baumstamm.

»Du musst gehen!« Oda sagte es geradeheraus, ohne Umschweife, genau wie damals, als sie Anna zurück in die Stadt geschickt hatte. »Du bist kräftig genug, den Weg bis Friedberg zu schaffen. Dort findest du sicher einen Wagen, der euch nach Hause bringt. Wenn du möchtest, dass der kleine Michael überlebt und groß wird, dann musst du ihn jetzt nach Augsburg bringen.«

Anna nickte. Seit sie genesen war, hatte sie die stillen Tage bei Oda sehr genossen und hätte sie am liebsten bis zum Jüngsten Tag ausgedehnt. Doch Oda hatte wie immer recht. Es war an der Zeit. »Warum kommst du nicht mit mir in die Stadt?«, fragte sie und blickte die alte Frau erwartungsvoll an. Die Idee war ihr gerade erst gekommen. »Es ist ein Leichtes für mich, für deinen Unterhalt zu sorgen. Ich bin nicht unvermögend …«

Oda schüttelte ruhig den Kopf. »Nein, mein Kind. Ich gehöre nicht in die Stadt. Hier habe ich, was ich brauche, und keiner stört meine Ruhe.«

Anna konnte das verstehen. Sie selbst wäre auch am liebsten für immer hiergeblieben.

»Ich komme im nächsten Sommer und besuche dich«, schlug sie stattdessen vor.

»Dann werde ich nicht mehr hier sein.« Oda sprach die Worte ohne jede Regung aus.

Einen Moment lang starrte Anna sie verständnislos an. Dann begriff sie den traurigen Sinn von Odas Worten. Tränen schossen ihr in die Augen, und sie schluckte. Nicht einen Moment zweifelte sie an der Wahrheit von Odas Worten. Die alte Frau wusste, dies wäre ihr letzter Sommer.

»Es ist schön, dich noch einmal gesehen zu haben«, sagte Oda.

Anna biss sich auf die Lippen und schlang ihren Arm um Oda. »Danke«, murmelte sie erstickt in das Kopftuch der lieben Frau, die ihr viel mehr Mutter gewesen war als Barbara.

21. Kapitel

Als Anna mit dem Tragekorb in Veronikas Stube trat, hätte sie sich ohrfeigen mögen, dass sie das Kind gleich mitgebracht hatte. Doch wo hätte sie Michael lassen sollen? Noch schlief er zwar, eingelullt durch das Schaukeln des Korbes, doch er konnte jeden Moment erwachen und sich mit einem Schreien bemerkbar machen.

Eigentlich wäre das kein Schaden gewesen, beabsichtigte Anna ohnehin, ihn bei Veronika zu lassen, doch Veronika war nicht allein in der Stube. Auf der Bank neben Barbara saß ihre Nachbarin, die Freundin ihrer Mutter.

Ausgerechnet die klatschsüchtigste Person der ganzen Stadt, dachte Anna verärgert. Sie würde sogleich in ganz Augsburg umherlaufen und … Doch halt! Nein! Im Gegenteil. Dieses Klatschweib kam ihr gerade zupass. Sie würde die Nachbarin für ihre Zwecke einspannen, und in Windeseile würde diese genau das verbreiten, was Anna verbreitet haben wollte.

Behutsam stellte sie den Tragekorb ab und begrüßte Schwester, Mutter und die Nachbarin, die sie mit einem besonders herzlichen Lächeln bedachte. Dann öffnete sie den Tragekorb. Überrascht sogen die Frauen die Luft ein, und wie erwartet fragte die Nachbarin neugierig: »Sagt nur, das ist Euer Kind?«

»Gott bewahre! Nein!«, log Anna und tat innerlich Abbitte bei ihrem Sohn. Sie hoffte, dass sie ihm eines Tages, wenn er groß und verständig genug dafür wäre, die Wahrheit erklären könnte und er einsehen würde, dass es besser gewesen war, diese zu verschweigen.

Anna hatte lange darüber nachgedacht, wie ihr Leben mit Michael weitergehen sollte. Am liebsten hätte sie ihn bei sich behalten und selbst großgezogen. Doch sie wusste, um seiner Sicherheit willen musste sie ihre Gefühle hintanstellen.

Sie mochte ihn auch nicht zu einer fremden Amme aufs Land schicken. Man hörte zu viel davon, dass diese Personen es dem Kind an Sorgfalt und Pflege mangeln ließen. Zudem war Michael immer noch schwächlich.

So war es ihr als guter Kompromiss erschienen, ihn in die Obhut ihrer Schwester zu geben. Veronika war zwar nicht der fleißigste Mensch auf Erden, doch zu ihren Kindern war sie lieb und fürsorglich, und auf diese Weise behielt sie Michael in ihrer Nähe und konnte ihn jederzeit sehen.

Es war eine Sache gewesen, diese Entscheidung nach nüchterner Erwägung zu treffen. Jedoch eine gänzlich andere, den eigenen Sohn nun zu verleugnen. »Du erinnerst dich an unsere Base aus Friedberg?«, fragte Anna Veronika.

Verständnislos schüttelte die Schwester den Kopf.

»Doch, sicher erinnerst du dich!«, sagte Anna mit Nachdruck. »Die Ärmste. Im Kindbett gestorben ist sie. Und ihr Mann hat sich vor Gram darüber bewusstlos getrunken und ist in den Fluss gefallen. Ertrunken ist er und hat dieses arme Kind elternlos zurückgelassen.«

Das war keine sehr originelle Erklärung, doch Anna war sie auch gerade erst eingefallen. Sie sah nicht, wie Barbara, entsetzt ob ihrer Schilderung, die Augen aufriss und sich bekreuzigte.

»In der Nacht ist mir die Gottesmutter erschienen und hat mir aufgetragen, für das Kind zu sorgen. Deshalb habe ich es hergebracht. Es ist ein kleiner Knabe. Michael heißt er«, fuhr Anna fort.

Wieder bekreuzigte Barbara sich.

Anna hatte die Worte an Veronika gerichtet, und langsam schlich sich Verstehen in die Augen ihrer Schwester. »Ja, ich glaube, jetzt erinnere ich mich an die Base. Das arme Ding«, sagte Veronika.

»Für seinen Unterhalt wird aus Almosen gesorgt sein, aber vielleicht kann er hier bei dir leben. Du verstehst dich besser auf das Großziehen von Kindern, und zudem kann er hier mit seinen … entfernten … Basen und Vettern spielen«, fuhr Anna fort. Aus dem Augenwinkel sah sie, wie die Nachbarin aufmerksam jedem Wort lauschte.

Veronika warf Anna einen langen, bedeutungsvollen Blick zu. »Ja. Um der armen Mutter dieses Knaben willen werde ich ihn aufnehmen«, sagte sie.

Auch wenn es Pater Gereon von Heilig Kreuz so vorkommen musste – es war weder göttliche Fügung noch ein schöner Zufall, dass er in den frühen Abendstunden auf Pater Quirinus traf, der ihn freimütig auf einen Krug Wein einlud. Das war reine Berechnung. Quirinus wusste, der Pater war hochprozentigen Getränken sehr zugetan.

Nur zu gerne begleitete Gereon Quirinus in einen der schmierigen Weinzäpfe am Kesselmarkt, und als sie das düstere Lokal betraten, schlug ihnen bereits der schale, säuerliche Dunst der Zechenden entgegen. Quirinus rümpfte unmerklich die Nase. Er verabscheute derartig unappetitliche Höhlen des Lasters, und aus Gründen des Zeitvertreibes hätte er nie eine solche betreten. Doch man musste Opfer bringen. Darauf bedacht, keinem der Saufbolde, die seit Stunden hier herumlungerten, zu nahe zu kommen, zog er Gereon mit sich zum Tresen.

Ganz der großzügige Gastgeber, winkte er sogleich dem

Wirt, ihnen zwei gefüllte Becher zu bringen, und zwar nicht vom billigen, den er im Ausschank habe. Ein Strahlen breitete sich über Gereons flächiges Gesicht. Er zeigte sich in hohem Maße begeistert, auf Kosten seines spendablen Mitbruders den einen oder anderen Krug leeren zu dürfen.

Quirinus, ganz entgegen seiner geizigen Natur, ließ sich die Sache etwas kosten. In zuvorkommender Weise achtete er darauf, das Gereons Becher stets gut gefüllt war. Wieder und wieder winkte er dem Wirt um Nachschub und ließ dabei seinen Gast nicht aus den Augen. Beiläufig suchte er nach Anzeichen von Trunkenheit.

Das Unterfangen verlangte Quirinus eine bewundernswerte Geduld ab, denn Bruder Gereon vertrug eine Menge. Quirinus selbst hielt sich beim Genuss des Rebsaftes unauffällig zurück. Er verabscheute alles, was das Hirn vernebelte, und blickte voller Hochmut auf all jene herab, die es nicht vermochten, Maß zu halten.

Doch heute bemühte er sich, Gereon seine Verachtung nicht spüren zu lassen. Im Gegenteil, Beschwingtheit vortäuschend, prostete er ihm ein ums andere Mal jovial zu.

Die Stimmung im Weinzapf stieg. Langsam hatten sich die Zecher warm getrunken, und das Lärmen nahm zu. Allerlei Weibsvolk mischte sich unter die Feiernden, und ihr angetrunkenes Kreischen übertönte das grobe Gelächter, wenn sich wieder eine Hand in ein prall gefülltes Mieder verirrte.

Ein Gast hatte sichtlich Mühe mit dem aufrechten Gang und wurde von seinen kaum sicherer auf den Beinen stehenden Kumpanen hinausbegleitet. Dabei rempelten sie gegen nahezu jeden Tisch und jede Bank des Raumes.

Auch Quirinus bekam einen ordentlichen Schubs ab, so dass sich ein guter Teil des Weines in seinem Becher über seine Tunika ergoss. Der Pater unterdrückte einen gotteslästerlichen Fluch. Genauso wie den Suff und üble Spelunken verabscheute er trunkene Zecher.

Langsam zeigten sich auch erste Anzeichen von Trunkenheit bei seinem Gast, stellte Quirinus mit Befriedigung fest. Pater Gereons Wangen hatten sich gerötet, und in seinen Augen glomm ein glasiger Schimmer. Doch es bedurfte noch zweier und eines halben weiteren Kruges, bis endlich, in den frühen Morgenstunden, Quirinus' Geduld Früchte trug.

Als Bruder Gereon von der heimlichen Kammer zurückkehrte, die er zwecks Erleichterung seiner Blase aufgesucht hatte, schwankte er sichtlich, und die Adern auf Wangen und Nase leuchteten rot. Unsicher griff er nach seinem Becher. »Warum liebe ich den Wein gar so sehr?«, haderte er unglücklich.

Quirinus beugte sich vor, um seine undeutlichen Worte zu verstehen.

»Propst Fackler wird mir eine schwere Buße auferlegen. Er hat ohnehin ein strenges Auge auf mich.« Mit stumpfem Blick starrte Gereon in seinen Becher. »Er sagt, ich soll mich mäßigen …« Der Bruder hatte sich in ein jammerndes, von Reue und Selbstzweifeln gequältes Häuflein Elend verwandelt.

Quirinus nickte mitfühlend.

»Und gleich soll ich den Gläubigen die Beichte abnehmen …«, lallte Gereon. Seine Zunge hatte beschlossen, nicht länger seinen Befehlen zu gehorchen.

Wieder nickte Quirinus.

Auch in seinem volltrunkenen Zustand war Pater Gereon klar, dass er seinem Prior so besser nicht unter die Augen kam. »Er wird es merken …«, jammerte er verzweifelt, sichtlich bemüht, sich auf den Beinen zu halten.

Dies war der Zeitpunkt, auf den Quirinus gewartet hatte. Stützend fasste er seinen schwankenden Mitbruder am Arm. »Die Beichte übernehme ich für Euch«, bot er Gereon großmütig an. »Macht Euch keine Sorgen. Fackler wird nicht merken, dass Ihr unpässlich seid.«

»Das ist wahre Nächstenliebe«, lallte Gereon, dann knickten seine Beine unter ihm ein.

Der Pater stieß sich schmerzhaft den Kopf am Schnitzwerk an, als er sich im Dunkel des Beichtstuhls niederließ. Es war nicht sein gewohnter Beichtstuhl, sondern der von Heilig Kreuz. Dennoch tat dieses kleine Missgeschick seiner gehobenen Stimmung keinen Abbruch. Nun bedurfte es nur noch ein wenig Druckes an der rechten Stelle, dachte er. Voller Erwartung rieb er sich die schmalen Finger, und als der nächste bußfertige Sünder in den Beichtstuhl trat, schlich sich ein böses Lächeln auf seine dünnen Lippen.

Appel schlug das Kreuzzeichen. »Im Namen des Vaters und des Sohnes und des Heiligen Geistes. Amen«, sprach sie die Begrüßungsformel. Sie konnte den Priester hinter dem hölzernen Gitter des Beichtstuhles nicht recht erkennen, doch sie hatte das unbestimmte Gefühl, dass es nicht Pater Gereon war.

»Gott, der unser Herz erleuchtet, schenke dir wahre Erkenntnis deiner Sünden und seiner Barmherzigkeit«, murmelte der Pater leise.

»Ich habe gesündigt«, begann Appel, lustlos ihre Sünden zu beichten. Es waren immer die gleichen. »Ich habe anderen Böses gewünscht, habe Groll, Zorn und Abneigung gegen meine Brotherrin und andere gehegt«, leierte sie herab. »Und ich habe gestohlen. Ein paar Heller nur, diesmal.«

Der Pater zog erstaunt die Augenbrauen hoch. Das war eine

erfreuliche Information. Es war nicht so ungewöhnlich, dass Bedienstete ihre Herrschaft um Kleingeld erleichterten, doch von Appel hatte er das nicht erwartet. Er war vielmehr davon ausgegangen, dass sie höchst loyal zu ihrer Dienstherrin stand.

»Gegen das siebte Gebot hast du also verstoßen. Das ist schlecht, aber lässlich«, sagte er streng. »Doch wie steht es mit dem achten Gebot?«, fragte er lauernd. »Hast du gelogen? Hast du falsches Zeugnis abgelegt wider deinen Nächsten?« seine Stimme hob sich drohend.

Appel schwieg überrascht. Dieser Pater war ihr unheimlich. Pater Gereon hatte sich ihre Sünden stets angehört, ihr drei Ave-Maria und fünf Vaterunser zu beten als Buße auferlegt und ihr dann ohne weitere Fragen die Absolution erteilt.

»Auch das Verschweigen der Wahrheit bedeutet Lügen. Auch das um anderer willen. Ich frage dich also noch einmal: Hast du dich des Vergehens der Lüge schuldig gemacht?«, forschte der Pater eindringlich nach.

So hatte Appel das noch nicht betrachtet. »Ja, Vater«, musste sie zugeben.

»Der Herr belohnt die, welche die Wahrheit lieben«, sagte der Pater versöhnlich. »Denke daran, meine Tochter. Und mache dich nicht wieder dieser schrecklichen Sünde schuldig!«

Appel nickte. »Ich bereue, dass ich Böses getan und Gutes unterlassen habe. Erbarme dich meiner, o Herr«, sprach sie die Worte der Bitte um Vergebung. Sie wollte so bald als möglich fort aus diesem Beichtstuhl.

»… So spreche ich dich los von deinen Sünden«, schloss Quirinus. Das hölzerne Gitter, das ihn von den Pönitenten trennte, verbarg sein boshaftes Lächeln, in das sich nun eine gehörige Portion Selbstzufriedenheit mischte. Sein stetiger

Kampf gegen die ungläubige Betrügerin schien endlich von Erfolg gekrönt zu werden. Bald schon würde es zu Ende gehen mit der Heiligen, dessen war er sich sicher.

Die Hochzeit sollte das gesellschaftliche Ereignis des Jahres werden. Eine Festlichkeit, die man in Augsburg so schnell nicht vergessen würde. Der gesamte Stadtadel, Angehörige aller Patrizierfamilien, waren der Einladung gefolgt, Zeuge zu werden, wie Anton Rem, Sohn des Sigmund Rem und angesehener Stadtrichter zu Memmingen, Ursula, die Tochter von Anton Welser, ehelichte.

Auch die Familie aus Memmingen und Nürnberg war extra angereist und zeigte sich höchst beeindruckt von der Pracht des Festes. Hatte Katharina doch, sehr zu Antons Missfallen, weder Kosten noch Mühen gescheut.

Flöten-, Harfen-, Schalmeispieler und Trommler, die besten Musikanten der Stadt, hatte sie engagiert. Fässer köstlichen Weines – rot wie weiß – warteten in den Gewölben des Kellers darauf, angestochen zu werden.

Und die Oberhoheit über die Küche hatte sie für diesen Tag dem Koch aus dem Adlerschen Haushalt übertragen, da dieser erhebliche Erfahrung darin hatte, große Feste auszurichten und zu einem kulinarischen Ereignis geraten zu lassen. Überdies hatten seine Gerichte sogar Gnade vor den feinen Zungen des Kaisers und seiner hohen Gäste gefunden.

Selbstredend war das Hochzeitskleid der Braut – so wie ihr eigenes Gewand – von erlesener Kostbarkeit. Doch was Katharina wirklich mit Stolz erfüllte, war der ganz nach der neuen italienischen Mode umgestaltete, große Saal des Hauses. Er war freilich nicht so groß wie der vom Fugger, doch in der Erlesenheit seiner Ausgestaltung mindestens genauso prächtig, fand Katharina.

Es hatte sie einiges an Sorge und Mühe gekostet, die faulen südländischen Handwerker, die sie eigens bestellt hatte, auf Trab zu halten, damit diese ihr Werk rechtzeitig zur Hochzeit vollendeten.

Die geschnitzten Ornamente der Balken, welche die Decke trugen, hatte sie zum Teil mit Blattgold belegen und die Räume dazwischen mit sakralen Motiven ausmalen lassen. Die groben Bodendielen hatten einen eichenen Parkettbelag und die Wände bis in Hüfthöhe eine Holzvertäfelung erhalten.

Auf der den Fenstern gegenüberliegenden Wand wiederholte sich das Kassettenmuster der Täfelung und umrahmte stuckverzierte Spiegel, die das Licht der Kerzenleuchter um ein Vielfaches vermehrt in den Raum zurückwarfen. Sein Schimmer milderte – Gott sei es gedankt – die fast unziemliche Röte auf den Wangen der Braut.

»Kannst du mich hinausbegleiten«, bat Ursula ihre Mutter. Katharina warf einen prüfenden Blick durch den Saal. Die Feierlichkeiten ließen sich gut an. Man hatte die Tafeln bereits aufgehoben, und die Gäste schienen sich gut zu unterhalten. Alles war in bester Ordnung. Es würde nicht schaden, wenn sie Ursula kurz auf das Örtlein begleiten würde. Gerade hatten die Damen ihre Notdurft verrichtet, und Katharina ordnete sorgsam die kostbaren Unterkleider der Braut, als sie Stimmen im Hof vernahmen.

»Sie hat ein Kind? Na, dann kann es mit ihrer Heiligkeit ja nicht so weit her sein«, sagte eine sonore Herrenstimme.

»Ja, sie hat ein Kind zu ihrer Schwester gebracht. Es heißt, es gehört einer verstorbenen Base. Aber der Bastard ist genauso schiech wie sie selbst. Dürr und dunkel«, bestätigte eine hellere, jüngere Stimme.

Zwei männliche Gäste erleichterten sich in der Latrine auf

dem Hof, und die Damen wurden unfreiwillig Zeugen der Unterhaltung. Zunächst hatte Katharina nicht weiter auf das Gespräch geachtet, denn ihr war nicht bewusst gewesen, von wem die Rede war. Nun aber horchte sie auf.

»Und der Vater?«

»Das ist ja das Pikante! Ich habe reden hören, es wäre der Welser.«

»Bartholomäus? Der Bruder der Braut?«

»Nein, der Alte! Anton!«

»Oh! Meinen Respekt! Er ist kaum jünger als ich.« Der ältere lachte. »Vielleicht sollte ich ihn fragen, wie …« Die Worte verloren sich, als die Herren sich entfernten. Nur das Lachen des jüngeren wehte noch für einen Moment über den Hof.

Entsetzt starrte Katharina ihre Tochter an.

Auch Ursula hatte die Worte gehört. »Das ist gemein! So gemein!«, rief sie. Ihre Wangen hatten die Farbe reifer Kirschen angenommen, und sie rannte mit wehendem Rock hinaus.

Rasch beeilte Katharina sich, ihr zu folgen. Doch erst kurz vor der Tür zum Saal gelang es ihr, Ursula zu erwischen. Energisch zog sie die Tochter mit sich in ihre Stube hinauf, bevor diese sich mit einem peinlichen Auftritt vor den Gästen blamieren konnte.

Heulend warf Ursula sich auf die Bettstatt ihrer Mutter, und Katharina hätte es ihr am liebsten gleichgetan. Schon wieder diese falsche Heilige! Diese elende Kröte! Es war zum Auswachsen! Nur mühsam konnte die Brautmutter sich beherrschen, um nicht vor Wut laut zu schreien. Höchst undamenhaft schlug sie mit der Faust in ihre Handfläche. Wieder einmal hatte ihr Mann sie zum Gespött gemacht! Die Mutter in Rage, und seine Schwester, die Braut, deren schönster Tag es hätte werden sollen, in Tränen der Scham aufgelöst – so fand Katharinas ältester Sohn, Bartholomäus, sie vor, dem ihre Abwesenheit im Saal aufgefallen war.

»Mutter, bitte!«, versuchte er Katharina zu besänftigen. Auch er hatte von den Gerüchten gehört. »Ist denn sicher, dass Vater der Erzeuger dieses Kindes ist? Schließlich ist er bereits über sechzig. Diese Metze kann doch mit jedem …«

»Es kommt nicht darauf an, von wem das Kind wirklich ist«, schnitt Katharina ihm das Wort ab. »Es kommt darauf an, was die Leute denken, von wem es ist!«

Bartholomäus duckte sich. Er war ein gestandener Mann und beileibe kein Feigling, doch der Wut seiner Mutter mochte er sich nicht entgegenstellen. Er überließ die Damen ihrem Zorn, um den Gästen eine glaubwürdige Erklärung für ihre Abwesenheit zu liefern.

»Kein Grund zur Beunruhigung! Die Brautmutter ist nur ein wenig unpässlich«, verkündete er kurz darauf im Saal. »Es ist die Aufregung. Die Braut ist bei ihr. Schließlich ist Ursula, die heute heiratet, ihre jüngste Tochter«, fügte er erklärend hinzu und verließ den Festsaal, um noch einmal nach Mutter und Schwester zu sehen.

Die Gäste nickten verständnisvoll. Ja, es war nicht leicht für eine Mutter, wenn das jüngste Kind das Haus verließ. Und feiern ließ es sich auch ohne die Anwesenheit von Braut und Brautmutter.

Katharina brauchte Luft. Auf der Stelle. Es war ihr gleichgültig, wenn man sie auf dem Fest vermissen würde. In jedem Fall wäre es besser, als wenn sie vor den Gästen die Haltung verlieren würde. »Wisch dir das Gesicht ab, und sobald du dich beruhigt hast, gehst du zurück zu unseren Gästen«, wies sie Ursula an, die immer noch in Tränen aufgelöst auf Katharinas Bettstatt saß.

»Bartholomäus, du kümmerst dich um sie!«, befahl sie knapp und zog sich einen leichten Mantel über das Festkleid. Im Hinterhaus stieg sie über die Wirtschaftstreppe in den Hof hinab und verließ das Anwesen just auf dem Weg, den Anna bei ihren Besuchen stets gewählt hatte.

Ziellos streifte Katharina durch die Gassen und gab sich ihrem Groll hin. Sie hatte selbstverständlich angenommen, dass Anton diese unwürdige Liebschaft damals sogleich beendet hätte. Doch nein, weit gefehlt. Auch noch ein Kind hatte ihr dusseliger Gatte diesem Flittchen gemacht. Diesem durch und durch verdorbenen Miststück. Was erhoffte diese Metze sich davon, fragte Katharina sich. Sie hatte den Kesselmarkt erreicht, und ohne auf den Weg zu achten, bog sie in die Heilig-Kreuz-Gasse ein.

Welsersches Geld, gab sie sich selbst die Antwort. Es ging immer nur ums Geld. Wer weiß, wie viele der schwerverdienten Gulden ihr verliebter Gockel von Mann bereits zu dieser Buhle getragen hatte. Und nun verlangte sie wohl auch noch Unterhalt für ihren Bankert!

Als sie das Heilig-Kreuz-Tor passiert hatte, blickte sie auf und stellte mit Erstaunen fest, wo sie sich befand: gegenüber von Heilig Kreuz. Da, das musste das Haus der Metze sein. Unbewusst hatten ihre Füße sie hierher getragen.

Doch was sollte sie hier, fragte sie sich. Sicher nicht mit dem Weib sprechen. Es wäre ganz und gar unter ihrer Würde, sie zur Rede zu stellen. Ins Gesicht schlagen würde sie ihr am liebsten. Und wenn sie ihr leibhaftig begegnen würde, sie wüsste nicht zu sagen, ob sie sich beherrschen könnte. Katharina ballte die Fäuste und wollte sich gerade umwenden, als sich die Tür des kleinen Hauses öffnete.

Eine Frau trat heraus, doch zu Katharinas Erleichterung war es nicht die Verwünschte. Es mochte sich um eine Magd handeln, denn sie trug ein schlichtes Kleid aus grobem Barchent, über das sie eine graue Schürze gebunden hatte.

Zögerlich blieb Katharina stehen und musterte die Magd, die aus katzenhaften Augen einen ebenso abschätzenden Blick zurückwarf.

Diese Dame war ungewöhnlich prachtvoll gekleidet, stellte Appel fest. Ihr Blick streifte die perlenbesetzte Geldbörse an Katharinas Gürtel. Sicher war sie sehr wohlhabend, das jedenfalls strahlte ihre ganze aufgeputzte Erscheinung aus, schloss Appel richtig.

Katharina war diese beinahe schon unverschämte Musterung seitens dieser Dienstmagd unangenehm. Doch nicht die Magd war es, die sich seltsam verhielt, erkannte sie, sondern Katharina selbst, die ohne ersichtlichen Grund auf der Gasse herumstand.

»Sag, wohnt hier nicht die …« Katharina tat sich schwer, Annas Namen auch nur auszusprechen. »… die Heilige, die nichts isst?«, fragte sie daher betont beiläufig, nur um irgendetwas zu sagen.

»Oh! Aber sie isst«, antwortete Appel.

»Wie bitte?«, fragte Katharina. Sie war sicher, sich verhört zu haben.

»Sie isst«, wiederholte Appel lauter, lächelte berechnend und richtete ihren Blick begehrlich auf den Beutel an Katharinas Gürtel.

Fassungslos starrte Katharina die Magd an. Wollte diese ihr wirklich gerade zu verstehen geben, dass ihre Brotherrin eine Betrügerin war?

»Was sagst du da?«, fragte sie atemlos. »Sie isst? Also ist sie keine Heilige?«

Die Magd antwortete nicht und hielt immer noch ihren Blick auf Katharinas Geldbörse gerichtet.

Katharina verstand. Hektisch kramte sie einige Groschen hervor und ließ sie in die geöffnete Hand gleiten, welche die Magd ihr verstohlen hinhielt.

Appel nickte zufrieden und ließ die Münzen verschwinden. »Ja. Sie isst. Heimlich. Ich habe es gesehen«, sagte sie gedehnt.

Katharina sog verblüfft die Luft ein. So also war das. Die Metze war eine üble Betrügerin, die ihre Heiligkeit nur vortäuschte. »Was weißt du noch?«

»Viel. Kommt darauf an, was Ihr wissen wollt.«

»Das Kind?«, fragte Katharina.

Appel zog die Augenbrauen hoch. Wieder hielt sie die Hand auf. Katharina suchte in ihrer Börse nach weiteren kleinen Münzen, doch sie fand darin nur noch einen ganzen Gulden. Sei es drum, entschied sie und ließ ihn in Appels gierige Hand fallen. Die Auskunft, die sie bereits bekommen hatte, war weit mehr wert als ein Gulden.

»Wenn Ihr den Knaben bei ihrer Schwester meint: Das ist ihr Kind. Sie hat's vom Welser«, sagte Appel.

»Bist du sicher?«

»Sie hatte es eh immer nur mit dem. Mit keinem andern. Seit Jahren schon.«

»Wo haben sie sich getroffen, der Welser und sie?«, fragte Katharina. Dann entschied sie sich anders. »Nein, sag es nicht, ich will gar nicht mehr hören«, sagte sie brüsk, wandte sich ab und ließ die Magd stehen.

Der Pater hatte tatsächlich recht, dachte Appel. Die Wahrheit war weit einträglicher als die Lüge. Und sogar weit einträglicher als alle Diebereien.

Auf dem Heimweg schüttelte Katharina wieder und wieder fassungslos den Kopf. Sie konnte immer noch nicht glauben, dass ihr Auskünfte, die für die Metze so gefährlich waren, so einfach in den Schoß gefallen waren. Beinahe zu einfach, argwöhnte Katharina für einen Moment.

Doch dann wischte sie die Zweifel beiseite. Es gab keinen Grund, an den Worten der Magd zu zweifeln. Vielleicht hatte diese sie ja erkannt und neben dem hübschen Sümmchen, für das sie ihr Wissen verkauft hatte, ihre eigenen Gründe, ihre Dienstherrin ans Messer zu liefern.

Ihr sollte es recht sein, entschied Katharina. Doch was fing sie nun mit ihrem neuerlangten Wissen an? Sie war überzeugt, wenn sie es nur geschickt genug anging, konnte sie die Betrügerin damit zur Strecke bringen. Endgültig.

Sie könnte die Magd dazu zwingen, ihre Aussage vor dem Rat der Stadt zu wiederholen. Doch dabei bestand die Gefahr, dass diejenigen unter den Ratsmitgliedern, die der Metze wohlgesonnen waren, die Angelegenheit verschleppen oder gar vertuschen würden. Schließlich hatte sie mächtige und einflussreiche Bewunderer – allen voran ihr Gatte. Katharina schnaubte verächtlich. All diese hohen Herren ließen sich von der Betrügerin an der Nase herumführen und entlohnten ihr die angebliche Fürsprache beim Herrgott fürstlich. Katharina musste beinahe über diese Dummheit lachen. Eigentlich hatten sie es nicht anders verdient, als dass man sie ausnahm. Ob Anton wusste, dass die Metze keine echte Heilige war?

Nein, entschied Katharina. Eine öffentliche Anklage wäre nicht der Weg, der zu ihrem gewünschten Erfolg führte. Zumal sie selbst in der Angelegenheit in keiner Weise in Erscheinung zu treten wünschte, das würde nur den Klatschmäulern Wasser auf die Mühlen schütten.

Doch was dann? Eigentlich sollte man den üblen Lebenswandel der Metze dem Kaiser zur Kenntnis bringen, überlegte Katharina. Doch sogar der glaubte ja an ihre Heiligkeit. Ihr unkeuscher Lebenswandel würde ihn nicht sonderlich empören. Stand er doch selbst im Rufe, mehr als einen Bastard gezeugt zu haben. Mit der schönen Salzburgerin allein gar zwei …

Nein. Der Kaiser war gleichfalls die falsche Adresse für Katharinas brisantes Wissen. Sie musste es mit einer Frau teilen. Einer mächtigen, tugendhaften Frau, überlegte Katharina.

Kurz bevor sie die Judengasse erreichte, hielt sie mitten im Schritt inne. Ja, es gab eine Frau, die durchaus Interesse an den unsauberen Geheimnissen der Heiligen haben würde.

Ein strahlendes Lächeln auf dem Gesicht, ganz so, wie es einer Brautmutter zukam, kehrte Katharina in den Festsaal des Welserschen Hauses zurück und mischte sich hocherhobenen Hauptes unter ihre Gäste.

22. Kapitel

D as ist der falsche Wein!«, rief Kunigunde und stellte den Becher so heftig auf dem Tisch ab, dass er in zwei Hälften zerbrach. Der junge, erst halbvergorene Wein schwappte über den Tisch und durchnässte den Saum des dunklen Gewandes von Magdalena Schweiklen, ihrer Aufwärterin.

Eine Zornesfalte grub sich oberhalb der Nasenwurzel in die weichen Züge der Herzogin von Bayern. Ihre dunklen Augen, Erbe ihrer verstorbenen Mutter Eleonore von Portugal, verengten sich zu funkelnden Schlitzen. »Ich sagte doch, ich will den vom Madler Sepp! Nicht irgendeinen anderen! Ist das denn so schwer zu verstehen?«

Die Scherben fielen neben den Füßen der Schweiklen auf den Boden. Die altgediente Aufwärterin duckte sich. Es war der Wein vom Madler Sepp, den sie in den Becher gefüllt hatte. In diesem Jahr war er nicht so süß geraten wie im vergangenen. Doch nie hätte sie gewagt, ihrer Herrin zu widersprechen! »Entschuldigt, Euer Hoheit«, murmelte sie zerknirscht, blickte zu Boden und versank in einen tiefen Knicks.

Huldvoll nickte Kunigunde. »Lauft und bringt mir den rechten Wein«, befahl sie und wischte sich pikiert die Hände an ihrem feinbestickten Damasttüchlein ab. Mit einem Schnauben ließ sie sich in den bequemen Sessel neben dem Fenster sinken und ordnete die Falten ihrer schwarzen Röcke. »Und schickt eine Magd zum Aufwischen!«

Rückwärtsgehend und sich verbeugend, verließ Magdalena mit gesenktem Blick die Gemächer der Herzogin und lief die Treppe hinab, dem um diese Abendzeit verwaisten Küchentrakt des Klosters zu. Rasch füllte sie einen neuen Becher mit Wein aus demselben Krug wie zuvor – woher sollte sie auch auf die Schnelle einen anderen hernehmen – und rührte einen guten Löffel Honig hinein. Sie wartete einen Moment, um sicherzugehen, dass sich dieser ganz gelöst hatte, und nur wenige Minuten später kredenzte sie der Herzogin den neuen Trank. Unsicher abwartend blieb sie neben dem Sessel ihrer Herrin stehen.

Die Herzogin kostete sogleich. »Ah! Ja, das ist der richtige! Der vom Madler Sepp. Habe ich es doch sofort gemerkt!« Sie bedachte die Schweiklen mit einem triumphierenden Blick und strich sich selbstgefällig über das Kinn.

Die Aufwärterin senkte zerknirscht das Haupt. »Es wird nicht wieder vorkommen«, presste sie hervor, erleichtert, dass sie ihre Herrin zufriedenstellen konnte.

»Das will ich auch meinen!« Kunigunde nickte.

In dem Moment drang das Klappern von Pferdehufen von der Straße herauf. Die Herzogin sprang auf und trat zum Fenster. Vor dem Portal wurde ein Wagen zum Halten gebracht, und eine schmale, schwarzgekleidete Person stieg heraus.

»Ah, unser Gast ist eingetroffen. Eilt Euch und nehmt ihn in Empfang«, wies Kunigunde die Schweiklen an und winkte ihre Aufwärterin mit einer herrischen Geste aus dem Gemach.

»Seid herzlich willkommen im Püttrichkloster!«, begrüßte die Schweiklen Anna kurz darauf am mächtigen Eingangstor des Konvents. »Ich hoffe, Ihr hattet eine angenehme Reise.« Nervös zupften die Hände der herzoglichen Aufwärterin am Stoff ihres Ärmels.

»Ja, danke.« Anna lächelte sie an, doch die ältliche Frau erwiderte ihr Lächeln nicht. Vielmehr huschte ihr Blick unsicher hin und her, was ihr die Anmutung eines betagten Vogels verlieh. »Der heilige Christophorus hat vorzüglich über meine Reise gewacht.« Anna wies auf die eindrucksvolle Skulptur des Heiligen, welche die Fassade des Klosters zierte. Der heilige Christophorus, dem es obliegt, die Reisenden zu schützen, war auch der Schutzpatron des Klosters.

Während Appel ihrer beider Bündel aus dem geschlossenen Wagen hob, der sie den weiten Weg hergebracht hatte, streckte Anna die steifen Glieder. Den ganzen Tag hatte die Fahrt nach München gedauert, und sie hatten Augsburg bereits bei Anbruch des Morgengrauens verlassen.

»Ihr müsst erschöpft sein von der Reise. Ich hoffe, sie hat Eurer angegriffenen Gesundheit nicht geschadet«, sagte die Schweiklen fürsorglich. »Ich werde Euch sogleich zu Eurem Gemach führen, damit Ihr ruhen könnt. Morgen früh erwartet die Herzogin Eure Aufwartung.«

Als Anna, von Appel mit den Bündeln gefolgt, hinter der Schweiklen das imposante Klostergebäude betrat, begann es bereits zu dunkeln. Die Schweiklen führte sie eine breite Treppe hinauf, rechter Hand einen Gang entlang und durch einen Durchgang, den man in die Außenmauer des Hauses gebrochen hatte, um das Gebäude mit dem Nachbarhaus zu verbinden. Während der vier Jahre, in denen die Herzogin nun bereits in dem Konvent weilte, hatte sie die benachbarten, an das ursprüngliche von der Münchner Patrizierfamilie Püttrich gestiftete Konventsgebäude angrenzenden Häuser hinzugekauft, um den Konvent zu erweitern. Der vornehme Konvent in der Nähe der herzoglichen Residenz war aus dem ältesten Seelhaus der Stadt hervorgegangen, und die Chorfrauen entstammten weitgehend den feinen Familien des Münchner Patriziats.

Auf der anderen Seite des Durchbruchs, am Fuß einer kurzen Treppe, setzte sich der Gang fort, zu beiden Seiten gesäumt von Türen, die zu den Zellen der Chorfrauen führten. Bereits nach wenigen Schritten blieb die Schweiklen stehen und stieß eine der Türen auf.

Sie hieß Appel das Bündel ihrer Dienstherrin abstellen und entzündete ein Kerzenlicht im Zimmer. »Dies ist Euer Gemach«, erklärte sie Anna. »Ich hoffe sehr, Ihr findet es zu Eurer Zufriedenheit.« Wieder streifte Anna der unsichere Blick der Aufwärterin. Beinahe so, als erwartete diese, dass Anna die Stube zurückweisen würde, weil sie ihr nicht gut genug erschien.

Anna maß die Zelle mit einem Blick. Neben einer bequem anmutenden Bettstatt standen ein Tisch darin und eine Bank mit bestickten Kissen. Auf Gitter vor den Fenstern hatte man zugunsten hölzerner Klappläden verzichtet, ein Zeichen dafür, dass die Frauen des Konventes keiner strengen Klausur unterlagen.

Die Zelle war weit komfortabler, als Anna erwartet hatte, glich sie doch eher einer Wohnstube denn einer klösterlichen Zelle. Für ein paar Tage würde sie es hier bequem haben. Freundlich nickte sie der Schweiklen zu, die höflich abwartend neben ihr stehengeblieben war und unruhig an ihrem Ärmel nestelte.

Während die Aufwärterin der Herzogin Appel zum Schlafsaal der Mägde geleitete, schloss Anna sorgfältig die Tür hinter sich, verriegelte sie und hievte ihr Bündel auf die Bettstatt. Neben einem Kleid zum Wechseln und wenigen persönlichen Dingen hatte sie darin zwei leinene Beutel verborgen, deren Inhalt nicht unbedingt jedermann offenbart werden durfte.

Vom Staub der Straße war Anna durstig geworden, doch

während man ihre Magd am Gesindetisch in der Klosterküche versorgen würde, hatte ihr freilich niemand eine Vesper angeboten. Sie war jedoch davon ausgegangen, dass es für sie im Kloster nicht ganz einfach werden würde, sich zu ernähren, konnte sie doch aus offensichtlichen Gründen nicht einfach in das Refektorium spazieren und mit den Schwestern speisen.

Und so hatte sie in weiser Voraussicht diese beiden Säcklein gefüllt, den einen mit Eierzelten und süßen Küchlein, den anderen mit Äpfeln und Birnen. Sie würde jedoch sehr sorgsam darauf achten müssen, nicht entdeckt zu werden.

Mit einem kleinen Seufzer ließ Anna sich auf ihrer Bettstatt nieder und holte einen rotwangigen Apfel hervor. Die Reise hatte sie angestrengt, denn so ganz hatte sie sich nach der Geburt von Michael noch nicht erholt. Genussvoll biss sie in die saftige Frucht.

Vor einigen Wochen war überraschend eine Einladung von Herzogin Kunigunde in Augsburg eingetroffen. Die Schwester des Kaisers bat sie zu einem persönlichen Gespräch in das Püttrichkloster, in das sie sich zurückgezogen hatte.

Anna erinnerte sich noch gut an die Herzogin. Vor Jahren war sie ihr einmal in der Gasse begegnet, als jene zu Besuch bei ihrem Bruder im Meutingschen Haus weilte.

Zunächst hatte Anna der Einladung nicht folgen mögen, denn noch immer hegte sie Misstrauen gegen die Reichen und Mächtigen, deren Gunst sich allemal wandeln konnte wie das Wetter. In einem Schreiben an Kunigunde hatte sie daher vorgeschützt, es bedürfe der Erlaubnis des Rates der Stadt Augsburg, wenn sie, Anna, die Stadt verlassen wolle. Doch die Herzogin war darauf nicht eingegangen. Mit Nachdruck hatte sie ihre Einladung wiederholt, und Anna hatte sich dem nicht widersetzen können.

Doch inzwischen hatte Anna ihre Meinung geändert und betrachtete die Einladung als glückliche Fügung. Denn noch immer zerrissen sich böse Zungen das Maul und spekulierten darüber, ob das Kind bei Veronika nicht doch das der Heiligen wäre.

Sogar, dass der Vater des Kindes der Pfarrer von Heilig Kreuz sei, hatte man ihr nachgesagt. Dabei hatte dieser kaum noch Haare auf dem Kopf und war in keiner Weise als anziehend zu bezeichnen. Anna schüttelte sich allein bei dem Gedanken daran.

Es war eine große Ehre, von des Kaisers Schwester persönlich eingeladen zu werden, und vielleicht würde diese Einladung nun endlich das bösartige Gerede der Klatschbasen zum Schweigen bringen.

So war es gekommen, dass schließlich heute, am Morgen des Gallustages, der Wagen vor ihrer Tür in der Heilig-Kreuz-Gasse gestanden hatte, um Anna und ihre Magd nach München zu bringen.

Anna schob sich genüsslich den Rest des Apfels in den Mund. Nichts sollte davon übrigbleiben, und bevor sie die Kerze für die Nacht löschte, verstaute sie die beiden Säcklein sicher unter ihrer Bettstatt.

Am nächsten Morgen erwachte Anna durch das Läuten der Glocken, die zur Prim riefen, kleidete sich an und ging mit den Chorfrauen die Stiegen hinab, um gemeinsam mit ihnen beim ersten Tageslicht in der Klosterkirche die morgendliche Andacht zu besuchen. So manch eine der Chorfrauen wandte neugierig den Kopf, um den Neuankömmling kritisch zu beäugen, und hier und da konnten die zumeist jüngeren Töchter des städtischen Patriziats nicht umhin, hinter vorgehaltener Hand zu tuscheln.

Doch die verstohlenen Blicke der Frauen waren nicht unfreundlich, und so störte es Anna wenig. Sie war es gewohnt, angestarrt zu werden. Warum sollte das hier anders sein als anderen Ortes?

Nach der Andacht, während die Chorfrauen in das Refektorium eilten, um sich an ihrer Morgensuppe gütlich zu tun, geleitete die Schweiklen Anna in die persönlichen Gemächer der Herzogin.

Es war ein betont schlichter Raum, in dem Kunigunde ihre Besucher empfing. Größer zwar als die Zelle, in der man Anna untergebracht hatte, aber nicht deutlich komfortabler. Als einziger Schmuck zierte ein Gobelin, welcher in vorzüglicher Meisterschaft die Ermordung der heiligen Ursula und ihrer elftausend Jungfrauen in Köln darstellte, die weißgekalkten Wände.

In einer Ecke, doch raumgreifend genug, um den gefälligen Blick des Besuchers auf sich zu ziehen, stand die schmucklose Gebetbank, auf der Kunigunde ihre Andachten verrichtete, darüber ein hölzernes Kruzifix.

Eine geschlossene Tür, dem Fenster gegenüber, führte zu einem zweiten Raum, in dem sich Kunigundes Bettstatt befinden mochte.

Kunigunde saß auf ihrem Lieblingsplatz, in einem der beiden Sessel nahe dem Fenster, neben sich einen niedrigen Nähtisch, auf dem Nadeln, Stickgarne und Schere in penibler Ordnung nebeneinander aufgereiht lagen.

Seit dem Erwachen litt die Herzogin unter unerklärlichem Kopfschmerz, weshalb sie ihre Morgenandacht still für sich in ihren Gemächern verrichtet hatte. Dennoch hatte sie sich angekleidet und saß trotz der frühen Stunde über eine feine Goldstickarbeit gebeugt.

Deutlich waren die Umrisse des heiligen Christophorus auf der feinen Seide zu erkennen, der das Einschlagtuch für eine der zahlreichen Reliquien zieren sollte, die Kunigundes Bruder Maximilian dem Kloster geschenkt hatte.

Kunigunde fädelte einen neuen Goldfaden in das Nadelöhr und seufzte kaum hörbar. Ihr lieber Bruder! Obschon sechs Jahre älter als sie und Herrscher über ein riesiges Reich, ließ er es für ihren Geschmack so manches Mal an Reife fehlen. Zumal, wenn es um seine Leidenschaft für Reliquien und Kuriositäten ging, die er mit nahezu kindlichem Eifer um sich zu häufen suchte. Reliquien, deren Glaubwürdigkeit ihrer Meinung nach oft genug zweifelhaft war.

Kunigunde schüttelte den Kopf. Man erinnere sich nur an die Begeisterung, mit der Maximilian all jene Gegenstände gesammelt hatte, auf die jene mysteriösen Kreuze gefallen waren. War nicht sogar ein Schleier der Augsburger Heiligen darunter?

»Ah, die Laminitin!« Kunigunde hob den Kopf. »Seid willkommen im Kloster zum Heiligen Christophorus!«, begrüßte sie Anna und ließ ihre Stickarbeit sinken.

Höflich knickste Anna und erwiderte den Gruß. Natürlich war die Herzogin seit ihrem kurzen Zusammentreffen in Augsburg vor über acht Jahren gealtert. Zwei tiefe Furchen hatten sich rechts und links der Nase um die Mundwinkel herum bis zum Kinn in die blasse Haut gegraben. Doch die dunklen Augen hatten nichts von ihrer Wachheit und Leidenschaftlichkeit eingebüßt, stellte Anna fest und senkte abwartend den Blick.

Aus einer geschliffenen Karaffe schenkte die Schweiklen verdünnten Wein in einen Becher und reichte ihn ihrer Herrin. Kunigunde nahm achtlos einen Schluck und stellte den Becher auf ihrem Nähtisch ab. Sie hätte nicht einmal gemerkt, wenn es Essig gewesen wäre, so eingehend musterte sie ihren Gast.

Die Schweiklen nahm kerzengerade aufgerichtet hinter Kunigunde Aufstellung, die Arme hinter dem Rücken verschränkt, als wäre ihre vornehmste Obliegenheit, die Rückseite ihrer Herrin gegen überraschende Angriffe zu schützen, anstatt ihr jederzeit mit Speise und Trank aufzuwarten. Ihr Gesicht zeigte eine unbeteiligte Miene, doch Anna war sicher, Kunigundes Aufwärterin würde keines der Worte, die gesprochen wurden, entgehen.

Dabei geriet das Gespräch gar nicht sonderlich spannend.

»Habt Ihr gut geruht?«, erkundigte Kunigunde sich endlich, die Hände demütig über ihrer Stickarbeit gefaltet. Ihr rundliches Gesicht unter der strengen Haube strahlte Sanftmut aus. Einzig das lebhafte Flackern in ihren Augen verriet einen Anflug von südländischem Temperament, das sie sich unter Kontrolle zu halten bemühte.

Anna nickte. »Ja, vielen Dank, Euer Hoheit.«

»Ich hoffe, Ihr habt alles zu Eurer Bequemlichkeit gerichtet angetroffen, und die Kammer genügt Euren Ansprüchen?«, fuhr die Herzogin fort.

Wieder nickte Anna. Glaubte man hier, sie genieße daheim in Augsburg jeden erdenklichen Luxus, fragte Anna sich und beeilte sich, der Herzogin zu erklären, dass die ihr zugewiesene Kammer weit mehr als ausreichend sei.

»Das freut mich«, entgegnete Kunigunde. »Um Eure Gesundheit ist es nicht zum Besten bestellt, was mich nicht verwunderlich dünkt. Da muss Euch das Stehen sehr ermüden. Setzt Euch ein wenig zu mir«, forderte sie Anna auf, Platz zu nehmen, und wies auf einen Hocker zu ihrer Linken.

»Vielen Dank«, beeilte sich Anna zu antworten, überrascht über die ihr erwiesene Ehre.

»Wahrlich, Euer Leben erscheint mir beschwerlich genug.«

411

Ein warmer Tonfall des Mitgefühls schwang in Kunigundes Stimme. »Mein Herr und mein Gott, nimm alles mir, was mich hindert zu dir ...«, zitierte sie den ersten Vers des Gebetes, das Niklaus von Flüe der Überlieferung zufolge täglich in seiner Klause gebetet haben soll.

Der Schweizer Einsiedler hatte ein Vierteljahrhundert nur vom heiligen Abendmahl und frischem Quellwasser gelebt und große Berühmtheit als Seelsorger und geistlicher Berater erlangt. Vor fünfundzwanzig Jahren war er verstorben, doch bereits zu Lebzeiten hatte man ihn als Heiligen verehrt, hatte er doch das Wunder von Stans erwirkt.

Auf der Tagsatzung war es in Stans dereinst zu schweren Auseinandersetzungen zwischen den Orten der Eidgenossenschaft gekommen. Es drohte der Zerfall der Eidgenossenschaft und ein Bürgerkrieg.

Heimo Amgrund, der Pfarrer von Stans, hatte jedoch in der Nacht Niklaus von Flüe in seiner Klause aufgesucht und von ihm einen Ratschlag erhalten, der niemandem sonst je bekannt geworden ist.

Des Morgens hatte Amgrund die Streitenden unter Tränen beschworen, sich noch einmal zu Verhandlungen zusammenzufinden. Und in nur zwei Stunden hatte sich eine zufriedenstellende Lösung gefunden, welche die zerstrittenen Orte der Eidgenossenschaft versöhnte. Der Bürgerkrieg war abgewendet worden, und man hatte einen neuerlichen Bund geschlossen.

Dass die Herzogin sie mit dem berühmten Mann verglich, das war hohe Schmeichelei, dachte Anna ruhig. Meinte Kunigunde ihre Worte wahrhaftig, oder verfolgte sie damit einen bestimmten Zweck? »Mein Herr und mein Gott, gib alles mir, was mich führet zu dir«, sprach sie das Gebet zu Ende.

»Es ist bemerkenswert, dass Ihr Euer Schicksal so frohen Mutes auf Euch nehmt«, sagte Kunigunde mit einem winzigen Zittern in der Stimme. War es Rührung?

Die Herzogin schien ein sehr feinfühliges Wesen zu haben, dem jedwede Neugier abging. Denn ganz so, als hätte sie aus höflicher Rücksichtnahme beschlossen, Anna wie einen normalen Gast zu behandeln, ging sie nicht weiter auf ihre eucharistische Heiligkeit ein und unterließ es auch, Fragen nach ihren Gesichten oder dem blutenden Kruzifix zu stellen. Stattdessen erkundigte sie sich nach Einzelheiten, Annas Reise nach München betreffend, bis sie schließlich nach ihrem Stickzeug griff, um anzudeuten, dass Anna nun entlassen sei.

Dienstbeflissen führte die Schweiklen Anna aus den Gemächern der Herzogin hinaus, die Stiege hinab und in das großzügige Refektorium, um sie nun offiziell den versammelten Chorfrauen vorzustellen. Sogleich scharten sich die jüngeren unter ihnen schnatternd um Anna, um sie zu begrüßen, bot die Schwester aus Augsburg, die zudem im Rufe stand, eine Heilige zu sein, doch eine äußerst willkommene Ablenkung von dem eintönigen Alltag des Klosterlebens.

»Seid Ihr eine echte Heilige?«, wollte ein kuhäugiges, dralles Mädchen mit vor Aufregung geröteten Wangen wissen.

»Nun frag doch nicht so dumm, Dörte!«, rügte ein anderes Mädchen. »Das gehört sich nicht!« Dennoch starrte auch sie Anna erwartungsvoll an und harrte wie die anderen gespannt einer Antwort.

»O nein, mein Kind«, entgegnete Anna. »Ich trage nur das Schicksal, welches der Herr mir auferlegt hat. Und wenn es ihm gefällt, dass ich nicht zu speisen vermag, so ist das sein weiser Ratschluss.«

Ehrfürchtiges Gemurmel war die Reaktion auf diese demütige Antwort, und das Mädchen, das seine Mitschwester gerügt hatte, traute sich nun ebenfalls, das Wort an Anna zu richten. Es hatte ein wenig schräg stehende Augen, aus denen es Anna nun aufmerksam musterte. »Habt Ihr Eure Kammer zu Eurer Zufriedenheit gefunden?«, fragte es.

»Danke deiner Nachfrage, mein Kind. Ja, meine Kammer ist vorzüglich«, antwortete Anna. Warum fragten sie nur alle fortwährend danach, wunderte sie sich. Doch vielleicht gehörte es ja hierzulande zu den guten Sitten, dass man sich danach erkundigte, so wie man anderen Ortes nach dem gesundheitlichen Befinden fragte.

Dampfend heiße Schüsseln wurden von Dienstmägden hereingetragen, und ein wunderbarer Duft von Gebratenem erfüllte das Refektorium. Die Schweiklen unterbrach das muntere Geschnatter der Mädchen, und flugs schickten die Chorfrauen sich an, beiderseits der langen Tische auf den schmalen Bänken Platz zu nehmen.

Der deftige Duft im Refektorium ließ Anna das Wasser im Mund zusammenlaufen. Doch die Chorfrauen erwarteten nicht, dass Anna ihnen Gesellschaft leisten würde, und so wandte sie sich ab und stieg die Treppe hinauf zu ihrer Kammer. Ihr würde nichts anderes übrigbleiben, als mit ein paar trockenen Zelten vorliebzunehmen. Das lauernde Lächeln auf dem Gesicht der Schweiklen, das ihr in die Halle hinaus folgte, bemerkte sie nicht.

Kaum hatte sich die Tür hinter Anna geschlossen, als die Aufwärterin in die Gemächer der Herzogin eilte.

»Ich glaube, es ist so weit«, keuchte sie außer Atem. »Die Chorfrauen sitzen zu Tisch, und die Heilige ist in ihre Zelle gegangen.«

Kunigundes Kopfschmerzen waren wie weggeblasen. Hastig

erhob sie sich und folgte ihrer Aufwärterin auf den Flur hinaus.

Sorgsam verriegelte Anna die Tür hinter sich, bevor sie die beiden Leinenbeutel unter ihrer Bettstatt hervorzog. Sie nahm eines der Küchlein aus dem Beutel und schob es sich bedächtig in den Mund. Das Gespräch mit der Herzogin hallte noch in ihr nach.

Kunigunde hatte sie mit Niklaus von Flüe verglichen, doch sie hatte Anna weder um Rat noch um Gebete ersucht. Nicht einmal um ihren Segen, dachte Anna ein wenig verwundert. Warum hatte Kunigunde sie hierher eingeladen, fragte sie sich.

Doch es war müßig, die seltsamen Launen der Hochgeborenen ergründen zu wollen. Vielleicht wollte Kunigunde einfach ein wenig Abwechslung in ihr tristes Klosterdasein bringen?

Da wäre es wohl angebrachter, den Hofstaat ihres Bruders mit all seinen erlesenen Unterhaltungen aufzusuchen, überlegte Anna. Doch es war allgemein bekannt, dass Kunigunde geistliche Zerstreuung liebte, nicht weltliche. Eine Einladung an eine bekannte Heilige schien hierfür durchaus angemessen.

Anna nahm einen zweiten Zelten aus dem Säckchen. Die leisen, unbeschuhten Füße, die auf seidenen Strümpfen über die Dielen des Ganges schlichen, hörte sie nicht.

Voller Spannung hielt Kunigunde den Atem an. Ihre Hände krallten sich in die schwarze Seide ihres Rockes, als sie ihr kohlefarbenes Auge zu dem winzigen Loch hinabbeugte. Das Loch, das sie Tage zuvor mit Bedacht von der Schweiklen in die Tür zu Annas Kammer hatte bohren lassen.

Einen Moment benötigte Kunigundes Auge, um sich an die ungewohnte Perspektive zu gewöhnen. Dann erkannte sie deutlich die vermeintliche Heilige auf ihrer Bettstatt sitzend, die Wange in die Hand gestützt und scheinbar in Gedanken versunken. Im Schoß ihres schwarzen Kleides lag ein geöffneter Leinenbeutel.

Es war ein kluger Schachzug gewesen, das Bett an die Wand gegenüber der Tür zu rücken, beglückwünschte sich die Herzogin. Da! Sie sah es genau. Annas Hand glitt in das Säcklein und kam mit einem Gebäckstück wieder zum Vorschein.

Seelenruhig schob sich die Laminitin den Zelten in den Mund und kaute genüsslich! Es schien, als wähnte sie sich gänzlich unbeobachtet. Kunigunde biss sich auf die Zunge, um nicht vor Empörung laut zu schnauben. Dem Herrgott sei Dank – sie war im rechten Moment gekommen.

Entrüstet zitternd sah Kunigunde eine Weile Annas heimlicher Mahlzeit zu. Ein gerechter Zorn wallte in ihr hoch, und auf ihrer blassen Gesichtshaut zeigten sich rote Flecken. Hatte sie es doch gewusst! Diese Heilige war ein ganz durchtriebenes Luder. Es hätte gar nicht des Schreibens der Welserin aus Augsburg bedurft, um sie darauf zu bringen. Sie hatte schon immer geahnt, was die Laminitin für eine war.

Schließlich gelang es der Herzogin, sich von dem schändlichen Anblick loszureißen. Sie richtete sich auf, und einem ersten Impuls folgend, legte sie die Hand auf die Türklinke. Doch dann besann sie sich eines Besseren. Mit herrischer Geste winkte sie die Schweiklen zu Annas Zellentür, damit sie gleichfalls Zeuge dieses impertinenten Betruges würde. Nur einen kurzen Blick gönnte sie der Aufwärterin auf die kauende Betrügerin, dann scheuchte sie die Schweiklen die Treppe hinab in das Refektorium, wo diese jäh die Mahlzeit der Damen unterbrach. Flüsternd wies die Aufwärterin die überraschten Chorfrauen an, sich ihrer Schuhe zu entledigen und ihr schweigend und so leise als möglich zu folgen.

Und nur wenige Atemzüge später schlichen vierzehn zum Bersten gespannte Damen hinter ihr her die Treppe hinauf in das Obergeschoss. Kaum vermochten sie ihr Wispern und Flüstern zu unterdrücken.

Im Flur des Seitenflügels bot sich ihnen ein höchst befremdlicher Anblick: Vor der Zelle der Heiligen stand die Herzogin, ihnen gleich auf Strümpfen, und presste das Gesicht gegen die Tür.

Kunigunde trat einen Schritt von der Tür zurück und legte den Finger vor die Lippen. Eine nach der anderen winkte sie die Chorfrauen zu sich heran und bedeutete ihnen, ebenfalls durch das Loch zu blicken. Sie alle sollten mit eigenen Augen sehen, dass die Laminitin sehr wohl in der Lage war, feste Speise zu sich zu nehmen, um gleichfalls über diesen ungeheuerlichen Betrug Zeugnis ablegen zu können.

Obzwar die achte Dame Anna nur noch kauen und schlucken sah und die zehnte lediglich beobachten durfte, wie Anna die Säckchen verschloss, so wollte doch keine von ihnen versäumen, mit wohligem Schauer durch das Guckloch zu schauen.

Als sich auch die vierzehnte Chordame von der maßlosen Schändlichkeit hatte überzeugen können, richteten sich aller Augen gespannt auf die Herzogin. Wie würde sie mit der Betrügerin verfahren? Neugierig drängten sich die Damen zusammen, um nur ja nicht zu verpassen, wie die Herzogin die Lügnerin zur Rede stellte. Kannte doch jede von ihnen – teils sogar aus schmachvoller persönlicher Erfahrung – Kunigundes aufbrausende Art.

Von alldem bekam Anna in ihrer Zelle nichts mit. Sorgfältig wischte sie sich die verräterischen Krümel vom Rock und verstaute die Säckchen wieder sicher unter ihrer Bettstatt. Sie ahnte nicht, dass blaue, graue, grüne und braune Augen begierige Zeugen ihrer heimlichen Mahlzeit geworden waren.

Resolut trat Kunigunde abermals zu Annas Tür. Es war an der Zeit, der Heiligen das Handwerk zu legen. Die Chorfrauen hielten den Atem an, und die Schweiklen krampfte die Hände ineinander. Deutlich stand ihr die Anspannung ins Gesicht geschrieben. Was, wenn die vermeintliche Heilige wie eine Furie auf sie losgehen würde?

Die Herzogin griff erneut nach der Klinke. Doch mitten in der Bewegung hielt sie abermals inne. Nein, entschied sie. Noch war nicht der rechte Moment dafür gekommen. Sie musste ganz sichergehen. Stolz, dass ihre Besonnenheit über die Empörung gesiegt hatte, ließ sie die Hand sinken und scheuchte die enttäuschten Chorfrauen von der Tür fort.

»Behaltet das, was ihr hier gesehen habt, für euch – ich will nicht, dass die Betrügerin Verdacht schöpft«, befahl sie ihnen. Sie hatte ihre eigene Vorstellung davon, wie sie mit der Heiligen zu verfahren gedachte.

Zurückgekehrt ins Refektorium, beendeten die Damen betreten ihr Mahl. Kaum konnten sie glauben, was sie da gesehen hatten, und keine hätte zugeben mögen, dass sie alle einer Schwindlerin aufgesessen waren. Einzig die dralle Dörte sprach schließlich aus, was alle dachten: »Mei, die Heilige ist gar nicht heilig! Dabei ist sie doch so eine freundliche und ehrfürchtige Person. Nie hätt ich gedacht, dass die so eine ist.«

»Aufmachen!« Kunigundes scharfe Stimme riss die Schweiklen aus ihrem Schlummer. Erschreckt fuhr sie auf und rieb sich mit der Rechten über das Gesicht. »Autsch!«, entfuhr es ihr, als sie ein Stechen in der Wange fühlte. Sie hatte vergessen, dass ihre Hand noch immer die Nadel hielt. Völlig übermüdet war sie inmitten der Damen im Refektorium über ihrer Stickarbeit eingenickt, und das um die Non – mitten am Tag.

Anders als die Seelschwestern, welche früher den Konvent bewohnt hatten, die neben dem Gebet ihre Aufgabe in der Pflege der Kranken und Gebrechlichen gesehen hatten, widmeten die vornehmen Chorfrauen des Stiftes ihre Zeit der Fertigung feiner Textilarbeiten. Und Kunigunde selbst sah es als ihre höchsteigene Pflicht an, die Arbeiten der Damen zu überwachen.

Die Herzogin hatte die Stickerei von Dörte auf die linke Seite gedreht und strich missbilligend über das feine Leinen. »Glaubst du etwa, diese Schlamperei ist dazu angetan, den Herrn zu ehren?« Sie funkelte das Mädchen an.

Dörte stiegen die Tränen in die Augen. Seit Wochen hatte sie an dem Altartuch gearbeitet. Doch die Stiche mit kölnischem Seidengarn saßen so schief auf dem Tuch, dass das Lamm Gottes eher wie ein fetter Hund anmutete. Dörte schniefte leise. Was konnte sie denn dafür, dass ihre plumpen Finger nicht geschickt mit der Nadel umzugehen vermochten?

»Alles aufmachen!«, wiederholte die Herzogin streng und ließ das Tuch fallen, als hätte es sich plötzlich in ein Kriechtier verwandelt.

Hastig beugte Dörte sich vor, um es aufzuheben. Und als hätten sich heute alle Heiligen gegen sie verschworen, rutschte ihr dabei ein kleines Beutelchen aus Sackleinen aus dem Ärmel. Benedikta, eine der älteren Küchenmägde, die im Rufe stand, sich auf Derartiges zu verstehen, hatte es für sie angefertigt.

Es helfe gegen den bösen Blick, hatte ihr die Magd versichert. Nicht dass Dörte wirklich an die Wirksamkeit glaubte, doch man konnte nicht vorsichtig genug sein, wenn heute schon eine Heilige nicht mehr heilig war ...

Hastig griff Dörte nach dem Amulett, doch die Herzogin war schneller. »Heidnischer Zauber!«, schnaubte sie und wedelte mit dem Beutelchen vor Dörtes Nase hin und her. »Und das bei einer Stiftsdame!« Ihre Empörung war grenzenlos.

»Das sind nur Kräuter gegen das Beißen in der Nase«, erklärte Dörte langsam, doch mit für sie ungewohnter Geistesgegenwart.

»Aberglaube! Und dazu schämst du dich nicht, zu lügen!«, fuhr Kunigunde auf.

Betroffen schaute Dörte die Herzogin mit weit aufgerissenen Augen an. Der Zauber schien wohl nur gegen den bösen Blick von Dämonen zu wirken, dachte sie. Vor den durchdringenden Blicken Kunigundes vermochte das Amulett sie anscheinend nicht zu schützen. Aber das hatte Benedikta ja auch nicht versprochen ...

Kunigunde zuckte hilflos mit den Schultern und schüttelte den Kopf. Es hatte keinen Sinn, Dörte zu schelten, erkannte sie. Das Mädchen war beileibe zu einfältig, um zu lügen. Resigniert wandte sich die Herzogin ab, und die Chorfrauen senkten ihre neugierigen Blicke auf die eigenen Stickereien. Wenn Kunigunde sich derart erregte, war es geraten, sich so unsichtbar zu machen wie nur möglich, um nicht gleichfalls ihren Zorn auf sich zu ziehen. Erst nach einer geraumen Weile nahmen sie ihre gewohnte Plauderei wieder auf.

Die leisen Stimmen ließen der Schweiklen erneut die Augen zufallen, und ihr Kopf sank auf ihre Stickerei. Kunigundes scharfem Blick entging diese Schwäche nicht, doch sie sah großmütig darüber hinweg. War es doch ein ganz spezieller Auftrag der Herzogin persönlich, der ihrer Aufwärterin in den vergangenen zwei Nächten den Schlaf geraubt hatte.

Doch der Schweiklen war abermals kein ruhiger Schlummer vergönnt. Bereits kurz darauf wurde sie erneut geweckt, diesmal durch die plötzliche Stille, die sich über das Refektorium legte. Denn wie jedes Mal, wenn Anna den Raum betrat, so verstummten auch diesmal die Gespräche der Chordamen. Kunigunde hatte ihnen eingeschärft, der Laminitin gegenüber vorerst über ihre Beobachtung Schweigen zu bewahren. Sie sollten sich nur ja nichts anmerken lassen, um die Betrügerin in Sicherheit zu wiegen.

»Ah, unser Gast, die Laminitin«, sagte die Herzogin. »Ich hoffe, Ihr genießt den Aufenthalt bei uns?«

»Ja, Euer Hoheit«, antwortete Anna und knickste ehrerbietig.

»Ist immer noch alles zu Eurer Bequemlichkeit gerichtet? Wir sind darum besorgt, dass sich Euer Verweilen hier so angenehm wie möglich gestaltet.«

Wieder deutete Anna einen Knicks an und nickte. »Danke, Euer Hoheit.«

»Vielleicht möchtet Ihr uns ein wenig Gesellschaft leisten?«, fragte Kunigunde und wies auf einen freien Stuhl in ihrer Nähe. »Wir sprachen gerade über die Sünde der Lüge«, sagte sie betont leichthin.

Anna erschrak. Wollte die Herzogin sie der Lüge bezichtigen? Waren vielleicht die zweiflerischen Stimmen aus Augsburg bis hierher nach München gedrungen? Was sonst konnte Kunigunde mit ihrer Frage beabsichtigen? Bemüht, ihre Angst hinter einer gleichmütigen Miene zu verbergen, ließ Anna sich auf der Kante des ihr zugewiesenen Stuhls nieder.

Auf den Gesichtern der Chorfrauen spiegelte sich Spannung. Alle warteten darauf, was nun geschehen würde. Kaum dass eine noch ihre ungeteilte Aufmerksamkeit der Stickerei zu widmen vermochte. Einzig Dörte hielt den Blick angestrengt auf ihr Tuch gesenkt, in dem sie mühsam die schief liegenden Stiche auftrennte. Ihr frisches Gesicht hatte die Farbe eines Puters angenommen.

»Kann eine Lüge gottgefällig sein, wenn sie einem guten Zweck dient?«, fuhr Kunigunde, an Anna gewandt, fort. »Vielleicht wisst Ihr eine Antwort darauf zu sagen?«

Sollte das eine Investigation werden, fragte Anna sich. Wollte Kunigunde sie auf die Probe stellen? Angestrengt suchte sie in der Miene ihrer Gastgeberin nach den Anzeichen einer Anklage. Doch das herzogliche Gesicht blieb ausdruckslos. Anna mochte es nicht unfreundlich nennen, und nicht ein Zucken der Mundwinkel verriet Kunigundes Gedanken.

Anna überlegte einen Moment. In religiösen Spitzfindigkeiten war sie nicht sehr bewandert. Dann blickte sie, so fest sie es vermochte, der Herzogin ins Auge.

»Eine Lüge kann nie gottgefällig sein«, sagte sie. »Und wenn ihre Absicht auch noch so fromm erscheinen mag. Vielleicht kann der gute Zweck vor Gottes Antlitz die Schuld des Lügners mildern, doch eine Sünde bleibt die Lüge allemal.«

Kunigunde bedachte Anna mit einem feinen Lächeln. Anscheinend war Annas Antwort nicht falsch geraten, denn ein sehr zufriedener Ausdruck breitete sich über das Gesicht der Herzogin, und sie nickte. »Da habt Ihr wohl die Wahrheit gesprochen«, sagte sie und erhob sich, um sich in ihre Gemächer zurückzuziehen. Die Schweiklen sollte ihr noch einen Becher des jungen Weines vom Madler Sepp heraufbringen. Er war in diesem Jahr wirklich allzu köstlich geraten.

Feuchtkalt dämmerte der Tag der heiligen Ursula herauf. Anna fröstelte und zog das wollene Umschlagtuch fester um ihre Schultern. Vorsichtig schaute sie um die Ecke der Kirche, doch der Klostergarten vor ihr war verwaist.
In den frühen Morgenstunden war sie mit einem dringenden Bedürfnis erwacht, doch sie hatte sich nicht getraut, die Latrinen aufzusuchen. Wie hätte sie ihren Aufenthalt dort auch erklären sollen? Und so hatte sie heimlich im Schutze der Dunkelheit ihre Zelle verlassen, um sich in den Büschen hinter der Klosterkirche Erleichterung zu verschaffen.
Gerade als sie in den ungeschützten Hof hinaustreten wollte, vermeinte Anna aus dem Augenwinkel ein Huschen wahrzunehmen. Rasch wandte sie den Kopf, doch da war nichts. Still lag der triste Garten, vor Feuchtigkeit dampfend, da. Vereinzelt webten sich nassgraue Nebelschwaden in blattloses Buschwerk.
Atemlos verharrte Anna hinter dem Kirchengemäuer, bis sie sich schließlich getraute, den Hof zu überqueren. Ein ungutes Gefühl hatte sie ergriffen. Es wäre bald an der Zeit, nach Augsburg zurückzukehren. Bei nächster Gelegenheit würde sie Kunigunde bitten, sie zu entlassen, beschloss Anna.
Rasch lief sie die wenigen Schritte zurück zum Klostergebäude und trat durch die schmale Tür ins Haus. Doch auch hier drinnen war es ungemütlich und zugig.
Bald würde die Glocke sie zur Morgenandacht rufen, dachte Anna und beschloss, noch für eine kurze Weile in ihre Kammer hinaufzugehen, um sich unter ihren Decken ein wenig aufzuwärmen. Weit lieber als in diesem ungemüt-

lichen Kloster wäre sie jetzt zu Hause in der geheizten Stube ihres kleinen Hauses.

Als Anna den Treppenabsatz erreicht hatte, von dem der Flur zu ihrer Zelle abging, huschte mit gleicher Heimlichkeit ein schwarzer Schatten durch dieselbe Tür ins Haus.

Anna trat in ihre Zelle und ließ sich auf der Bettstatt unter dem winzigen Fenster nieder. Vier ganze Tage weilte sie nun bereits im Püttrichkloster, und ihr war immer noch unklar, was sie hier zu suchen hatte.

Ein paarmal hatte die Herzogin Anna zu sich rufen lassen, doch stets hatte sich ihre Konversation auf den Austausch von Höflichkeiten und Belanglosigkeiten beschränkt. Nie war Kunigunde auf ein persönliches Anliegen zu sprechen gekommen, wie es die meisten taten, die Anna aufsuchten, nie hatte sie Anna um Gebete oder Fürsprache bei der heiligen Anna, der Mutter Mariens, ersucht, der Heiligen, von der man allgemein annahm, dass sie den Fürbitten der Laminitin ganz besonders gewogen war. Und außer der doch recht allgemein gehaltenen Frage bezüglich der Lüge vor zwei Tagen im Refektorium hatte sie in keiner Weise religiöse Fragestellungen mit ihr zu disputieren gewünscht.

Gerade hatte Anna die wollene Decke ergriffen, um sich hineinzuwickeln, als herrisch an die Tür ihrer Zelle geklopft wurde.

Bevor Anna sich jedoch erheben konnte, um zu öffnen, wurde die Tür auch schon mit Schwung aufgestoßen, und die Herzogin trat in die Zelle.

Überrascht sprang Anna auf und beeilte sich zu knicksen, doch ohne sie eines Blickes zu würdigen, rauschte Kunigunde an ihr vorbei auf die Bettstatt zu.

Anna erstarrte mitten in der Bewegung, als sie sah, wie die Herzogin sich vor dem Bett bückte und mit eigener Hand

424

die beiden Leinensäckchen darunter hervorzog. Das Entsetzen durchströmte sie wie eine kalte Woge.

Triumphierend funkelte Kunigunde sie an. »Was ist das für eine Betrügerei, die du hier treibst?«, schalt sie aufgebracht und ließ die verräterischen Beutel, einen in jeder Hand, vor Annas Gesicht hin und her baumeln. Voller Verachtung warf sie die bereits zu einem guten Teil geleerten Säckchen auf die Bettstatt. Äpfel, Birnen und die Zelten kullerten durcheinander.

»Aber die Speisen sind nicht für mich«, suchte Anna sich zu verteidigen. Ihr Mund war wie ausgetrocknet, kaum vermochte ihre Zunge den Dienst zu tun. »Sie sind für meine Magd …«

»Du glaubst doch nicht, wir versäumen es hier, deine Magd zu verköstigen? Nein, da musst du dir schon was anderes einfallen lassen«, schnitt Kunigunde ihr die Rede ab.

»Aber ich vermag gar nicht zu essen, gleichwohl ich es gerne wollte«, beharrte Anna auf ihrer Darstellung. Angesichts der peinlichen Funde, welche die Herzogin unter ihrem Bett gemacht hatte, blieb ihr einzig, alles vehement zu leugnen.

»Du vermagst sehr wohl zu essen, wir haben es mit eigenen Augen gesehen!«, widersprach die Herzogin hitzig. Streitbar stemmte sie die Hände in die Hüften und reckte höchst unherzoglich das Kinn vor. »Die Tür deiner Zelle war nämlich wohl präpariert. Lauter kleine Löcher habe ich hineinbohren lassen!«

Fieberhaft rasten die Gedanken durch Annas Kopf. Was sollte sie noch gegen diese Anklage vorbringen? Doch hier ging es um ihr Leben, da lohnte es, bis zuletzt zu kämpfen.

»Ja, ich habe gegessen«, gab Anna zu. Sie sprach die Worte ganz langsam, um Zeit zu gewinnen. »Es stimmt, ich habe von dem Obst und den Zelten gegessen. Ich hatte gedacht, hier im Kloster in dieser Gott geweihten Umgebung würde ich vielleicht wieder essen können. Doch leider habe ich alles von mir gewürgt.«

»Hast du nicht!«, rief die Herzogin und wandte den Kopf zustimmungheischend in Richtung der Schweiklen, die neben der Zellentür stehengeblieben war.

Die Schweiklen schüttelte den Kopf und unterdrückte verstohlen ein Gähnen. Seit Tagen hatte sie nicht geschlafen, weil Kunigunde ihr befohlen hatte, die Heilige nicht einen Wimpernschlag aus den Augen zu lassen.

Und so hatte sie sich in den Nachtstunden auf dem Treppenabsatz verborgen, damit ihr nicht entginge, wenn Anna die Zelle verließe. Wann immer der Schlaf sie zu übermannen drohte, hatte sie sich fest in den Arm gezwickt, damit der Schmerz sie wach hielte.

Unbewusst strich sich die Aufwärterin über die blauen Flecke, die sich unter ihrem Ärmel verbargen. Keine andere hatte die Herzogin mit dieser heiklen Aufgabe betrauen mögen, doch auf dieses Vertrauen hätte die Schweiklen gern verzichten mögen. Wenn es nach ihr gegangen wäre, sie hätte die Laminitin sogleich zur Hölle gejagt. Doch die Herzogin hatte ganz sichergehen wollen, dass die Laminitin die Speisen auch verdaute und sie nicht etwa erbrach.

Und so hatte ihre geduldige Aufwärterin Anna so lange aufgelauert, bis sie letztlich mit eigenen Augen gesehen hatte, wie diese sich auf natürlichem Wege der unverdaulichen Reste ihrer heimlichen Mahlzeiten entledigt hatte.

»Die Laminitin hat es nicht erbrochen«, bestätigte die Schweiklen fest. »Sie hat verdaut.« Noch jetzt rümpfte sie die Nase, wenn sie an den Anblick der entblößten Kehrseite der Heiligen dachte.

»Das ist also schon wieder eine infame Lüge!«, erregte sich Kunigunde, und Anna wurde klar, wer der schwarze Schatten im Hof gewesen sein musste.

»Deine vorgebliche Heiligkeit und Sittsamkeit – alles ist Lüge und Betrug! Einen schändlichen Lebenswandel führst du fürwahr!«, schalt Kunigunde.

Wie gelähmt stand Anna vor ihr, den Kopf beschämt auf die Brust gesenkt. Es war vorbei. Alles war vorbei. Mit einem Mal fühlte sie sich sehr müde. Für eine Entgegnung fehlte ihr jegliche Kraft. Und was sollte sie auch erwidern? Dass es alles nicht ihre Schuld war? Doch wen würde das interessieren? Wer würde ihr jetzt überhaupt noch ein Wort glauben? Die Herzogin hatte ja recht. Es war Lüge und Betrug.

»Es ist schlecht, böse und ungehörig, was du getan hast«, schimpfte Kunigunde. »Ein so unwahrhaftes Dasein …« Sie redete sich in Rage, und ihre Augen funkelten vor Zorn, doch Anna hatte längst aufgehört, ihren Worten zu folgen. Die kalte Angst hatte vollständig von ihr Besitz ergriffen, flutete durch alle Adern ihres Körpers und hallte ihr überlaut in den Ohren. Es war vorbei!

Nur am äußeren Rande ihres Bewusstseins bekam Anna mit, wie die Schweiklen das Obst und die Zelten in die Säcke raffte, und erst als die Zellentür zufiel, bemerkte sie, dass die beiden Frauen den Raum verlassen hatten.

Vorbei!, hallte es in Anna. Kraftlos ließ sie sich auf ihre Bettstatt sinken. So war es doch tatsächlich geschehen! Das, wovor sie sich immer bis ins Mark gefürchtet hatte, war eingetreten: Ihr gefährliches Geheimnis war entdeckt worden. Kunigunde hatte sie eigens hierher befohlen, um die Lüge an den Tag zu bringen.

Mechanisch wickelte Anna sich in die Decken, doch die grobe Wolle spendete ihr keinerlei Trost. Was würden sie mit ihr tun? Bei der Schwere ihres Vergehens konnte sie sicher nicht mit Milde rechnen. Zu hochrangig waren die Personen, welche sie hinters Licht geführt hatte.

Weltliche und geistliche Würdenträger bis hinauf zu Seiner Majestät dem Kaiser persönlich – sie alle würden Genugtuung verlangen. Anna graute. Nur zu gut wusste sie, dass die Strafen, die Quirinus auf ihr Haupt gefordert hatte, allzu real waren.

Ein Scharren drang durch die Tür, gerade so, als würde von außen etwas Schweres davorgeschoben. Es schien, als wolle man Anna daran hindern zu flüchten. Unwillkürlich glitt ihr Blick zu dem Fenster über ihrer Bettstatt hinauf. Doch es war so schmal, dass selbst ihr dünner Körper darin steckenbleiben würde.

Zudem befanden sich zwischen ihr und dem Boden ganze zwei Stockwerke. Ein Sprung aus dieser Höhe würde ihr das Rückgrat brechen. Und überdies: Wohin sollte sie schon fliehen? Wie lange würde sie als Städterin sich da draußen vor den Häschern der Herzogin verbergen können? Nein, Flucht war das Letzte, das Anna ernsthaft erwog.

Anna zog die Decken fester um sich. Die Angst gaukelte ihr Schemen vor, mischte Wachen mit Dämmern. Bilder von flammenden Holzscheiten drangen auf sie ein. In den Flammen glommen Gesichter. Pater Quirinus' höhnisch verzerrte Fratze strudelte unter schadenfrohem Lachen vorbei, aus der Glut heraus richteten sich die bohrenden Augen der Herzogin auf Anna, stachen wie Messer. Auch der Doktor aus Wittenberg wirbelte daher und zog die Augenbrauen hoch. Dann wieder Kunigunde mit erhobenem Zeigefinger …

Vor dem Fenster wich das graue Licht, und der trübe Tag machte einem nicht minder tristen Abend Platz. Anna hätte nicht zu sagen vermocht, wie lange sie so auf ihrer Bettstatt gelegen hatte, zusammengekauert und zitternd zwischen Dämmern und Wachen, als die Schweiklen sie unvermittelt aufrüttelte.

»Steh auf!«

Anna hatte nicht bemerkt, wie sich die Tür zu ihrer Zelle geöffnet hatte. Sie streckte die verkrampften Glieder und erhob sich zögerlich.

»Wäret Ihr so freundlich, mir zu folgen?« Die Schweiklen wusste nicht recht, welche Worte angemessen waren für eine überführte Betrügerin, die ehedem eine verehrte Heilige war, und so schwankte ihr Tonfall zwischen Höflichkeit und Grobheit.

Doch Anna war viel zu verängstigt, um die Unentschlossenheit der Aufwärterin zu bemerken. Wo brachte man sie hin? In den Kerker? Oder war das Urteil längs gefällt und würde sogleich vollstreckt?

Dörte und eine weitere Chorfrau, auch sie nicht gerade zierlich von Gestalt, warteten als Verstärkung vor der Zellentür, bereit, jedwede Gegenwehr der Betrügerin sofort zu unterbinden.

Doch eine derartige Vorsicht wäre gar nicht vonnöten gewesen. Widerstandslos, unsicher einen Fuß vor den anderen setzend, folgte Anna der Schweiklen aus ihrer Zelle hinaus. Doch es ging keine Stiege hinab. Die Frauen führten sie geradewegs in die Gemächer der Herzogin.

Hoch aufgerichtet saß Kunigunde in ihrem Sessel, die Hände im Schoß gefaltet, und blickte Anna streng entgegen. Auf dem Nähtisch neben ihr lagen anklagend die beiden Leinensäckchen.

Die Angst machte Anna schwindeln. Kaum dass sie sich, ohne eine Stütze zu suchen, auf den Beinen halten konnte.

Die Schweiklen ließ ihren Arm los, und sogleich sank Anna in einen tiefen Knicks, den Blick demütig zu Boden gerichtet. Laut schlug ihr Herz, das Blut rauschte in ihrem Kopf und übertönte die Worte der Herzogin, die aufs Neue begann, in weitschweifigen Worten Annas Taten zu rügen.

Zitternd kauerte Anna auf dem Boden, die Zähne fest auf die Lippe gebissen, um sie daran zu hindern, laut aufeinanderzuschlagen. Grüne und rote Punkte tanzten vor ihren Augen, und der Schwall von erzürnten Worten strömte über sie, ohne dass ihr Sinn Anna erreichte, während sie verzweifelt darum kämpfte, nicht das Bewusstsein zu verlieren.

Plötzlich riss der Redefluss ab. Zwei Füße in wollen gefütterten Schuhen traten in Annas Sichtfeld. Die Herzogin war von ihrem Sessel aufgesprungen und blickte, eine Antwort erwartend, auf sie hinab.

Langsam hob Anna den Kopf. In einer Mischung aus Angst und Verwirrung begegnete sie Kunigundes strengem Blick.

»Hast du mich verstanden?«, fragte die Herzogin barsch.

Nein, Anna hatte nicht verstanden. Hilflos schüttelte sie den Kopf.

Ungeduldig wiederholte Kunigunde ihre Worte: »In meiner großen Milde habe ich gesagt: Wenn du gelobst, von nun an von deinem schändlichen Tun abzulassen, und nicht mehr vorgibst, nichts zu essen, sondern Speisen zu dir nimmst wie andere Leute auch, so werde ich das Vorgefallene geheim halten. Auch werde ich den Frauen des Konventes befehlen, nichts davon verlauten zu lassen, was sie gesehen haben.«

Kunigunde ließ sich wieder in ihrem Sessel nieder und faltete die Hände salbungsvoll im Schoß. Sie schien ein wenig besänftigt ob der demütigen Haltung, welche die ertappte Delinquentin zeigte.

Langsam wich in Anna die Angst, zog sich in eine dunkle Ecke ihres Bewusstseins zurück. Doch die Verwirrung blieb. Mit vor Erstaunen geweiteten Augen starrte Anna Kunigunde an. Hatte sie recht verstanden? Die Herzogin wollte Milde walten lassen? Aber warum hatte sie dann diese List ersonnen?

»Ich will, dass du auf den rechten Pfad der Tugend zurückfindest!«, verkündete Kunigunde pathetisch, als hätte sie Annas Gedanken gelesen. »Und jedem, der dich ob dieser Änderung deines Wesens fragt, dem sagst du, ich, die Herzogin, hätte dich darum gebeten, Speise aufzunehmen. Mir zu Gefallen hättest du es getan, und es sei dir wohl bekommen, woraufhin du den Entschluss gefasst hättest, fortan zu essen.«

Gleichwohl es wieder eine Lüge war, zu der die Herzogin ihr riet, nickte Anna zustimmend. Dies war beileibe nicht der rechte Zeitpunkt für Spitzfindigkeiten.

Anna hätte alles gelobt, was die Herzogin von ihr zu geloben verlangt hätte.

Doch so schnell ließ Kunigunde nicht von ihr ab. Drohend hob sie den Zeigefinger. »Sollte ich jemals erfahren, dass du fürderhin behauptest, keine Speise zu dir nehmen zu können oder diese sogleich wieder zu erbrechen, so werde ich mit eigener Hand einen Bericht an den Rat der Stadt Augsburg verfassen, welcher dich Lügen strafen wird und alles genau darlegt, was hier geschehen ist! Hast du mich verstanden?«

Wieder nickte Anna. Zu sprechen vermochte sie nicht, denn ihre Zunge klebte wie ein trockenes Blatt in ihrem Mund.

Mit ausgestrecktem Arm wies Kunigunde auf die beiden Säcke mit Naschwerk. »Die werde ich als *Reliquie der Heiligen* behalten«, sagte sie, »oder als Beweismittel, ganz wie du magst. Und damit du deine neue Gesinnung und deinen rechten Willen unter Beweis stellen kannst, kommst du gleich zur Vesper ins Refektorium hinunter, um gemeinsam mit uns zu speisen.«

Mit einem kurzen Wink von Kunigunde war Anna entlassen. Schwerfällig erhob sie sich vom Boden. Die Glieder waren taub und wollten ihr nicht recht gehorchen, doch mit festem Griff führte die Schweiklen sie aus dem Raum.

Eine Woge von Gefühlen schwappte über Anna. Ihr großer Betrug war entdeckt, doch sie war straffrei entronnen! So ganz vermochte Anna nicht zu glauben, dass die Herzogin wirklich Gnade walten ließ, nur um des Versprechens willen, künftig nicht in ihrem Betrug fortzufahren. Gefiel sie sich so sehr darin, eine Irrende auf den rechten Pfad der Tugend zurückzuführen?

Doch mit jedem Schritt, den Anna auf dem Weg zu ihrer Kammer machte, wurden ihre Glieder leichter. Sie war davongekommen! Nur langsam wurde ihr klar, was das bedeutete: Fortan wäre sie keine Heilige mehr. Niemand würde sie verehren, keiner würde ihr künftig huldigen und spenden. Sie würde ein neues Einkommen finden müssen. Doch endlich, endlich wäre sie frei! Von jetzt an würde sie ein normales Leben führen können, ein Leben wie Tausende anderer Menschen auch – und das mit hochherzoglicher Billigung.

Tränen stiegen Anna in die Augen, und ihre Kehle wurde eng – zu groß war die Kluft zwischen der Todesfurcht, die sie durchlitten hatte, und der Freude über die neuerlangte Freiheit. Als sie ihre Kammer erreichte, warf sie sich schluchzend auf ihre Bettstatt. Mochten die Chordamen glauben, sie gräme sich ob ihrer Entdeckung – es war ihr gleichgültig.

Zur angegebenen Stunde erschien Anna wie befohlen im Refektorium und ließ sich allein an einem der langen Tische nieder. Unangenehm fühlte sie aller Augen auf sich gerichtet, und ihre Wangen röteten sich schamvoll. Angestrengt bemühte sie sich, den Kopf gesenkt zu halten, um nicht den neugierigen Blicken der Chorfrauen begegnen zu müssen, die sie teils erschrocken, teils mitleidig anschauten, zumeist jedoch mit einiger Häme bedachten.

In all den Gesichtern stand geschrieben, dass sie um Annas Verfehlungen wussten und wie sie darüber dachten. Diese Mädchen und Frauen, die sich über sie und ihre Fehler erhaben dünkten, sie alle stammten aus wohlhabenden Familien. Keiner von ihnen hatte das Schicksal je so übel mitgespielt, wie Anna es hatte erleben müssen. Dafür hatten schon ihre vornehmen Familien gesorgt, dachte Anna mit einem Anflug von Bitterkeit.

Gerne hätte sie gesehen, wie sich diese Mädchen hier an ihrer Stelle durch das Leben geschlagen hätten. Doch sogleich bereute sie ihre bösen Gedanken. Sie hatte großes Glück gehabt. Morgen in der Frühe würde sie das Kloster verlassen und nach Hause zurückkehren. Sie musste nur noch die Peinlichkeit dieses Abends überstehen.

Die Schüsseln wurden aufgetragen, und die Schweiklen wachte höchstpersönlich darüber, dass der Teller der Laminitin auch bis zum Rande gefüllt wurde mit kräftigem, saurer eingelegten Kraut. Darauf kam ein ordentliches Stück vom Schwein, wie es sich gehörte mit knusprig fettglänzender Schwarte daran.

Unter den neugierigen Blicken der Chorfrauen führte Anna langsam den Löffel zum Mund. Sie aß. Löffel für Löffel schluckte sie das Kraut, biss hin und wieder ein kleines Stück vom Schweinefleisch ab. Das saure Kraut war herzhaft mit Zwiebeln angedünstet und schmeckte gut, doch bereits nach wenigen Bissen war Anna gesättigt.

Als sie jedoch Löffel und Messer aus der Hand legen wollte, traf sie der mahnende Blick von Kunigundes Aufwärterin, und so nahm sie gehorsam das Besteck wieder auf und fuhr damit fort, zu essen. Erst als der Teller bis zum Boden geleert war und Anna befürchtete, sogleich zu platzen, erlaubte die Schweiklen ihr, aufzustehen und das Refektorium zu verlassen.

Weit vor dem Morgengrauen erwachte Anna. In ihrem Innern rumorte es, und ihr war hundeelend. Es war nicht verwunderlich, dass ihr gequälter Magen gegen die Menge fetter, ihm gänzlich ungewohnter Speise rebellierte. Doch eingedenk der mahnenden Wort Kunigundes, sie wolle nie wieder vernehmen, dass Anna sich übergeben hätte, presste sie angstvoll die Hand vor den Mund und unterdrückte ein Aufstoßen.

Am liebsten wäre sie sofort zu den Latrinen gelaufen und hätte all das üble Kraut, das ihre Eingeweide quälte, hinausgewürgt, damit ihr Magen endlich Ruhe fand. Doch sie wagte es nicht, denn man hatte ihr zur Aufsicht für die Nacht die stämmige Chorfrau, welche sie zuvor zur Herzogin eskortiert hatte, als Zellennachbarin zugeteilt. Anscheinend befürchtete Kunigunde, Anna könne sich aus Scham das Leben nehmen oder gar aus Zorn das Kloster in Brand stecken.

Doch in ihrem elendigen Zustand war Anna davon weit entfernt. Sie wollte nur noch eines: so bald wie möglich das Püttrichkloster verlassen. Und so erhob sie sich alsbald von ihrer Bettstatt – sehr behutsam, um ihren Magen nicht durch abrupte Bewegungen unnötig zu reizen. Sie schnürte ihr

Bündel, das nun ohne die beiden Säckchen weit schmaler war, und scheuchte Appel in der Gesindestube aus dem Schlaf.

Die Heimfahrt geriet Anna zur Tortur. Nur mit schier übermenschlicher Anstrengung gelang es ihr, die Übelkeit zurückzudrängen, auch wenn das Rütteln des Karrens dem keineswegs zuträglich war.

Erst als sie München weit hinter sich gelassen hatten, hieß sie den Fuhrknecht in einem Buchenhain anhalten. Sie lief ein gutes Stück weit in den Wald hinein, um sicherzugehen, dass man ihr Würgen auf der Straße nicht würde hören können. Dann entledigte sich ihr leidender Magen unter großen Qualen seiner Last.

23. Kapitel

Das Klopfen an der Haustür drang bis in Annas kalte Schlafkammer unter dem Dach hinauf. »Appel!«, rief sie, um ihre Magd anzuweisen, den Gast hereinzubitten. Heute fühlte sie sich kräftig genug, aufzustehen und Besuch zu empfangen. Lange Wochen hatte sie krank gelegen, seit sie aus München zurückgekehrt war.

Während der Fahrt vom Püttrichkloster bis nach Augsburg hatte sie sich vor Schwäche kaum auf dem Karren halten können. Wieder und wieder hatte sie den Fuhrknecht ersucht, anzuhalten, damit sie sich erleichtern konnte. Und als sie zu Hause angekommen war, stand sie dem Tode näher als dem Leben.

Wie damals zu Beginn ihrer Schwangerschaft konnte ihr Magen keine Nahrung mehr bei sich behalten, sosehr Anna es auch versuchte. Bis nach Weihnachten hatte sie kaum das Bett verlassen können und war nur ganz allmählich genesen. Inzwischen aß sie mäßig, vornehmlich getrocknetes Brot, trank ein paar Schlucke Wasser dazu und war froh darüber, dass ihr Magen beides nicht länger von sich wies.

Anna schob das Laken beiseite und erhob sich mühsam. Ihr Körper war immer noch geschwächt. Es war kühl in der Stube, und sie griff nach ihrem wollenen Umschlagtuch, das am Fußende ihrer Bettstatt bereitlag.

Als sie aus München zurückgekehrt war, hatte Anna nicht damit fortfahren wollen, die Heilige zu spielen. Sie war dankbar für die große Gnade, welche die Herzogin hatte walten lassen. Jetzt musste sie nur noch vollständig gesunden, dachte Anna, und sie war auf dem besten Weg dahin.

Wieder ertönte das Klopfen, und abermals rief Anna nach Appel, bevor sie das Tuch um ihre Schultern wickelte und sich anschickte, vorsichtig die Stiege hinabzugehen.

Trotz Kunigundes Versprechen, Stillschweigen zu wahren, musste doch Gerede über die Geschehnisse im Münchner Kloster bis nach Augsburg gedrungen sein. Vielleicht hatte auch Appel davon berichtet, wie sehr sich ihr würdevoller Empfang dort von ihrer schmählichen Abreise unterschieden hatte.

Wie dem auch sei, es gab nun nicht mehr viele Menschen in der Stadt, die noch an Annas Heiligkeit glaubten, und Anna tat ihrerseits auch nichts dafür, an der Mär festzuhalten. Obwohl – einige Unentwegte mochten nicht von der Überzeugung lassen, Anna sei von Gott auserwählt, und sie suchten immer noch bei allerlei großen und kleinen Nöten Annas Rat und Hilfe.

Anna hatte keinem fürderhin Gebete versprochen, noch war sie darin fortgefahren, Segen zu erteilen, doch sie hatte es nicht über das Herz gebracht, ihnen Unterstützung und Ratschlag zu verweigern. Und so hatte es während ihrer Krankheit genügend Menschen gegeben, die nun ihrerseits für Annas Genesung gebetet hatten.

Anna trat in die Stube und öffnete die Tür, doch der Besucher war bereits seines Weges gegangen, in der irrigen Annahme, im Hause der Laminitin wäre keiner anzutreffen.

Erneut rief Anna nach Appel. Die Magd war weder in der Küche noch im angrenzenden Hof zu sehen, was nicht sehr verwunderlich war, befand sie sich doch auf dem Weg in die Judengasse. Sie gedachte, sich wieder einmal ihre Ehrlichkeit auszahlen zu lassen.

Mochten die frommen Stiftsfrauen im Püttrichkloster es glauben oder nicht, selbstredend wusste man im Dienstbotentrakt über alles Bescheid, was zwischen den ehrwürdigen Mauern des Klosters geschah. So auch um das Versprechen der Laminitin, künftig wie jedermann zu essen, und von Kunigundes Drohung für den Fall, dass Anna weiterhin die Speisen von sich spie …

Appel war sicher, die vornehme Frau des Welsers würde das, was sie ihr heute mitzuteilen wusste, äußerst großzügig entlohnen. Beschwingt schlenkerte sie beim Gehen mit ihren Armen und summte unmelodisch vor sich hin. Nicht einen Moment plagte sie das Gewissen. Wozu auch? Ein Dienstherr war letztlich so schlecht wie ein anderer, dachte sie. Man musste sehen, wo man blieb, und schließlich war jeder der Schmied seines eigenen Glückes – sagte man nicht so?

»So ist die Angelegenheit also doch auf des Kaisers Tisch gelangt«, sagte Anton und fuhr sich fassungslos mit der Rechten über seinen Bart. Unruhig lief er in seinem Kontor auf und ab.

Das Feuer im Kamin war heruntergebrannt, und immer wenn er seinem Schreibtisch zustrebte, tauchten die niedrigen Flammen sein sorgenzerfurchtes Gesicht in unheilvoll glimmendes Licht.

Die Herzogin von Bayern war höchst erzürnt gewesen, als sie erfahren hatte, dass die Laminitin nach ihrer Rückkehr nach Augsburg weiterhin Speise und Trank von sich gespien hatte, und das, obschon Kunigunde solch großzügige Gnade hatte walten lassen.

Wie angedroht hatte sie Annas Vergehen dem Rat der Stadt Augsburg zur Kenntnis gebracht. Doch zu ihrer Verärgerung hatte jener daraufhin nichts gegen die vermeintliche Heilige unternommen. So hatte Kunigunde sich schließlich gezwungen gesehen, sich in der Angelegenheit an ihren Bruder zu wenden.

»Hattest du mit anderem gerechnet?«, fragte Konrad Peutinger und strich sich nachdenklich über die Wangen. »Nachdem der Rat der Stadt Augsburg auf das Schreiben der Herzogin hin nichts unternommen hatte, war doch abzusehen, dass Kunigunde sich an ihren Bruder wenden würde.«

Der Syndikus saß im Sessel zurückgelehnt, drehte seinen Becher in den Händen und betrachtete mit einigem Befremden das Verhalten seines Schwiegervaters. So erregt hatte er Anton in den langen Jahren ihrer Bekanntschaft nie erlebt. Jedoch, was die Laminitin betraf, so ging Anton Welser, der sonst so trefflich seinen Verstand zu gebrauchen vermochte, stets das rechte Maß der Dinge ab. Konrad fand das zwar höchst bedauerlich und unpassend, doch stand es ihm nicht an, das Verhalten seines Schwiegervaters zu kritisieren.

Es war bereits spät am Abend gewesen, als Konrad unangemeldet in Antons Kontor erschienen war, um ihm die betrübliche Mitteilung zu machen, dass die Herzogin von Bayern ihren Bruder Maximilian um strenge Bestrafung der Betrügerin ersucht hatte. In seiner Funktion als des Kaisers Rat hatte er Kenntnis von der Angelegenheit erhalten und nicht gezögert, Anton unverzüglich davon zu berichten.

Eigentlich hätte der Anstand geboten, Stillschweigen zu bewahren über die Angelegenheiten des Monarchen, doch sollte es in dieser Sache zu einem Eklat kommen, würde er nicht nur diese zweifelhafte Person betreffen. Zweifelsohne würde in dem Zusammenhang auch wieder der Name Welser fallen, was dem Ruf der Familie, der seine Frau entstammte, und – was noch schlimmer wog – dem Ruf der Handelsgesellschaft, an der er nicht unmaßgeblich beteiligt war, abträglich wäre.

Abrupt hielt Anton in seiner unsteten Wanderung inne und ballte entschlossen die Hände zu Fäusten. »Anna muss fliehen!«, stieß er aufgebracht hervor. »Wir müssen sie aus der Stadt bringen! Jetzt sofort, noch heute Nacht. Bevor …«

Ganz Syndikus, schüttelte Konrad ruhig den Kopf. »Ich halte das nicht für eine gute Idee«, entgegnete er. »Vogelfrei, gejagt und gehetzt – wie lange, glaubst du, würde sie das durchstehen? Wenn der Befehl vom Kaiser persönlich erfolgt, werden die Häscher sich recht ins Zeug legen und sie alsbald finden. Und selbst wenn sie es schafft, zu entkommen: Soll sie den Rest ihrer Zeit auf der Flucht sein?« Abermals schüttelte Konrad den Kopf, um seine Worte zu unterstreichen. »Nein, Flucht ist keine Lösung.«

»Weißt du etwas Besseres?«, fragte Anton hitzig.

Konrad überging Antons erregten Tonfall. Bedächtig stellte er den Becher aus den Händen und legte die Spitzen seiner gepflegten Finger aneinander. »Jeder hat seinen Preis, und aus allem lässt sich ein Geschäft machen.«

»Du meinst, wir können Anna einfach freikaufen?«

»So einfach geht das bei Maximilian nicht, obschon er derzeit nicht gut bei Geldes ist. Doch es lohnt den Versuch. Auch ein Kaiser hat Wünsche …«, sagte er gedehnt und nahm einen letzten Schluck des schweren Weines. Genüsslich ließ er ihn über die Zunge rollen, bevor er fortfuhr: »Es wird dich eine hübsche Stange Geldes kosten, und ich kann nicht dafür garantieren, dass es gelingt.« Konrad widerstrebte es mächtig, für eine derartige Angelegenheit schwerverdiente Gulden auszugeben, doch Anton nickte heftig seine Zustimmung. Schwerfällig erhob sich der Syndikus aus dem Sessel und griff nach seinem Umhang.

»Wo willst du hin?« Antons Stimme klang beinahe flehentlich.

»Zum Kaiser. Um diese Stunde ist er meist noch auf und guter Stimmung.«

Niemand im Meutingschen Haus war verwundert über den späten Besuch des kaiserlichen Rats, und auch Maximilian zeigte sich erfreut, als man Konrad in sein Studierzimmer führte. Er hatte es sich hinter einem breiten Schreibtisch bequem gemacht, darauf Pergament und Tinte, die Feder in der Hand. »Ah, Peutinger! Ich werde ein neues literarisches Werk beginnen. Mein eigenes, ruhmreiches Leben und das meiner Eltern soll darin Eingang finden. In allegorischen Personen, versteht sich. Was meint Ihr: Ist *Weißkunnig* ein angemessener Titel? Weißkunnig – der weiße König, nach dem weißsilbernen Harnisch, den ich zu tragen pflege, wenn ich in Schlacht und Turnier reite.«

»Eine außerordentliche Idee, Majestät, und ein gelungener Titel, fürwahr!«, antwortete Konrad und kam ohne Umschweife auf sein Anliegen zu sprechen: »Ich bringe Euch gute Nachrichten, Majestät. Der Welser wünscht Euch durch mich wissen zu lassen, dass es ihm zur Ehre gereichen würde, das Nachttor zu finanzieren, das Eure Majestät zu errichten wünscht.«

Höchst beglückt ließ Maximilian die Feder auf das Pergament sinken. »Das ist wirklich eine erfreuliche Nachricht. Ihr tatet gut daran, sie mir sogleich zu überbringen«, sagte er. Doch selbst Maximilian war vernunftbegabt genug, um zu wissen, dass niemand, und schon gar keiner von den ausgefuchsten Augsburger Pfeffersäcken, ihm aus reiner Nächstenliebe einen derartig großzügigen Dienst erweisen würde.

Sehr bald schon würde Peutinger ihn wissen lassen, welchen Gefallen der Welser sich für den Bau des Tors von seinem

Kaiser erwünschte. »Richtet dem Herrn Welser meinen vorzüglichen Dank aus.«

Konrad nickte. Wie beiläufig fragte er: »Was gedenken Majestät in der Angelegenheit der Laminitin zu unternehmen?«

Die Laminitin! Maximilian zog die Augen zusammen. Empörung wallte in ihm auf. »Diese falsche Heilige!«, zürnte er. »All die Gläubigen zu belügen und um ihre Spenden zu betrügen!« Und darüber hinaus ihn, den Kaiser, zum Narren zu halten und zum Gespött zu machen, fügte er in Gedanken an. Für diese Schmach würde die falsche Heilige büßen müssen!

Bei aller gerechter Empörung, es war doch die Peinlichkeit, welche den hohen Herrn am meisten in Rage versetzte. Denn peinlich war es ihm, dass er dieser Betrügerin auf den Leim gegangen war. Peinlich vor Peutinger, peinlich vor den Ratsherren, peinlich vor jedermann. Denn schließlich wusste ein jeder – und das nicht nur in Augsburg – um seine Verehrung für die Heilige.

Vor allem jedoch war es ihm peinlich vor seiner Schwester. Unversehens kramte Maximilian in den Papieren, die sich linker Hand auf der Tischplatte stapelten – seine Privatkorrespondenz –, auf der Suche nach Kunigundes Schreiben.

In überheblichen Worten, die so typisch waren für seine besserwisserische Schwester, hatte sie ihm mitgeteilt, dass die Laminitin, die von ihm so verehrte Heilige, nichts anderes sei als eine infame Betrügerin, die sie, Kunigunde, in ihrer großen Klugheit auf das trefflichste überführt habe.

Maximilians Gesicht verzog sich, als hätte er auf Saures gebissen. Es war der gleiche überlegene Tonfall, dessen seine Schwester sich ihm gegenüber schon seit ihrer Kindheit befleißigte.

Maximilian fand das Schreiben und warf einen flüchtigen Blick darauf. Eine grimmige Miene ersetzte die säuerliche. Wieso musste der Peutinger ihn daran erinnern und ihm die Stimmung verderben? Zum Erstaunen seines Rates zerknüllte er das Blatt und beförderte es gezielten Wurfes in den lodernden Kamin.

Konrad holte Luft. Auf dem Weg ins Meutingsche Haus hatte er sich die folgenden Worte wohl überlegt. Es hätte wenig Sinn, um den heißen Brei herumzureden. »Der Welser würde es begrüßen, wenn die Angelegenheit der Laminitin diskret behandelt würde«, sagte er. »Und wenn Ihr in Eurer großen Mildtätigkeit Gnade würdet walten lassen, damit die Strafe nicht allzu schwer ausfällt ...«

Überrascht beugte Maximilian sich vor und blickte mit hängender Unterlippe zu seinem Rat auf. Er hatte erwartet, dass der Welser irgendein langweiliges, handelsrechtliches Privileg erbäte, das ihm Vorteile gegenüber seinen Konkurrenten verschaffen würde, den Fugger, den Gossembrot oder den Imhof.

Zwar hatte er davon reden hören, dass der Welser mit der Heiligen ... Doch man hörte vielerlei. So recht vorstellen hatte er sich das nicht können, war ihm der Welser stets als aufrechter, eher spröder Kaufmann begegnet. Dass er eine dergestalte Liebelei betrieb, hätte er ihm nicht zugetraut. Zumal es, wie er aus eigener Anschauung wusste, weit anziehendere Frauen unter den Töchtern der Stadt gab.

Unmerklich schüttelte der Kaiser das Haupt. Jeder nach seiner Laune, dachte er, stützte das Kinn in die Hand und bedachte seinen Rat mit grimmigem Blick. So stand nun also abzuwägen: seine Genugtuung gegen die Bequemlichkeit einer Nachtpforte.

Es war ein leuchtend blauer Himmel, der an diesem Nachmittag im Februar Zeuge der ersten Amtshandlung des neuen Stadtvogtes wurde. Kalt und klar stand die Luft in den Gassen, und eine dem Anlass unangemessen strahlende Wintersonne spiegelte sich in den gefrorenen Pfützen.

Vor wenigen Tagen erst war Stephan Besler als Nachfolger des verstorbenen Georg Ott in das Amt des Stadtvogtes bestimmt worden, und gleich seine erste Handlung würde in der Stadt großes Aufsehen erregen. Er vergewisserte sich noch einmal, dass er auch vor dem richtigen Haus in der Heilig-Kreuz-Gasse stand. Dann holte er tief Luft, straffte die Schultern und klopfte energisch an die Tür. »Öffnet! Laminitin, so Ihr darinnen seid«, rief er, bemüht, seiner Stimme Würde und Autorität zu verleihen.

Anna öffnete selbst die Tür. »Ach, der Besler Stephan!«, grüßte sie ihn. »Was machst du hier für einen Wirbel? Komm herein, die Tür ist doch offen!« Anna kannte Stephan, seit er ein Knabe gewesen war. Hatte er doch des Öfteren seine Mutter begleitet, wenn diese sie besucht hatte.

Verlegen schaute Stephan zu Boden. Mit diesem einzigen Satz der Laminitin war seine ganze Autorität zusammengebrochen. Der frischgebackene Stadtvogt räusperte sich. »Ich bin der ...«

»Komm herein, es ist kalt draußen. Willst du, dass ich die ganze Gasse mit meinem kleinen Ofen heize?«, unterbrach Anna ihn.

Verlegen trat Stephan in die Stube. »Ich bin der neue Stadtvogt«, vollendete er nun seinen Satz, bemüht, seine Würde wiederherzustellen.

»Oh, das freut mich sehr für dich«, sagte Anna herzlich. »Aber ich muss dich enttäuschen, ich kann dir keinen Segen mehr ...«

Stephan schüttelte den Kopf. »Ich bin aus Gründen meines Amtes hier«, sagte er ernst und straffte erneut die Schultern. Dann fand er die Worte, die er der Laminitin zu verkünden hatte. »Anna Laminit, der hochwürdige Rat der Stadt Augsburg hat aus Gnaden folgenden Beschluss gefasst: Ihr müsst binnen dreier Tage die Stadt verlassen und dürft im Umkreis von drei Tagreisen weder vorübergehend noch dauerhaft Aufenthalt nehmen und bei einer Tagreise nicht weilen, wo Seine kaiserliche Majestät in eigener Person sei.«

Entsetzt starrte Anna ihn an. »Nein!«, flüsterte sie tonlos und schloss die Augen. Die Stadt verlassen! »Nein!« Diesmal sagte sie es laut, und ihre Stimme wurde schrill. »Nein, nein!«

Zaghaft fasste Besler Anna am Ärmel ihres Gewandes und schüttelte sie vorsichtig. »Beruhigt Euch! Bitte, beruhigt Euch«, sagte er. »Es wird nicht gar so arg. Man lässt Euch Euer Hab und Gut. Ihr habt Zeit und müsst nur einfach aus der Stadt wegziehen, nichts weiter«, fügte er erklärend hinzu.

Verständnislos starrte sie ihn an. »Du nimmst mich jetzt nicht mit ins Gefängnis?«, fragte sie, und ihre Stimme klang wie das Rascheln von Papier. Unsicher blickte sie zu ihm auf.

Der Besler schüttelte beruhigend den Kopf.

»Keine Ruten?«

»Nein«, antwortete er. »Nicht wenn Ihr freiwillig geht. Ich komme in drei Tagen und geleite Euch aus der Stadt.«

Anna nickte. Schwer ließ sie sich auf den Hocker niedersinken und schlug die Hände vor das Gesicht. Drei Tage! Und sie würde für immer ihre geliebte Stadt verlassen müssen.

»Nun, grämt Euch nicht«, sagte Besler. Unbeholfen streckte

er seine Hand aus, um Anna die Schulter zu tätscheln. Doch mitten in der Bewegung hielt er inne und zog die Hand zurück – die Geste kam ihm doch zu unangemessen vor.

»Der Rat ist gar gnädig in seinem Urteil gewesen«, suchte er stattdessen nach tröstenden Worten. »Ich kann es mir auch nicht recht erklären. Andere werden für weniger mit Ruten aus der Stadt gejagt oder müssen sich heimlich davonschleichen …

Nehmt den Müllerknecht von Biberach. Dem ist es weit übler ergangen. Er hat sich bei den Kreuzfällen ein Kreuz aufs Wams gemalt und ist dafür verbrannt worden«, versuchte er sie aufzumuntern.

Doch in Anna lösten seine Worte das schiere Gegenteil aus. Frostige Schauder liefen ihr zwischen den Schulterblättern hinab

»Wenn Ihr mich fragt: Da hat jemand schützend die Hand über Euch gehalten. Jemand mit großem Einfluss«, fuhr Besler unbeirrt fort. Und leise, wie für sich selbst, fügte er hinzu: »Wenn nicht gar der Herrgott selbst!«

Anna blieb ihm eine Antwort schuldig. Mutlos ließ sie die Hände in den Schoß sinken. Warum gerade jetzt, fragte Anna sich. Jetzt, wo es ihr endlich besserging und sie wieder zu essen angefangen hatte. Jetzt, wo sie endlich ihr neues Leben beginnen wollte!

So hatte Kunigunde also erfahren, dass sie nach ihrer Rückkehr nach Augsburg weiterhin nicht aß, dachte sie. Dass sie ernstlich erkrankt war – nun, nach all ihren Lügen konnte man es der Herzogin sicher nicht vorwerfen, wenn sie an die schwere Krankheit Annas nicht glauben mochte.

Wie festgewachsen saß Anna noch immer auf ihrem Hocker, als der Stadtvogt schon lange das Haus verlassen hatte.

Drei Tage! Anna spürte, wie erneut die Panik in ihr aufstieg.

Wo sollte sie denn hin? Außer ihrer Reise nach München hatte sie bisher nur zweimal die Stadt verlassen, und beide Male hatte ihr Weg sie zu Oda in den Wald geführt.

Anna musste schlucken, wenn sie an Oda dachte. Und wie jedes Mal fragte sie sich, ob die alte Frau sich nicht doch getäuscht hatte und immer noch munter und gesund war. Sollte sie in Odas Haus im Wald gehen? Doch es graute Anna vor dem, was sie dort vorfinden würde. Und das Haus würde ohne Oda nicht das gleiche sein. Ohnehin war es nicht weit genug von Augsburg entfernt. Zu viele Menschen kannten sie. Es bräuchte sie dort nur jemand zu sehen … Nein, der Wald war keine Lösung. Sie würde diesmal viel weiter wegziehen müssen.

Anna seufzte tief. Drei Tage! Und danach würde sie die Menschen, die sie liebte, nie wiedersehen! Nie wieder würde sie mit Veronika in deren Küche sitzen und ihrem fröhlichen Geplapper lauschen. Selbst die bissigen, oft verletzenden Bemerkungen ihrer Mutter würden ihr fehlen.

Und Anton. Ob er wusste, dass man sie aus der Stadt wies? Zu gerne würde sie ihn noch einmal sehen, sich in seine Arme schmiegen und ihm Lebewohl sagen. Doch das hieße womöglich, das Schicksal einmal zu oft herauszufordern. Wenn sich zu ihren Schandtaten auch noch Ehebruch – gleichgültig ob tatsächlicher oder vermeintlicher – gesellte, dann wäre vielleicht die Milde des Rates schnell dahin.

Und ob Antons Stellung ihn würde schützen können … Nein, es hatte keinen Sinn, das zu riskieren, jetzt, wo es ohnehin zu Ende war, dachte Anna traurig und musste schlucken. Ein Knoten setzte sich in ihrem Hals fest, und sie spürte, wie ihr die Tränen in die Augen stiegen.

Der Gedanke an Anton war schmerzlich, doch sie durfte nicht daran denken, dass sie auch Michael würde zurücklassen müssen. Einen kurzen, unsinnigen Moment lang dachte sie daran, ihn einfach mit sich zu nehmen, doch sofort schalt sie sich ob ihrer Selbstsucht. Sie musste an das Wohl ihres Sohnes denken, nicht an ihres. Hier bei Veronika wäre der Kleine weit sicherer aufgehoben, als mit ihr ins Ungewisse zu ziehen. Doch wie sollte sie ohne Michael leben?

Wieder schluckte Anna trocken, und langsam lief eine einzelne Träne über ihre Wange. Würde sie ihn je wieder in den Armen halten, die Wärme seines kleinen Körpers an ihrem spüren und mit seinen winzigen Fingern spielen, die sich nach Kräften mühten, einen Zipfel ihrer Haube zu fassen zu bekommen?

Der Schmerz überwältigte Anna, und sie konnte ihre Tränen nicht länger zurückhalten. Mit einem Schluchzen barg sie das Gesicht in ihrer Armbeuge und weinte all ihren Kummer in das schwarze Tuch ihres Ärmels.

In der Frühe des Tages machte Anna sich auf den schweren Weg, den Menschen, die ihr am Herzen lagen, die Wahrheit zu gestehen und sich von ihnen zu verabschieden.

Zunächst lenkte sie ihre Schritte ins Lechviertel zu Martin Stadler und seiner Mutter, die inzwischen bei ihm lebte.

Ernst lauschten die beiden Annas Schilderung, und als Anna ihnen gestand, was es mit ihrer Heiligkeit auf sich hatte, breitete sich ein breites Grinsen auf Martins Gesicht aus. Anerkennend pfiff er durch die Zähne.

Er wusste eine guteingefädelte Bescheißerei zu würdigen, hatte er sich doch selbst als junger Knabe recht fragwürdiger Methoden bedient, um das Mitleid und damit die Kreuzer seiner Mitmenschen zu erlangen, so lange, bis ausgerechnet Anna ihm das Handwerk gelegt hatte. Er öffnete den Mund, doch noch bevor er ein Wort des Lobes sagen konnte, hinderte ihn ein scharfer Blick seiner Mutter daran, Anna seine Anerkennung für ihre betrügerischen Fähigkeiten zu zollen.

Die alte Stadlerin schüttelte den Kopf. »Heilige – pah! Das ist doch gleich! Ihr habt den Menschen so viel Gutes getan, und das ist nun der Dank!«, schimpfte sie und machte ihrem Unmut Luft.

Die Anteilnahme von Martin und seiner Mutter wärmte Anna das Herz, doch sie erleichterte nicht ihren Abschiedsschmerz. Und wenn ihre Schritte bereits schwer und müde waren, als sie die Pfladergasse verließ, so wurden sie noch langsamer, je näher sie dem Haus kam, in dem Veronika mit Sebastian, Michael, ihrer Mutter und den Kindern lebte. Denn der Abschied, der nun kommen würde, war der weitaus schwerste.

Anna traf ihre Schwester und Barbara in der Stube an. Die beiden Frauen waren mit langweiligen Flickarbeiten beschäftigt und daher über eine Ablenkung hoch erfreut. Unter den irritierten Blicken von Mutter und Schwester holte Anna sich einen Becher verdünnten Weines aus der Küche, hob den kleinen Michael, der auf den Bodendielen herumkroch, auf ihren Arm und setzte sich zu ihnen.

Für das, was sie zu sagen hatte, würde sie eine Stärkung benötigen. »Erinnert ihr euch noch daran, wie ich zur Heiligen wurde, damals im Seelhaus?«, fragte sie mit belegter Stimme, nachdem sie einen kräftigen Schluck genommen hatte.

Veronika nickte vage und schaute ihre Schwester gespannt an, während Barbara ihren Blick angestrengt auf die Flickarbeit gesenkt hielt.

Anna holte tief Luft. »Es war eine Magenverstimmung«,

gestand sie und ließ hörbar die Luft aus ihren Lungen entweichen. »Ich bin keine Heilige. Ich war es nie. Die Leute
haben die Geschichte einfach in die Welt gesetzt.

Und dann, als ich wieder essen konnte, durfte ich es nicht,
sondern musste weiterhin die Heilige spielen, weil Pater
Quirinus mich dazu erpresste …« Gleichmäßig, im Rhyth-
mus ihrer Worte, wiegte sie Michael auf den Knien, während sie Veronika und ihrer Mutter in schlichten Worten
schilderte, was sich zugetragen hatte und wie der Schwindel
letztlich von Kunigunde aufgedeckt worden war.

Als Anna krank aus München zurückgekehrt war, und mit
ihr allerlei Gerüchte um ihre Heiligkeit, hatte Veronika sich
ihre eigenen Gedanken über ihre Schwester gemacht, und
so stellte diese Eröffnung für sie eigentlich keine so große
Überraschung dar. Doch die Wahrheit aus Annas Mund zu
hören, das war etwas ganz anderes als die eigenen Vermutungen und Zweifel.

Verblüfft ließ sie die Haube, an die sie gerade ein neues Band
heftete, in ihren Schoß sinken. »So hast du allen die ganze
Zeit etwas vorgemacht?«, fragte sie. »Dem Kaiser, der verstorbenen Königin, all diesen hohen Leuten. Sogar von ferne angereist sind sie, um deinen Segen zu erhalten.« Sie
schlug sich die Hand vor den Mund, als ihr das Ausmaß von
Annas Betrug bewusst wurde, und lachte glucksend.

Anna nickte. Ihr war nicht zum Lachen zumute. »Sie haben
mich aus der Stadt gewiesen«, sagte sie dumpf.

Veronikas Lächeln erstarb. »O mein Gott«, flüsterte sie.

Unsicher glitt Annas Blick zu Barbara. Was würde sie zu
ihrer Eröffnung sagen?

Doch die Miene ihrer Mutter war undurchdringlich, der
Blick weiterhin starr auf die Flickarbeit gesenkt. Erst nach
einer Weile sagte sie in ihrer gewohnt nörgelnden Art, je-

doch ohne den Kopf zu heben: »Ich habe dir ja immer ein schlimmes Ende vorausgesagt.«

Barbaras Worte stießen schmerzhaft in Annas Seele und hinterließen eine dumpfe Leere in ihrem Innern. Müde strich sie sich mit der Hand über die Augen. Warum war sie von Barbaras Reaktion überrascht? Barbara war, wie sie war. Was hatte Anna erwartet? Anteilnahme? Mitgefühl? Mütterliche Sorge? Nach all den Jahren hätte sie es besser wissen sollen. Dennoch hatte sie das Gefühl, als sei etwas Kostbares für immer verloren.

Dann zuckte plötzlich ein winziges Lächeln in Barbaras Mundwinkel. »Aber alles in allem hat es sich doch gelohnt, oder nicht?«, wisperte sie so leise, dass Anna glaubte, sich verhört zu haben. Doch der wissende Blick ihrer Mutter offenbarte, Barbara hatte all die langen Jahre um ihr Geheimnis gewusst und das Ihre dazu beigetragen, dass Annas Schwindel nicht aufflog.

Mit einem Mal erwachte in Anna eine winzige Ahnung davon, wie das Leben für Barbara gewesen sein musste, nach dem frühen Tod ihres Mannes, auf sich allein gestellt und mit einem Kind gesegnet, das den Menschen unheimlich war. Ihr musste Annas vermeintliche Heiligkeit als Rettung in der Not erschienen sein, weil sie ihr und den Töchtern das Auskommen sicherte.

Ob es Barbara schwergefallen war, mit dem Betrug zu leben, gläubig, wie sie war? Wie viele Rosenkränze, wie viele Ave-Maria hatte sie für Annas und ihr eigenes Seelenheil gebetet? Mitleid mit der alten Frau durchflutete Anna, und auch ihr Streit um den Ablassbrief erschien ihr in neuem Licht. Hatte auch Barbara in ständiger Furcht vor Entdeckung gelebt?

Anna drückte Michaels warmen Körper fester an sich. Für

solche Fragen war es nun zu spät, dachte sie mit Bedauern. Die Kluft, die Barbara und sie trennte, machte es unmöglich, solche Fragen zu stellen.

Die Zeit verrann, und Anna wusste, es hatte keinen Sinn, den Abschied länger hinauszuzögern, mochte ihr davor auch noch so grauen. Schweren Herzens erhob sie sich und setzte Michael widerstrebend auf den Boden. Veronika schloss sie in die Arme und drückte sie, als wolle sie ihre Schwester niemals mehr fortgehen lassen. Tränen liefen ihr über das rundliche Gesicht, und sie war unfähig, auch nur ein Wort des Abschieds hervorzubringen. Mit sanfter Gewalt löste Anna sich aus ihren Armen.

Unbeholfen erhob Barbara sich von der Bank. »Pass gut auf dich auf, mein Kind«, murmelte sie.

Allen Vorbehalten zum Trotz legte Anna die Arme um die Widerstrebende und drückte sie an sich. »Und du auf dich«, presste sie hervor. Dann hob sie erneut ihren Sohn hoch, strich ihm eine dunkle Haarsträhne aus der Stirn und drückte ihn ein letztes Mal an sich. Mit großen Augen blickte Michael sie an. Er verstand nicht, warum alle so traurig waren, doch die Tränen der sonst so frohgestimmten Frauen machten ihm Angst. Schutzsuchend krallte er seine blassen Händchen in Annas Kleid und begann zu weinen.

Anna schnürte es die Kehle zu. Sanft löste sie seine Finger und küsste ihn zum Abschied auf die Stirn. »Sei schön artig und werde ein großer Junge«, flüsterte sie ihm ins Ohr. Große Tränen liefen ihm über die Wange. Voller Wehmut wischte Anna sie weg und reichte ihn Veronika. Sie musste all ihre Kraft aufbringen, ihren Sohn loszulassen.

Der schluckte heftig und kuschelte den Kopf an die Schulter seiner Tante. Anna musste sich rasch abwenden, sonst hätte sie es nie mehr vermocht, ihn zurückzulassen. Ohne sich noch einmal umzudrehen, verließ sie das Haus ihrer Schwester. Erst auf der Gasse ließ sie ihren Tränen freien Lauf.

Müde saß Anna auf ihrem Schemel in der Stube, versunken in die Welt ihrer traurigen Gedanken. Die drei Tage waren im Nu verflogen. So vieles war zu erledigen gewesen, doch schließlich war alles getan. Ihre Habseligkeiten hatte sie zu einem ordentlichen Bündel verschnürt, das in der Nähe der Tür bereitlag.

Anna hatte Appel ihren noch ausstehenden Lohn ausbezahlt und sie dann entlassen. Ohne ein Wort des Abschieds hatte die Magd das Haus in der Heilig-Kreuz-Gasse verlassen.

Und nun blieb Anna nichts mehr zu tun, als die Nacht abzuwarten. Ihre letzte Nacht in der Stadt.

Der Tag hatte sie Kraft gekostet, doch sie konnte sich nicht aufraffen, zu Bett zu gehen. Sie wusste, es war kindisch, doch sie wollte einfach nicht, dass der Tag endete. Wollte ihn festhalten, solange es nur ging.

Erschöpft fuhr Anna sich mit der Hand über das Gesicht und streckte den steifen Rücken. Sie hatte gar nicht bemerkt, dass die Dunkelheit bereits hereingebrochen war. Doch sie war viel zu matt, um sich zu erheben und ein Licht zu entzünden.

Das Feuer im Herd war heruntergebrannt, und erst jetzt stellte Anna fest, dass sie fror. Ihre Zähne schlugen vor Kälte aufeinander, und sie schlang die Arme um die Schultern, um sich zu wärmen.

Gerade als sie sich endlich dazu durchgerungen hatte, aufzustehen und das Feuer in ihrem Ofen zum letzten Mal anzufachen, hörte sie ein zaghaftes Klopfen an der Tür. Hastig stand Anna auf, doch noch ehe sie die Tür erreicht hatte, schob sich eine dunkle Gestalt in die Stube.

Es schien, als wollte der Mann unerkannt bleiben, denn zum Schutz gegen Kälte und fremde Blicke hatte er den Kragen seiner erdfarbenen Schaube hochgeschlagen und das schwarze Barett tief ins Gesicht gezogen.

Nachdem er sich mit einem raschen Blick vergewissert hatte, dass Anna allein war, schob Anton das Barett in den Nacken. Mit einem erstickten Schluchzer warf Anna sich in seine Arme. »Morgen …«, flüsterte sie. »Morgen muss ich fort! Sie haben mir drei Tage gegeben.«

»Ich weiß, mein Herz. Mehr konnte ich nicht für dich erreichen.«

Anna wand sich aus seinem Arm. »*Du* konntest nicht mehr …«

»Nein, es tut mir leid.« Bedauernd schüttelte Anton den Kopf. »Sie lassen dir dein Leben und dein Hab und Gut. Herzogin Kunigunde hat ihren Bruder gebeten, deinem Tun endgültig ein Ende zu bereiten, und deshalb musst du die Stadt verlassen. In dem Punkt war Maximilian unnachgiebig. Da half auch kein Geld und Gold.«

Anna schluckte. »Du … du hast mir mein Leben gekauft?«, fragte sie heiser.

»So kann man das nicht sagen«, antwortete Anton abwehrend. »Der Kaiser wünschte sich einen eigenen Einlass in der Nähe seines Hauses, auf halber Strecke zwischen Gögginger Tor und Klinkertor, durch den er nach Toresschluss in die Stadt finden kann, wenn er nächtens von seinen Jagdausflügen heimkehrt«, erklärte er Anna. »Irgendein verrückter Technikus scheint ihm einen seltsamen Vorschlag unterbreitet zu haben, und du weißt ja, wie versessen Maximilian auf alles Neue und Ungewöhnliche ist.«

»Wie wahr«, musste Anna seufzend zustimmen. Ihr dämmerte, worauf Anton hinauswollte. Hatte doch gerade diese Neugier Maximilians dazu geführt, dass des Kaisers Augenmerk auf ihre eigene wundersame Existenz als Heilige, die nichts isst, gefallen war.

Wie bemerkenswert, dass Anton sich nun seinerseits genau diese Schwäche des Kaisers zunutze gemacht hatte, um ihre Freiheit zu erhandeln. Ein winziges Lächeln zuckte in ihrem Gesicht, und auffordernd nickte sie Anton zu, in seiner Rede fortzufahren.

»Ich habe die Pläne für den Einlass gesehen«, sagte dieser. »Es wirkt, als sei es eine automatische Maschinerie, doch in Wirklichkeit ist es lediglich ein ausgeklügelter Verschlussmechanismus. Eine raffinierte Kombination aus einer Zugbrücke und drei durch widerstandsfähige Türen voneinander getrennten Gelassen, die nacheinander zu passieren sind. Diese Türen, scheinbar von Zauberhand bewegt, werden von höchst menschlichen Einlassern bedient, die im Obergeschoss unsichtbar und vor allem unangreifbar hantieren. Maximilian war voller Begeisterung für dieses Vorhaben«, schloss Anton und blickte Anna vielsagend an.

»Und wie gewöhnlich fehlt ihm dafür nur die unwesentliche Kleinigkeit des Geldes, nicht wahr?«, fragte Anna.

Anton nickte. Dieses Nachttor war ihm überaus gelegen gekommen. Gerne hätte er Maximilian die Summe für noch ganz andere Bauten gegeben, wenn er damit das drohende Unheil hätte abwenden können, das sich über Annas Haupt zusammengebraut hatte.

Doch Anna war ein gänzlich anderer Gedanke gekommen. »Hatte der Rat der Stadt nicht aus Gründen der Sicherheit etwas dagegen, eine derartige Vorrichtung in die Stadtumwallung zu bauen?«, fragte sie.

»Schon«, gab Anton zu. »Doch in seiner Funktion als des Kaisers Rat deutete Konrad den hohen Herren vorsichtig die Frage an, wie es kommen konnte, dass sie aufgrund des ausführlichen Schreibens der Herzogin in der Sache Laminitin nichts unternommen haben. Sie hatten keinerlei Einwände gegen den Bau des Nachttores ...«

»So hast du mir doch mein Leben gekauft«, murmelte Anna und lehnte den Kopf gegen seine Brust. Eine Träne sickerte in das rauhe Tuch seines Umhangs. Sie fand keine Worte, die angemessen waren, ihm zu danken.

»Ich hätte die ganze Stadt und weit mehr gekauft, wenn es dir genützt hätte«, entgegnete Anton, fuhr sich verlegen mit der Hand über den Bart und streichelte dann sanft über ihren bebenden Rücken.

Doch seiner sachlichen Natur entsprechend, wandte er sich alsbald praktischen Dingen zu und löste sich sanft aus ihrer Umarmung. »Hier, das wirst du brauchen«, sagte er, band einen schweren Lederbeutel von seinem Gürtel und reichte ihn Anna. »Dein Geld, mit allen Zinsen. Für eine schriftliche Abrechnung hat mir die Zeit nicht mehr gereicht.« Anton zuckte bedauernd mit den Schultern und ließ sich auf die Bank neben dem Ofen sinken.

Anna nahm den Beutel an sich und wog ihn in der Hand. Ohne hineinzuschauen, wusste sie, es waren fast nur Gulden darin. Und sie war sicher, der Betrag würde bis auf den letzten Heller stimmen. Dankbar lächelte sie Anton an. Damit hatte er sie einer ihrer dringlichsten Sorgen enthoben. Sorgfältig steckte Anna den Geldbeutel tief in ihr gepacktes Bündel. Dann machte sie sich daran, den Ofen anzufachen.

»Was gedenkst du mit dem Haus zu tun?«, fragte Anton.

Anna legte den Schürhaken aus der Hand. Daran hatte sie noch gar nicht gedacht. »Vielleicht ist es eine gute Idee, es zu vermieten. Von dem Mietzins könnten Barbara und Michael bei Veronika leben«, überlegte sie laut.

Anton nickte. »Ich werde mich darum kümmern. Und ich werde dir morgen früh einen erfahrenen Knecht mit einem Wagen schicken. Er wird dich fahren, wohin es dir beliebt. Weißt du schon, wohin du gehst?«

Anna schüttelte den Kopf. Noch immer hatte sie nicht die geringste Idee, wohin sie sich wenden sollte. Doch heute Abend war sie viel zu müde, um darüber nachzudenken. Erschöpft ließ sie sich neben Anton auf die Ofenbank sinken und lehnte ihren Kopf an seine Schulter.

Auf der Gasse waren die Geräusche des Tages verklungen, und in der Stube war es dunkel geworden. Einzig das Flackern der Flammen im Ofen spiegelte sich dunkelrot auf ihren Gesichtern wider. Anton legte den Arm um Annas Schultern und zog sie an sich. Stumm saßen sie da, während die Nacht voranschritt und die Glut im Ofen zu Asche zerfiel.

24. Kapitel

Als Anna in den frühen Morgenstunden erwachte, war Anton fort. Lärmendes Rufen, das durch die geschlossenen Läden zu ihr hereindrang, hatte sie aus dem Schlaf gerissen. Müde streckte sie ihre steifen Glieder und erhob sich. Auf der Gasse schien eine für diese Zeit gänzlich ungewohnte Betriebsamkeit zu herrschen.

»Heda! Fort mit euch! Lasst mich durch!« Der frischgebackene Stadtvogt hatte nicht damit gerechnet, in der Heilig-Kreuz-Gasse eine derartig große Menschenansammlung vorzufinden. Um Strenge bemüht, bahnte er sich seinen Weg durch die Menge, um zum Haus der Laminitin zu gelangen. Sollten sie alle gleich merken, dass er seiner neuen Aufgabe gewachsen war.

Anna hatte gerade ihre Morgentoilette beendet, als sie hörte, wie rumpelnd ein Gespann vor dem Haus zum Stehen gebracht wurde. Nur einen Wimpernschlag später klopfte es energisch an die Tür. Nun war es also so weit. Anna holte tief Luft und griff nach ihrem Bündel. Dann straffte sie den Rücken und trat vor die Tür.

Als sie ihrer ansichtig wurden, drängten die Menschen einer Woge gleich auf Anna zu und schoben dabei den protestierenden Stadtvogt einfach beiseite. Beslers Autorität brach zusammen, und er schrumpfte zu einem Statisten in diesem Schauspiel.

Unvermittelt sah Anna sich eingekeilt zwischen Leibern. Hände versuchten, sie zu berühren, und zerrten an ihrem Umhang. Eine hohlwangige Frau erhaschte Annas Hand und wollte sich diese auf ihren Scheitel legen.

Erschreckt zog Anna die Hand zurück und fasste ihr Bündel fester.

»Segne uns!«, rief eine flehentliche Stimme, eine andere griff die Worte auf. »Ja, segne uns!«

»Gott sei mit dir!«, übertönte eine sonore Stimme den Lärm. Anna erkannte den Brauer, der seinen Bierzapf nahe Sankt Agnes betrieb.

Andere stimmten in seine guten Wünsche ein, erbaten Gottes Segen auf sie herab und beteuerten trotz allem ihren Glauben an Annas Heiligkeit.

Anna war überrumpelt ob dieser öffentlichen Zurschaustellung ihrer Verehrung. Dankbar nickte und grüßte sie, erwiderte das Lächeln der Menschen. Sie erkannte einige der Gesichter in der Menge. Die Frau des Goldschmieds, zwei der Töchter der Stadlerin, der Bauer mit der toten Kuh, der sie damals mit dem Dreschflegel attackiert hatte. Nach dem unseligen Zwischenfall war er ihr ein treuer Anhänger geworden.

Für einen Moment blitzte auch Sybillas blasses Gesicht vor Anna auf. Kurz traf sie der Blick der Seelschwester aus großen, immer noch erstaunt in die Welt blickenden Augen, aber sie verschwand sogleich wieder in der Menge.

Dann plötzlich schnitt eine einzelne, scharfe Stimme durch den Lärm: »Fort mit der Betrügerin!«

Eine andere gesellte sich hinzu: »Brennen soll sie!«

Anna vernahm die Worte klar wie Eis. Nicht alle Menschen waren gekommen, um den Auszug der Heiligen aus der Stadt mit anzuschauen und ihr ein Lebwohl zu bereiten. Mindestens ebenso viele waren es, die Zeuge werden wollten, wie eine Betrügerin der Stadt verwiesen wurde, denn nicht jeder war mit der Milde einverstanden, welche Kaiser und Rat hatten walten lassen.

»Haut sie mit Ruten aus der Stadt!«, peitschte die scharfe Stimme die Menge auf, und das Gedränge um Anna wurde dichter.

»Wollt ihr sie etwa ungeschoren davonkommen lassen? Mit all dem Geld, das sie von euch guten Leuten ergaunert hat!«

Drohend drängten nun andere, zornig blickende Gesichter ebenfalls in Richtung des Hauses, wo Anna nach wie vor wie festgewachsen stand. All jene, welche die Gerechtigkeit in Gefahr sahen oder sich ein grausiges Spektakel erhofften, die ihr Mütchen kühlen wollten oder einfach nur blutrünstig waren, gefühllos und roh. Grob stießen sie Annas Anhänger beiseite.

Erschreckt blickte Anna in die Richtung, aus der die boshafte Hetze erschall. Auf der Stufe zu Heilig Kreuz stand eine hochgewachsene Gestalt in brauner Kutte. Das weiße Skapulier über der Brust war verrutscht, die blassen Augen des Mannes brannten fiebrig vor Erregung, und sein fahles Gesicht war unnatürlich gerötet und von Hass verzerrt. Dennoch erkannte Anna ihn sofort – Quirinus.

Anna blieb keine Zeit, sich über ihn Gedanken zu machen, denn schon hatten die ersten Rasenden sie erreicht und versuchten sie zu packen. Ein wild keifendes Weib mit schlechten Zähnen und schmutzigem Gesicht fasste Anna rüde am Arm. Strähnig hing ihr das wirre Haar unter ihrer fleckigen Haube hervor. »Hier! Ich habe das Weibsbild!«, geiferte sie gellend, und ihr fauliger Atem schlug Anna ins Gesicht.

Ein feister Kerl in abgetragenem Wams packte Annas anderen Arm wie mit Schraubzwingen. Anna schrie auf vor Schmerz und versuchte sich loszureißen, doch ihr Peiniger grub ihr seine dicken Finger fest in die Haut. Immer noch gellten Quirinus' aufpeitschende Worte vom Kirchenportal her über die Gasse: »Lasst sie nicht entkommen! Sie ist eine Betrügerin, eine Metze, eine elende Hure!«

Nun hatten auch ein paar von Annas Anhängern die Gefahr erkannt, in der Anna schwebte. Der Bauer mit der toten Kuh schob sich zwischen Anna und die Alte und stieß der Frau unsanft den Ellenbogen ins Gesicht. Unter wildem Geheul ließ die Alte Annas Arm los, doch immer noch hielt der Feiste sie wie mit Zangen, und andere drängten heran. Verzweifelt drückte Anna ihr Bündel an sich und versuchte, sich in Richtung des Karrens zu bewegen. Doch undurchdringlich standen die Menschen um sie herum. Hilfesuchend wandte sie den Kopf auf der Suche nach Besler, doch der Stadtvogt war längst an den Rand der Gasse abgedrängt worden. Tatenlos musste er von dort aus mit ansehen, wie sich um die Laminitin ein Handgemenge entfachte.

Besler rang hilflos die Hände. Es war seine hocheigene Aufgabe, die Betrügerin aus der Stadt zu schaffen und für Ruhe und Ordnung zu sorgen, und er wünschte, er hätte eine Handvoll Knechte mitgebracht, doch mit derartigen Schwierigkeiten hatte er beileibe nicht gerechnet.

Vom Bock seines Wagens aus hatte auch Antons Reiseknecht mit angesehen, wie sich die Menschen um Anna zusammenrotteten. Sein Dienstherr hatte ihm eingeschärft, gut auf das Wohl der Dame zu achten. Der Welser hatte keinen Zweifel daran gelassen, dass er ihn höchsteigen zur Verantwortung ziehen würde, sollte Anna auf der Reise zu Schaden kommen.

Mit Besorgnis stellte der Knecht fest, dass die wogende Menge bereits wie eine undurchdringliche Mauer zwischen Anna und seinem Gefährt stand. Er packte die lange Pferdepeitsche fester und ließ sich von seinem Bock gleiten. Ein ums andere Mal ließ er die Peitsche knapp über den

Köpfen der Menge knallen. Erschreckt duckten sich die Menschen und versuchten, ihre Gesichter mit den Händen zu schützen. Rücksichtslos sie mit Schultern und Ellenbogen beiseiteschiebend, bahnte sich der Knecht einen Weg durch die Streitenden.

Endlich erreichte er Anna, und nach einem wohlgezielten Hieb gegen den Arm des Feisten ließ auch dieser von Anna ab. Respektvoll, doch bestimmt fasste der Knecht sie um die Schultern und schob Anna, sie mit seinem Körper deckend, zum Wagen hin. Eilig warf er ihr Bündel in den Wagen und hob dann sie hinauf.

Anna hatte noch nicht Platz genommen, als sich die ersten Angreifer von ihrem Schrecken erholt hatten und an dem Wagen rüttelten und zerrten. Das Gefährt begann gefährlich zu schwanken, und wieder ließ der Knecht seine Peitsche knallen.

Die Menge wich zurück, und schwerfällig setzte sich der Wagen in Bewegung. Eilig brachten sich die Menschen vor den Rädern und dem gefährlichen Ende der Peitsche in Sicherheit.

Langsam nur nahm der Wagen Fahrt auf, doch schließlich ließ er das dichte Gewühl hinter sich und bewegte sich auf das Heilig-Kreuz-Tor zu. Schmährufe hallten hinter Anna her, aber zugleich vernahm sie auch das Lebewohl aus zahlreichen Kehlen.

Bewegt wandte sich Anna um und sah das Winken vieler Hände. Doch auch die hochaufgeschossene Gestalt von Quirinus, der wie eine Erscheinung aus dem Reich des Antichristen vor dem Kirchenportal stand und zürnend seine Faust schüttelte. »Du wirst der gerechten Strafe nicht entkommen!«, geiferte er, und Anna schauderte.

»Ich werde dich finden …«

Quirinus' drohende Worte wehten hinter Anna her, bis ihn das Tor ihren Blicken entzog.

Als der Knecht den Wagen am Kesselmarkt in die Steingasse lenkte, wandte er sich zu Anna um. »Wohin soll es gehen?«, fragte er. »Ich habe Anweisung, Euch zu fahren, wohin es Euch beliebt.«

Anna zuckte mit den Schultern. Ihr war es gleichgültig, wohin sie fuhren. Sie hatte keinerlei Vorliebe für irgendeine Stadt. Außer vielleicht München wäre ihr jeder Ort recht. »Wo warst du bei deiner letzten Fahrt?«, fragte sie aufs Geratewohl.

»In Kaufbeuren.«

»Ist Kaufbeuren schön?«, wollte Anna wissen.

Bedächtig wiegte der Knecht den Kopf hin und her. »Man kann es nicht mit Augsburg vergleichen«, sagte er schließlich. »Es ist anders. Viel kleiner und beschaulicher. Lange nicht so prächtig, aber ordentlich und nett.«

»Also fahren wir nach Kaufbeuren«, entschied Anna.

Der Knecht nickte, und als sie den Brotmarkt erreichten, lenkte er den Wagen nach rechts in südliche Richtung. Doch schon bald darauf, gerade bei Sankt Moritz, brachte er das Gefährt abrupt zum Stehen. Vor ihnen ging es nicht weiter, und Anna erschrak. Versuchte jemand sie aufzuhalten? Bange richtete sie sich auf, um über die Schulter des Knechts zu schauen.

Ein breites Gespann mit Bauholz versperrte ihnen den Weg. Männer mit Schubkarren mühten sich, den Wagen zu entladen und ihre Last über das Pflaster zu einer Baustelle zu schaffen.

Vor ein paar Jahren war der Fugger geadelt worden, und vielleicht war ihm deshalb sein Haus am Rindermarkt trotz goldener Schreibstube und kupferbedachtem Erker als nicht mehr standesgemäß erschienen. Er hatte die Häuser am Weinmarkt gekauft und mit dem Bau eines neuen Geschäfts- und Wohnhauses begonnen. Größer und weit prächtiger sollte es werden, eben dem Stande eines Fuggers angemessen.

Angespannt blickte Anna zurück, doch sie konnte keine Verfolger ausmachen. Der wütende Mob war ihnen nicht gefolgt, stellte sie erleichtert fest, niemand nahm von ihr Notiz. Emsig wie gewohnt erledigten die Menschen um sie herum ihre Arbeit. Das Leben ging hier einfach weiter.

Endlich räumte das Fuhrwerk die Straße. Der Wagen fuhr wieder an und bog rumpelnd in die Wintergasse ein.

Erst als sie das Rothe Tor, die südliche Pforte zur Stadt, passiert und die Brücke, die über den zugefrorenen Graben führte, überquert hatten, atmete Anna auf und ließ sich in ihren Sitz zurücksinken. Langsam wich die Spannung von ihr, und sie öffnete die Fäuste. Sie hatte gar nicht gemerkt, dass sie die Hände vor Anspannung geballt hatte und sich die Fingernägel tief in ihre Handballen gegraben hatten.

Neben sich auf dem Sitz fand Anna eine warme Reisedecke. Dankbar entfaltete sie diese und wickelte sie sorgfältig um sich herum. Sie hatte unglaubliches Glück gehabt, dass sie dem aufgebrachten Pöbel entgangen war, dachte Anna. Es hatte beileibe nicht viel gefehlt, und ihr heutiger Auszug aus der Stadt wäre ihr noch schlechter bekommen als jener vor bald zwanzig Jahren, als man sie brutal mit Ruten davongejagt hatte.

Anna schauderte bei dem Gedanken. Sie durfte sich nicht vorstellen, was hätte geschehen können, wenn Antons Knecht nicht rechtzeitig eingegriffen und sie auf den Wagen gehoben hätte. Mit zitternden Fingern zog sie die Reisedecke noch enger um sich.

Die Fahrstraße war hart gefroren, und der Wagen rollte in gleichmäßigem Tempo voran. Die Wintersonne stand am tiefblauen Himmel und brachte die Schneekristalle auf den verschneiten Feldern, die sich zu beiden Seiten des Weges ausbreiteten, zum Glitzern. Hier und da ächzten Bäume unter ihrer weißen Last, und wenn es einen anderen Anlass für diese Reise gegeben hätte, Anna hätte sie aus vollen Zügen genossen.

Weiter und weiter rollte der Wagen, brachte sie fort, immer weiter fort von den Menschen, an denen sie hing und die sie schmerzlich vermissen würde. Vor allem Anton würde ihr fehlen. Doch hatte er das nicht immer getan?

Wenn sie ehrlich zu sich war, musste sie zugeben, dass sie vom Tag ihrer ersten Begegnung an weit mehr Zeit damit zugebracht hatte, Anton zu vermissen, als gemeinsame Stunden mit ihm zu verbringen. Obschon sie jede einzelne dieser kostbaren Stunden sehr genossen hatte.

Und in den letzten Jahren konnte sie die Tage, an denen sie ihn gesehen hatte, an einer Hand abzählen. Ihre Liebe hatte nie eine wirkliche Chance gehabt. Für immer würde sie sich voller Wärme und Zärtlichkeit an Anton erinnern, doch jetzt war es Zeit für ihr Herz, sich von ihm zu verabschieden. Anna schluckte und biss sich schmerzhaft auf die Lippen.

25. Kapitel

Anna ließ ihre Näharbeit in den Schoß sinken und wischte die winzige Schweißperle von der Schläfe, die sich unter den Rüschen ihrer weißen Haube hervorgemogelt hatte. Durch das stetige Schlagen der Schmiedehämmer drang das fröhliche Musizieren einer Gruppe Handwerksgesellen zu ihr herein.

Seit den frühen Morgenstunden schon zogen die Burschen mit Pfeifen und Trommeln in der Stadt umher, als Zeichen dafür, dass Fest gehalten werde. Denn es war der Montag nach Jacobi – Tänzeltag.

Die sommerliche Hitze in Annas Stube mischte sich mit dem verlockenden Duft nach Gebratenem, der sich durch die offene Küchentür des Schnitzlerhauses zu ihr hereinschlich und ihren Magen hungrig knurren ließ. Dabei mochte es gerade einmal Mittag sein.

Anna senkte ihren Blick wieder auf den burgunderfarbenen Stoff in ihrem Schoß und runzelte die Stirn. Bereits zum zweiten Mal musste sie nun schon die Nähte ihres Kleides auslassen, obschon sie es erst zu Beginn des Frühjahres hatte nähen lassen. Wenn sie so weiteraß, würde sie noch fett und rund werden und so dicke Backen bekommen wie die restlichen Bewohner des Hauses. Aber Magdalena kochte auch gar zu köstlich.

Für die Frau des Waffenschmiedes war es sicher kein gutes Geschäft gewesen, Anna den Mietzins für die hintere Stube und freie Kost in einer Summe abgelten zu lassen. Doch als sie Magdalena vor ein paar Wochen darauf angesprochen hatte, hatte diese nur lachend abgewinkt. »Aber du isst doch kaum etwas«, hatte sie überrascht gesagt. »Das wenige fällt bei uns doch gar nicht ins Gewicht.«

Wenn man Nikolaus, ihren Mann, anschaute, so mochte das sicher zutreffen. Mit seinen muskelbepackten Armen und dem Stiernacken glich der hünenhafte Waffenbauer einer aus Fels geschlagenen Statue. Und auch Magdalenas runde Wangen und ihre ausladenden Hüften zeugten von gesundem Appetit.

Anna befestigte das Ende des Fadens mit einem doppelten Stich, biss den Faden ab und wickelte den Rest sorgfältig auf die Spule.

Ein gutes halbes Jahr war sie nun schon in Kaufbeuren, und sie musste gestehen, dass sie sich im Haus des Waffenschmieds sehr wohl fühlte. Selbst an das stetige Hämmern, das aus Nikolaus' Schmiede und den umliegenden Werkstätten drang, hatte sie sich inzwischen gewöhnt. Ihre Kammer war durch eine Tür direkt von der Gasse her zugänglich. Das hatte für sie den Ausschlag gegeben, sich für das Zimmer im Hause der Schnitzlers zu entscheiden. Denn sie hatte beschlossen, ihre Dienste als Kräuterheilerin anzubieten, und so würde sie ihre Kunden empfangen können, ohne dass die Familie mit ihrem Geschäft belästigt würde.

Sobald im Frühling Schnee und Eis geschmolzen waren, hatte Anna sich darangemacht, einen Vorrat an Heilkräutern anzulegen. Morgen für Morgen war sie durch die Wälder und Wiesen außerhalb der Stadtmauern gestreift, hatte Wurzeln ausgegraben, Schösslinge gepflückt, Blüten gesammelt und Rinden von Baumstämmen gelöst.

Mit größter Sorgfalt, so wie Oda es sie gelehrt hatte, hatte sie des Nachmittags ihre Schätze zerrieben, vermengt, in Alkohol gelegt oder zu Bündeln gewunden und sie unter der Decke ihres Zimmers an einen Balken zum Trocknen aufgehängt. Sie hatte Salben gerührt und Latwerge gemengt, Sude gekocht und Pulver gerieben. Und ab und an war auch tatsächlich jemand gekommen, der sie um Hilfe gegen das eine oder andere Leiden gebeten hatte.

Doch ihren Lebensunterhalt hatte sie sich damit beileibe nicht verdienen können. Ihre Ersparnisse waren ihr in dieser Zeit sehr zupass gekommen. An die fünfzehnhundert Gulden hatten sich im Laufe der Jahre bei Anton angesammelt, ein nicht unbeträchtliches Vermögen.

Nur einen geringen Teil davon hatte sie für die Ausstattung ihrer Kräuterküche, die Anschaffung neuer Kleidung – sie hatte beschlossen, nie wieder in ihrem Leben die Farbe Schwarz zu tragen – und einiger persönlicher Kleinigkeiten verbraucht.

Anna streckte sich und rieb gedankenverloren über die Stelle im Stoff, an der die vorherige Naht kleine Löcher im Barchent hinterlassen hatte.

In den ersten Monaten hatte sich ihr Kontakt zu Magdalena und ihrer Familie auf die gemeinsamen Mahlzeiten beschränkt, die Anna, wie auch der Schmiedegeselle und die beiden Lehrjungen, am großen Tisch in der Wohnstube der Schnitzlers einnahm. Magdalena war eine tatkräftige Frau, doch trotz ihrer fröhlichen Art blieben sie und ihr Mann Anna gegenüber zurückhaltend, obschon die Frau des Waffenschmieds vielleicht fünfunddreißig Jahre alt sein mochte, also etwa in ihrem Alter zu sein schien.

Anna musste lächeln, wenn sie daran dachte, wie sehr sich ihr Verhältnis inzwischen geändert hatte. Obschon es wahrlich kein schöner Anlass gewesen war, der dazu geführt hatte, dass Anna nun wie ein Familienmitglied behandelt wurde.

Mitten in der Nacht war sie von einem markerschütternden Schrei geweckt worden, dem ein trauriges Wehklagen folgte.

Es war Magdalena, die so leidvoll klagte, erkannte Anna. Ohne darüber nachzudenken, ob ihre Anwesenheit überhaupt erwünscht war, erhob sie sich von ihrem Lager, schlang ein Schultertuch über das Nachtgewand und lief in die Schnitzlersche Stube.

Wirre Stimmen drangen aus dem oberen Stockwerk, und Anna hetzte die Stiege hinauf. Mit beiden Armen hielt Nikolaus seine schreiende Frau fest, die sich die wirren Haare raufte.

Für einen Moment starrte Anna auf die Klagende, doch dann wurde ihr klar, dass es nicht Magdalena war, welche das Unglück ereilt hatte, sondern Greta. Die jüngere der beiden Schnitzlertöchter lag mit lang ausgestreckten Gliedmaßen reglos auf ihrer Bettstatt. Fahl warf ihre Haut das matte Licht der Öllampe zurück.

Niemand hatte Annas Eintreten bemerkt, deshalb räusperte sie sich nun vernehmlich. Misstrauische Blicke aus zwei blauen Augenpaaren trafen sie, und Magdalena kreischte: »Was willst du? Sie ist tot!«

Sanft sagte Anna: »Lass mich nach ihr schauen, vielleicht ist es noch nicht zu spät.«

»Sie ist tot!«, heulte Magdalena. »Mein Kind ist tot!« Dann warf sie Anna einen argwöhnischen Blick zu. »Vielleicht warst du es ja. Hast du mein Kind verflucht?«, zischte sie und reckte Anna drohend ihr Kinn entgegen. »Ja, du warst es! Du mit deinen Kräutern und Giften! Du gehörst nicht hierher. Warum bist du zu uns gekommen?«

Anna zuckte unter den wüsten Anschuldigungen zusammen und starrte ihre Wirtin entgeistert an. Wie konnte Magdalena nur so etwas von ihr denken?

»Magdalena!«, rief Nikolaus entsetzt und fasste seine Frau fester, um sie daran zu hindern, sich in ihrer Rage auf Anna zu stürzen. »Greta ist tot«, sagte er dumpf an Anna gewandt. »Was willst du schon dagegen tun?«

Anna schluckte und nahm all ihren Mut zusammen. »Dann kann es ja nicht schaden, wenn ich nach ihr sehe«, entgegnete sie ruhiger, als sie war.

Nikolaus nickte und schob seine Frau beiseite, damit Anna an die Bettstatt treten konnte.

Behutsam legte Anna dem Mädchen zwei Finger in die Halsbeuge. »Sie lebt!«, erklärte sie ruhig.

Magdalena riss die Augen auf und hörte auf zu schluchzen.

»Rasch!«, befahl Anna. »Holt mir Branntwein und ein Tuch.«

Nikolaus ließ die Arme seiner Frau los und eilte die Stiege hinab, das Gewünschte zu holen.

»Hilf mir, sie zu entkleiden«, befahl Anna der Mutter. Doch Magdalena stand da wie festgewachsen und starrte auf das wächserne Antlitz ihrer Tochter.

»Na los!«, drängte Anna barsch, und endlich löste Magdalena sich aus ihrer Starre.

Mit flinken Fingern entkleideten sie Greta. Als Nikolaus mit dem Branntwein kam, tränkte Anna die Lappen mit dem Alkohol, und mit Magdalenas Hilfe rieb sie den Körper des Kindes kräftig ab.

Ein kurzes Flirren der hellen Wimpern zeigte Anna, dass das Mädchen auf ihre Behandlung reagierte. Seine Haut färbte sich rosig, ein weiteres Zeichen, dass der Alkohol seine Wirkung tat.

»Nun deckt sie gut zu«, wies sie Magdalena an, verließ die Schlafkammer und kehrte nach einer Weile mit einem Kräutersud zurück. Unter großen Mühen benetzten sie Gretas Lippen, flößten ihr den Trank Tropfen für Tropfen ein.

Stunden später, als das erste matte Tageslicht durch die Läden kroch, erwärmte sich der Körper des Kindes langsam. »Ich weiß nicht, wie ich dir danken soll,« sagte Magdalena, den Blick beschämt zu Boden gerichtet. »Was ich im Zorn gesagt habe ...« Verlegen wand sie die Finger ineinander und suchte nach Worten der Entschuldigung für ihre ungeheuerlichen Verdächtigungen.

Anna wischte ihre Worte mit einer Handbewegung beiseite. »Ich trage es dir nicht nach. Du warst nicht bei dir«, sagte sie und lächelte Magdalena müde an. »Aber ich muss dir die Freude sogleich nehmen. Es ist noch nicht überstanden. Greta hat noch Schlimmes vor sich.«

Anna hatte nicht gelogen. Bald darauf begann Greta zu fiebern. Zwei ganze Tage kämpften Anna und Magdalena gemeinsam darum, das Fieber zu senken, wechselten sich darin ab, die feuchten Tücher auf dem Körper des Kindes zu wechseln und ihm einen fiebersenkenden Trank einzuflößen. Den gleichen Sud, mit dem Oda sie einst in das Leben zurückgeholt hatte, erinnerte Anna sich.

Am Morgen des dritten Tages hatten sie es endlich geschafft. Das Fieber entließ das Mädchen aus seinen bösartigen Fängen, und die Fieberwehen wichen einem heilenden Schlaf.

»Es sieht aus, als wäre es überstanden«, sagte Anna erschöpft, und Magdalena sank ihr wortlos in die Arme, Tränen der Erleichterung in den Augen.

Obwohl es noch einige Wochen gedauert hatte, bis Greta das Bett hatte verlassen können und wieder munter und gesund genug war, um mit ihrer Schwester zu spielen und ihrer Mutter bei der Hausarbeit zur Hand zu gehen, hatte sich das Verhältnis zwischen den Frauen sehr gewandelt. Oft brachte Magdalena Anna während des Tages eine Leckerei in ihr Zimmer hinüber oder bat sie des Abends zu sich in die Stube, wo die beiden Frauen dann gemeinsam über einer Handarbeit saßen und sich unterhielten, bis die Nacht sie in die Federn scheuchte. Nach und nach war Magdalena Anna so zur Freundin geworden.

Die Genesung der kleinen Greta hatte noch eine andere, ebenso erfreuliche Folge. Denn jedem, den sie kannte, hatte Magdalena davon erzählt, wie kundig die Kräuterfrau, die unter ihrem Dach wohnte, das Leben ihrer Tochter dem Tode abgerungen hatte. Ihre Heilkunst hatte sich herumgesprochen, und nun konnte sie nicht mehr darüber klagen, dass zu wenige Menschen sie um ihrer Hilfe willen aufsuchten, dachte Anna und steckte die Nadel in das Holz der Garnrolle.

Die Glocken von Sankt Martin schlugen Mittag, und beinahe im selben Moment kam eine kleine Gestalt in Annas Stube gelaufen und warf sich ihr in die Arme. Die dicken Knie des Knaben, die unter dem luftigen Kittel hervorblitzten, wiesen dunkle Schmutzspuren auf. Auch quer über sein rundliches Gesicht zog sich ein Schmutzstreifen, und in seinen blonden Locken hatten sich ein paar Strohhalme verfangen. Eindeutige Zeichen dafür, dass der Dreijährige einen vergnüglichen Vormittag in der Gasse zwischen Schmiede und Stall verbracht hatte.

»Du sollst zum Essen kommen, Tante Anna!«, krähte Hansl fröhlich.

»Ja, mein Liebling, ich komme«, antwortete Anna lachend. »Ich bin halb verhungert.«

Widerwillig ließ Hansl sich von Anna das Stroh aus dem Haar zupfen, dann zog er sie eifrig mit sich hinaus in Richtung Wohnstube. Nach dem frühen Tod ihrer Schwägerin hatte Magdalena ihren kleinen Neffen, den Sohn ihres Bruders Hans, bei sich aufgenommen.

Als Anna mit Hansl an der Hand in die Stube trat, fand sie Magdalena in herzhafter Umarmung mit einem Fremden in grobledernem Wams vor. Obschon Magdalena nicht klein zu nennen war, überragte der Fremde sie noch um beinahe zwei Köpfe, so dass sie an seiner breiten Brust schier zu verschwinden schien.

Der Fremde bemerkte Anna als Erster und hob seinen sandfarben gelockten Kopf. Sein Gesicht hatte eine frische Farbe, und seine Züge kamen Anna vertraut vor. Ein überraschter Blick aus hellblauen Augen traf sie, und als Magdalena sich schließlich aus seiner Umarmung löste und zu ihr umwandte, wusste Anna, wer der Fremde war, noch bevor Magdalena ihn vorgestellt hatte. Zu groß war die Ähnlichkeit zwischen den Geschwistern.

Das also musste der Bachmann Hans sein, Magdalenas Bruder, gleich seinem Schwager ein hervorragender Waffenmacher. Hans war bereits vor Jahren nach Freiburg im Üchtland gezogen, wo man einen guten Armbruster zu schätzen wusste und wo er gegen einträglichen Lohn Anstellung bei der Stadt gefunden hatte, wie Magdalena Anna berichtet hatte.

»Hansl, komm, sag deinem Vater guten Tag«, sagte Magdalena und winkte den Jungen zu sich. Doch der sonst so kecke Hansl verkroch sich schüchtern in den Falten von Annas Rock und starrte verlegen zu Boden.

»Nun komm, wir machen es gemeinsam«, flüsterte Anna Hansl aufmunternd zu. Sie konnte die Zurückhaltung des Jungen gut verstehen, waren doch Hans' Besuche in Kaufbeuren zu selten, als dass sein Sohn die Scheu vor dem großen Mann hätte verlieren können.

Anna mochte sich täuschen, doch als sie Magdalenas Bruder begrüßte, hatte sie den Eindruck, auch er sei, gleich seinem

Sohn, von einer plötzlichen Schüchternheit befallen, denn sein Gesicht wurde von einer überraschenden Röte überzogen, und er trat verlegen von einem Bein auf das andere.

»Setzt euch, setzt euch! Das Essen ist gleich fertig!«, drängte Magdalena, nötigte sie auf die Bank am Tisch und verschwand in Richtung Küche. Beinahe im selben Moment traten Nikolaus, sein Geselle und die Lehrjungen hungrig von der Werkstatt herein.

Nach der allgemeinen Begrüßung kam Anna Hans gegenüber am Tisch zu sitzen, der sogleich von seinem Schwager in ein Gespräch über das Waffenbauen gezogen wurde. Ruhig löffelte Anna ihre Kohlsuppe, in die Magdalena eine gute Kelle Rahm gerührt hatte, und lauschte dem Gespräch der Männer. Hin und wieder bemerkte sie, wie Hans' Blick zu ihr wanderte, und spürte, dass er sie musterte. Doch zu ihrer eigenen Verwunderung störte es sie nicht.

Wieder klangen Flötentöne und das Gelächter einer Gruppe vorbeiziehender Handwerker durch das geöffnete Fenster herein. Unruhig scharrten die beiden Lehrburschen mit den Füßen auf dem Stubenboden. Längst hatten sie ihre Schalen geleert, und Anna sah, dass es sie kaum mehr auf der Bank hielt.

Sie warteten ungeduldig darauf, dass ihr Lehrherr ihnen endlich die Erlaubnis erteilte, den Tisch zu verlassen. Denn auch sie wollten sich den Feiernden anschließen und an dem großen Umzug teilnehmen, welcher alljährlich am Tänzeltag von den Zünften veranstaltet wurde.

Doch Nikolaus bemerkte ihre Ungeduld nicht, zu vertieft war er in das Gespräch mit seinem Schwager.

»Nun lass die Burschen schon gehen«, unterbrach Magdalena das Gespräch der Männer und wies auf die Lehrbuben.

»Was?«, fragte Nikolaus und blickte irritiert auf.

»Vielleicht hast du es noch nicht gemerkt: Heute ist Tänzeltag. Die Jungen brennen darauf, den Umzug zu sehen«, erklärte sie ihrem Mann mit gespielter Geduld, beinahe so, als spräche sie zu einem Kleinkind. »Und auch für dich wird es höchste Zeit, dich umzukleiden, wenn du mit dem Zug gehen willst.«

Nikolaus nickte zerstreut. Die Lehrbuben fassten dies als Zustimmung auf, und schneller, als man schauen konnte, waren sie durch die Stubentür verschwunden. Widerwillig erhob auch Nikolaus sich von der Bank.

Hans bemühte sich nicht, seine Erheiterung zu verbergen. »Was meinst du wohl, warum ich heute hergekommen bin? Etwa, um dich zu besuchen?«, neckte er seinen Schwager voll gutmütigen Spotts und blinzelte vergnügt in die Runde.

Magdalena fing den Blick ihres Bruders auf, und ein schalkhaftes Lächeln legte sich auf ihre Züge. »Du willst zum Tänzelfest?«, fragte sie. »Das trifft sich gut. Dann könntest du Anna begleiten. Es ist ihr erstes Tänzelfest, und sie freut sich, den Umzug der Zünfte zu sehen.«

Anna hatte von diesem Wunsch noch gar nichts gewusst. Überrascht öffnete sie den Mund, um zu protestieren, doch Magdalena bekräftigte ihre Worte mit einem überzeugenden Nicken, und so schwieg Anna. Magdalena hatte recht. Es gab keinen Grund, warum sie nicht zum Umzug gehen sollte. Mit Kundschaft wäre heute ohnehin nicht zu rechnen, da sich kaum jemand in der Stadt diese Feierlichkeit entgehen lassen würde.

»Am besten, ihr geht gleich los, damit ihr nicht die Hälfte verpasst«, drängte Magdalena und zog Anna von der Bank. Nur wenig später fand Anna sich in Hans' Begleitung auf der Straße wieder und strebte, gleich einer Menge anderer Einwohner, dem Rathaus zu.

Als die lauten Klänge der Spielleute endlich das Nahen des Zuges ankündigten, rückten die Menschen um sie herum näher heran, denn ein jeder suchte den besten Platz zu ergattern, um das Schauspiel ungetrübt genießen zu können. Mit seinen kräftigen Armen bahnte Hans Anna einen Weg bis ganz nach vorn.

Wie selbstverständlich zog er sie vor sich und schirmte sie mit seinem Körper von der Menge ab. Anna empfand seine Nähe als angenehm. Ja, es überraschte sie, wie normal es sich anfühlte, hier mit ihm eingekeilt in der Menge zu stehen.

Der Umzug der Zünfte war wirklich prächtig anzusehen. Würdevoll führten die Stadtväter in feierlichem Ornat den Zug an, obschon die sommerliche Hitze ihnen sichtlich zusetzte. Wieder und wieder wurden leinene Schweißtücher hervorgezogen, wischten feiste Finger verstohlen über gerötete Gesichter und tupften Tropfen von schwitzenden Nasen.

Anna und Hans konnten sich glücklich schätzen, einen Platz im Schatten nahe dem Rathaus gefunden zu haben, von dem aus sie einen guten Blick auf die Vorüberziehenden hatten.

Den Honoratioren folgten die Handwerksgesellen der Zünfte mit ihren Meistern, allen voran die hochgeachtete Zunft der Waffenschmiede. War es doch ihrer Kunstfertigkeit zu verdanken, dass Kaufbeuren in weitem Umland Berühmtheit für seine Waffen erlangt hatte.

Auch sie hatten sich stolz gewandet, und ihre frisch gewaschenen Gesichter leuchteten mit ihren Festtagskleidern um die Wette. Ausgelassen schwenkten die Burschen ihre Fahnen, von kundiger Frauenhand bestickt mit Bildnissen Johannes des Täufers und des heiligen Sebastian, der Schutzpatrone ihrer Zunft.

Auf die Waffenschmiede folgten die Weber, bei weitem die größte Zunft der Stadt. Sie führten geschnitzte und buntbemalte Statuen mit sich, und Anna erkannte die Heiligen Blasius und Erasmus, treusorgliche Beschützer der Wollhechler und Garnwinder.

Anna genoss den Umzug, wobei es weniger die bunte Schar der Defilierenden war, die sie mit Freude erfüllte, als schlicht die Tatsache, frei und unbeschwert ein solches Schauspiel genießen zu können. Diesmal war sie nicht, wie in Augsburg so oft, Teil einer Prozession und damit von der Zuschauermenge begafft und betuschelt. Diesmal durfte sie nach Herzenslust andere anschauen, und niemand stieß sich daran, dass sie in Begleitung eines Mannes zu dieser Festivität ging.

Anna warf Hans einen verstohlenen Blick zu. Er stand ruhig hinter ihr, die Arme vor der Brust verschränkt, den Blick über ihre Schulter hinweg auf die Vorbeiziehenden gerichtet, ganz so, als wäre es für ihn die größte Selbstverständlichkeit, hier mit ihr zu stehen.

Als der Umzug vorüber war, ergriff Hans mit der gleichen Selbstverständlichkeit ihre Hand und zog sie hinter sich her, dem Strom der Zuschauer folgend, der fröhlich dem Zug hinterdreinmarschierte, den langen Markt entlang bis zur Schranne. Die sonst so geschäftige Markthalle lag verwaist da, denn heute stand niemandem der Sinn nach Geschäften.

Seit Kaiser Maximilian anlässlich eines Besuches in der Stadt vor nunmehr siebzehn Jahren eine Stiftung vorgenommen hatte, beging man dieses Ereignis Jahr für Jahr mit einem drei Tage dauernden Fest. Die ganze Stadt, wohl jeder, der sich nur eben auf den Beinen zu halten vermochte, hatte sich dem fröhlichen Zug angeschlossen, so schien es Anna. Weiter wand sich der Festzug durch die Gassen der Stadt, dann in nordwestlicher Richtung durch das Kemnater Tor hinaus, und mühte sich außerhalb der Stadtmauer den staubigen Weg den Blasiusberg hinauf.

Unter den munteren Klängen von Flöten und Trommeln ging es an der Blasiuskapelle und dem Fünfknopfturm vorbei zur Buchleuthe.

In einem kleinen Wäldchen löste sich der Zug schließlich auf und zerstreute sich auf der Lichtung und zwischen den Bäumen. Sie hatten das Tänzelhölzle erreicht.

Hans zog Anna sogleich zum Rande der Lichtung, wo man zwischen den Bäumen ein paar Bretter über hölzerne Böcke gelegt und darauf Bierfässer gewuchtet hatte. Gutgelaunt drängten sich die durstigen Besucher vor diesem improvisierten Bierzapf.

»Warte einen Moment«, sagte Hans, ließ Anna stehen und reihte sich bei den Wartenden vor dem Bierzapf ein.

Anna ließ sich im Schatten einer Buche in das niedrige Gras sinken, lehnte sich an den rauhen Stamm und blickte sich neugierig um. Zwischen dem kühlenden Grün hatte man hölzerne Stadel errichtet.

Eigentlich waren es mehr überdachte Tanzböden als rechte Stadel, stellte Anna fest, denn sie waren an den Seiten offen, so dass der sanfte Wind, der über die Buchleuthe wehte, ungehindert hindurchstreichen konnte.

Er brachte den ersten Tänzern Kühlung, die soeben begannen, sich im Takt der Flöten und Trommeln zu drehen. Im Schatten neben den Stadeln hatten sich die Musikanten gesammelt und spielten voller Eifer fröhliche Weisen.

In jeder Hand einen bis zum Überlaufen gefüllten Becher balancierend, ließ Hans sich vorsichtig neben Anna ins Gras sinken. Er reichte ihr einen davon und hob ihr seinen Becher zum Gruße entgegen.

Verstohlen blickt Anna sich um, bevor sie den Becher an die Lippen führte. Doch im selben Moment musste sie über sich selbst schmunzeln. Das war eine Angewohnheit, die sie wohl nie verlieren würde.

Hans missdeutete Annas Lächeln und nickte ihr zu. »Nett hier, nicht wahr?«

»Sehr nett!«, bestätigte Anna und nahm einen tiefen Schluck des süßlichen Gebräus.

Auf dem Weg durch die Stadt und hinauf zum Tänzelhölzle hatten Hans und sie nur wenige Worte gewechselt. Höflich hatte er sich erkundigt, woher Anna gekommen war, und als Anna ihm erklärt hatte, womit sie ihren Lebensunterhalt bestritt, hatte er sie voller Anerkennung gemustert.

Gesagt hatte er jedoch nichts, und auch jetzt, während sie im Gras saßen und an ihren Bechern nippten, redete er nicht viel. Doch Anna empfand sein Schweigen nicht als bedrückend. Vielmehr war es eine angenehme Stille, die sie teilten. Die Sonne warf kleine Lichtflecken durch die Blätter des Baumes auf sie hinab, und der leichte Sommerwind streichelte ihre Wangen. Anna streckte sich wohlig.

Sie genoss den Nachmittag, obschon sie es nicht gewohnt war, in Begleitung eines Mannes eine Festivität zu besuchen. Doch es fühlte sich richtig an, so selbstverständlich, hier neben Hans im Gras zu sitzen.

Die Melodien der Spielleute, die zu ihnen herüberwehten, wurden immer flotter, immer mitreißender. Anna konnte nicht umhin, im Takt mit dem Fuß zu wippen.

»Willst du tanzen?«, fragte Hans. Ohne ihre Antwort abzuwarten, nahm er ihr den leeren Becher ab und zog sie auf die Beine. Angenehm warm spürte Anna seine Hand die ihre umschließen.

Unsicher folgte sie ihm zum Tanzboden. Sie hatte noch nie getanzt, wenn man von dem einen Mal absah, als ihr Veronika im Hof ihres Hauses in der Heilig-Kreuz-Gasse ein paar Schritte gezeigt hatte. Denn als junges Mädchen hatte Barbara sie nicht zu einer Tanzerei gehen lassen, und später, als Seelschwester und gar als Heilige, hatte sich eine derartige Frivolität von selbst verboten.

Die ersten Schritte gerieten Anna ein wenig hölzern. Immer wieder schaute sie auf ihre Füße, um die Schritte richtig zu setzen. Doch mit einem Mal schien die fröhliche Musik von Trommel und Flöte ihren ganzen Körper zu durchdringen und ließen sie die Bewegungen mühelos, ja beinahe von selbst ausführen.

Ein paarmal spürte sie eine Unsicherheit, doch Hans' verlässliche Arme glichen jeden ihrer Stolperer sofort aus. Trotz seiner beachtlichen Körpergröße zeigte sich der kräftige Mann im Tanz überraschend gewandt.

Als die Musiker eine Pause einlegten, verließen Anna und Hans erhitzt den Tanzboden. Gemächlich schlenderten sie unter den Bäumen umher und betrachteten die Besucher, die wie sie Zerstreuung suchend flanierten, sich um den Bierverkauf scharten oder hungrig an einer der Verkaufsbuden anstanden, wo geschäftstüchtige Wurstbrater ihre duftenden Erzeugnisse feilboten.

Fliegende Händlerinnen verkauften kleine Naschereien aus flachen Körben, die sie, über den Köpfen der Besucher balancierend, durch die Menge trugen.

Lange schon hatte die Sonne ihre stechende Hitze verloren und übergoss nun die Buchleuthe mit orangefarbenem

Licht, als wolle sie ihre eigene feierliche Beleuchtung zum Fest beitragen. Die Schatten wurden lang und unscharf und verloren sich im Gras. Anheimelnd raschelte der laue Wind durch die Blätter und kühlte angenehm die Luft. Hans erstand frisches Bier, und sie ließen sich wie zuvor, ein wenig abseits der Feiernden, im Gras nieder.

»Er mag dich«, stellte Hans ohne jeden Zusammenhang fest.

Anna benötigte einen Moment, seine Äußerung zu verstehen. »Du meinst Hansl?«, fragte sie. »Ja, er ist ein wunderbarer Junge. Er muss dir sehr fehlen.«

Hans nickte. »Ja. Doch er ist hier bei Magdalena gut aufgehoben. Sie sorgt für ihn weit besser, als ich es allein in Freiburg könnte.«

»Was geschah seiner Mutter?«, fragte Anna sanft.

»Sie starb bei Hansls Geburt«, entgegnete Hans leise. »Sie war noch so jung.«

In seiner Stimme klangen Wärme und Bedauern über ihren frühen Tod, doch Anna vernahm darin kein Selbstmitleid. Hans schien die Trauer über den Verlust seiner Frau mit den Jahren überwunden zu haben.

Anna nickte mitfühlend. Nach einer Weile sagte sie ebenso leise: »Ich habe auch einen Sohn, der nicht bei mir sein kann.«

Hans hob seinen Blick, doch Anna las darin keine Neugier. Es war ein ruhiger Blick, warm und offen, und mit einem Mal drängte es sie, Hans von sich zu erzählen, von ihrem vergangenen Leben in Augsburg.

Nicht ein einziges Mal, seit sie in Kaufbeuren war, hatte sie darüber gesprochen und auch Magdalena gegenüber nur ausweichend geantwortet, wenn die Sprache auf etwas kam, das ihre Vergangenheit betraf. Magdalena muss wohl gespürt haben, dass Anna nicht darüber reden wollte, denn nach einer Weile hatte sie von sich aus damit aufgehört, Fragen zu stellen.

Doch jetzt, in diesem Moment, spürte Anna, dass sie Hans gegenüber alles würde erzählen können. Er würde es verstehen und nicht über sie richten.

Unvermittelt, wie er es getan hatte, fing sie an zu erzählen. Wie selbstverständlich flossen ihr die Worte aus dem Mund. Sie beschönigte nichts, sie verschwieg nichts.

Von ihrer Verzweiflung, als sie als junges Mädchen der Stadt verwiesen wurde, berichtete sie, von dem dummen Zufall, der aus ihr eine Heilige gemacht hatte, von dem heuchlerischen Kirchenmann, der sie erpresst hatte, und von ihrer ständigen Angst davor, entdeckt zu werden.

Auch von den glücklichen Tagen ihrer Liebe zu Anton sprach sie und von den Nöten, die sie ausgestanden hatte, als Herzogin Kunigunde sie nach München geladen hatte. Es lag keine Wehmut in ihrer Stimme, als sie von ihrer Traurigkeit erzählte, da sie abermals ihre Heimatstadt hatte verlassen müssen.

Nachdem Anna geendet hatte, schwieg sie lange. Die Sterne standen bereits sichtbar am dunkel werdenden Abendhimmel, und in der Nähe entzündete man die ersten Feuer.

Hans hatte ihr zugehört, ohne ihre Rede zu unterbrechen. Nun beugte er sich langsam zu ihr herüber, legte behutsam seine Hand an ihre Wange und küsste sie sanft auf die Lippen. Wie ein Windhauch fühlte der Kuss sich an, zart, leicht und kaum spürbar. Und bereits einen Wimpernschlag danach war Anna sich nicht mehr sicher, ob es ihn überhaupt gegeben hatte.

Es hatte Anna gutgetan, über all dies zu sprechen. Eine seltsame Leichtigkeit überkam sie, und es war ihr, als hätte sich hinter ihrer Vergangenheit eine Tür geschlossen. Eine solide, hölzerne Tür.

Behutsam schnitt Anna die duftenden Kräuterbündel von dem Balken ihrer Stube herunter und schichtete sie in einen Korb, sorglich voneinander getrennt durch eine Lage hauchfeiner Gaze. Dann breitete sie ein Stück gewachsten Leinens darüber, zum Schutz gegen den eisigen Novemberregen, der seit den frühen Morgenstunden unablässig aus dem bleigrauen Himmel fiel.

Es war wahrlich kein guter Tag, um sich im Freien aufzuhalten, dachte Anna und stellte den gefüllten Korb zu den Bündeln neben die Stubentür. Dann machte sie sich daran, die Gläser mit Pulvern und Salben von ihrem Bord zu nehmen und einzeln in weiche Tücher zu schlagen.

»Ich will nicht, dass du gehst, Tante Anna!«

Anna wandte sich zu Hansl um. Die blauen Augen des Jungen schwammen in Tränen. Die ganze Zeit hatte er still auf einem Hocker gesessen und zugeschaut, wie Anna all ihre Habseligkeiten, die Gerätschaften, Kräuter und Salben, Töpfe und Tiegel zusammenpackte. Eine ganze Menge hatte sich da in den vergangenen Monaten angesammelt, hatte Anna feststellen müssen, als sie am Morgen mit dem Packen begonnen hatte.

»Ich gehe doch nicht weit weg«, versuchte sie Hansl zu beruhigen. Betrübt stellte sie das Glas auf den Tisch zurück, legte den Arm um den Kleinen und zog ihn zu sich heran. Auch ihr würde es schwerfallen, das Schnitzlerhaus mit all den lieben Menschen, die darin lebten, zu verlassen.

Annas heilerische Fähigkeiten hatten sich so weit herumgesprochen, dass mehr und mehr Hilfesuchende sie aufsuchten. Sie benötigte einfach mehr Platz. Platz für die Kranken,

Platz, um ihre Heilmittel zu lagern, Platz für ihre Gerätschaften.

Ein Blick in ihre Stube machte die Notwendigkeit eines Umzuges überdeutlich. Überall standen oder lagen Schalen, Gläser, Kessel, Töpfe und Tiegel. Säckchen, Beutel und Kräuterbündel hingen von der Decke und stapelten sich auf den Regalen an der Wand, kaum dass genug Platz war für den gescheuerten Arbeitstisch, einen Hocker und ihre Bettstatt.

Als sie über die Enge in ihrer Stube mit Magdalena gesprochen hatte, hatte diese ihr sogar vorgeschlagen, ihre Kunden in der Schnitzlerschen Wohnstube zu empfangen, doch Anna hatte das liebgemeinte Angebot ausgeschlagen.

Es war einfach an der Zeit, dass sie sich ein eigenes Haus mietete, was sie sich ohne Schwierigkeiten leisten konnte. Und sie war in Kaufbeuren inzwischen so sesshaft geworden, dass sie bald Michael zu sich würden holen können.

Der Gedanke ließ Annas Herz schneller schlagen.

Glück und Traurigkeit wohnen manchmal Tür an Tür, dachte sie und strich Hansl sanft über die weichen Locken.

»Ich bin doch nur ein paar Gassen weit entfernt von hier, und wenn du magst, kannst du mich besuchen«, sagte sie zu dem Jungen, hob ihn hoch und ließ sich auf den dreibeinigen Hocker neben dem Tisch sinken.

»Das ist aber nicht dasselbe!«, beharrte Hansl und kletterte auf ihren Schoß.

Er hatte recht. Es würde nicht dasselbe sein. Jetzt konnte er jederzeit mit all seinen kleinen Freuden und Kümmernissen zu ihr kommen, sei es, dass er eine Schnecke mit besonders schön schillerndem Gehäuse gefunden hatte, die er ihr zeigen wollte, sei es eine blutige Schramme am Knie, die Anna forttrösten sollte.

Doch das wäre ihm künftig nicht mehr möglich, denn das Häuschen, das Anna gemietet hatte, befand sich jenseits des Marktes, gleich hinter Sankt Martin. Es war zwar nicht weit entfernt von der Gasse, die zum Rennweg-Tor führte, in welcher die Waffenschmiede ihre Werkstätten hatten, doch zu weit für einen kleinen Knirps wie Hansl. Magdalena würde ihm nicht gestatten, allein zu ihr zu kommen.

Anna seufzte und schaukelte den Jungen auf ihren Knien. Hansl würde ihr fehlen.

Sie hatte ihn in dem knappen Jahr, das sie nun im Schnitzlerhaus wohnte, fest in ihr Herz geschlossen und ihm einen großen Teil der Zärtlichkeit gegeben, die sie ihrem eigenen Sohn nicht geben konnte.

Und – ob sie es sich eingestehen mochte oder nicht – jedes Mal, wenn sie in Hansls kleines Gesicht schaute, erblickte sie darin gleichfalls die Züge des großen Hans.

Lange noch hatten sie gemeinsam unter dem Baum gesessen, damals im Sommer auf der Buchleuthe, an jenem ersten Abend des Tänzelfestes, wohlig in einen behaglichen Kokon des Schweigens gehüllt, hatten still in die Flammen der Feuer geblickt, die hoch in den Himmel hinaufschlugen, bis die Nacht vollends hereingebrochen war. Und erst spät waren sie in das Schnitzlerhaus heimgekehrt.

Zwei Tage darauf war Hans nach Freiburg in die Schweiz zurückgefahren.

Einmal hatte Anna Magdalena nach Hans' Frau gefragt, doch viel hatte diese ihr nicht über Susanna erzählen können, außer dass sie ein hübsches Mädchen gewesen war, mit heller Haut und weizenfarbenem Haar. Margarete war ihr nur einmal begegnet, als sie mit Nikolaus zu Hans' Hochzeit nach Freiburg gereist war.

Anna zog das Tuch fester um die Schultern. Als sie sich erheben wollte, wurde die Tür zu ihrer Stube aufgestoßen, und ein regennasser Windstoß fegte herein.

Anna wandte den Kopf und blinzelte erstaunt. Gerade noch hatte sie an Hans gedacht, und nun stand Magdalenas Bruder vor ihr. Feucht ringelten sich seine Locken über den Kragen der Joppe, und auf seinem Wams waren deutlich die dunklen Stellen zu erkennen, an denen der Regen durch das gewachste Tuch des Reiseumhangs gedrungen war. Hans schien gerade erst in der Stadt angekommen zu sein.

Überrascht glitt sein Blick über das Durcheinander in Annas Stube, bis er an den gepackten Körben und Bündeln neben der Tür hängenblieb. »Du gehst fort?«, fragte er ein wenig atemlos. Es klang mehr wie eine Feststellung denn wie eine Frage, und auf seinem Gesicht zeigte sich der gleiche enttäuschte Ausdruck wie kurz zuvor auf dem seines Sohnes.

»Ja«, sagte Anna und konnte sich ein Lächeln nicht verkneifen. »Aber nicht sehr weit«, sagte sie. »Ich bleibe in der Stadt.«

Hans ließ hörbar die Luft aus seinen Lungen entweichen, die er angespannt angehalten hatte. »Eigentlich trifft es sich gut, dass du bereits packst«, sagte er halblaut.

Anna sah ihn verständnislos an, doch Hans schüttelte den Kopf, so als habe er gemerkt, dass er einen gänzlich unpassenden Satz gesagt hatte.

»Hm«, machte er und verstummte für einen Augenblick. Er wirkte ruhig, wie er so vor Anna stand, einzig seine Hände, die am Knopf seines Wamses nestelten, zeugten von einer gewissen Erregung.

Dann nickte er plötzlich, als habe er nun die richtigen Worte gefunden. »Könntest du dir vorstellen, ein wenig weiter fortzugehen?«

Anna zog die dunklen Augenbrauen hoch. Wieso sollte sie weiter fortgehen, da sie endlich das Gefühl hatte, eine neue Heimat gefunden zu haben?

»Anna soll nicht gehen!«, stieß Hansl hervor und schlang besitzergreifend seine Arme um Annas Hals. Die Vorstellung, Anna könnte ganz fortgehen, erschien ihm so schrecklich, dass er alle Scheu vor seinem Vater verlor.

Hans merkte, dass er abermals die falschen Worte gewählt hatte. Hilfesuchend blickte er auf seine Hände. Dann schob er sie entschlossen in die Taschen seiner Hose und blickte Anna an. »Willst du mit mir nach Freiburg kommen? Als meine Frau?«

Heiraten! Sie! Für einen Moment war Anna sprachlos. Ihre Gedanken wirbelten durcheinander. Damals, als junges Mädchen, als sie in das Seelhaus der Afra Hirn gekommen war, hatte sie davon geträumt, zu heiraten und eine Familie zu gründen. Und nun auf ihre alten Tage …

Fast hätte Anna lachen mögen. Wie war Hans nur auf diese Idee gekommen?, fragte sie sich. Doch dann versuchte sie, die Sache mit seinen Augen zu betrachten. Er war Witwer und hatte einen kleinen Sohn, da war es nur allzu verständlich, dass er eine Mutter für den Kleinen suchte. Hans schien sie zu mögen, und da er wusste, wie sehr Hansl an ihr hing …

Nachdenklich strich Anna dem Jungen über den Rücken. Wenn sie es recht überlegte, war der Gedanke gar nicht so abwegig. Hans war ein anständiger, ein netter Mann. Anna mochte ihn und seine ruhige, überlegte Art. Sie fühlte sich in seiner Gegenwart wohl.

Es war keine brennende Liebe zwischen ihnen, so viel war Anna klar. Doch sie verband eine warme Zuneigung – was bereits weit mehr an Nähe war, als es zwischen den meisten

Eheleuten überhaupt gab –, aus der vielleicht mit den Jahren Liebe wachsen würde.

Anna nickte nachdenklich, dann blickte sie auf. Ruhig abwartend stand Hans da, ließ ihr Zeit, sich an den Gedanken zu gewöhnen und über ihre Antwort nachzudenken, doch Anna sah die Anspannung in seinen Zügen.

Sie war sicher, Hans würde ihr ein guter Ehemann sein. Ja, entschied Anna. Sie würde ihm auch eine gute Frau werden. Abermals nickte sie und blickte Hans dabei fest in die hellen Augen. »Ja, Hans. Das will ich gerne!«

Vorsichtig beugte er sich an Hansl vorbei und küsste sie zärtlich auf den Mund, ganz so wie an jenem Sommerabend auf der Buchleuthe. Hans' Kuss war anders als Antons Küsse, die alles um sie herum in einem Strudel hatten versinken lassen, fuhr es Anna gänzlich unpassend durch den Sinn. Aber dennoch fühlte er sich gut und richtig an.

Aus großen Augen hatte Hansl Anna und seinen Vater beobachtet. Er verstand nicht genau, was da vorgegangen war, doch es musste sich etwas Grundlegendes geändert haben. Erwartungsvoll blickte er nun von einem zum andern. »Gehst du jetzt nicht mehr fort?«, fragte er Anna.

»Doch, mein Schatz, aber du kommst mit.«

26. Kapitel

Es war eine schlichte Zeremonie, die aus Anna die Frau des Hans Bachmann, Armbrustmacher zu Freiburg, machte. Und so, wie die schlichten Wände der kleinen Seitenkapelle der Klosterkirche die lateinischen Worte des hageren Augustinerpaters zurückwarfen und diese durch das weitläufige Kirchenschiff hallten, so hallten in Annas Kopf die Bilder der vergangenen Tage nach.

Da Anna das meiste ihrer Habseligkeiten bereits gepackt hatte, war alles sehr schnell gegangen. Hans hatte sich um einen Wagen bemüht, und sie hatte dem enttäuschten Vermieter gesagt, dass sie sein schmuckes Häuschen hinter Sankt Martin nun doch nicht beziehen würde.

Magdalena und Nikolaus hatten sich sehr für Hans und sie gefreut, als sie ihnen ihren Entschluss mitgeteilt hatten. Eilig hatte Magdalena Hansls Sachen zusammengesucht und sich dann eifrig in der Küche zu schaffen gemacht. Den Abend hatte man bei einem ausgedehnten Schmaus verbracht, nicht ohne den einen oder anderen Becher auf das Wohl der Brautleute zu leeren.

Der Abschied von Kaufbeuren, von Magdalena, Nikolaus und ihren Töchtern, war Anna leichter gefallen, als sie erwartet hatte, denn Hansls Vorfreude hatte keine Wehmut aufkommen lassen. Aufgeregt war er hierhin und dorthin gesaust, hatte sich von jedem einzelnen Tier im Stall verabschiedet und zwischendrin Anna und seinen Vater immer wieder mit Fragen nach seinem neuen Zuhause bestürmt. Kaum dass er sich in angemessener Form von Tante und Onkel verabschiedet hatte, doch als der Karren schließlich durch das Rennwegertor gerollt war und Hansl sah, wie die Umrisse des Fünfknopfturms im Grau des Nebels verschwanden, war auch sein munteres Geplapper verstummt, und seine großen blauen Augen schwammen in Tränen, die er tapfer zurückzuhalten versucht.

Gute zehn Tage waren sie unterwegs gewesen, hatten Lindau, Zürich und am Vortag dann schließlich Bern passiert. Das war eine verhältnismäßig kurze Spanne, wenn man die Jahreszeit bedachte. Zu ihrem Glück war überraschend der erste Frost hereingebrochen und hatte die Wege hart gefrieren lassen, so dass sie gut vorangekommen waren.

»Da! Ist das jetzt Freiburg?«, hatte Hansl kurz vor Mittag aufgeregt gerufen und war auf der Kutschbank des Eselkarrens auf und ab gehüpft.

Der Wagen hatte eine Felsnase umrundet, und der Junge wies mit ausgestrecktem Arm auf die spärlichen Bäume, die sie von einer tiefen, vielleicht sechzig Schritt breiten Schlucht trennten. Durch die kahlen Äste hindurch war deutlich die Silhouette einer Stadt zu erkennen, die sich jenseits der Schlucht auf einen schmalen Felsensporn krallte. Fremd und eisig glänzte sie in der kalten Wintersonne.

»Ja!« Hans nickte bedächtig. »Das ist jetzt endlich Freiburg.« Behutsam zog er die Zügel an und brachte den Karren zum Stehen.

Hansl sprang sofort von seiner Bank, während Hans Anna die Hand reichte, um ihr beim Absteigen behilflich zu sein. Vorsichtig tastend näherte sie sich dem schroffen Rand der Schlucht und blickte in die Tiefe. Graugrün, an manchen Stellen mit weißen Schaumkappen gekrönt und bedrohlich gurgelnd, schoss vierzig Schritt unter ihr das Wasser der Saane um schroffe Felsen herum.

Anna schauderte. Sie hatte Wasser noch nie gemocht, doch

aus unerfindlichem Grund beunruhigte sie der Anblick dieses Flusses in ganz besonderer Weise, und sie beeilte sich, zurück auf den Karren zu steigen.

Ein Stück weit führte die Straße sie an der Schlucht entlang, doch dann ging es steil bergab, und es dauerte nicht lange, bis sie das Berntor erreichten. Hoch, beinahe drohend, ragte der rechteckige Torturm in der Ringmauer über ihnen auf, und die mächtigen Flügeltore schienen sie wie ein Rachen zu verschlucken. Doch dann rollten sie über eine Zugbrücke in das Auquartier hinein, jenen Teil der Stadt, der sich auf dem östlichen Saaneufer ausbreitete.

Hans ließ den Karren von der Hauptstraße abbiegen und lenkte ihn in eine schmale Gasse hinein, die nahe der Mauer parallel zum Fluss verlief, und brachte ihn schließlich vor einem weißgetünchten Haus zum Stehen. Es war schmal, dafür jedoch sehr hoch, und auf der dem Fluss zugewandten Seite zog sich in Höhe des ersten Geschosses eine dunkle Holzlaube entlang. Aus den umliegenden Häusern schlug Anna das vertraute Hämmern der Schmiede entgegen.

Ihre Ankunft blieb nicht unbemerkt. Kaum hatte Anna die schwere Reisedecke abgelegt und war vom Karren gestiegen, als sich auch schon die Tür zur Straße hin öffnete. Ein mageres Mädchen mit kastanienfarbenen Zöpfen trat schüchtern hervor und knickste linkisch.

»Ah, Marie! Geleite die Dame in die Stube und bereite uns gleich einen Becher heißen Würzwein. Den haben wir nach der Reise rechtschaffen verdient«, sagte Hans. Jedenfalls waren das die Worte, die Anna verstand. Denn Hans hatte in einem ihr zwar verständlichen, doch mit seinen kehligen Lauten fremd anmutenden Dialekt gesprochen. Auch die Melodie seines Satzes klang anders, als sie es gewohnt war. Anna lächelte dem Mädchen freundlich zu, und als dieses schüchtern das Lächeln erwiderte, sah Anna, dass ihr die beiden oberen Schneidezähne fehlten. Abermals knickste Marie und machte eine unbeholfene Geste, die Anna als Einladung deutete. Sie überließ Hansl, der aufgeregt um den Karren herumhüpfte und sich eifrig bemühte, beim Entladen zu helfen, der Obhut seines Vaters und folgte Marie gespannt in ihr neues Zuhause.

Gleich linker Hand neben der Eingangstür öffnete sich eine Tür zu Hans' Werkstatt, die den größten Teil des Geschosses zu ebener Erde einnahm. Das Haus hatte eine erstaunliche Tiefe, stellte Anna fest, als Marie sie einen Flur entlanggeleitete, an dessen Ende die Stiege zu den Stuben und Schlafgemächern hinaufführte.

Anna warf einen kurzen Blick durch die Tür in der rückwärtigen Wand, die sich auf einen großzügigen Hof hinaus öffnete. Hier befand sich in einem Anbau die Küche, dahinter ein größerer und gegenüberliegend ein etwas kleinerer Stall und am entlegenen Ende des Hofs ein Verschlag, welcher den Abort verbergen mochte.

Anna folgte Marie die Stiege hinauf ins obere Geschoss, wo sich im vorderen Teil des Hauses die Wohnstube befand. Ein großer Tisch stand darin, an zwei Seiten umgeben von einer Bank und wenigen Stühlen. Dazu ein Schrank, eine Truhe und an der Wand ein Bord mit zinnenen Tellern und Bechern. Die Einrichtung war nicht kostbar oder prunkvoll, doch kündete sie vom bescheidenen Wohlstand eines Mannes, der bei der Stadt in gutem Lohn stand.

Der Raum mutete ein wenig karg an, kein Teppich bedeckte die dunklen Holzbohlen des Fußbodens, und keine Kissen zierten die Sitzbänke. Doch das war kaum verwunderlich, fand Anna, fehlte dem Haushalt doch seit Jahren eine weibliche Hand. Susanna, Hans' unglücklicher erster Frau, war nicht viel Zeit geblieben, um Vorhänge zu nähen, Decken zu sticken und Kissen zu weben, die der Stube Gemütlichkeit hätten verleihen können, bevor sie im Kindbett verstarb.

Anna trat an das Fenster, das auf die Laube hinausging. Durch die geschnitzten Balken hindurch hatte sie einen guten Blick auf die Stadt, die sich auf der anderen Seite des Flusses wie eine Zunge hoch oben auf dem Felsplateau ausbreitete. Zehn Schritt über dem Talboden, den die Saane in den Molassesandstein geschnitten hatte, führte eine holzbedachte, von einem Turm gesicherte Brücke zum anderen Ufer hinüber, wo ein mächtiges Gebäude thronte, an dessen Flanke sich ein imposanter Kirchenbau schmiegte.

Das musste das Augustinerkloster sein, von dem Hans gesprochen hatte. Dahinter stieg der felsige Hang steil an, unterbrochen von einzelnen Bäumen, die sich an die Felsen klammerten, und Anna erkannte den Weg, der zum Plateau hinaufführte, wo sich der weitaus größte Teil der Stadt ausdehnte. Dort oben waren die Gassen schmal, die Häuser standen dicht beieinander.

»Das Burgquartier!«, sagte Hans und wies auf das Gewirr der Gassen. Anna hatte ihn gar nicht in die Stube treten hören. Er hatte Hansl, der es nicht abwarten konnte, sein neues Zuhause von den Ställen im Hof bis zur letzten Kammer unter dem spitzen Giebel zu erkunden, in Maries Obhut gelassen, die ihm geduldig Treppe hinauf- und Stiege wieder hinabfolgte.

»Das ist Sankt Niklaus«, erklärte er und deutete auf den hohen Turm einer Kathedrale im Zentrum des Burgquartiers. »Dahinter, das ist das Gerichtsgebäude. Und dort, siehst du da ... ach was!«, unterbrach er sich. »Ich zeige es dir alles nachher aus der Nähe.«

Beim Klappern von Maries Pantinen wendete Anna sich von dem beeindruckenden Panorama ab. Dankbar nahm sie der Magd einen dampfenden Becher gewürzten Weines ab. Er würde ihr nach der Kälte der vergangenen Tage wohltun.

»Ich habe deine ...« Hans wusste nicht recht, wie er Annas Besitztümer benennen sollte. »... Kräutersachen in den Raum gegenüber der Werkstatt gebracht. Da steht zwar noch so einiges herum, aber das können wir fortschaffen. Dann kannst du dich dort einrichten, wie es dir beliebt«, sagte er.

»Und deine Kleidertruhe habe ich in mein ... äh ... unser ... äh ... ins Schlafgemach gebracht.« Mit einem verlegenen Nicken wies Hans in Richtung Tür, wo sich am entgegengesetzten Ende des Flures die Schlafkammern befanden. Anna bemerkte die plötzliche Röte auf seinem Gesicht und musste lächeln.

Vage erwiderte Hans ihr Lächeln. »Ruh dich ein wenig aus«, sagte er. »Marie wird dir alles bringen, um dich zu erfrischen.« Er wandte sich zum Gehen, drehte sich in der Tür jedoch noch einmal zu ihr um. »Ich muss kurz in die Stadt, aber ich bin nicht lange fort«, sagte er entschuldigend und ließ sie allein in der Stube zurück.

Wie versprochen kehrte er bald zurück. Die Zeit hatte Anna gerade gereicht, sich den Staub der Reise aus den Haaren zu bürsten, ein frisches Kleid anzuziehen und eine saubere Haube aufzusetzen.

»Wenn du magst«, sagte Hans, als Marie die Stube verlassen hatte, »würde Pater Rabanus uns gleich trauen.«

»Was? Jetzt?«, fragte Anna überrascht.

»Das hat der Pater auch gefragt«, erwiderte Hans, und ein jungenhaftes Lächeln umspielte seine Lippen. »Aber als ich ihm erklärte, dass du sonst als alleinstehende Jungfer unter meinem Dach die Nacht verbringen müsstest, hat er sich dazu durchringen können, uns noch an diesem Nachmittag zu trauen.«

Salbungsvoll ließ der Pater die letzten Worte verklingen, sprengte ein wenig Weihwasser über ihr Köpfe und schlug ein abschließendes Kreuzzeichen.

So schlicht wie die Trauungszeremonie, die aus der einstigen hochverehrten Heiligen die ehrbare Gemahlin des Armbrusters machte, so bescheiden gestaltete sich auch das anschließende Hochzeitsmahl, das Anna und Hans gemeinsam in einer der Gaststuben am Markt im Burgquartier einnahmen, gerade so, wie es sich für einen anständigen Witwer gehörte.

Hans ließ sich beileibe nicht lumpen und ließ zu dem köstlichen Braten einen schweren Wein servieren, den besten, den der Keller des Wirtes aufzubieten vermochte. Der edle Tropfen rötete Anna die Wangen, und das unstete Licht der Kerzen verlieh ihrem dunklen Teint einen warmen Schimmer. Ein ums andere Mal spürte sie Hans' Blick wohlgefällig über den Ausschnitt ihres burgunderfarbenen Kleides gleiten.

Als die Dämmerung der frühen Dunkelheit des Winters wich, verließen sie das gastliche Haus, und Hans führte seine Angetraute die steilen Gassen hinab, über die Bernbrücke zurück in ihr neues Heim.

Im Haus war alles still. Marie schien Hansl bereits zu Bett gebracht und sich selbst zur Ruhe begeben zu haben. Schweigend geleitete Hans Anna die Stiege hinauf in ihre Schlafkammer. Er entzündete eine Kerze auf dem Nachtkasten und schob die schweren Vorhänge der Bettstatt beiseite. Dann räusperte er sich und ließ Anna rücksichtsvoll allein.

Es war kalt in der Schlafkammer. Rasch entkleidete Anna sich, streifte ein leinenes Nachtgewand über und hängte ihr gutes Kleid an einen Haken. Sie legte ihre Leibwäsche sorgfältig zusammen, dann schlüpfte sie eilig zwischen die Laken und schloss die Augen.

Wie würde es sein, wenn Hans sie berührte, fragte Anna sich. Würde er ein einfühlsamer Liebhaber sein? Oder wäre er grob und nähme sich derb sein Recht? Ohne dass sie es wollte, wurden in ihr die Erinnerungen an ein anderes Bett wach, an einen anderen Mann in einer anderen Stadt und in einem anderen Leben. Doch voller Überraschung stellte sie fest, dass keine Wehmut mehr die Erinnerung an Anton begleitete.

Nach einer Weile hörte sie, wie Hans das Schlafgemach betrat. Er löschte die Kerze, und Anna vernahm das Rascheln von Stoff, als er sich seiner Kleider entledigte. Dann spürte sie einen kühlen Luftzug, als Hans das Laken anhob und zu ihr unter das Deckbett schlüpfte.

Für einen Moment hielt sie die Luft an, lauschte angespannt auf seine Bewegungen, seinen Atem. Eine kurze Weile lag auch Hans reglos. Dann spürte Anna, wie er sich zu ihr umwandte und seinen Arm um ihre Schultern legte, und sie fühlte seine Hand durch den zarten Stoff ihres Hemdes hindurch auf ihrem Körper.

Ein wenig unbeholfen strich er über ihren Arm. Sanft glitten seine Finger ihren Oberarm hinauf über die Schulter in die weiche Beuge ihres Halses, verweilten dort für einen Moment, glitten tiefer, strichen sacht über die Haut, die das Dekolleté ihres Nachtgewandes freigab.

Einen Wimpernschlag lang verließ seine Hand sie und schloss sich dann mit bestimmter Ruhe um ihre Brust. Eine heiße Woge durchströmte Anna und ließ sie aufstöhnen.

Erhitzt spürte sie seinen Atem in ihren Haaren. Dann zog sein kräftiger Arm sie zu sich heran.

Seine Haut spannte sich glatt und warm über den festen Muskeln, und sie spürte die feinen Haare, als sie an seiner breiten Brust zu liegen kam. Erregt schloss Hans sie fest in seine Arme und presste ihren biegsamen Körper an sich, während seine Hände das leinene Hindernis ihres Nachtgewandes zu überwinden suchten.

Dann endlich, als kein Zipfel störenden Tuches mehr zwischen ihnen war, drückte er Anna sanft in die Kissen zurück, seine Lippen suchten die ihren, und er senkte seinen schweren Körper auf sie hinab, um den Leib seines angetrauten Eheweibes in Besitz zu nehmen.

Es musste weit nach Mitternacht sein, als Anna erwachte. Für einen Moment wusste sie nicht, wo sie sich befand, bis sie neben sich Hans' tiefe, regelmäßige Atemzüge vernahm. Sie hatte das alles nicht geträumt. Hans, ihr Mann, lag leibhaftig neben ihr im Bett. Anna seufzte wohlig und zog das Deckbett fester um sich.

Seit sie als Kind das Bett mit ihrer Schwester Veronika hatte teilen müssen, war es das erste Mal, dass sie nicht allein in ihrem Bett erwachte, und Anna genoss es zutiefst. Vorsichtig streckte sie unter der Decke die Hand nach dem warmen Leib ihres Mannes aus und spürte, wie sich seine Brust mit jedem seiner tiefen Atemzüge hob und senkte.

So sachte ihre Berührung auch gewesen war, Hans schien sie gespürt zu haben. Im Halbschlaf zog er Anna erneut an sich, und es dauerte nicht lange, bis seine Müdigkeit der wiedererwachenden Leidenschaft wich.

Das Welserhaus in der Augsburger Judengasse war groß, aber beileibe nicht so prächtig, wie er erwartet hatte, stellte

Hans beinahe enttäuscht fest. Mit einem Blick auf die stilisierte Lilie des Welserschen Wappens, das über dem Tor prangte, vergewisserte er sich noch einmal, dass er vor dem richtigen Haus stand, bevor er den schweren Türklopfer betätigte.

Kauften doch die Fugger und die Welser nahezu den größten Teil der Tuche und Häute ganz Freiburgs auf, eine schier unüberschaubare Menge. Schließlich lebte fast die gesamte Stadt vom Weben und der Lederherstellung. Und *die Welser* – das war Anton, der ehemalige Geliebte von Anna, seiner Frau, und der Vater ihres Sohnes.

Es dauerte ein geraume Weile, doch schließlich öffnete ein betagter, sich ungewöhnlich aufrecht haltender Bediensteter die Tür. »Ihr kommt zu spät!«, sagte er, und in seiner Stimme schwang ein Vorwurf, den Hans sich nicht erklären konnte. »Ihr kommt zu spät!«, wiederholte der alte Mann. »Die Herrin ist bereits vor Stunden von hinnen gegangen.« Dann jedoch blinzelte er und schob seinen Kopf vor, um Hans besser in Augenschein nehmen zu können. Hans' ledernes Wams, sein Reiseumhang und die mit Schmutz bespritzen Beinlinge ließen ihn seinen Irrtum erkennen, und verwundert verzog er das Gesicht. »Nein, Ihr seid nicht der Wundarzt!«, stellte er fest. »Verzeiht, ich dachte … Was ist Euer Begehr?«, fragte er nun höflicher, öffnete die Tür und ließ Hans eintreten.

Zwei Mägde, die Arme voller ungewaschener Laken, durchquerten schwatzend die Halle, während Hans sich seines Umhanges entledigte. Sie schienen ihn nicht zu bemerken und fuhren unbeirrt in ihrem Geschwätz fort, ohne auch nur die Stimmen zu senken.

»Die arme Herrin. So elendig im Kindbett zu sterben …«

Die Stimme der jüngeren Magd war voller Mitleid.

»Was muss sie sich auch auf ihre alten Tage den Herrn wieder in ihr Bett holen!«, befand die ältere vorwurfsvoll. »Geradezu umgarnt hat sie ihn, als diese Metze glücklich fort war. Hat sich aufgehübscht wie ein junges Ding …«

Als der Bedienstete Hans die breite Stiege hinaufführte, verschwanden die Mägde in einem der hinteren Räume, und ihre Worte verklangen in der Tiefe des Hauses.

»Bachmann aus Freiburg?«, fragte Anton wenig später, als der Bedienstete Hans angemeldet und in das Kontor seines Brotherrn geführt hatte. »Euer Erscheinen erstaunt mich. Noch dazu im tiefen Winter. Gibt es Probleme? Schickt Euch Von der Weid? Er war doch erst im Herbst in der Stadt, und wir haben Mengen und Preise abgestimmt …«

»Es geht nicht um Tuche«, entgegnete Hans ruhig und blickte Anton an. Der Kaufmann wirkte müde und hatte dunkle Schatten unter den Augen. »Es ist sicherlich ein gänzlich unpassender Moment, in dem ich Euch mit meinem Anliegen behellige. Wie ich vernommen habe, betrauert Ihr den Tod Eurer Gemahlin. Nehmt hierzu mein Beileid entgegen.«

Anton nickte und bedeutete Hans mit einer Handbewegung, fortzufahren.

»Meine Frau Anna bat mich, Euch aufzusuchen. Anna Laminit.«

Schwer ließ Anton sich in den Sessel hinter seinem Schreibtisch fallen. Anna! Nach Freiburg im Üchtland hatte es sie also verschlagen. Und sie hatte geheiratet.

Ein wenig verloren blieb Hans neben dem Tisch stehen. Doch er schwieg, um Anton Gelegenheit zu geben, sich an den Gedanken zu gewöhnen. Er wusste, für Anton musste seine Eröffnung äußerst überraschend kommen.

Anton griff nach seinem Becher und nahm einen tiefen

Schluck. Dann erst schien er zu bemerken, dass Hans immer noch stand, und wies auf den freien Stuhl vor seinem Schreibtisch. Er schenkte für Hans ebenfalls einen Becher Wein ein und reichte ihn seinem Gegenüber über den Tisch hinweg. »Anna!«, brachte er schließlich hervor. »Geht es ihr gut?«

Hans nickte, froh, nun auf sein Anliegen zu sprechen kommen zu können. »Sie bat mich, Euch ihre wärmsten Grüße auszurichten.«

Anton nickte bedächtig und stützte das Kinn mit dem graumelierten Bart auf seine gefalteten Hände. Aufmerksam blickte er Hans in die Augen.

»Sie geht unter den … äh … bestehenden Umständen nicht davon aus, dass Ihr Michael als Euren Sohn anerkennen werdet …« Hans hielt für einen Moment inne, um Anton Gelegenheit zu geben, zu widersprechen.

Anton spürte seinen fragenden Blick auf sich ruhen und seufzte. Nein, sosehr er es bedauerte, er hatte sich bisher aus verständlichen Gründen nicht um den Jungen kümmern können, und würde es auch in Zukunft nicht tun.

Er schüttelte den Kopf, und Hans fuhr fort: »Meine Frau möchte ihren – Euren Sohn Michael zu uns nehmen. Ich selbst habe einen Buben, und sie hat den Wunsch, dass die beiden gemeinsam in meinem Haus aufwachsen. Euer Einverständnis vorausgesetzt, werde ich Michael bei seiner Tante abholen und ihn mit nach Freiburg nehmen.«

Anton nickte erneut. Dagegen hatte er beilcibe nichts einzuwenden. Er wusste, wie sehr es Anna geschmerzt hatte, Michael in der Obhut ihrer Schwester in Augsburg zurückzulassen, und verstand vollkommen, dass sie ihn nun, da ihr Leben sich geordnet hatte, bei sich haben wollte.

Während er dem Armbruster erneut den Krug füllte, musterte er ihn verstohlen aus den Augenwinkeln. Einem ersten Impuls folgend, hätte er Annas Mann mit Abneigung begegnen mögen, doch dessen offene, freundliche Art machte es Anton unmöglich.

Dieser Bachmann schien ein anständiger Bursche zu sein. Welcher Mann würde mitten im Winter eine derart beschwerliche Reise auf sich nehmen, um den Bankert seiner Frau heimzuholen? Und doch versetzte es Anton einen kleinen Stich, wenn er sich vorstellte, dass es nun Hans war, der nächtens bei Anna …

Energisch wischte Anton den Gedanken beiseite. Er hatte Anna nie die Sicherheit eines Heimes, einer eigenen Familie bieten können. Im Gegenteil. Seine Liebe war für Anna stets mit großer Gefahr verbunden gewesen.

Es war ihr wirklich von Herzen zu gönnen, dass sie endlich einen Mann gefunden hatte, der sie durch seine Heirat vom Makel ihrer befleckten Vergangenheit befreite und ihr ein ehrbares Leben bot, fernab von allen, die ihr Übles wollten und sie mit verleumderischen Reden verfolgten. Anton seufzte. Es wäre nur billig, wenn er das Größtmögliche dazu beitrug, dass es Anna und Michael an nichts fehlen würde.

Hans war Handwerker, das war unschwer zu erkennen, und er mochte über ein solides Einkommen verfügen. Doch wohlhabend war er sicher nicht, dachte Anton, und schließlich war Michael sein letztgeborener Sohn. Er würde keinen weiteren mehr bekommen.

Für einen Moment verspürte er den Schmerz über den Verlust Katharinas, die ihr letztes, ungeborenes Kind mit sich in den Tod genommen hatte, besonders quälend. Seine erwachsenen Kinder waren gut versorgt und würden nach seinem Ableben ein beträchtliches Vermögen erben.

»Ich werde für den Unterhalt von Michael dreißig Gulden im Jahr an den Advokaten Fegeli in Freiburg senden«, erklärte Anton nach einer Weile. »Dort könnt Ihr es nach Eurem Bedarf abholen.«

Hans hatte Mühe, seine Verblüffung zu verbergen. Sein eigener Verdienst betrug jährlich ganze neun Gulden, was beileibe kein schlechtes Einkommen war. Nie hätte er erwartet, dass Anton sich derart freigebig zeigen würde. Der alte Kaufmann machte auf ihn nicht den Eindruck, als wäre er ein Mann, der leichtfertig sein Vermögen verschleuderte. Dem Welser schien wirklich viel an Anna und ihrem Sohn zu liegen.

27. Kapitel

Mama, lass mich mit ihm gehen!«, quengelte Michael.

Hansl hatte seine Schale mit Gerstensuppe geleert, war aufgesprungen und schon beinahe zur Stubentür hinaus, um sich den Abenteuern zu stellen, die der Tag in den Gassen seiner neuen Heimat für einen Vierjährigen bereithalten mochte.

Michael schob ebenfalls seine Schale beiseite und bedachte seine Mutter mit einem flehentlichen Blick aus kohlefarbenen Augen.

»Nun gut.« Anna ließ sich erweichen. »Aber ihr geht nicht zum Fluss hinunter!«, mahnte sie streng.

Einhellig nickten die Jungen, doch Anna befürchtete, dass sie ihre Ermahnung nur allzu bald vergessen würden. Hansl verschwand durch die Tür, und Michael folgte seinem Stiefbruder, so schnell ihn seine Beine trugen.

Michael war in den vergangenen Monaten ein gutes Stück gewachsen, und wie immer, wenn Anna ihn ansah, spürte sie, wie sich eine stille Freude in ihr ausbreitete. Sie genoss es jeden Tag aufs Neue, ihren Sohn endlich bei sich zu haben und zu sehen, wie er aufwuchs und all die Dinge lernte, die es zum Leben brauchte.

Ihr Leben in Freiburg hatte sich gut angelassen, dachte Anna. Schließlich hatte sie doch noch all das bekommen, was sie sich erträumt hatte. Sie hatte zwei wohlgeratene Kinder, ein gesichertes Einkommen, und Hans war ihr ein zuverlässiger und fürsorglicher Gatte.

Lächelnd trat Anna in die Laube und sah zu, wie die beiden

Jungen ein Stockwerk unter ihr zur Haustür hinausliefen. Bereits wenige Augenblicke später waren der blonde und der dunkle Haarschopf hinter der nächsten Häuserecke verschwunden.

Unterschiedlicher konnten Jungen nicht sein, dachte Anna, doch sie schienen sich gut zu verstehen, seit Hans mit Michael am Tag vor Weihnachten nach Freiburg zurückgekehrt war. Zu Beginn hatte Michael Veronikas Kinder, seine Basen und Vettern, die ihm bis dahin Geschwister waren, vermisst, doch bald schon hatte Hansl deren Stelle eingenommen.

Michael bewunderte seinen großen Bruder und folgte ihm auf Schritt und Tritt, ob es dem Älteren nun behagte oder nicht. Doch meist genoss Hansl Michaels Bewunderung, denn endlich war er nicht mehr der kleine, sondern der große Bruder. Es war gut, dass sie einander hatten, dachte Anna. Dadurch war es ihnen sicherlich leichtgefallen, sich in der neuen Umgebung einzuleben.

Anna stand noch einen Moment da und blickte hinunter auf das dunkle Band der Saane. In den vergangenen Wochen hatte es viel geregnet, und der Fluss führte starkes Hochwasser. Die Sonne war noch nicht so hoch gestiegen, dass ihre Strahlen ihn dort unten in der Talsohle erreichten. Dennoch versprach es ein schöner Frühsommertag zu werden.

Die Jungen hatten recht, dachte Anna. Dieser Tag war viel zu schade, um ihn im Haus oder Hof zu verbringen. Er war geradezu ideal, um die Vorräte an einigen Kräutern zu ergänzen, die in den Wintermonaten verbraucht worden waren.

Anna hatte sich in Freiburg bereits einen kleinen Kundenstamm aufgebaut, obschon ihre Geschäfte beileibe noch nicht so florierten, wie es in Kaufbeuren der Fall gewesen war. Die Leute hier waren allen Fremden gegenüber sehr zurückhaltend. Wen sie nicht von Kindheit her kannten, dem begegneten sie mit Vorsicht und Misstrauen. Doch Anna war zuversichtlich. Mit der Zeit würden sich ihre Kenntnisse herumsprechen, und dank Hans' einträglicher Anstellung waren sie nicht auf ihre Einkünfte angewiesen.

Melisse, Minze und Johanniskraut mussten kurz vor dem Aufblühen stehen, überlegte Anna. Gerade jetzt war die Wirksamkeit ihrer Blätter am größten. Mit etwas Glück fand sie vielleicht auch ein Büschel Mutterkraut.

Es war noch ein wenig zu früh, um sich auf den Weg in den Wald zu machen, entschied Anna. Noch war der Tau auf den Blättern der Pflanzen nicht verdunstet, und ihre Blüten hatten sich noch nicht geöffnet. Ihr blieb genug Zeit, um alles für das Trocknen der Pflanzen vorzubereiten.

Anna trat in die Stube zurück und stieg die steilen Stufen hinab. Gleich nach ihrer Ankunft im November hatte sie sich darangemacht, im Untergeschoss des Hauses ihre Kräuterküche einzurichten. Der Raum war luftig und trocken, wie für ihre Zwecke gemacht.

Hans hatte einen großen Arbeitstisch für sie hineingestellt und Regale an der getünchten Wand montiert. Unter der Decke hingen Trockengestelle und Körbe, und im hinteren Teil des Raumes hatte Anna dünne Seile von Wand zu Wand gespannt, die gleichfalls zum Trocknen der Pflanzen dienten.

Anna wuchtete eine hölzerne Wanne aus der Ecke und stellte sie in die Mitte des Raumes. »Marie!«, rief sie, und als die junge Magd erschien, wies sie diese an, Wasser vom Brunnen im Hof hereinzutragen. Einige der Kräuter mussten nach dem Pflücken gewaschen werden, bevor sie zum Trocknen aufgehängt wurden.

Anna reckte sich und hob zwei flache Henkelkörbe aus dunklem Weidengeflecht von den Haken an der Decke. Dann nahm sie zwei gute Messer aus einer Lade, fuhr mit dem Wetzstein über die Klingen und legte sie zusammen mit einer Rolle Bindfaden und ein paar Leintüchern in einen der Körbe.

Zum Schluss band Anna sich ihre alte, vom Saft der Pflanzen und Wurzeln grünfleckige Schürze vor das Kleid, und als Marie den dritten Eimer Wasser in den Bottich geleert hatte, war alles bereit.

Beschwingt verließen Anna und Marie das Haus, jede ihren Korb über den Arm gehängt, und gingen in Richtung des Galterntals. Bald schon vernahmen sie das eintönige Klappern der Mühlen, übertönt von dem durchdringenden Schlagen der Hammerschmieden, die dort ihr Quartier hatten, wo sich die Galtera, aus ihrer schmalen Schlucht kommend, in die Saane ergoss. Kurz darauf traten sie durch das Galterntor und machten sich daran, den steilen, oft von riesigen Steinen blockierten Weg zum Felsplateau hinaufzusteigen.

Oben angekommen, hielt Anna inne, wischte sich den Schweiß aus dem Gesicht und atmete ein paarmal tief durch, um wieder zu Atem zu kommen. Nur ganz gedämpft klang das Schlagen der Schmiede noch zu ihnen herauf.

Der anstrengende Aufstieg wurde mit einer überwältigenden Aussicht großzügig belohnt.

Wie eigens für sie ausgebreitet, lag die Stadt unter ihnen in der Morgensonne. Ihre Strahlen fingen sich auf kupfernen Dächern, spiegelten sich in gläsernen Scheiben und hatten nun auch den Fluss erreicht und brachen sich glitzernd in den kurzen Wellen, die sich um die Pfeiler der Mittleren Brücke kräuselten.

Im Süden der Stadt, hinter dem Mäander, den die Saane beschrieb, breitete sich die Rames aus, eine flache Schwemmebene, die der Fluss in seinem jahrhundertealten Lauf gebildet hatte. Wie ein bunter Flickenteppich dünkte sie Anna, denn hier, direkt am Wasser, hatten die Weber und Gerber ihre Werkstätten, und wie stets bei gutem Wetter hatten diese zwischen den Gärten ihre Tuche und Häute in der Sonne ausgebreitet. Die Mühlen und Walken am Ufer wirkten winzig.

Anna spürte, wie Marie neben ihr ungeduldig von einem Fuß auf den anderen trat, doch sie löste nur ungern ihren Blick von der wunderbaren Spielzeugwelt zu ihren Füßen.

»Was sammeln wir?«, fragte Marie und schob ihre Zunge eifrig zwischen die Lücke in ihrer oberen Zahnreihe.

Anna wandte den Kopf und blickte sich prüfend auf dem Plateau um. Der lichte Wald reichte bis nah an die schroffe Felsenkante heran, ab und an unterbrochen von kleinen Lichtungen, auf denen die Strahlen der Sonne ungehindert den Boden erreichten und das Grün üppig sprießen ließen. Hier würden sie mit Sicherheit fündig werden. »Melisse, Minze und Johanniskraut«, zählte sie auf. »Die kennst du, oder?«

Marie nickte.

»Mutterkraut auch?«, fragte Anna.

Das Mädchen schüttelte den Kopf.

»Wenn ich welches entdecke, zeige ich es dir«, sagte Anna und schritt Marie voran in den Wald hinein, den Blick konzentriert auf den Boden gerichtet.

Bereits nach wenigen Minuten hatten sie Glück. In einem Gebüsch zwischen den Stämmen entdeckte Anna üppig wucherndes Johanniskraut. »Nimm nur die zarten Triebe, die noch nicht länger sind als zwei ausgestreckte Hände«, wies sie Marie an, stellte ihren Korb auf dem Waldboden ab und griff nach dem Messer. Marie tat es ihr gleich, und bald schon bedeckte eine duftende Schicht kräftigen Grüns den Boden in Maries Korb.

»Ich glaube, das reicht«, sagte Anna, breitete sorgsam ein Leintuch über die Pflanzen, um sie vor der Sonne zu schützen, und nahm ihren Korb wieder auf, um ihre Suche fortzusetzen.

Plötzlich schnupperte Anna und blieb stehen. Der leichte Wind hatte ihr einen scharf-würzigen Duft in die Nase geweht, und im selben Moment entdeckte sie auch schon die gekerbten, blaugrünen Blätter der Minze. Es waren so viele Pflanzen, dass es sich lohnen würde, sich die Stelle zu merken, dachte Anna. Sie füllten Maries Korb bis an den Rand mit den samtigen Blättern, doch den weitaus größten Teil der Pflanzen mussten sie zurücklassen.

Auf einer kleinen Lichtung, unweit der Stelle, an welcher der steile Pfad sie auf das Plateau geführt hatte, hielt Anna abermals inne und legte den Finger auf die Lippen, um Marie zu bedeuten, still zu sein. Ein leises Summen drang an ihr Ohr. Das Gesumm von Bienen. Bienen liebten Melisse.

Ruhig ging Anna dem Summen entgegen, und, wie sie richtig vermutet hatte, am Rand der Lichtung fanden sich große Büschel des gesuchten Krautes.

Anna pflückte ein Blatt und zerrieb es zwischen den Fingern. Ein angenehm frischer Duft hüllte sie ein. Stengel um Stengel schnitt sie und reichte sie Marie, die sie vorsichtig in den zweiten Korb schichtete.

»Das sollte reichen«, entschied Anna und trat zurück. Sie entfaltete die mitgebrachten Leintücher auf dem Boden und breitete die Stengel sorgfältig darauf aus. Dann ließen sich die Frauen im Gras nieder und gingen daran, die Stengel der Minze zu Bündeln zusammenzufassen und mit Bindfaden zu umwickeln.

Als sie die letzten Minzesträuße gebunden hatten und Marie die Hand nach der Melisse ausstreckte, durchdrang ein kläglicher Laut die Stille. Anna fuhr auf, und Maries Augen weiteten sich schreckhaft.

Wie ein Schluchzen hatte es geklungen, dachte Anna, doch sie mochten sich getäuscht haben. Sicherlich stammte das Geräusch von einem aufgeschreckten Tier. Beruhigend blickte sie Marie an, schüttelte den Kopf und griff nach den nächsten Kräutern.

Doch in dem Moment erklang der Laut erneut. Länger jetzt, heulend und durchdringend. Erschreckt sprangen die Frauen auf die Beine. Marie raffte mit einem raschen Griff ihren Rock und wollte davonlaufen, doch Anna fasste sie am Ärmel und hielt sie zurück.

Das Heulen war aus der Richtung der Klippe gekommen. Gespannt hielt Anna die Luft an und lauschte angestrengt. Da war es wieder, kurz und durchdringend. Langsam machte Anna ein paar Schritte darauf zu, blieb stehen und lauschte erneut.

Nein, dieses Wimmern kam nicht von einem Tier. Jedenfalls von keinem, das sie kannte. Es klang wie ein Schluchzen, ein höchst menschliches Schluchzen, jedoch so kläglich, dass sich die feinen Härchen auf Annas Armen aufstellten.

Beherzt schob sie die Äste zur Seite und ging auf das Schluchzen zu. Durch die Blätter der letzten Bäume hindurch sah sie am Rande der Klippe eine Gestalt kauern, den Rücken ihr zugewandt.

Leise trat Anna näher, doch der Mann schien sie nicht zu

bemerken. Starr hatte er den Blick auf den Abgrund vor sich gerichtet. Seine kräftigen Schultern zuckten, als sich ihm abermals ein tiefes Seufzen entrang.

Anna wollte gerade zu ihm treten und ihn ansprechen, als sie spürte, wie Marie sie heftig am Rock zog. »Kommt fort, fasst ihn nicht an, das ist der Dalcher«, flüsterte die Magd heiser, und jetzt erkannte auch Anna das rot-grüne Wams, das den Unglücklichen als Scharfrichter auswies.

Im selben Moment richtete sich der Mann plötzlich auf und schwang die Arme nach hinten, gerade so, als wolle er Schwung nehmen, um in die Tiefe zu springen.

Anna machte sich aus Maries Griff los und stürzte auf ihn zu. Beherzt fasste sie mit beiden Händen seinen Arm und versuchte, ihn zurückzureißen.

Der Mann taumelte. Unwillkürlich griff er nach ihr, und Anna geriet ebenfalls ins Straucheln. Hilflos ruderte sie mit den Armen und suchte verzweifelt, das Gleichgewicht zu halten. Einen schrecklichen Moment lang schwankten sie beide und drohten gemeinsam in die Tiefe zu stürzen.

Doch im letzten Augenblick fand der Scharfrichter wieder festen Stand auf dem felsigen Grund und konnte auch Anna halten. Keuchend und mit vor Entsetzen bleichem Gesicht trat sie einen Schritt vom Rand des Abgrunds zurück. Ihr Schrecken bahnte sich seinen Weg und entlud sich. »Willst du dein Seelenheil riskieren und die ewige Verdammnis Gottes auf dich laden, indem du dich umbringst?«, fuhr sie den Schafrichter aufgebracht an.

Verblüfft starrte dieser sie aus dunklen Augen an. »Die ewige Verdammnis?« Ungläubig schüttelte er den Kopf. »Die habe ich schon hier auf Erden!«, sagte er bitter, presste die Lippen zu einem schmalen Strich zusammen und zog die Schultern hoch, gerade so, als friere er.

Etwas in der Haltung des großgewachsenen Mannes rührte Anna an. In seiner Stimme hatte so viel Bitternis gelegen, dass es Anna dauerte.

»Wie heißt du?«, fragte sie sanft.

»Wie ich heiße?« Der Scharfrichter schaute sie verblüfft an. »Das hat mich schon lange keiner mehr gefragt. Sie nennen mich den Blutvogt, den Dollmann, den Fetzer oder Meister Hämmerling. Sucht Euch einen Namen aus.«

Die Worte des Scharfrichters drückten Gleichgültigkeit aus, doch Anna bemerkte, wie er schluckte. Dann ließ er den Kopf hängen.

»Urs«, sagte er leise. »Ich heiße Urs.«

Voller Mitgefühl blickte Anna ihn an. Unter seinen geröteten Augen hingen dunkle Tränensäcke, und die Haut in seinem Gesicht war fahl und grau.

»Du schläfst schlecht, Urs!«, konstatierte sie.

»Wie soll ich auch gut schlafen«, erwiderte Urs. »Immer wenn ich die Augen schließe, dann kommen sie. Sie suchen mich heim, all die Toten, all die ohne Kopf, die mit den abgeschlagenen Händen und dem gebrochenen Hals.«

Er warf unsicher einen Seitenblick auf Marie, die ein paar Schritte entfernt in sicherem Abstand zu ihm stehengeblieben war. Seine Stimme senkte sich zu einem Flüstern, das nur Anna erreichte. »Ich habe Angst, dass sie mich holen. Irgendwann in der Nacht. Wenn ich schlafe. Da ist es besser, ich mache ein Ende.«

Als Anna schwieg, fuhr er freudlos fort: »Was lohnt das Leben auch? Stets allein oder bestenfalls in der Gesellschaft von Dirnen, Schindern und Hundeschlägern? Glaubt Ihr, eine anständige Frau würde mir ihre Gunst erweisen und ohne Not mein Leben teilen?«

Anna nickte verstehend. Sie wusste, es war beileibe kein einfaches Leben, das ein Scharfrichter von seinem Vater erbte. Ein Leben am Rande der Gesellschaft, von ihr gebraucht und bezahlt, jedoch ausgestoßen und gefürchtet.

»Ein Tag ist zum Sterben so gut wie ein anderer«, sagte sie bedächtig. »Die Einsamkeit kann ich dir nicht nehmen, aber ich kann des Nachts die Geister von dir fernhalten, wenn du es wünschst.«

Urs maß sie ob dieser Worte mit argwöhnischem Blick, zog die Augenbrauen zusammen und wich einen Schritt vor ihr zurück, näher an den Abgrund heran.

Anna erriet seine Gedanken. Vor Hexerei hatte selbst der Henker Angst.

»Keine Sorge, es ist keine Zauberei«, versuchte sie ihn zu beruhigen. »Es sind nur einfache Kräuter, aus denen du dir einen Tee bereiten musst. Und wenn du des Nachts ruhig schläfst, werden vielleicht auch die Tage erträglicher.«

Ein winziger Schimmer der Hoffnung flackerte in Urs' Augen, und Anna konnte an seinem Gesichtsausdruck erkennen, wie sich seine Gedanken hinter der breiten Stirn bewegten. Schließlich glätteten sich seine Züge ein wenig, die Hoffnung schien zu gewinnen. Urs nickte und trat, wie zum Zeichen seines Einverständnisses, vom Felsrand zurück.

»Warte einen Moment«, bat Anna ihn, schürzte ihren Rock und lief zu der Lichtung zurück. War es ein Zufall gewesen, dass sie an diesem Tag gerade jene Kräuter gesammelt hatten, welche beruhigend wirkten und für geruhsamen, tiefen Schlaf sorgten, fragte Anna sich, als sie eine Handvoll Johanniskraut aus dem Korb nahm und die Stengelenden mit einem Faden zusammenband.

Auch Mutterkraut wäre hilfreich, dachte sie und bedauerte, dass sie es noch nicht gefunden hatten. Doch der Tee würde auch ohne die weißgelben Blütensprossen seine Wirkung tun. Besser schmecken würde er ohne sie allemal.

Sie griff einen Bund der welken Melisse und ging dorthin zurück, wo sie Urs zurückgelassen hatte. Mit einem Lächeln reichte sie ihm die Kräuter. »Koch dir abends vor dem Zubettgehen einen kräftigen Tee davon«, wiederholte sie ihre Anweisung. »Nimm etwas mehr von der Melisse. Und wenn die Kräuter verbraucht sind, scheu dich nicht, mich um weitere anzugehen. Meine Tür steht dir offen. Frag einfach nach der Frau des Armbrusters.«

Urs nickte, noch ein wenig unsicher. »Und wenn es nicht hilft …«

»Dann kannst du immer noch die Fluten der Saane um Erlösung bitten«, entgegnete Anna bestimmt. »Heute soll der Fluss sich eine andere Seele holen.«

Hansl und Michael waren auf der Suche nach ihren Kameraden eine Zeitlang ziellos durch die Gassen des Auquartiers geschlendert, bis sie nahe der Bernbrücke auf Peter, Christoph und die anderen trafen.

»Kommt ihr mit? Wir gehen zum Fluss«, fragte Peter, ein unternehmungslustiges Grinsen auf dem pausbäckigen Gesicht.

»Dürfen wir nicht!«, antwortete Hansl.

»Wir auch nicht«, sagte Peter, der um ein Jahr ältere Bruder von Christoph, die Arme lässig vor der Brust verschränkt. »Aber das merken die Eltern nicht. Sind ja am Arbeiten.«

Abwägend starrte Hansl auf seine Füße hinab und kratzte den Mückenstich auf seinem Arm. Der Fluss, das klang schon verlockend. Konnte es denn einen aufregenderen Ort in dieser Stadt geben als das felsige Ufer? Noch dazu an einem so schönen Sommertag.

»Seid ihr etwa zu feige?«, stachelte Christoph sie auf.

Diese Worte gaben den Ausschlag. Hansl schüttelte empört den Kopf. »Klar kommen wir mit!«

Michael zog Hansl am Hemd. »Das dürfen wir nicht!«, flüsterte er so laut, dass alle ihn hören konnten. Er fürchtete sich vor dem Fluss, doch natürlich hätte er das vor Hansl und den anderen nie eingestehen mögen. »Wenn Mutter erfährt …«

Widerwillig wand Hansl sich aus seinem Griff. »Dann geh nach Hause, du bist dafür sowieso noch zu klein!«, befahl er, drehte Michael an den Schultern um und gab ihm einen Schubs.

Michael warf ihm einen verletzten Blick zu und machte ein paar Schritte in die Richtung, aus der sie gekommen waren. Dann blieb er eigensinnig stehen, die Arme vor der Brust verschränkt. So einfach würde er sich von den Großen nicht fortschicken lassen, beschloss er und wandte sich um. Schließlich war Hansl ja nur ein Jahr älter als er. In großem Abstand trottete er hinter den anderen her, den Blick trotzig zu Boden gerichtet.

Unweit der Brücke schlüpften die Jungen behende durch einen kleinen Durchlass in der Mauer, die das Auquartier zum Fluss hin schützte, und folgten ein Stück weit dem schmalen Pfad, der sich zwischen Steinen und hohem Buschwerk hindurchschlängelte.

Bald schon hatten sie eine zu beiden Seiten von mächtigen Felsblöcken geschützte Bucht erreicht. Hier hatte die Saane in ihrem endlosen Strömen das Ufer voll glitzernden Sand geschwemmt. Der seichte Grund führte ein paar Schritte weit in das Flussbett hinein, bis er jäh tief abfiel. Unter lautem Johlen liefen die Jungen sogleich mit nackten Füßen platschend in das Wasser.

Die Strömung brach sich schäumend an ihren Knöcheln, und die Jungen mussten Obacht geben, auf dem sandigen Boden nicht das Gleichgewicht zu verlieren, während sie ausgelassen mit beiden Händen Wasser schöpften und es sich gegenseitig in die erhitzten Gesichter spritzten.

Hin und her gerissen zwischen seiner Angst vor dem Wasser und dem Wunsch, es ihnen gleichzutun, sah Michael den Kameraden aus sicherer Entfernung zu. Ihr lautes Lachen schall lockend zu ihm herüber. Und von hier aus wirkte der Fluss auch gar nicht mehr so bedrohlich, fand er. Das Wasser glitzerte silbrig und grün, und die anderen schienen großen Spaß zu haben.

Gerade als er sich dazu durchgerungen hatte, zumindest mit einem Fuß auszuprobieren, wie sich das Wasser wohl anfühlen möge, kamen ihm die anderen schon entgegengelaufen. Schlotternd rieben sie sich die Hände, denn das Wasser war um die Jahreszeit noch empfindlich kalt.

Peter bückte sich und suchte den Boden nach einem besonders flachen Kiesel ab. Als er meinte, den passenden Stein gefunden zu haben, holte er aus und ließ ihn mit einer raschen Bewegung flach über das Wasser springen.

Dreimal prallte der Stein von der Wasseroberfläche ab, bis er mit einem leisen Platschen in den Fluss sank. Christoph ließ dem Kiesel seines Bruders einen Stein folgen, der es jedoch nur zweimal schaffte, zu hüpfen.

Beeindruckt schaute Michael ihnen zu. Das konnte er auch. Eilig lief er zum Ufer und suchte sich einen schönen, weißen Stein. Schwungvoll holte er aus und schleuderte ihn so weit er konnte, doch der Stein sank augenblicklich bis zum Grund.

Wieder bückte er sich. Er war sicher, dass er es besser konnte. Nun hatte er auch keine Angst mehr, ins Wasser hineinzulaufen, auch wenn der Saum seines weiten Kinderkittels dabei nass wurde.

Unter den anderen Jungen war derweil ein rechter Wettbewerb entbrannt, wer die meisten Steinhüpfer zustande brachte.

»Fünf Mal!«, jubelte Christoph und reckte triumphierend den Arm in die Luft, während Peter Hansl zeigte, wie man flach aus der Hüfte ausholen musste, um den Kiesel im richtigen Winkel zu werfen. Nach zwei gescheiterten Versuchen gelang auch Hansl schließlich der erste Hüpfer.

»Sechs Mal!«, jubelte Christoph.

Niemand, am wenigsten sein Bruder Hansl, achtete auf Michael, der ein Stück entfernt ebenfalls Steine ins Wasser warf. Wieder hob dieser einen Stein auf, einen größeren diesmal, nahm Anlauf, platschte ins Wasser und warf. Plumps.

Ärgerlich lief Michael zurück. Der Stein war wohl doch noch zu klein gewesen. Dort der glatte wäre richtig. Mit Mühe hob Michael ihn vom Boden hoch, umfasste ihn fest mit beiden Händen. So schnell er konnte, lief er auf das Ufer zu, und das Wasser spritzte unter seinen Füßen auf. Der nasse Saum seines Kittels schlug ihm kalt um die Knie, doch das hinderte ihn nicht daran, noch schneller zu laufen. Dann, als das Wasser ihm bereits bis weit über die Waden reichte, hob er mit aller Kraft die Arme hoch, legte sein ganzes Gewicht in die Bewegung und schleuderte den Stein von sich.

Der Schwung riss Michael nach vorn. Er stolperte und fiel, genau dort, wo der Stein im Wasser versunken war. Michael schrie auf. Wie mit Nadeln stach ihn die Kälte des Wassers, raubte ihm fast die Luft zum Atmen. Voller Angst schlug er um sich.

Eine Welle erfasste ihn, und kaltes Wasser drang ihm in Mund und Augen. Dann war sein Kopf unter Wasser. Die Strömung packte ihn und schwemmte ihm den Kittel um Kopf und Arme. Verzweifelt versuchte er mit den Armen zu rudern, doch das nasse Tuch schnürte ihn ein. Er versuchte, auf die Füße zu kommen, aber auf dem unsicheren Grund fand er keinen Halt. Immer wieder riss die Strömung den Sand mit sich fort. Sein Kopf geriet erneut unter Wasser, und er wusste nicht mehr, wo oben und unten war. Er strampelte wild mit den Beinen. Sein Schreien erstickte, als seine Lungen sich mit Wasser füllten. Michael hatte sich ein Stück zu weit vom Ufer entfernt, die Strömung erfasste seinen kleinen Körper und zog ihn mit sich fort, der Mitte des Flusses zu.

Erst jetzt sahen die Jungen das hilflose Stoffbündel, das im Wasser trieb. Hansl brauchte einen Moment, bis er in dem Tuch den hellen Kittel seines Bruders erkannte. Gellend schrie er auf. Wie eine blasse Qualle trieb Michael, von seinem Kittel umgeben, noch einen Moment auf den Wellen, trudelte und drehte sich und versank dann, ohne eine Spur zu hinterlassen, in der Flut.

Schwer ließ Anna sich in den Stuhl zurücksinken. Vor ihr auf dem Tisch lagen Feder, Tintenfass und ein Briefbogen. »Herrn Anton Welser zu Augsburg« stand darauf. Weiter war sie mit ihrem Schreiben nicht gekommen. Wie sollte sie es Anton erklären? Wie dieses unsägliche Grauen in Worte fassen? Ihm erzählen von der Sorge, die sie ausgestanden hatte, als die Jungen auch bei Einbruch der Dunkelheit noch nicht nach Hause gekommen waren? Erst spät am Abend hatte Hansl sich dann endlich heimgetraut – allein. Die Angst vor Strafe hatte ihn weinend und völlig verstört durch die Gassen irren lassen, bis er es schließlich nicht mehr ausgehalten hatte. Er hatte sich Anna in die Arme geworfen, und unter heftigem Schluchzen war es schließlich aus ihm herausgebrochen: »Michael … am Fluss … ich weiß, du hast es verboten … ertrunken, einfach weg … habe es nicht gesehen … die anderen sind fortgelaufen …«

Nach vier Tagen hatten sie Michael nach Hause gebracht. Die Fluten der Saane hatten ihn mit sich getragen, bis sich sein schmächtiger Körper schließlich an einem der hölzernen Pfeiler der Sankt-Johann-Brücke verfangen hatte.

Erneut entstanden die grauenvollen Bilder vor Annas Augen. Wieder trugen sie Michaels vom Wasser aufgedunsenen Körper ins Haus, wieder legten sie ihn auf den Tisch in der Stube. Anna hatte es kaum vermocht, ihn anzublicken.

Müde presste sie die Hände auf die geröteten Augen, als sie fühlte, wie die brennenden Tränen erneut in ihnen aufstiegen. Warum hatte sie ihn nur gehen lassen? Mit seinen drei Jahren war er doch noch viel zu klein, als dass er selbst auf sich achtgeben könnte. Und Hansl war noch nicht alt genug, um richtig auf ihn aufzupassen. Warum hatte sie seiner Bitte nicht widerstehen können?

Was Michael betraf, war sie meist sehr nachgiebig gewesen. Vielleicht, weil sie meinte, an ihm gutmachen zu müssen, was sie in seinen ersten Lebensjahren in Augsburg versäumt hatte. Anna schluckte trocken. Augsburg! Michael hatte es dort gut gehabt. Sie hätte ihn nie von dort fortholen dürfen. Wäre er bei Veronika geblieben, er wäre heute noch am Leben.

Anna stützte das Gesicht in die Hände. Sie brachte nicht die Kraft auf, die Tränen, die ihr über das Gesicht liefen, abzuwischen. Ungehindert benetzten sie als feuchte Flecken den Briefbogen.

Hatte sie aus reiner Selbstsucht gehandelt, fragte Anna sich selbstquälerisch. Hätte sie Michael doch nur nicht gehen lassen! Annas sich selbst anklagende Gedanken begannen, sich im Kreis zu drehen.

So fand Hans sie, als er aus der Werkstatt in die Stube hinaufkam. Behutsam legte er einen Arm um die Schultern seiner Frau. »Ruh dich aus«, sagte er mit sanfter Stimme und half ihr aus dem Stuhl hoch.

Während er Anna in die Schlafkammer führte, suchte er angestrengt nach tröstenden Worten. Er selbst kannte den Schmerz zu gut aus eigener Erfahrung. Doch er wusste, nichts, was er sagen könnte, würde Anna helfen. Es gab keine Worte, die diesen Schmerz zu lindern vermochten. Nichts, gar nichts vermochte ihn zu lindern außer der Zeit.

Traurig kehrte Hans in die Stube zurück. Auch er hatte Annas Sohn in dem halben Jahr, das er nun bei ihnen wohnte, sehr ins Herz geschlossen. Seufzend ließ er sich am Tisch nieder, dort, wo Anna zuvor gesessen hatte. Wenigstens die Bürde, diesen Brief zu schreiben, würde er ihr abnehmen können.

Erneut seufzte Hans, griff nach der Feder und tauchte sie in die Tinte. Er war Handwerker. Das Briefeschreiben war seine Sache nicht. Doch er gab sich redliche Mühe, und nach einer guten Stunde war es ihm gelungen, in unbeholfenen Worten Anton zu schildern, wie Michael auf solch schreckliche Weise um sein junges Leben gekommen war.

»Ihr könnt es mir geben«, sagte Ursula Rem zu dem Boten. Achtlos nahm sie ihm das Schreiben ab und versuchte, den Umschlag in die Tasche ihres Kleides zu stecken. Sie würde ihn Vater später hinaufbringen, wenn er seine nachmittägliche Ruhe beendet hätte.

Der sperrige Umschlag verhakte sich in der feinen Wolle, und Ursula warf einen unwilligen Blick darauf. Wie eine glühende Nadel stach ihr der Absender in die Augen. Die Laminitin! Das durfte nicht wahr sein! Heftig sog Ursula die Luft ein.

Vor ihrem inneren Auge entstand wieder dieses entsetzliche Bild, das sie sich einst verzweifelt bemüht hatte, aus ihrem Gedächtnis zu löschen. Ihr Vater nackt, in wollüstiger Umarmung mit dieser Metze, hier in diesem Haus …

Zorn stieg in Ursula auf, und voller Wut schlug sie den Umschlag auf ihre Hand. Diese Hure, diese Betrügerin, zürnte sie. Den Hochzeitstag hatte sie ihr ruiniert, hatte den Tag, welcher der glücklichste ihres Lebens hätte werden sollen, zu einem Tag der Schande für sie gemacht. Den guten Ruf der Familie hatte sie besudelt und ihrer Mutter solchen Kummer bereitet. Ursula schnaubte wütend. Es würde sie nicht wundern, wenn auch der tragische Tod ihrer Mutter auf das Konto dieser Hexe ginge.

Was wollte diese Metze nun wieder von Anton? Von diesem Weib konnte nur Böses kommen! Vater war nicht mehr der Jüngste und hatte gerade erst den Tod seiner Frau überwunden. Wollte sie sich jetzt, da er Witwer war, wieder an ihn ranschmeißen?

Das würde sie zu verhindern wissen! Entschieden wandte Ursula sich um und lief in Richtung Küche. Welch ein Glück, dass sie gerade in dieser Woche in Augsburg weilte. Nach ihrer Heirat vor nunmehr drei Jahren war sie ihrem Mann nach Lindau gefolgt, wo er das würdige Amt des Stadtrichters bekleidete. Ihre Ehe war bislang nicht mit Kindern gesegnet worden, und so ließ ihr das Hauswesen

Zeit für gelegentliche Besuche bei ihrer Familie in Augsburg und Memmingen, obschon ihr Gatte ihre Abwesenheit nicht so gern sah.

Ein triumphierendes Lächeln spielte um Ursulas Lippen. Entschlossen griff sie einen Lappen von der Anrichte und öffnete krachend die Herdklappe. Mit einem gezielten Wurf beförderte sie Hans' Schreiben in das Herdfeuer und sah voller Genugtuung zu, wie die Flammen das Papier zu Asche zerfraßen.

28. Kapitel

Der Urs war wieder da, heut ganz früh am Morgen«, lispelte Marie und nahm eine der großen Alantwurzeln, die sie zuvor mit einer groben Bürste sauber geschrubbt hatte, aus dem Zuber.

Ein Schatten fiel über Annas Gesicht. Urs würde sie stets an den Tag erinnern, an dem Michael verunglückt war, dachte sie und seufzte. Kein Tag verging, an dem sie ihren Sohn nicht schmerzlich vermisste. Warum hatte das Schicksal so grausam zuschlagen müssen, gerade als sie in ihrem neuen Leben glücklich geworden war?

»Ich hab dem Urs von den Kräutern gegeben, die Ihr immer für ihn bereitet«, erklärte die Magd eifrig und legte die Wurzel vor Anna auf das Brett. »Er lässt danken und Euch seine Grüße entrichten.«

Anna senkte den Blick auf ihr Schneidbrett und nickte anerkennend. Es hatte lange gedauert, bis Marie ihn nicht mehr *den Dalcher* nannte und ihre Angst vor dem furchteinflößenden Mann verloren hatte.

Gewissenhaft schnitt Anna die Alantwurzel in gleichmäßige, einen halben Finger lange Stücke. »Alant hilft bei vergifteter Luft und treibt die Würmer aus dem Leib«, erklärte sie Marie.

Behutsam hatte sie die Magd in den vergangenen Jahren dazu angeleitet, ihr in der Kräuterküche zur Hand zu gehen. Das Mädchen hatte sich als recht anstellig erwiesen und mit der Zeit schon sehr viele Kräuter zu erkennen gelernt und sich eingeprägt, gegen welche Beschwerden sie halfen.

Ohne dass Anna es ihr hätte sagen müssen, nahm Marie einen der flachen Harassen und kleidete den Grund des aus Weidenzweigen geflochtenen Trockengestells mit Jute aus, damit später beim Trocknen auch kleinere Wurzelteile nicht verlorengingen. Marie stellte den Harassen neben Anna auf den Arbeitstisch, und gerade als diese die erste Handvoll Wurzelstücke hineingab, unterbrach sie ein Klopfen an der Eingangstür.

»Du kannst hier weitermachen.« Anna wies auf das Schneidbrett und wischte sich die Hände an der Schürze trocken. Sie zog das graue Tuch, das sie sich für die Arbeit um den Kopf gewunden hatte, zurecht und ging in den Flur hinaus, um zu öffnen.

Reichlich überrascht nahm sie das Schreiben entgegen, das der Bote ihr überreichte, und stieg damit die Treppe zur Wohnstube hinauf. Ein Brief bedeutete immer etwas Besonderes – und meist nichts Gutes. Misstrauisch wendete sie ihn in den Händen.

Sie hatte noch nicht die Hälfte der Stiege erklommen, als ihr ein erschreckter Laut entfuhr. Das Schreiben trug die stilisierte Lilie des Welserschen Wappens. Einen Moment lang hörte Annas Herz auf zu schlagen. Anton! War ihm etwas zugestoßen? Er war kein junger Mann mehr gewesen, als sie Augsburg verlassen hatte. Aber wer im Welserschen Haus sollte auf die Idee kommen, ihr die traurige Mitteilung zu machen?

Hastig riss Anna den Umschlag auf.

Ihr Blick wanderte suchend zu den letzten Zeilen, zum Ende des Briefes. Erleichtert atmete sie aus, als sie Antons Unterschrift erkannte. Ruhiger betrat sie die Stube, ließ sich am Tisch nieder und begann Antons wenige Zeilen von Beginn an zu lesen.

Anton beabsichtige seinem Sohn eine gute Schulausbildung angedeihen zu lassen, so schrieb er.

Anna runzelte die Brauen. Schulbildung für seinen Sohn? Eine unheilvolle Ahnung wuchs in ihr, während sie weiterlas.

Dazu hätte er die geschätzte Domschule in Augsburg ausgewählt. Sie bereite ihre Schüler trefflich auf den Besuch einer Universität vor, und es widerstrebe ihm, dass sein Spross sein Wissen womöglich von einem ausgedienten Offizier, der sich ein paar Heller verdienen wolle, erwerben musste. Anna schüttelte verständnislos den Kopf.

Anton bat sie daher, Michael so bald als möglich nach Augsburg zu senden.

Bestürzt ließ Anna das Schreiben in den Schoß sinken. Michael zur Schule nach Augsburg! Aber Michael war doch tot! Bald drei Jahre waren inzwischen vergangen, seit sie Anton von dem tragischen Unglück in Kenntnis gesetzt hatten.

War Anton mit den Jahren wirr geworden?

Doch seine sichere Schrift und die klar gesetzten Worte machten auf sie nicht diesen Eindruck. Wie immer schrieb er knapp, präzise und kein Wort zu viel, es sei denn, um eventuellen Einwänden seines Gegenübers vorzugreifen.

Dann wurde Anna mit Erschrecken klar, was geschehen sein musste: Anton hatte ihren Brief nicht erhalten! Er hatte nie erfahren, was Michael zugestoßen war, und befand sich immer noch in dem Glauben, sein Sohn lebe und sei wohlauf.

Und wenn Michael noch leben würde, wäre er nun bald sechs Jahre alt, reif für die Schule ... Anna schloss entsetzt die Augen. Zuverlässig, wie Anton war, hatte er wohl auch jedes Jahr die versprochenen dreißig Gulden für Michael zu Advokat Fegeli geschickt. Sie hatte das Geld nie abgeholt.

Dem Schreiben waren Anweisungen für die Reise des Jungen angefügt. Anton hatte alles wohl geregelt. An Sankt Eustasius würde ein Reiseknecht des Von der Weid, des Freiburger Kaufmanns, von dem die Welser regelmäßig Waren bezogen, mit seinem Wagen aufbrechen und Michael nach Memmingen mitnehmen, wo er für einige Tage im Hause der Vöhlin Quartier beziehen sollte.

Die Familie seiner verstorbenen Frau sei darüber informiert und erwarte ihn. Ständig ging ein reger Warenverkehr zwischen dem Memminger Haus der Vöhlin und der Familie in Augsburg, und es sollte sicherlich keine Schwierigkeit bereiten, dass er mit einem der Wagen von dort aus weiter nach Augsburg reise.

Anna legte das Schreiben auf den Tisch und glättete gedankenverloren die Falze im Papier. Dann schlang sie unwillkürlich die Arme um ihre Schultern. Ihr war mit einem Mal kalt geworden.

»Lass mich gehen, Mutter! Bitte!«, bat Hansl.

Überrascht wandten Hans und Anna den Kopf. Soeben hatte Anna ihrem Mann von Antons Anliegen und dem schrecklichen Missverständnis berichtet. Schweigend hatte der Junge zugehört und sich seine eigenen Gedanken gemacht, die er nun mit klarer Stimme vortrug: »Michael kann nicht mehr zur Schule gehen«, schloss er mit kindlicher Logik. »Aber ich würde es gerne.«

Reichlich verdutzt blickte Hans seinen Sohn an. Nicht im Traum wäre er darauf verfallen, Hansl könne etwas anderes werden als Armbrustmacher wie er selbst. Der Junge hatte geschickte Hände und erfasste schnell, was sein Vater ihm erklärte. Nicht mehr lange, und Hans würde ihn zu sich in die Werkstatt holen, damit er ihm bei der Arbeit zur Hand ginge.

»Klug genug für die Schule in Augsburg ist er«, sagte Anna halblaut, als spräche sie zu sich selbst, und ihr Ton verriet, dass sie den Gedanken, Hansl an Michaels statt nach Augsburg zu senden, gar nicht so abwegig fand. In der Sache musste sie Anton recht geben. Es gab natürlich in Freiburg eine Schule, Hansl besuchte sie seit einem Jahr regelmäßig, doch diese war weit davon entfernt, höhere Bildung zu vermitteln. Und der Schulmeister …

Hans schüttelte den Kopf, doch Hansl spürte, dass Anna auf seiner Seite war. »Ich will auch immer fleißig sein! Und wenn ich dann ein reicher Kaufmann bin, dann baue ich euch ein schönes großes Haus oben im Burgquartier!«, versprach er und bedachte Anna mit einem flehentlichen Blick. Sein rundliches Gesichtchen strahlte vor Eifer. »Bitte!«

Anna lächelte und strich ihm eine blonde Locke aus der Stirn. »Leisten können wir uns das Schulgeld. Und ich bin sicher, Anton würde eine angemessene Regelung für Hansls Unterbringung finden«, überlegte sie laut. »Warum soll der Junge nicht eine gute Bildung bekommen? Von Schaden kann das nie sein.« Und da sie Hans' Beweggründe erahnte, fügte sie hinzu: »Er muss ja nicht Kaufmann werden. Ein gebildeter Armbrustmacher …«

Hans hob geschlagen die Hände, und Annas Worte gingen in Hansls lautem Freudengeheul unter.

Anna beschloss, Anton einen ausführlichen Brief zu schreiben, um ihm in schonenden Worten zu berichten, was Michael zugestoßen war, und ihn zu bitten, sich Hansls anzunehmen. Wenngleich er nicht ihrer beider Sohn war, so war er Anna doch bald so lieb wie ein leiblicher. Sicher würde Anton das verstehen.

Doch dafür wäre später noch Zeit. Sankt Eustasius war schon übermorgen, und wenn Hansl mit dem Knecht des Von der Weid reisen wollte, war Eile geboten.

Rasch wurden seine Sachen gewaschen, getrocknet und zu einem Bündel geschnürt, und am Morgen des besagten Tages fand Hansl sich mit gekämmten Haaren und vor Aufregung glänzendem Gesicht auf dem Weg nach Memmingen, auch wenn sich in seine Begeisterung nun eine Spur von Bangigkeit vor der Schule, den fremden Menschen und der großen Stadt mischte.

»Ich bin der Sohn des Armbrustmachers Bachmann und der Frau Laminitin aus Freiburg«, sagte Hansl höflich zu der Frau in dem eleganten Kleid, die ihm geöffnet hatte. Der Fuhrmann hatte ihn am Markt in Memmingen abgesetzt und ihm den kurzen Weg zum Vöhlinschen Hause gewiesen.

Die Frau klappte den Mund auf und schloss ihn wieder, ohne ein Wort zu sagen, und Hansl bemerkte, dass sie keine Augenbrauen hatte. Erstaunt sah er, wie sich ihre blasse Gesichtshaut plötzlich rot färbte. Unter ihrer ausladenden Haube reckte sie das Kinn vor und riss die Augen auf, und jetzt erkannte er, dass sie sehr wohl Augenbrauen hatte, nur waren diese so blass, dass man sie kaum sah.

»Der Sohn der Laminitin!«, flüsterte Ursula Rem heiser, obwohl es ihr in den Ohren klang, als hätte sie es geschrien. Das also war der Bastard der Hure, die ihr und ihrer Familie solche Schmach bereitet hatte.

Bereits als sie erfahren hatte, dass ihr Vater den Jungen nach Augsburg zu holen wünschte, war sie in Rage geraten. Wenn es um diese Metze ging, war ihr Vater, der sonst so erprobte Kaufmann, einfach umnachtet. Schon wieder hatte er sich von dem impertinenten Weibsstück um den Finger wickeln und ausnutzen lassen.

Ursulas helle Augen verengten sich zu Schlitzen, und voller Zorn starrte sie den Jungen an, der abwartend, die Mütze unruhig in den Händen drehend, vor ihr stand. Aus großen blauen Augen, die unter den blonden, ein wenig unordentlichen Locken hervorblitzten, blickte er zu ihr hinauf.

Welch eine Frechheit dieser Knabe besaß, hier mit der größten Selbstverständlichkeit aufzukreuzen, empörte Ursula sich. Nur mühsam konnte sie sich beherrschen, ihn nicht in das pausbäckige Gesicht zu schlagen.

Erneut öffnete sie den Mund, um ihm mit rüden Worten zu verstehen zu geben, dass er hier unwillkommen war, als sie plötzlich stutzte.

Ihres Wissens war der Sohn der Laminitin dunkel und schiech wie seine Mutter. Mit schwarzen Haaren, wie es einer solchen Missgeburt zukam. Sie hatte ihn schließlich mit eigenen Augen gesehen.

An einem grauen Nachmittag im Winter nach ihrer Hochzeit war sie in das Lechviertel gegangen. Unauffällig hatte sie das Haus der Schwester der Laminitin beobachtet und gesehen, wie diese mit dem Säugling vor die Tür getreten war. Sogar angesprochen hatte sie Veronika unter einem fadenscheinigen Grund und sich den Kleinen genau beschaut. Doch dieser Bursche hier war hell und blond! Nein, dieser Junge war nicht der Bankert ihres Vaters, sicher nicht!

Eine seltsame Frau, dachte Hansl. Vielleicht ist sie nicht ganz richtig im Kopf? Sicherheitshalber wich er einen Schritt zurück, denn man konnte ja nie wissen. »Ich bin der Sohn des Armbrustmachers Bachmann und der Frau Laminitin aus Freiburg«, wiederholte er, was die Eltern ihm zu sagen aufgetragen hatten, und fuhr fort: »Ich soll nach Augsburg in die Schule gehen. Der Herr Anton Welser ...«, weiter kam er nicht.

»Nein! Das bist du nicht! Du bist nicht der Sohn dieser Hu...« Gerade noch konnte Ursula Rem sich beherrschen, das Wort über die Lippen zu bringen. Grob packte sie den Jungen beim Genick, schob ihn ins Haus hinein und stieß ihn unsanft vor sich her in die Stube.

Unwillig zog Richter Rem eine Augenbraue hoch ob der unerwarteten Störung. Nur ungern ließ er sich bei der täglichen Lektüre unterbrechen. »Was macht der Junge hier?«, fragte er seine Frau unwirsch.

»Dieser Bursche« – Ursula knuffte Hansl in die Seite, der stolpernd vor dem Richter zu stehen kam – »behauptet, er sei der Sohn der Laminitin! Aber das ist er nicht, da bin ich ganz sicher«, stieß sie aufgebracht hervor.

Die zweite Augenbraue des Richters hob sich. Sein missbilligender Blick traf sowohl seine Frau als auch den Jungen. Ihm war es gleichgültig, ob der Junge der Sohn von Hans, dem Müller, oder Peter, dem Topfschläger, war. Er wollte in Ruhe lesen. Schlimm genug, dass er seine kostbare Zeit in Memmingen zu vergeuden hatte, bei einem dieser unsäglich langweilenden Familienfeste.

Dabei wartete in Lindau genügend Arbeit auf ihn. Hochzeit der Base seiner Frau – der Richter schnaubte leise durch die ansehnliche Nase –, das war Zumutung genug, sollte man ihn doch mit Hans oder Peter zufriedenlassen.

Doch die aufgebrachte Miene seiner Frau ließ ihn erkennen, dass er erst dann wieder zu seiner Ruhe finden würde, wenn er diese Angelegenheit zu ihrer Zufriedenheit gelöst hätte. Seufzend ließ er die Blätter sinken und heftete seinen richterlichen Blick auf den Jungen, einen Blick, der noch jeden Delinquenten sehr rasch davon überzeugt hatte, dass es besser für ihn war, seine Missetaten sogleich zu gestehen, wie man ihm des Öfteren bestätigt hatte. Einen Blick, auf den er stolz war.

Trotz des Blickes trat Hansl beherzt einen Schritt vor und versuchte eine höfliche Verbeugung. Vielleicht würde er diesem Herrn erklären können, warum er nach Memmingen gekommen war, denn die offensichtlich schwachsinnige Frau war nicht in der Lage, es zu verstehen. »Ich bin der Sohn des Armbrustmachers Bachmann und der Frau Laminitin aus Freiburg«, wiederholte er die Worte nun zum dritten Mal.

»Ist er nicht!«, mischte sich die Schwachsinnige erneut ein, doch der Richter gebot ihr mit einer herrischen Geste Schweigen.

»Ich soll nach Augsburg in die Schule gehen. Der Herr Anton Welser will seinen Sohn nach Augsburg holen, damit er da zur Schule geht …«, weiter kam er auch diesmal nicht. Wieder blies die Schwachsinnige die Backen auf und keifte: »Ich sage doch, das ist nicht der Sohn der Laminitin!«

Sie brachte Hansl ganz durcheinander mit ihren ständigen Zwischenrufen. Verzweifelt versuchte er, sich an die Worte zu erinnern, die Hans und Anna ihm zu sagen eingeschärft hatten. Worte, die höflichst darum baten, dass Anton es einrichten möge, dass Hansl an Michaels statt zur Domschule gehen könne.

Doch Hansl konnte sich an keinen der Sätze mehr erinnern. Hilflos starrte er auf die Mütze hinab, die seine Hände mechanisch drehten, als könne diese ihm helfen. »Ich soll nach Augsburg zur Schule gehen …«, war alles, was ihm zu sagen einfiel.

»Und wie heißt du, Junge?« Die Stimme des Richters war dunkel. Wie ein Grollen klang sie, und der Richterblick bohrte sich noch tiefer in Hansls Augen. Richter Rem war immer noch nicht klar, warum es seiner Frau so wichtig war, die Identität des Jungen zu klären, doch er wollte der Sache schleunigst ein Ende machen.

»Hansl.«

»Michael! Der Sohn der Laminitin heißt Michael!«, keifte die Schwachsinnige.

»Was ist? Bist du nun der Sohn der Laminitin?«, fragte der Richter streng.

»Ja! ... Nein!«, stotterte Hansl und drehte weiter verlegen seine Mütze.

»Was nun?« Drohend erhob sich Richter Rem aus dem Stuhl und baute sich vor dem Jungen auf.

»Nein. Sie ist meine Stiefmutter.«

»Und dein Vater?«

»Ist der Armbrustmacher Bachmann«, sagte Hansl, der Wahrheit entsprechend, nun bereits zum vierten Mal.

»Das wäre also geklärt!« Der Richter warf seiner Frau einen triumphierenden Blick zu und schickte sich an, sich wieder in seinen Sessel sinken zu lassen.

»Und was ist mit Michael?«, schnappte Ursula. Ihre Stimme überschlug sich beinahe. »Frag ihn, was mit dem Sohn der Laminitin ist!«

Stumm gab der Richter die Frage an Hansl weiter, indem er ihn fragend anblickte.

»Michael ist tot«, sagte dieser leise. »Aber ich konnte nichts dafür ...«

»So ist das also!« Aufgebracht stemmte Ursula beide Arme in die Hüften. »Die Laminitin versucht, den Sohn ihres Mannes meinem Vater als dessen Bankert unterzuschieben, ihn für dessen Schulgeld und Unterhalt zahlen zu lassen. Arglistig verschwiegen hat sie ihm den Tod seines richtigen

Sohnes!« Nun war es an Ursula, ihrem Mann den triumphalen Blick zu vergelten.

Atemlos schnappte Richter Rem nach Luft, als sich endlich auch ihm die Zusammenhänge erschlossen. Versuchte Kindesunterschiebung! Das war Betrug! Ein ganz infamer Betrug! Gut, dass er sich der Sache angenommen hatte. Er würde schon wissen, wie mit solchen Betrügern zu verfahren wäre.

»Nein, nein …«, versuchte Hansl einzuwenden, wollte erklären, dass es sich um ein Missverständnis handle. Er sollte niemandem untergeschoben werden. Das Schulgeld käme doch aus Vaters Säckel, wollte er rufen. Das sollte der Welser gar nicht bezahlen.

Doch der Richter hob die Hand und verbot ihm jedwede Widerrede. »Ruhe!«, donnerte er, und Hansl schloss den Mund.

Blitzschnell huschten die Gedanken in Ursulas Kopf hin und her. Diese Metze war brandgefährlich, ja, vielleicht hatte sie am Ende gar den Sohn von Anton selbst auf dem Gewissen? Sie würde ihren Vater vor dieser Frau schützen müssen, so viel war sicher.

Widerstandslos ließ Hansl sich von dem eiligst herbeigerufenen Knecht aus der Stube führen. Die unheilvollen Worte der Schwachsinnigen folgten ihm in den Flur hinaus: »Na warte, Laminitin, dies wird dein letzter Betrug!«

»Dieser Verräter!« Wutentbrannt schlug Anton mit der Faust in die hohle Hand. Soeben hatte er erfahren, dass Lukas gar herzliche Aufnahme und Bewirtung bei Jacob in Nürnberg gefunden hatte.

Lukas Rem, der Mann, den er einst für seinen Freund gehalten und dem er mehr vertraut hatte als den meisten anderen.

Lukas würde künftig gemeinsame Geschäfte mit Jacob, seinem jüngsten Bruder, machen.

Wieder wallte in Anton der Zorn über die Unstimmigkeiten auf, welche im vergangenen Jahr die Auflösung der Welser-Vöhlin-Gesellschaft zur Folge gehabt hatten. Seiner Gesellschaft, die er mit seinem Schwager Konrad Vöhlin, seinen Brüdern und einigen anderen gegründet hatte.

Er hatte sie erfolgreich über all die langen Jahre hinweg geführt. Geschäfte mit Königen hatte er getätigt, und selbst Seine Majestät der Kaiser war sich nicht zu fein gewesen, bei seiner Gesellschaft um Kredit zu ersuchen. Und dann das! Aufgebracht durchmaß Anton sein Kontor.

Seit fünfundzwanzig Jahren hatte Jacob die Faktorei der Welser in Nürnberg geleitet. Doch zugleich hatte er in seiner Schreibstube in der Gilgengasse auf eigene Rechnung gehandelt und sich zudem mit Conrad Imhof zur Gesellschaft verbunden.

Anton schnaubte. Er war sicher, dass Jacob in den letzten Jahren nicht immer im Sinne der Vöhlin-Welser-Gesellschaft gehandelt hatte. Manch fettes Geschäft hatte er seinem eigenen, privaten Geldbeutel zukommen lassen, anstatt es zum Wohle der Gesellschaft abzuwickeln.

Bei der Generalabrechnung in Augsburg hatte Anton ihn schließlich zur Rede gestellt. Eine Ader an Antons Schläfe schwoll bedenklich an, als er sich an den Disput erinnerte. Anstatt Reue zu zeigen und Besserung zu geloben, hatte Jacob ihn heftig attackiert. Und das im Beisein aller Gesellschafter, von denen beileibe nicht jeder zur Familie gehörte. Anton knurrte, und wieder schlug seine Faust in die Hand. Jacob schien jeder Familiensinn abzugehen.

Ihm dann auch noch vorzuwerfen, er, Anton, führe die Gesellschaft despotisch und lasse keine außer der eigenen Meinung gelten! Starrsinnig hatte er ihn genannt, welch eine Anmaßung von einem so viel Jüngeren! Ganze siebzehn Jahre hatte er dem Grünschnabel an Alter und Erfahrung voraus. Da konnte er den nötigen Respekt verlangen.

Als Folge, nicht zuletzt auf Antons Betreiben hin, hatte man Jacob aus der Gesellschaft ausgeschlossen. Woraufhin jener sich auch noch erdreistete, weit mehr an Waren und Vorräten aus dem Lager in Nürnberg für sich zu behalten, als ihm zustand.

Weitere Teilhaber des Handelshauses, unter ihnen Lukas Rem, hatten im Hader die Gesellschaft verlassen oder waren ebenfalls beurlaubt worden. Auf eine Verlängerung des Gesellschaftsvertrages hatte man sich nicht mehr einigen können.

Anton zürnte. Er angelte sich das oberste Schreiben vom Stapel der unerledigten Korrespondenz des Tages und warf einen flüchtigen Blick darauf. Besser, er würde sich seinen Geschäften zuwenden, das würde ihn auf andere Gedanken bringen.

Der Absender des Briefes ließ ihn stutzen. Das Schreiben stammte von Richter Rem, seinem Eidam. Schon wieder einer dieser Rems, dachte Anton mit Grollen, und die blaurote Ader an seiner Schläfe schwoll erneut an.

Nach höflicher Anrede kam Richter Rem in gestelzten Worten zum Kern seines Schreibens.

Nur seinem entschiedenen Eingreifen sei zu verdanken, dass ein abscheuliches Betrugskomplott hatte aufgedeckt werden können, dessen Opfer der wohlverehrte Anton Welser hätte werden sollen. Die dereinst des Betruges wegen aus Augsburg vertriebene Laminitin hätte versucht, ihm, dem wohlverehrten Anton Welser, ihren Stiefsohn an Sohnes statt unterzuschieben.

Verständnislos schüttelte Anton den Kopf. Was war das für ein Unsinn? Waren die Rems denn alle verrückt geworden?

Voller Unbehagen las er die nächsten Zeilen: In höchsteigener Person hätte Richter Rem den Jungen befragt, der im Übrigen geständig sei und zugab, der Sohn des Armbrustmachers Bachmann zu sein, und der anstelle des verstorbenen Michel Laminit, Sohn des wohlverehrten Anton Welser …

Entsetzt ließ Anton den Brief sinken. Michael verstorben? Das konnte nicht sein! Anna hätte es ihm mitgeteilt! Hastig fuhr er fort zu lesen.

… von seinen Eltern in betrügerischer Absicht geschickt worden war, auf Kosten des wohlverehrten Anton Welser nach Augsburg zur Schule zu gehen.

Anton ließ den Brief zu Boden fallen, als hätte er ihn gebissen. Das konnte nicht wahr sein! Nie würde Anna ihn so hintergehen. Schmerzhaft zog sich sein Brustkorb zusammen, und ein beklemmendes Druckgefühl stieg von der Magengrube ausgehend hinauf zu seinem Kiefer.

Anna hatte viel gelogen, viel betrogen. Doch nicht ihn! Anton bückte sich und hob das Schreiben von den Bodendielen auf, las es noch einmal sorgfältig, Wort für Wort, während seine Linke seinen silberfarbenen Bart zauste.

Als er zum Schluss des Briefes gelangt war, schloss Anton die Augen, und ihm entrang sich ein trauriger Seufzer. Richter Rem war ein rechtschaffener Mann der Jurisprudenz. Es gab keinen Grund, an seinen Worten zu zweifeln, mochte Anton es auch nicht wahrhaben wollen.

Kalter Schweiß brach ihm aus allen Poren. Wie konnte Anna ihn so verletzen! Wenn es ihr Wunsch war, dass ihr Stiefsohn eine Ausbildung in der Domschule erhielt, mit

Freuden hätte er ihn erfüllt. Sie hätte ihn nur zu bitten brauchen.

Er hatte sie doch geliebt! Liebte sie noch heute. Aber ihn so zu hintergehen! Damit machte sie ihn gemein mit all denen, die sie all die Jahre betrogen hatte, dachte er enttäuscht. Machte alles zunichte, was je zwischen ihnen bestanden hatte.

Anton ergriff ein Schmerz, wie er ihn nie zuvor verspürt hatte. Er nahm ihm die Luft zum Atmen. Mit einem Mal schwindelte ihm, und das Kontor verschwamm vor seinen Augen. Er musste sich hinsetzen.

Unsicher taumelte er zu seinem Sessel und ließ sich schwer darauf niederfallen. Mit angstgeweiteten Augen griff er sich an die Kehle. Die Atemnot erfüllte ihm mit schrecklicher Furcht. Er würde sterben …

Dann wurde es dunkel um ihn, und eine tiefe Bewusstlosigkeit ließ sein Haupt auf den Tisch hinabsinken.

Irgendwann lichtete sich das Dunkel, Stimmen drangen hindurch. Aufgeregte Stimmen. Er war nicht gestorben, dem Himmel sei es gedankt. Doch daran hatte nicht viel gefehlt. Der Arzt wurde gerufen, und eiligst bracht man Anton zu Bett.

29. Kapitel

*H*atschi!« Annas Niesen zerschnitt die Stille in der Kräuterküche. Der scharfe Geruch der nierenförmigen Blätter der Brechwurz war ihr in die Nase gestiegen. Sie legte das Messer beiseite und schneuzte sich in ihr Sacktuch. Viel zu laut hatte das Niesen in Annas Ohren geklungen, und danach meinte sie, die Stille im Haus greifen zu können. Und das, obwohl aus Hans' Werkstatt jenseits des Flures das gleichmäßige Geräusch einer Säge drang. Ja, es war einfach zu ruhig im Haus, seit Hansl fort war, dachte Anna. Ihr fehlte sein fröhliches Lachen und Plappern, das Getrappel, wenn er voller Überschwang die Stiege hinauflief, und zum wiederholten Male fragte sie sich, ob es richtig gewesen war, den Jungen nach Augsburg zu senden. Doch er war solch ein aufgeweckter Kopf, und das Lernen fiel ihm leicht. Mit der rechten Bildung würde er es einmal weit bringen.

Anna nahm erneut das Messer zur Hand und zerteilte achtlos den nächsten Wurzelstock. Sie vermisste den Jungen, und langsam begann sie, sich Sorgen um ihn zu machen. Eine ganze Weile war er nun schon fort, und bisher hatten sie noch keine Nachricht darüber erhalten, dass er es gut in Augsburg angetroffen hatte.

»Autsch!« Anna war mit dem Messer abgerutscht und hatte mit der Spitze den Daumen ihrer Linken geritzt. Ein kleiner Tropfen Blut quoll aus der Wunde hervor, und Anna hob die Hand zum Mund. Im letzten Moment hielt sie inne, den Daumen zwischen die Lippen zu stecken, um das Blut abzulecken. Die Brechwurz war in frischem Zustand giftig.

Anna wischte sich das Blut an einem sauberen Zipfel ihrer Schürze ab und schüttelte den Kopf über ihre Zerstreutheit. In diesem Moment drang von der Schmiedegasse her das Geräusch von nagelbeschlagenen Stiefeln durch das Fenster herein. Just vor ihrer Tür hielten die Schritte inne. Das wird endlich ein Bote mit Nachricht aus Augsburg sein, freute Anna sich und eilte mit wehendem Rock zur Tür.

»Du bist die Frau des Armbrusters?«, fragte Schultheiß Falk mit unbewegter Miene.

Anna lächelte und nickte freundlich. »Sicher bringt Ihr Nachricht …«, hob sie an.

Doch der Schultheiß erwiderte ihr Lächeln nicht. Brüsk wandte er sich ab und trat einen Schritt von der Tür zurück. Auf seinen knappen Wink hin traten der Stadtbüttel und ein Wächter vor und packten Anna an den Armen.

»Nein! Nicht! Nicht wieder!«, schrie Anna entsetzt. Sie wand und drehte sich und versuchte verzweifelt, den eisernen Griffen der Männer zu entkommen. Doch die Männer achteten nicht auf ihr Schreien. Rüde zerrten sie Anna auf die Straße hinaus.

»Wo ist dein Mann?«, herrschte der Schultheiß Anna an, doch die Frage drang nicht bis in ihr Bewusstsein vor. Die Angst ließ sie schwindeln, und vor ihren Augen tanzten grüne und rotfarbene Punkte. Am ganzen Leib brach ihr der Schweiß aus, und binnen eines Wimpernschlages klebte ihr das Hemd am Leib. Der Büttel schüttelte Anna grob, um sie zu einer Antwort zu bewegen.

Aufgeschreckt durch die Schreie seiner Frau, eilte Hans aus der Werkstatt herbei. Sogleich ließ der Büttel von Anna ab und stürzte sich auf den Armbrustmacher. Anna schrie auf. Doch ehe Hans auch nur den Mund zur Frage öffnen konnte, hatte der Büttel ihn bereits gepackt und ihm beide Arme auf den Rücken gedreht. Zwei Wachleute banden ihm die Hände mit einem groben Strick.

Rüde stieß der Büttel Hans vorwärts und bedeutete auch Anna mit einem derben Schubs in den Rücken, sich in Bewegung zu setzen. Der Wächter packte ihren Arm fester, damit sie ihm nicht davonliefe. Schmerzhaft gruben sich seine Finger in ihren Oberarm, und Anna schrie erneut auf. Sogleich fuhr der Büttel zu ihr herum und schlug ihr mit dem Handrücken ins Gesicht. Der Schlag warf Anna zurück, sie taumelte, doch sie blieb auf den Beinen.

Hans, der hilflos hatte mit ansehen müssen, wie man seine Frau schlug, geriet in Rage. Die mächtigen Muskeln seiner Oberarme spannten sich, und voller Zorn zerrte er an seinen Fesseln. Der Wächter, der ihn am Strick führte, wurde beinahe von den Beinen gerissen, doch sogleich rammte sein Kollege Hans das schmale Ende seines Knüppels in die Magengrube. Hans krümmte sich vor Schmerzen zusammen.

Alles war so schnell gegangen, dass die Neugierigen kaum rechtzeitig kamen, das Schauspiel zu begaffen. Angelockt durch den Tumult, waren sogleich neugierige Gesichter an den Fenstern und auf den Holzlauben der umliegenden Häuser erschienen, und einige Gaffer blieben mit offenen Mäulern auf der Gasse stehen.

Das Auquartier war eine anständige Gegend. Hier wohnten nur ehrbare Leute, allesamt Handwerker. Da kam es nicht alle Tage vor, dass der Büttel einen aus dem Haus heraus verhaftete. Der Bachmann und sein Weib hatten nicht den Eindruck vermittelt, unredlich zu sein, zudem stand der Armbruster bei der Stadt in Lohn, doch konnte man es wissen? Schließlich waren es Fremde, keine von hier. Stummes Misstrauen schlug Anna und Hans entgegen und folgte ihnen, als sich der kleine Zug in Bewegung setzte.

Wie gedämpft durch eine dicke Schicht Watte nahm Anna wahr, was um sie herum vorging. Die rechte Hälfte ihres Gesichtes war ohne Gefühl. Ihre Lippe war unter dem Schlag aufgesprungen, doch sie merkte es nicht. Blut lief ihr in einem warmen Rinnsal über das Gesicht und tropfte unbeachtet auf ihr Mieder. Auch den metallischen Geschmack auf der Zunge nahm sie nicht wahr.

Weder erkannte sie den Weg, den sie gingen, noch die Menschen, denen sie begegneten und die ihnen voller Unbehagen nachschauten. Anna vermochte kaum, sich auf den Beinen zu halten und einen Fuß vor den anderen zu setzen, ohne in die Knie zu sinken.

Dann war vor ihr plötzlich ein schwarzes Loch. Wie der Rachen eines riesenhaften Ungeheuers öffnete sich der Eingang zur holzgedeckten Bernbrücke, über welcher der Muckenturm wie der Schwanz der Bestie aufragte.

»Nein!«, rief Anna erneut, als sich Wirklichkeit und Wahn miteinander vermengten. Wie eine riesige Woge erfasste sie die Panik und ließ sie haltlos schreien. Nie, nie würde man sie in den Schlund der Bestie bringen!

Mit aller Kraft, deren sie noch fähig war, stemmte sie die Füße in den Boden und weigerte sich, auch nur einen Schritt in die Schwärze hinein und auf die hölzernen Brückenbohlen zu machen. Sie schrie, als eiserne Fäuste versuchten, sie in den Schlund hineinzuzerren.

Falk hatte wenig Geduld mit Delinquenten. Er zauderte nicht lange, und unversehens spürte Anna einen Schlag gegen die Stirn. Grelle Blitze zuckten in ihrem Kopf, und sie sah, wie die Schwärze auf sie zustrebte. Dann endlich umfing sie erlösende Dunkelheit.

Das Dunkel wandelte sich, als Anna allmählich zu sich kam. Sie empfand es nun nicht mehr als warm und beruhigend, sondern vielmehr als bedrohlich und ängstigend. Anna schmerzte der Kopf, sie fröstelte und schlang die Arme um ihre Schultern. Langsam hob sie die schweren Augenlider, doch es blieb dunkel, wenn auch nicht ganz so finster wie zuvor.

Anna vermochte nicht zu sagen, wo sie sich befand. Ihr war kalt, und es stank. Es stank so erbärmlich, dass sie die Übelkeit nur mit Mühe zurückdrängen konnte. Unter sich spürte Anna blanken Stein. Man hatte sie auf einen kalten Block gelegt.

Vorsichtig betastete Anna ihren schmerzenden Kopf. Als ihre Hand die Stirn berührte, entfuhr ihr ein leiser Schmerzensruf. Auf ihrer Stirn prangte eine blutunterlaufene Beule. Achtsam, damit der Schmerz in ihrem Kopf nicht schlimmer wurde, richtete Anna sich auf und versuchte, im Dämmerlicht zu erkennen, wo sie war.

Der Raum um sie her war niedrig, gerade einmal hoch genug, dass sie würde stehen können, und maß vielleicht sechs Schritt im Karree. Die groben Wände waren unverputzt und hatten keine Fenster.

Ein Rinnsal trüben Lichtes sickerte durch eine schmale Luke, die kurz unterhalb der Decke in die Wand eingelassen war, an der ihr Block stand. Der einzige Ausgang aus diesem furchteinflößenden Raum war eine Tür in der gegenüberliegenden Wand. Sie wirkte stabil und war aus festen Planken gefügt, in die eine winzige, vergitterte Klappe geschnitten war.

Dies war ein Verlies, erkannte Anna entsetzt, und schlagartig war die Erinnerung wieder da. Man hatte sie verhaftet! Vor Schreck sog sie heftig die Luft ein. Der widerliche Ge-

stank, der vom Boden aufstieg, auf dem eine Schicht verdreckten Strohs faulte, reizte ihren Magen, und sie würgte.
Kurz schloss Anna die Augen, bemüht, die Übelkeit zurückzudrängen, und zwang sich dazu, flach und gleichmäßig durch den Mund zu atmen.

Warum nur, fragte sie sich. Warum hatte man sie verhaftet? Anna konnte sich beim besten Willen nicht erklären, wieso man sie in diesen Kerker gebracht hatte. Was warf man ihr vor? Sie hatte nichts Unredliches getan.

Andererseits: Sie handelte mit Kräutern, das war immer verdächtig, und nur zu leicht konnte es geschehen, dass jemand ihr einen bösen Zauber unterstellte.

Der verstorbene Säckelmeister kam Anna in den Sinn. Er hatte bereits im Sterben gelegen, als seine Frau zu ihr um Hilfe gekommen war. Anna hatte nur noch vermocht, mit Korianderaufgüssen seinen Schmerz zu lindern. Zu heilen war da nichts mehr gewesen. Das hatte sie der Frau auch gesagt. Zudem lag die traurige Begebenheit nun bereits ein gutes halbes Jahr zurück, und es war höchst unwahrscheinlich, dass seine Frau sie jetzt eines Fehlers bezichtigte.

Nein, Anna war sich keiner Schuld bewusst. Es konnte sich nur um ein Missverständnis handeln.

»Ein Missverständnis! Sicher ein Missverständnis!«, murmelte sie, einer Beschwörungsformel gleich, vor sich hin, um sich nicht der Angst zu überlassen, die mit schmutzigen Fingern nach ihr griff.

Gedämpft drang das Rollen von Karrenrädern, das Rufen und Lärmen von Menschen durch die Luke über ihr herein. Anna vermochte nicht mit Bestimmtheit zu sagen, wo sie sich befand, doch die Geräusche ließen auf nahes Markttreiben schließen.

Wahrscheinlich befand sie sich also in einer der Zellen im

unteren Geschoss des Gerichtsgebäudes im Burgviertel, vermutete Anna.

Sie hatte keine Erinnerung daran, wie sie hierher gelangt war. Und genauso wenig hätte sie sagen können, wie lange man sie hier schon gefangen hielt. Und wo war Hans? Was hatten sie mit ihm gemacht? »Ein Missverständnis! Sicher alles ein Missverständnis!«

Unvermittelt drang ein klagendes Heulen an ihr Ohr, und Anna zuckte zusammen. Sie wandte den Kopf in die Richtung, aus der das Wehklagen kam. In der entgegengesetzten Ecke des Kerkers konnte sie schwach ein Bündel auf dem Stroh ausmachen. Wie ein Haufen alte Kleider lag da ein Mensch und wimmerte.

Anna sprang auf und machte einen Schritt darauf zu, doch die Bewegung ließ sie lang auf den Boden hinschlagen. Etwas hielt ihren Fuß zurück. Vorsichtig tastete Anna danach und stellte fest, dass man sie an den Steinblock gekettet hatte.

Das Heulen wandelte sich in ein irres Lachen. Eine schrille Frauenstimme kreischte. Anna konnte ihre Worte nicht verstehen, wollte sie auch nicht verstehen. Entsetzt presste sie die Hände auf die Ohren. Tränen der Verzweiflung und Hilflosigkeit liefen ihr über das Gesicht.

Anna wusste nicht, wie lange sie zitternd zwischen Wachsein und Halbschlaf auf dem kalten Boden gelegen hatte. War es noch derselbe Tag oder bereits der folgende? Oder der übernächste? Polternde Schritte hatten sie geweckt, dann das Geräusch des Riegels, der zurückgeschoben wurde. Die schwere Tür schwang mit einem Quietschen auf, und ein heller Lichtschein blendete sie, obschon das Wachslicht, das der Büttel trug, winzig war.

Anna fror erbärmlich. Unbeholfen rieb sie die klammen Finger gegeneinander. Der Büttel trat auf sie zu und leuchtete ihr mit der Flamme direkt ins Gesicht. Anna schloss die Augen. Sie spürte, wie der Büttel die Kette von ihrem Fuß löste.

»Mitkommen!«, befahl er barsch, packte sie am Arm und zerrte sie auf die Beine. Unsicher wankte sie neben ihm aus der Zelle hinaus. Die Frau in der anderen Ecke der Zelle gab keinen Laut von sich.

Zwischen Hoffen und Bangen stieg Anna vor dem Büttel die Treppe hinauf. Vielleicht würde sich nun alles aufklären? Doch schon ein Mal hatte sie versucht, einem Richter erklären zu wollen …

Eiskalter Wind peitschte einen Regenschwall in ihr Gesicht, als der Büttel sie das kurze Stück über den schlammbedeckten Hof führte, direkt in das Gerichtsgebäude hinein.

Der Raum war voller Menschen, deren abweisende Gesichter vor Annas Augen zu einer grauen Masse verschmolzen, als man sie vor den Richtertisch führte.

Dann brachten sie Hans herein, und Anna entfuhr ein spitzer Schrei. Sein Gesicht war blutverkrustet, das linke Auge verschwollen, die Hände hatten sie ihm stramm auf den Rücken gebunden. Seine ehemals blonden Locken hingen schmutzig verfilzt herab, Halme dreckigen Strohs klebten darin.

Anna schaute an sich herab. Sie sah nicht besser aus. Ihr Kleid war zerknittert und schmutzverschmiert, und sie trug noch immer ihre fleckige Arbeitsschürze. Unvermittelt versuchte sie, ihre Hände daran sauber zu wischen.

Rüde schubste man Hans neben sie vor den hoch aufragenden Richtertisch. Er versuchte ein aufmunterndes Lächeln, doch es geriet zu einer verzweifelten Grimasse. Anna erkannte, dass auch er wenig Vertrauen in die Rechtsprechung hatte.

Schreiber Jost Zimmermann erhob sich und nannte mit wichtiger Stimme die Namen derer, die vor dem hohen Kriminalgericht der Stadt Freiburg erschienen waren, um dem Prozess beizuwohnen, und schrieb sie gewissenhaft in das Schwarzbuch nieder. »Der vornehme, ehrsame und weise Richter Jacob Helbling, der Rat Fridli Marti, Peter Guglemberg und Jacob Seyler, beide Vänner. Des Weiteren Hanns Werro, Danyel Meyer und Jehan Deplet, Bürger zu Freiburg.«

Auf der Bank des Klägers hatte ein gewichtiger Mann Platz genommen. Aus Respekt vor dem Gericht nahm er nun sein Barett ab und legte es neben sich auf die Bank. Seine Züge kamen Anna entfernt bekannt vor, doch sie vermochte seinem Gesicht keinen Namen zuzuordnen.

Der Schreiber fuhr fort: »Beklagt sind der Armbrustmacher Hans Bachmann aus Kaufbeuren und sein Eheweib Anna. Als Kläger ist erschienen Anton Rem, der vornehme Stadtrichter zu Lindau.«

Anna versuchte eine Verbindung herzustellen zwischen dem Namen des Klägers und seinem Gesicht. Doch schon erhob Richter Helbling seine Stimme. »Hans Bachmann, du und dein Weib, ihr seid des Betrugs und der Kindesunterschiebung angeklagt.«

Anna riss überrascht den Mund auf. Betrug? Kindesunterschiebung? Wem hätten sie denn ein Kind unterschieben sollen? Hans neben ihr schüttelte den Kopf. Auch er schien nicht zu verstehen, wie es zu dieser absurden Anklage kommen konnte.

Mit sonorer Stimme ergriff Richter Rem das Wort. »An der Stelle des Vaters meiner Gemahlin, des ehrenwerten Anton

Welser zu Augsburg, der aufgrund einer schwerwiegenden Erkrankung derzeit weder bei Kräften noch des Sinnes ist, sein Recht zu verfechten, erhebe ich Anklage vor diesem hohen Gericht …« Hier unterbrach Richter Rem sich und nickte dem vorsitzenden Richter hoheitsvoll zu.

»Anton!«, entfuhr es Anna leise. Das konnte nicht sein. Wieso sollte Anton sie anklagen?

»… wegen eines ganz infamen Betrugs, dessen Bestrafung keinerlei Aufschub duldet.« Mit ausgestrecktem Finger zeigte Richter Rem auf Anna. »Dieses Weib und ihr Mann haben den ehrenwerten Anton Welser um ein Kostgeld von jährlich dreißig Gulden geprellt, das der ehrenwerte Anton Welser für den Sohn, den er mit der Laminitin hatte, ausgesetzt hatte. Dabei ist der besagte Sohn seit Jahren tot.«

Ein Raunen ging durch die Zuschauer. Ein Kostgeld von dreißig Gulden für einen kleinen Bankert war wahrlich eine großzügige Summe.

Anna öffnete den Mund, um zu protestieren.

Sie hatte Anton nicht betrogen. Sie hatte ihm Michaels Tod mitgeteilt, und das Geld hatte sie nie bei Advokat Fegeli abgeholt!

Doch Richter Rem erhob erneut seine Stimme. »Darüber hinaus wurde ich selbst Zeuge davon, wie sie versucht haben, dem ehrenwerten Anton Welser den Sohn des Bachmann als seinen eigenen zu präsentieren, als dieser seinen Sohn nach Augsburg holen wollte, um ihn dort auf seine Kosten zur Schule zu schicken.«

Abermals entstand Unruhe unter den Zuschauern. Das war ja wirklich eine unglaubliche Dreistigkeit!

Mit einem selbstzufriedenen Blick auf die Zuhörerschaft ließ Richter Rem sich gewichtig auf die Bank zurücksinken.

Angesichts dieser empörenden Anschuldigungen vermochte Anna nicht länger zu schweigen. »Das ist alles nicht wahr!«, widersprach sie laut, und sogleich wurde es still im Saal. Jeder wollte hören, wie die Betrügerin sich zu verteidigen suchte.

»Ich habe dem Anton Welser den Tod seines Sohnes mitgeteilt, damals schon, kurz nachdem das Unglück geschehen war«, erklärte sie Richter Helbling hitzig. »Er hat wohl den Brief nicht erhalten und glaubte, Michael sei noch am Leben. Und ich habe ihn auch nicht um das Kostgeld betrogen. Nie habe ich das Geld bei Advokat Fegeli abgeholt. Fragt ihn, er ist ein ehrbarer Mann und wird es bezeugen können …«

Richter Helbling betrachtete sie mit Widerwillen. »Advokat Fegeli ist nicht in der Stadt«, beschied er knapp.

Anna konnte nicht wissen, dass Fegeli, seines guten Rufes wegen, wenig Lust verspürte, zu diesem Fall vor Gericht befragt zu werden. Natürlich hatte er vom Tod des kleinen Jungen erfahren. Doch es war ihm gar nicht ungelegen gekommen, dass das Geld vom Welser Jahr für Jahr bei ihm eingegangen war.

Natürlich würde er es nach Augsburg zurücktransferieren, doch in der Zwischenzeit verschaffte es ihm einen nicht unwillkommenen Spielraum hinsichtlich eigener Verbindlichkeiten.

Daher hatte der Advokat, als er von der Anklage gegen den Armbruster Kenntnis erhielt, es vorgezogen, die Stadt für eine Weile in wichtigen Geschäften zu verlassen, und es war ungewiss, wann er zurückkehren würde.

Aufgebracht fuhr Anna fort: »Und was den Schulbesuch von Hansl angeht …«

»Sachte!«, zischte Hans und stieß Anna verstohlen mit der

Schulter an, um sie zurückzuhalten. Er wusste, es brachte wenig, die Anklage zu widerlegen oder Zeugen zu benennen. Vor Gericht ging es einzig um die Glaubwürdigkeit. Und wem würde der Richter wohl mehr Glauben schenken? Einem geschätzten Kollegen oder ihnen? Sie waren Fremde, obschon Hans seit Jahren bei der Stadt in Lohn stand.

Doch Anna achtete nicht auf ihn. »Wir wollten gar nicht, dass Anton Welser das Schulgeld bezahlt. Das können wir uns selbst leisten. Er sollte nur dafür sorgen, dass Hansl eine Unterkunft in Augsburg findet und zur Schule gehen kann. Darum habe ich ihn in einem Brief gebeten, doch auch dieser Brief hat ihn wohl nicht erreicht …«

Ungeduldig zog Richter Helbling die Augenbraue hoch und schüttelte den Kopf. »Zwei Briefe, die zufällig nie ihren Adressaten erreichten. Das erscheint mir zu viel des Zufalles!«

»Aber es war so!«, beteuerte Anna flehentlich. »Ich kann es bezeugen.«

»Nichts als Lügen«, donnerte Richter Rem. »Auf das Zeugnis einer Betrügerin können wir verzichten!« Er erhob sich, und an Richter Helbling gewandt, erklärte er: »Diese Frau wurde vor wenigen Jahren in Augsburg des Betrugs überführt und aus der Stadt gewiesen.«

Richter Helbling riss erstaunt die Augen auf, und die Zuhörer schnappten nach Luft. Eine notorische Betrügerin also! Das hatte man nicht gewusst.

Hans' Wangen verloren alle Farbe. Damit war das Urteil über sie so gut wie gesprochen.

»Als wundersame Heilige hat sie die Menschen dort betrogen, jahrelang. Als Fastenwunder hat sie sich in der Heilig-Kreuz-Kirche verehren lassen, den Gläubigen weisgemacht, sie lebe nur von der heiligen Hostie. Sie hat sich falsche Kreuze auf den Schleier gemalt und blutende Wunden an einem Kruzifix hervorgebracht und diese dann gleichfalls als Wunder ausgegeben«, zählte Richter Rem Annas Schandtaten auf. »Zudem hat sie ihren Beichtvater betrogen und bis zu ihrem Weggang aus Augsburg nicht richtig gebeichtet!«

Anna erstarrte. In übermenschlicher Größe erwuchs hinter Richter Rem eine Gestalt in wehender Tunika. Wieder hörte Anna das Geifern: »Du wirst der gerechten Strafe nicht entkommen. Ich werde dich finden ...« Die Gestalt hatte ein spitzes Rattengesicht – Quirinus! War er wirklich da, oder entsprang er Annas Entsetzen?

»Sieh an, das ist ja bald wie der Jetzer-Prozess vor ein paar Jahren im nahen Bern.« Richter Helbling machte seiner Überraschung Luft. Auch dort hatten angebliche Wunder stattgefunden, waren Wundmale des Heilands vorgetäuscht worden. Die Richter dort hatten sich nicht lange an der Nase herumführen lassen, vier Schuldige waren dem Feuer überantwortet worden.

Richter Rem holte Luft und stemmte wichtig die Arme in die Seiten. »Glaubt Ihr, sie würde hier von ihrem schändlichen Tun ablassen?«, fragte er Richter Helbling. Rem schien vergessen zu haben, dass er in diesem Gerichtssaal nicht den Vorsitz führte. Tief bohrte er seinen Richterblick in Annas Augen. »Gesteh deine neuerlichen Schandtaten!«

Anna brachte keinen Ton hervor. Trocken klebte ihr die Zunge am Gaumen, und sie hatte Not, Luft zu holen. Sie senkte den Blick, und Tränen stiegen ihr in die Augen. Tränen des Zornes und der Hilflosigkeit. Es ging dem Gericht gar nicht darum, die Wahrheit herauszufinden, erkannte sie.

Der Schein hatte getrogen. Sie würde nie ein ehrbares Leben führen können. Nirgendwo. Die Vergangenheit hatte sie eingeholt, Augsburg war ihr gefolgt. Dieser Vergangenheit wegen hatte man sie angeklagt, sie und Hans. Doch Hans hatte mit alldem nichts zu tun.

So leicht ließ Richter Helbling sich den Vorsitz in seinem Gerichtssaal nicht nehmen. »Dies ist ein gütliches Verhör«, drohte er Anna. »Ich erinnere dich daran, dass es auch ein peinliches gibt!«

Eine peinliche Befragung. Nein, das nicht! Ein haltloses Zittern überfiel Anna. Diesmal würde man sich nicht damit begnügen, sie aus der Stadt zu jagen. Hier gab es niemanden, der für sie bitten würde oder sie freikaufte. Man würde sie foltern, und am Ende würde sie ohnehin alles gestehen, was man von ihr verlangte.

Mit einem Mal wurde Annas Blick ganz klar. Die Gestalt hinter Richter Rem war verschwunden. Anna wusste, was sie zu tun hatte. Sie richtete sich gerade auf, straffte die Schultern und erwiderte ruhig Richter Rems Blick. »Ich gestehe«, sagte sie klar und laut.

»Ich gestehe, den Herrn Welser …« Als sie Antons Namen aussprach, drohte ihre Stimme zu brechen. Ein Teil von ihr konnte immer noch nicht glauben, dass die Anklage auf Antons Willen hin erfolgt war. »… um das Kostgeld für seinen Sohn betrogen zu haben. Ich habe versucht, ihm den Sohn meines Mannes unterzuschieben.«

Sogleich erhob sich ein vielstimmiges Gerede im Saal. Die Betrügerin hatte dem ehrbaren Gericht nicht widerstehen können und ihre Missetaten gestanden. So gehörte es sich.

Anna spürte, wie Hans neben ihr erstarrte. »Nicht, Anna, nein!«, flüsterte er.

Doch abermals schenkte sie seinen Worten keine Aufmerksamkeit. Sie wusste, ihr selbst konnte niemand mehr helfen, doch sie musste versuchen, Hans zu retten. Er musste für Hansl da sein, sich um ihn kümmern, wenn er zum zweiten Mal seine Mutter verlor, wenn man sie ...

Wenn sie alle Schuld auf sich nahm, vielleicht würden sie von ihm ablassen. Laut genug, um den Lärm im Saal zu übertönen, fuhr sie fort: »Das alles war meine Betrügerei. Mein Mann Hans wusste davon nichts.« Aufmerksam forschte sie in Richter Helblings Gesicht nach Anzeichen dafür, dass er ihr diesmal Glauben schenkte. Um sicherzugehen, fügte sie hinzu: »Auch ihn habe ich betrogen.«

Hans öffnete den Mund, doch er schloss ihn wieder, ohne ein Wort zu sagen. Er blickte sie nicht an, aber Anna sah, dass seine Lippe zitterte.

Für einen Moment herrschte Schweigen im Gerichtssaal. Einzig das Kratzen der Feder, mit der Jost Zimmermann Annas Geständnis im Schwarzbuch niederschrieb, war zu hören und klang überlaut in Annas Ohr.

Richter Helbling erhob sich von seinem Sitz. »So überantworte ich Anna, Frau des Armbrustmachers Bachmann, für ihre Betrügereien der gerechten Strafe. Die Säckung wird morgen in der Frühe vollstreckt. Ihr hinterlassenes Vermögen verfällt zu Händen des Rates.«

Anna hörte die Worte, verstand ihren Sinn. Sie war zum Tode verurteilt.

»Was Hans Bachmann angeht, so gilt seine Unschuld als erwiesen ...«

Die nächsten Worte Richter Helblings drangen nur undeutlich bis in Annas Bewusstsein vor. »... Er wird gegen Urfehde aus dem Gefängnis entlassen. Es ist ihm untersagt, ohne unser Wissen und Wollen weder fortzuziehen noch seine Habe wegzuschaffen ...«

Gott sei es gedankt, wenigstens Hans würde leben und war frei, begriff Anna.

»… Darüber hinaus hat er Bürgschaft zu leisten für den Ersatz der Kosten, die dem Welser wegen der Unterschiebung des Knaben entstanden sind.«

Nun wandte Richter Helbling sich direkt an Hans. »Bist du bereit, Urfehde zu schwören?«

Hans nickte. Schwankend hob er die Rechte und leistete den Eid, sich wegen seiner Haft und der erlittenen Unbill an niemandem zu rächen.

Er hatte kaum die letzten Worte gesprochen, als Schultheiß Falk und der Büttel Anna packten und sie fortschleppten.

Anna wand sich und stemmte die Fersen in den Boden. Sie wollte Abschied nehmen von Hans, ihn noch einmal in die Arme schließen, ihn um Verzeihung bitten.

Hans stand immer noch wie versteinert vor dem Richtertisch. Für einen kostbaren Moment trafen sich ihre Blicke, hielten sich umschlungen. Dich habe ich nicht betrogen, sagten Annas Augen.

Hans nickte. Er hatte ihre stumme Botschaft verstanden.

30. Kapitel

Seit Stunden schon wälzte Urs sich auf seinem Strohlager hin und her. Er fand einfach keinen Schlaf. Sobald er die Augen schloss, riefen ihn die Stimmen all derer, die durch ihn den Tod gefunden hatten.

Voller Grauen presste Urs die Handflächen auf die Ohren, doch es half nichts. Die Stimmen waren in seinem Kopf, jammerten und wehklagten.

Heute schenkten ihm auch die Kräuter der Frau des Armbrustmachers keinen Frieden.

Die Frau des Armbrusters! Morgen früh würde er sein Handwerk auch an ihr verrichten müssen. »Blutvogt, Dollmann, Fetzer oder Meister Hämmerling. Sucht Euch einen Namen aus«, hatte er damals zu ihr gesagt. Sie hatte ihn Urs genannt.

Er würde es nicht fertigbringen. Nicht sie. Doch wenn es ein anderer machte, irgendein Stümper aus der Gegend, der sein Handwerk nicht verstand, hätte sie womöglich unsäglich zu leiden. Urs wischte sich über das Gesicht. Er schwitzte, obschon es eine kalte Nacht war. Nein, er würde es besser selbst machen, dann konnte er sicher sein, dass es schnell ging.

Er hätte sie ja errettet – nichts hätte er lieber getan als das –, wenn es denn nur ginge.

Wenn eine Verurteilte einwilligte, den Scharfrichter zu ehelichen, so konnte ihr die Strafe erlassen werden. Doch Anna war bereits verheiratet …

Wieder riefen die Stimmen nach ihm, und Urs wälzte sich auf die andere Seite.

Eine Stunde vor dem Morgengrauen schließlich, als die Nacht am dunkelsten war, hielt Urs es nicht länger auf seinem Lager aus und erhob sich.

Es war an der Zeit. Seine Glieder hatten das Gewicht von Blei, und unter seinen geröteten Augen hingen graue Schatten. Kurz benetzte er sein Gesicht mit kaltem Wasser, griff den großen Jutesack und ein paar Stricke und machte sich auf den Weg.

Anna hatte in dieser Nacht kaum mehr Schlaf gefunden als Urs. So würde es nun wirklich ihr Ende sein. Anna fürchtete sich vor dem Sterben. Die Säckung! Von jeher hatte sie eine panische Angst vor dem Wasser gehabt.

Sie versuchte die Bilder zu vertreiben, die sich ihr in der Schwärze des Kerkers aufdrängten, weigerte sich, sich vorzustellen, wie es sein würde, eingenäht in einen Sack, mit Steinen beschwert, in das eisige Wasser der Saane geworfen zu werden, mit Stecken so lange unter Wasser gedrückt, bis ihr die Luft ausging, sie Wasser schluckte und ertrank.

So wie Michael – ihr Vater und der kleine Michael, ihr Sohn. So wäre das Wasser auch ihr Schicksal! Sie würde ihren Tod teilen.

Zusammengekauert in der Finsternis, die Arme gegen die Kälte um die Schultern geschlungen, saß Anna auf ihrem Block und wartete. Die Stunden dehnten sich zu Ewigkeiten und verrannen zugleich im Nu.

Endlich – und doch so bald schon – hörte sie das Knarren, mit dem der Riegel an der Zellentür zurückgeschoben wurde. Es war so weit. Möge der Herrgott richten über ihre Schuld, möge er urteilen darüber, ob das Gute, das sie den Menschen getan hatte, schwerer wog als ihre Vergehen.

Die Tür schwang auf, Anna spürte mehr den Luftzug, als

dass sie es sah, und das schwache Licht einer Öllampe beleuchtete Urs' mächtige Gestalt. Alles krampfte sich in Anna zusammen, als er auf sie zutrat.

Beim zweiten Schritt stieß sein Fuß unerwartet gegen ein Hindernis, und er strauchelte.

Urs hob die Öllampe, und der Lichtkegel erhellte einen ausgemergelten Körper. Bewegungslos lag die alte Frau, die Annas Kerker teilte, zwischen den schmutzigen Binsen. Urs drehte sie behutsam auf den Rücken, doch die Alte zeigte keine Regung. Die Augen in ihrem eingefallenen Gesicht waren erloschen. In der Nacht hatte der Schöpfer sie heimgeholt.

Über Urs' Gesicht breitete sich ein Lächeln, und Anna erschauderte. Dieser Mann stand mit dem Tod auf sehr vertrautem Fuß, dachte sie bestürzt.

Urs stellte die Öllampe neben sich auf dem Boden ab und faltete den Sack auseinander. Verständnislos sah Anna zu, wie er sich daranmachte, den Sack über den leblosen Körper der Alten zu stülpen. Was machte er da? Hatte er inzwischen vollends den Geist verloren?

»Und nun Ihr!«, wies er Anna an, als der Rupfen die Alte zur Gänze bedeckte. »Steigt zu ihr in den Sack!«

Voller Grauen wich Anna vor ihm zurück, bis sie die kalte Mauer des Kerkers im Rücken spürte. Zu der Toten in den Sack! Welche Abscheulichkeiten ersann sein krankes Hirn da! Hilfesuchend krallte sie die Finger in das grobe Mauerwerk.

»Los, macht schon«, drängte Urs. Mit wenigen Schritten war er bei ihr und versuchte, sie zu packen.

»Lass mich!« Mit beiden Händen schlug Anna auf ihn ein, wand und wehrte sich mit aller Kraft.

Sie sah den Schlag nicht kommen.

Kurz und gezielt traf Urs' Faust die Spitze ihres Kinns. Wie gefällt sackte Anna zu Boden.

Behutsam, beinahe zärtlich, schob Urs die Bewusstlose neben den Leichnam in den Sack und band das obere Ende eiligst mit einem Strick zu. Dann löschte er das Licht und hob sich den Sack auf seine breiten Schultern.

Das Schütteln, als Urs mit seiner Last die Treppe hinaufstieg, brachte Anna allmählich wieder zu Bewusstsein. Kalt und ekelerregend spürte sie den Leib der Toten gegen sich gepresst. Seine üblen Ausdünstungen nahmen Anna den Atem, und sie würgte.

Die Jute des Sacks schnürte ihr die Arme so fest an den Leib, dass sie sich nicht einmal den Ärmel ihres Kleides vor die Nase zu halten vermochte.

Hilflos wie ein Bündel Stroh lag sie auf dem Rücken dieses Wahnsinnigen, hörte ihn unter dem Gewicht der beiden Frauen keuchen.

Als sie das obere Ende der Treppe erreicht hatten, stellte Urs den Sack mit einem Ruck ab und schnaufte hörbar.

»Du bist früh dran«, vernahm Anna eine verschlafene Stimme, sicher die des Wärters.

Urs antwortete nicht.

»Hilfe!«, versuchte Anna zu schreien. »So helft mir!« Doch die Stimme versagte ihr den Dienst. Aus dem Sack drang lediglich ein dünnes Krächzen.

»Warum machst du dir die Mühe und lässt das Weib nicht zu Fuß zum Richtplatz gehen?«, fragte der Wärter.

»Damit sie mir im letzten Moment entwischt und ihr mich an ihrer Stelle ersäuft«, gab Urs zurück.

Der Wärter ließ ein meckerndes Lachen hören, und Urs lud sich den Sack erneut auf die Schultern. In dem Moment löste sich der Strick, der Sack glitt ein Stück weit nach unten und gab für einen Augenblick das eingefallene Gesicht der Alten preis.

Urs erschrak. Hastig versuchte er dem Wärter mit seinem Rücken den Anblick zu verstellen. Er raffte den Sack zusammen und band ihn zu, sorgsamer als zuvor.

Doch die Hast hätte er sich sparen können, denn der Wächter dachte gar nicht daran, der Verurteilten ins Antlitz zu blicken. Unter gar keinen Umständen wollte er riskieren, dass diese ihm mit ihrem bösen Blick einen Fluch anhexte.

Abermals hob sich Urs den Sack auf die Schultern und trat in die Nacht hinaus. Der Regen prasselte auf ihn herab und durchweichte den Sack und alles, was darinnen war.

Anna war schier gelähmt vor Grauen. Musste sie denn auch noch diese Qual erdulden? Reichte nicht die Angst vor dem Wasser?

Um nicht vollends den Verstand zu verlieren, richtete sie ihre Sinne auf etwas Fassbares. Die groben Fäden des Sackes, das Wippen bei jedem von Urs' Schritten.

Er schien es eilig zu haben, und sie hörte sein Keuchen nahe ihrem Ohr. Anna überkam das unbestimmte Gefühl, dass der Weg, den er eingeschlagen hatte, nicht der zum Fluss hinab war, wo die Gerichtsstätte lag.

Vielmehr vermeinte sie zu spüren, dass er sie bergan trug. Eine ganze Weile schon. Bei der Geschwindigkeit hätte er das Ufer längst erreicht haben müssen. Wenn es denn sein Ziel war.

Wo brachte Urs sie hin, fragte Anna sich, und eine Eiseskälte durchfloss ihre Adern. Welche Abscheulichkeiten hielt er in seinem Wahnsinn noch für sie bereit?

Endlich spürte sie, wie sich Urs' Schritt verlangsamte. Er blieb stehen. Behutsam ließ er den Sack zu Boden gleiten und nestelte den Strick auf.

Ein entsetzliches Kreischen durchschnitt die Nacht, gleich neben ihrem Ohr, und Anna fuhr zusammen. Aufgeschreckt stob eine schwarze Katze davon und suchte Schutz hinter einem Mauervorsprung.

Als der Rupfen von ihrem Gesicht glitt, schnappte Anna unwillkürlich nach Luft. Doch sogleich legte Urs seine mächtige Hand auf ihren Mund.

»Steht auf, beeilt Euch!«, drängte er leise.

Anna vermochte kaum ihre Glieder zu bewegen, die in dem engen Sack taub geworden waren. Zitternd krümmte sie sich zusammen. Nirgends sah sie das Wasser. Stattdessen ragte neben ihr das dunkle Mauerwerk der Stadtbefestigung auf.

Urs hatte sie nicht zum Fluss gebracht.

»Ein Tag ist zum Sterben so gut wie ein anderer, das waren doch Eure Worte«, flüsterte er. »Ihr habt keine Zeit zu verlieren. Wenn es hell wird, ist es zu spät.« Seine Stimme war klar, in ihr lag nicht eine Spur von Wahnsinn.

Als Urs sicher war, dass sie nicht schreien würde, gab er ihren Mund frei.

Anna keuchte. Hatte sie ihn recht verstanden? Er würde sie entkommen lassen? Oder war das eine neuerliche, weit grausamere Tortur, ersonnen, um sich an ihren Qualen zu weiden?

Angestrengt versuchten ihre Augen das Dunkel zu durchdringen, um seine Miene zu erkennen. Doch in seinem Gesicht las Anna nur Wachsamkeit.

Mit ausgestrecktem Arm wies Urs auf eine kleine Pforte in der Mauer. »Eilt Euch, bald wird es hell.«

Annas Herz machte einen Satz, und Tränen schossen ihr in die Augen. So hatte der Herr sein Urteil gefällt. Sie würde nicht sterben. Nicht heute!

Mühsam zwang Anna ihre Glieder dazu, zu gehorchen. Sie kroch aus dem Sack und erhob sich. Schwankend machte sie ein paar Schritte auf die niedrige Pforte zu. Sie war unverschlossen.

»Danke!«, flüsterte Anna. »Gott beschütze dich.«

Erst als die Pforte sich längst hinter Anna geschlossen hatte, tippte Urs zum Gruß gegen seinen Hut.

Mit sicherer Hand fing er die Katze in ihrem Versteck. Das Tier wand und wehrte sich, schlug seine Krallen schmerzhaft tief in seinen Unterarm, doch ohne sich beirren zu lassen, stopfte er es zu dem Leichnam der alten Frau in den Sack.

Dann machte Urs sich, die nun um einiges leichtere Last auf dem Rücken, eiligen Schrittes auf den Weg, die schlafenden Gassen hinab zum Fluss.

Als er die Hinrichtungsstätte am Ufer erreicht hatte, war die Nacht bereits einem milchigen Morgengrau gewichen. Urs ließ den Sack in den Kies sinken und öffnete vorsichtig den Strick. Aus dem Augenwinkel sah er bereits Richter Helbling und seine Begleiter den Weg zum Ufer herabkommen.

Eilig legte er einige schwere Wackersteine in den Sack, sorgsam darauf achtend, dass ihm die Katze nicht entwischte, was ihm wiederum einige Kratzer eintrug. Ein letztes Mal band er den Strick und verknotete ihn, dreifach diesmal. Gerade als er den Sack an der Wasserlinie ablegte, erreichten die hohen Herren das Ufer und nahmen wenige Schritt entfernt von ihm Aufstellung.

Es hatte aufgehört zu regnen, und ein erster frühlingshafter Sonnenstrahl stahl sich über die Höhen im Osten und brach durch das Grau der Wolken. Vereinzelte Wellen leckten an der Jute, und die Katze schien zu spüren, dass es ihr nun ans

Leben ging. Jämmerlich begann sie zu maunzen und gebärdete sich in ihrer Angst wie wild.

Urs sorgte sich, dass einer der Herren das Jaulen als das eines Tieres erkennen könnte.

Wenn das hier gutginge, beschloss er, würde er nach Rom pilgern. Absolution für seine Sünden konnte ihm ohnehin nur der Heilige Vater persönlich spenden, das hatte ihm einer der Augustinerpatres erklärt. Der Weg war weit und voller Gefahren für Leib und Leben, doch was hatte er schon zu verlieren?

Hastig trat Urs vor und schob den Sack in die Fluten. Durch seinen Rücken vor den Blicken der Herren verborgen, zog er im letzten Moment den Sack mit beiden Händen weit auseinander, damit möglichst viel Luft hineingeriet. Der Sack blähte und bauschte sich an der Oberfläche.

Sogleich griff Urs nach einem langen Stecken und drückte den Sack damit unter Wasser. Luftblasen quollen empor.

Und so stieg an diesem Mittwochmorgen unter den bezeugenden Blicken der ehrenwerten, weisen und vornehmen Richter Helbling und Richter Villing, der Vänner von Burg, Au und von Neustadt, des Rates Techtermann und einiger angesehener Bürger der Stadt die Seele einer schwarzen Katze zum Himmel auf.

Lange hielt Urs den Sack unter Wasser. Und erst als jeder sicher sein konnte, dass kein Leben mehr in dem Sack war, zog er ihn mit dem spitzen Ende des Steckens zu sich heran.

Er ließ sich viel Zeit damit, den vollgesogenen Sack auf den Kies zu ziehen, und in aller Ruhe und Langsamkeit, die er vorzutäuschen vermochte, griff er nach der Schaufel und machte sich daran, unweit des Ufers ein weit tiefer als benötigtes Loch zu graben. Trotz der morgendlichen Kühle sammelte sich Schweiß auf seiner Stirn und durchweichte sein Hemd.

Es erschien ihm eine Ewigkeit zu vergehen, bis die Herren sich endlich abwandten und die Richtstätte verließen, um sich wieder ihren alltäglichen Geschäften zuzuwenden. Sie hatten ihre Pflicht erfüllt und konnten bezeugen, dass man die Laminitin vom Leben zum Tode gebracht hatte. Wieder einmal war der Gerechtigkeit Genüge getan worden.

Urs hielt einen Moment in seiner Arbeit inne und gönnte sich ein paar tiefe Atemzüge, um seinen Herzschlag zur Ruhe kommen zu lassen. Dann hob er ohne erneute Unterbrechung die Grube aus, senkte den Sack hinein und schaufelte das Grab zu. »Auf nach Rom«, murmelte er leise vor sich hin, als er der Richtstätte ein letztes Mal den Rücken kehrte.

Niemand hatte die scheue Gestalt bemerkt, die sich am Rande des Hochplateaus hinter den Büschen verbarg. Von der Höhe aus hatte Anna das grausige Schauspiel ihrer eigenen Hinrichtung mit angeschaut.

Die Pforte hatte sie auf einen schmalen Mauerpfad geführt, dem sie ein Stück weit gefolgt und dann in westlicher Richtung abgebogen war.

Unter ihr erwachte die Stadt langsam zum Leben. Vereinzelt drang bereits das Klappern der Mühlen und Walken auf der Schwemmebene zu ihr hinauf. Die Menschen dort unten begannen wie gewohnt ihr Tagewerk.

Und sie?

Annas Brust entrang sich ein tiefer Seufzer.

Irgendwie würde auch ihr Leben weitergehen. Sie würde einmal mehr ein neues Leben beginnen, fern ihrer Heimat und ohne die Menschen, an denen sie hing. Es würde nicht leicht werden, ohne Geld und nur mit dem, was sie auf dem Leib trug.

Doch sie hatte das Wichtigste: ihr Leben. Ein neues Leben. Die Laminitin war tot. Und mit ihr ein Leben, das Anna viel Angst und Leid gebracht hatte.

Stumm sandte sie einen letzten Abschiedsgruß über den Fluss. Die Morgensonne stieg bereits höher, und als Anna sich abwandte, wärmten ihr die Strahlen verheißungsvoll den Rücken. Es würde der erste Frühlingstag des Jahres werden.

Ein Wort zum Schluss

Eine Heilige ertränkt man nicht ungestraft …
So mussten die am Tode der Anna Laminit »Schuldigen« ihr bald im Tode nachfolgen. Anton Welser verstarb noch im selben Jahr, Kaiser Maximilian im Januar des darauffolgenden Jahres auf Burg Wels auf dem Weg nach Wien.

Er spürte wohl sein Ende kommen, denn im September hatte er Augsburg verlassen mit den Worten: »Nun gesegne dich Gott, du liebes Augsburg, und alle frommen Bürger darinnen. Wohl haben wir manchen frohen Mut in dir gehabt, nun werden wir dich nicht mehr sehen.«

Ein Jahr darauf im August verschied seine Schwester Kunigunde, die Herzogin von Bayern, in München.

Ursula Welsers Ehe mit Anton Rem blieb kinderlos.

Auch für Martin Luther hielt die Stadt Augsburg noch Ungemach bereit. Im Anschluss an Maximilians letzten Reichstag im Juni 1518 sollte er sich vor Kardinal Cajetan für seine 1517 verkündeten Thesen über den Missbrauch des Ablasshandels verantworten. Die Aussprache endete mit der Weigerung Luthers, seine Thesen zu widerrufen.

Als Luther die Verhaftung drohte, verhalfen ihm einflussreiche Bürger der Stadt zur Flucht durch die kleine Mauerpforte am Galluskirchlein, nahe dem Lueginsland – just am einundzwanzigsten Oktober, dem Tag der heiligen Ursula.

Obgleich das Leben der Anna Laminit zu ihrer Zeit großes Aufsehen erregte, ist über ihre Kindheit und Jugendzeit nur wenig bekannt. Sie entstammte einer Augsburger Handwerkerfamilie und war die Tochter von Barbara Laminit, einer unvermögenden Frau, die neben ihr eine weitere, vermutlich jüngere Tochter hatte, die mit Sebastian Weiß verheiratet war.

Erst im Alter von fünfzehn Jahren wurde Anna das erste Mal aktenkundig, als sie wegen Bübereien und Kuppelei aus der Stadt gewiesen wurde. Wo sie die Zeit bis zu ihrer Rückkehr nach Augsburg verbrachte, ist ungewiss. Danach lässt sich ihr Leben in Augsburg aufgrund ihrer Berühmtheit und ihres Umganges mit vielen hochgestellten Persönlichkeiten bis zu ihrer abermaligen Ausweisung gut nachvollziehen.

Auch die im Schwarzbuch des Kriminalgerichtes zu Freiburg verzeichneten Verhöre sind überliefert. Annas ausführliches Geständnis, in dem sie auch ihre Augsburger Verfehlungen zu Protokoll gab, sind allem Anschein nach an die Bürgermeister der Stadt Augsburg gesandt worden. Seltsamerweise sind sie vor dem dortigen Rat jedoch nie zur Verlesung gekommen.

Als möglicher Grund hierfür wird genannt, dass Stadtschreiber Konrad Peutinger sie aus Rücksichtnahme seinem Schwiegervater, Anton Welser, gegenüber »verdruckte«, das heißt unterschlug.

Hans Bachmann wurde straffrei aus dem Gefängnis in Freiburg im Üchtland entlassen. Doch entgegen seinem Eid, weder selbst fortzuziehen noch seine Habe fortzuschaffen, schien er einen guten Grund gehabt zu haben, die Stadt bei nächster Gelegenheit zu verlassen, denn seine und die Spur seines Sohnes verlieren sich seither.

Die meisten der handelnden Personen bis hin zur Magd Appel, die tatsächlich diesen Namen trug, haben wirklich gelebt.

Auch wenn die Kräuterheilkunde des ausgehenden Mittelalters manchen Heilerfolg erzielt haben mag, so kann ich die Rezepte von Oda und Anna nicht zur Nachahmung empfehlen. Sie halten keiner wissenschaftlichen Überprüfung stand, und ich rate dringend davon ab, diese auszuprobieren!

Die hilfreiche Idee, Zwiebel und Knoblauch an Steuer- und Backbordseite des Schiffes zu hängen, war ein Einfall von João Homem, Kapitän der Karavelle Sankt Jorge, und nicht, wie geschrieben, die des Kapitäns Correa.

Das Erscheinen eucharistischer Heiliger ist keineswegs, wie man glauben möchte, ein Phänomen jener frommen und zugleich von Aberglauben geprägten Zeit des ausgehenden Mittelalters. Immer wieder finden sich in der Geschichte Fälle von Heiligen oder Seligen, die lange Zeiten ohne Nahrung lebten.

So die heilige Katharina von Siena, der erwähnte heilige Nikolaus von der Flüe (1417–1487), der zwanzig Jahre ohne Speisen gelebt haben soll, die selige Angela von Foligno (verstorben 1309), die selige Elisabeth von Rent (verstorben 1420) oder die im 19. Jahrhundert lebende Louise Lateau.

Daneben hat es stets eine Anzahl »geistlicher« Betrüger gegeben, die meist ein ärmliches Dasein fristeten und versuchten, mit ihrer vorgeblichen Heiligkeit ihren Unterhalt zu erschwindeln. Wobei jedoch die Frage unbeantwortet bleibt, ob die anerkannten Heiligen oder Seligen nur nie überführt wurden.

Auch aus jüngster Zeit ist ein Fall bekannt, der ähnliche Aufmerksamkeit erlangte, wie es jener der Anna Laminit im ausgehenden 15. Jahrhundert vermocht hatte. So erregt die Frage, ob die bayerische Bauernmagd Therese von Konnersreuth (1898–1962) eine Heilige oder eine Betrügerin ist, bis heute die Gemüter. Sie soll über einen Zeitraum von sechsunddreißig Jahren nichts außer der geweihten Hostie gegessen und nichts getrunken haben.

»Nun schlich zu dieser Zeyt herein
Zu Augspurg eine hale Begein.
Des Lamenitlin sy da hiesse,
Lebend helg such nennen liesse,
Erzayget vil der gleyßnerey,
Mißglaubens Apposteußlerey,
Sich rumbt, wie es äß und tränck auch nicht,
Gab daneben guten bericht,
Ward durch liste vnd ir lüegen
Etliche fromm leyt betrügen.
Ein erber Radt ward solches gwar,
Darumb sy strafft gantz offenbar,
Auß gnad, pitt vnd grosser gute
Ewig ließ jr d' Statt verpiete.
Des letzt nams noch ein boses endt,
Im Schweytzerland man sy ertrenckt.«

Wolfgang Kyriander von Öttingen,
1539

Danksagung

An dieser Stelle möchte ich die Gelegenheit ergreifen und all jenen danken, die mir bei der Arbeit an diesem Buch so großzügig ihre Unterstützung gewährt haben. Allen voran meinem Mann Andreas, der es mir ermöglicht hat, die Zeit und Muße für das Schreiben zu finden.

Besonderer Dank gilt Sabine und Michael Gemünden, deren offene und hilfreiche Kritik maßgeblich zum Gelingen des Buches beigetragen hat, und Dr. Georg Ehlen, dessen äußerst kritische Anmerkungen mir stets Ansporn sind, es noch besser zu machen.

Großer Dank gebührt ebenfalls Frau Ingeborg Castell von der Verlagsagentur Lianne Kolf. Danken möchte ich darüber hinaus Frau Isabell Heinze und ihren Mitarbeiterinnen für ihre freundliche bibliothekarische Hilfe.

Für seine kompetente medizinische Unterstützung danke ich Kristian Knoell. Bernd Küper und Prof. Dr. Dieter Mertens unterstützten mich bei der Übersetzung aus dem Lateinischen des Mittelalters.

In Augsburg erhielt ich großzügige Hilfe von Herrn Dr. Gier von der Staats- und Stadtbibliothek Augsburg und dem Historischen Verein für Schwaben, Frau Thieme von Regio Augsburg, Frau Elke Bäckhausen von der Stadt Augsburg, Frau Schmucker vom Frauengeschichtskreis Augsburg, Frau Utschen vom Pfarramt Sankt Anna, Frau Beyer vom Konvent der Dominikaner Hl. Kreuz und von Herrn Gerhard Thum, Kirchenführer zu Augsburg.

In Kaufbeuren halfen mir Herr Dr. Fischer, Stadtarchivar und Leiter der Kulturabteilung Kaufbeuren, und Frau Müller vom Verkehrsverein Kaufbeuren mit ihrem fundierten Wissen über die Topografie der Stadt im ausgehenden Mittelalter.

Danken möchte ich außerdem Magdalene Otten und Heike Bücher für das Lesen des Manuskripts, Brigitte Steffen, die ihr Wissen über das Wahrsagen mit mir teilte, und Rita Dörrhöfer.

Eine wesentliche Grundlage für die Arbeit an diesem Buch waren mir die Aufsätze »Die geistliche Betrügerin Anna Laminit« von Friedrich Roth in: Zeitschrift für Kirchengeschichte 43, 1924, und »Das Ende der Betrügerin Anna Laminit in Freiburg im Üchtland« von Albert Büchi in: Zeitschrift für Kirchengeschichte 47, 1928.

Ursula Niehaus
Die Seidenweberin

Roman

Köln im Mittelalter: Nach dem Tod ihrer Eltern wird die junge Fygen in die Obhut ihres Onkels gegeben, der bald ein Auge auf sie wirft. Nur der mütterlichen Sorge seiner Haushälterin ist es zu verdanken, dass sie seiner Begierde nicht zum Opfer fällt. Sie wird zu ihrer Tante Mettel geschickt, bei der sie das Handwerk einer Seidenweberin erlernen soll. Doch Mettel entpuppt sich als grausame und ungerechte Lehrherrin, die alles daransetzt, Fygen das Leben zur Hölle zu machen – vor allem als sich herausstellt, dass eine begabte Seidenweberin in ihr steckt. Allen Widerständen zum Trotz wächst Fygen zu einer mutigen jungen Frau heran, die keine Auseinandersetzung scheut – nicht mal mit Peter Lützenkirchen, dem wortgewandten Vorsitzenden des Seidamts …

Knaur Taschenbuch Verlag

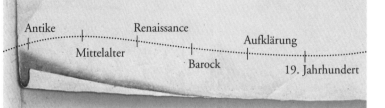
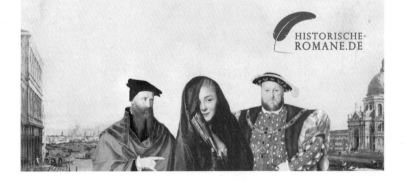